中国民间诊病奇术

ZHONGGUO MINJIAN ZHENBING QISHU

第 3 版

主　编　周幸来
副主编　姜方建　周　举　周　绩
编　者　（以姓氏笔画为序）

王　超	王新建	刘笑蓝	许水莲
孙加水	孙向港	孙岩岩	汪衍光
汪澜骐	张太平	张汉彬	陈建明
陈润成	陈新华	陈新宝	邵珍美
周幸冬	周幸图	周幸娜	周幸秋
周幸强	周林娟	周闽娟	郑安庆
施雄辉	姜子成	姜水芳	姜娟萍
姜衰芳	夏大顺	熊　凡	

河南科学技术出版社

· 郑州 ·

内容提要

本书是在第 2 版的基础上修订而成。全书收集了古往今来很多简便而又实用的诊病方法，详细介绍了用眼观、手摸等检查方法，获取人体各部位形态、结构、色泽等方面的情况，探查异常现象与机体内部器官的关系，从而分析、判断并预测可能发生的疾病。书中所介绍的诊病奇术，与常规的诊法有很大的不同：既不需昂贵的仪器设备，亦不需专门的场地、诊室；既省时、省钱，又非常方便；对于许多复杂、疑难的病症，能提供早期线索，独立或协助诊断。书中还配有与文字相对应的插图，以便于读者理解和掌握这些诊病技术。修订后的版本内容更加丰富，适合乡村、社区基层医师在临床诊疗工作中参考使用。

图书在版编目（CIP）数据

中国民间诊病奇术/周幸来主编．－3 版．－郑州：河南科学技术出版社，2020.4（2021.12 重印）

ISBN 978-7-5349-9791-4

Ⅰ．①中…　Ⅱ．①周…　Ⅲ．①诊法－研究　Ⅳ．①R241

中国版本图书馆 CIP 数据核字（2020）第 019253 号

出版发行：河南科学技术出版社
　　　　　北京名医世纪文化传媒有限公司
　　　　　地址：北京市丰台区万丰路 316 号万开基地 B 座 1-115　邮编：100161
　　　　　电话：010-63863186　010-63863168
策划编辑：欣　逸
文字编辑：张　远
责任审读：周晓洲
责任校对：龚利霞
封面设计：吴朝洪
版式设计：崔刚工作室
责任印制：苟小红
印　　刷：河南省环发印务有限公司
经　　销：全国新华书店、医学书店、网店
开　　本：850 mm×1168 mm　1/32　印张：19.25　字数：515 千字
版　　次：2020 年 4 月第 3 版　　2021 年 12 月第 3 次印刷
定　　价：68.00 元

【 第 3 版前言 】

《中国民间诊病奇术》自 2005 年 6 月首次出版后,在不到 4 年时间里重印了 4 次,印数突破 1 万册,颇受读者的青睐与厚爱;同时也收到不少读者的来电、来函,对该书的修订再版提出了一些很好的建议,于 2010 年 1 月出版了第 2 版。在接下来的时间,同样也收到诸多读者的来电、来函,对该书的修订再版提出了很多合理化的建议和意见。此次修订出版第 3 版,根据读者的建议,对第 2 版中的某些错漏之处做了改正,并对全书术语、叙述内容进行了全面的勘正和删改;在第 2 版的基础上,增撰第一章第十五节"六、望舌纹的变化诊病"以飨读者。本书虽经数次修订,但因编者水平所限,复加时间紧迫,可能仍存在错误、遗漏之处,恳请广大读者继续指正,我们将不胜感激,并对提供素材、资料的专家、学者致以诚挚的谢意!

周幸来

2018 年 10 月于凤林杏春书斋

第 1 版前言

　　如果我们遇到这样一位医生,他在诊病时不需患者自己开口,就能将病情及病因叙述得合情合理,即所谓"不用病家开口,便知患病之因",一定使人感到神奇,对医生的诊断技术大加赞扬,由此而增添了信任感。其实,这也和表演魔术一样,一旦被揭了底儿,就失去了神秘的色彩。治病诊断也有同样的道理,若将其神秘的面纱揭开,神奇之处也豁然明朗。古人云"有诸内者,必形于外"。这就是说内在的脏腑病理变化,可以通过外在的体表变化征象,使其表现出来。只要充分认识这些微妙的变化,就能得知内在脏腑的各种病理改变。患者的病症虽然隐藏在体内,但在其体表外部却已有所显露。医者正是掌握了其中的变化规律,能够认识这些微妙变化,善于察言观色,对所患的病症做出正确的判断,所以能说出其病痛所在及变化之规律。

　　古往今来,中医学在诊断方面积累了相当丰富的临床经验,包括一些散见于民间的秘而不传的奇特诊病技术,都是非常宝贵的医学财富。近年来,医学专家们借助现代高科技手段,根据生物全息规律的基础理论,在诊断学方面又取得了不少新的进展。而像这些神奇的诊断方法在经典的诊断学教科书中往往是凤毛麟角,难见一斑。若将这些宝贵的诊断经验系统地进行总结,则是一项非常有意义的事情。古人云:"授人以鱼,只供一饭之需;教人以渔,则终生受用无穷。"基于此,本书作者历经数十年的临床观察和系统总结,广泛搜集民间的诊病绝招，参考了大量的中外医学文献，进行了去伪存真、去粗取精的筛选整理，精心编纂成本书。

本书所介绍的各种诊断方法，可称为中西医结合的特殊诊病方法。这些方法既不同于现代西医的理化检查（如超声波、X线、CT、心电图、脑电图、肌电图、化验室检查等），也区别于中医学教科书中的内容，而是通过观望和触摸（西医称视诊和触诊，中医称为望诊和切诊）的方法，对人体各个体表部位的色泽、形态和体征进行观察分析，根据这些微妙变化，推测、分析人体内部出现的生理、病理变化及将要发生或者已经发生的疾病。随着研究的进一步深入，准确率的进一步提高，这些神奇的诊断方法可以部分替代现代诊疗仪器和弥补现代仪器的不足，这样既节省了昂贵的诊断费用，又具有简便、灵验的实用价值。当然，对于某些重症、疑难复杂病症，仍须结合现代高科技仪器设备进行确诊，以免造成误诊失治。

必须指出，本书介绍的诊病技术能发现疾病的早期线索（特别是恶性肿瘤），为患者提出警示，提醒平时注意养生，定期检查，以防患于未然，至少也可做到有病早确诊、早治疗。

本书具有内容丰富广泛，诊术神奇简便，诊断迅速及时的特点。该书的问世，对于宣传新的诊断方法，推广神奇的诊断技术，促进读者的身心健康是大有裨益的。本书在编写过程中，曾参考了大量书刊中的有关内容，并观察了十多万例患者，拜访了多位民间医生和医僧，因此本书所研究的成果，乃是集体智慧的结晶。由于篇幅所限，书中未能将众多的原作者和被访者姓名一一列出，在此谨表示衷心的谢忱和敬意。书中如有错误之处，敬请读者斧正。

《中国民间诊病奇术》编委会
2004年秋于凤林百草堂

【目　录】

目录

3

中国民间诊病奇术

中国民间诊病奇术

第一章　头面部诊病奇术

头居于人体最高位，为五体之尊，百骸之长。头面部包括头颅、头发、颜面、眉毛、眼、耳、鼻、鼻根、人中、口唇、齿龈、舌、舌下、腭颊黏膜、咽喉等部，为人体最显露之处。《灵枢·五阅五使》曰："鼻者肺之官也，目者肝之官也，口唇者脾之官也，舌者心之官也，耳者肾之官也。"故通过头面及其五官的异常变化，能灵敏地测知人体内部的病变。望其颅面即可推测一个人的某些遗传性疾病；头发、眉毛能反映人体肾气的盛衰；人中能反映泌尿、生殖系统的病变，并预兆人体的生命功能；口唇能反映脾胃的病变；齿为肾之外候，龈为胃之外露，齿龈是胃津有无和肾气盛衰的镜子；眼睛、虹膜、鼻、耳轮、舌等又是人体五脏外相的缩影。故可以说，头面部是人体的第一窗口。

第一节　望头部诊病

通过观察头部的动态变化和形状改变等，可以诊断或预测某些脏腑的病变及气血的盛衰。汉代医圣张仲景常根据头部症状作为伤寒病、内伤杂病的鉴别诊断依据，元代李东垣以头顶症状来分辨外感与内伤，明代张景岳的"十问歌"中首先提出查头面部以诊断疾病，清代王清任认为"灵机记忆在脑不在心"，把思维活动归于脑的功能。以上均说明望头部诊病的必要性和重要性。望头部诊病不仅可知道头局部的病变，而且还可探知脏腑的阴阳、虚实、寒热等病理变化及病情的预后。

一、望头的动态变化诊病

1. 头部不自主或不经意的摇摆不定或颤动者,多见于帕金森病、慢性酒精中毒者,中医称为"摇动风"或"独头动摇",多为风病或气血虚弱所致。头摇而眩晕,口苦而面红,多为风阳上扰;头摇发生于热病后期,并伴烦热盗汗,舌质红而少苔,多为虚风内动所致;年迈血虚,头摇不已,为血虚风动之证。

2. 头偏向一侧,掉转艰难,前后俯仰困难,见于先天性斜颈、落枕、颈肌膜炎、颈部扭伤、颈椎病等,偶见于颈部痈疽或瘿瘤等病症。

3. 头部出现与颈动脉搏动一致的持续运动,尤其在站位或坐位时明显,多见于严重的主动脉瓣关闭不全。

4. 仰头不下,两目上翻,角弓反张,并伴有手足抽搐、痉挛,常见于各种脑炎、脑膜炎、破伤风或小儿急惊风等,多属阳证。

5. 头部歪斜,低垂沉重,无力抬举,常见于重病、久病之后肾气虚弱、中气虚衰或髓海不足者,或见于颈部受伤者,多属阴证。

二、望头的形状变化诊病

1. 正常人头颅端正,不偏不倚,圆而丰满,颅骨各部匀称,大小适中,无畸形。

2. 头的大小可用测量头围的方法来进行,采用普通皮尺沿后脑勺(枕骨粗隆处)向前经眉毛上绕一圈,所测出的长度即为头围。

3. 新生儿的头围比身体任何部位的体围都大,平均女婴为33cm,男婴为34cm。在出生的前半年内增加8～10cm,其后半年增加2～4cm。第2年仅增加2cm,第3、4年增加1.5cm,4～10岁共增加约1.5cm,到18岁时可达53～58cm,以后则无大变化。若其头围明显地大于或小于正常标准者,称为头大畸形或头小畸形。

4. 头的大小,男女之间有着较大的差别。男性颅骨较大而粗壮,眉弓较为发达,前额较为倾斜,颧骨与颧弓高而突出;女性则相反,颅骨较小,光滑而细腻,眉弓欠发达,颧骨及颧弓都不是很突出。与此不相称或截然相反的,均属异常表现。

5. 头大畸形是指头围大于正常平均值 2 个标准差以上,头颅穹窿和面部均对称性增大,前囟及骨缝闭合延迟,多伴有体质和智力发育滞后。常见于先天性大脑皮质增厚与神经胶质细胞增生。

6. 头小畸形是指头围小于正常平均值 2 个标准差以上,见头颅短小、枕骨扁平、囟门早闭,伴眼球突出、外眼角较高而内眼角较低,两眼距离较宽,鼻根扁平,口常半开,舌伸于外,流涎较多,牙齿小而稀疏。大多为唐氏综合征(先天愚型)的一种特殊表现,是一种常见的胚胎性脑发育障碍性疾病,且常伴见多种先天发育不全的综合征表现。

7. 尖头畸形,又称塔颅、尖颅(图 1-1),即头颅较正常狭小,头顶部尖突高起,又尖又小,前额较窄,眼眶较浅,鼻尖发育滞后,多由颅骨人字缝与冠状缝过早闭合所致。常见于遗传性疾病,如先天性胸腺发育不全症、黏多糖的先天性代谢缺陷等,常伴有智力低下表现,为先天不足所造成,多因先天肾精不足,颅脑发育不良所致,亦可因产程过长,颅骨损伤造成。

8. 头颅体积均匀增大(额、顶、颞、枕部均突出膨大呈圆形),颅缝开裂,称为解颅(先天性脑积水头颅,图 1-2),相比之下颜面显得相对较小,甚至出现双目下视,巩膜外露,眼球震颤等表现。多由肾精不足,水液停聚于脑所致。西医见于多种原因所致的脑积水,如外伤、感染、肿瘤及先天发育不全等。

9. 额顶部明显向外凸起,颞部向两侧凸出,头顶部扁平而呈方形,称为"方颅"或"方头"。常与先天禀赋不足(肾精不足)或后天调养不当,脾胃失调,毒邪内蕴等有关,见于佝偻病、先天性梅毒、先天性成骨不全等病症。

10. 额、顶骨明显凸出,矢状缝明显凹陷,正面观头颅呈倒置臀部形状,称为"臀形颅"。见于佝偻病。

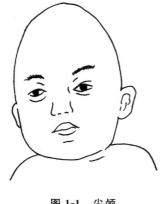

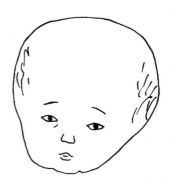

图 1-1　尖颅　　　　　　　图 1-2　解颅

11. 枕部明显扁平的头颅，称为"扁头畸形"。多因小儿长久仰卧所致，也可见于头小畸形及先天愚型。

12. 头颅增大、变形，称为"变形头颅"，可同时伴见长骨的肥厚与弯曲改变，见于变形性骨炎，好发于中年。

13. 短头畸形、斜头形、舟状头畸形、三角头畸形，均因头部骨缝早闭所致，见于先天性颅骨畸形。

14. 婴幼儿囟门高突，扪之紧张感明显，称为囟填，多属实热证，常因急性温热病火邪上攻；或风热、风湿等外邪侵袭；或颅内水停血瘀等所致。常提示颅内压增高，见于颅内出血、脑膜炎、脑积水等病症。中医认为，该病多为脏腑失调的难治之症。

15. 婴幼儿囟门早闭，多见于小头畸形；囟门迟闭，骨缝不合，多见于解颅或颅骨生长迟缓的患儿（佝偻病）。两者多因先天不足，后天亏损，骨失充养所致。

16. 小儿囟门凹陷，低于颅骨，称为"囟陷"或"陷囟"，多属虚证。如吐泻伤津，气血不足；或先天精气不足，脑髓失充等，都可导致囟陷。轻者用手指轻摸囟门方可有所感觉；重者望之即见。多为重度脱水，脾虚胃弱至极之危症凶兆。

17. 外伤后，头部局限性肿大，为头部外伤，脉破血溢，淤积于皮下所致。扣之质硬的为淤血少,扣之质软、有波动的为淤血多。扣之颅骨有凹陷,为颅骨骨折。

18.人的颅面有圆顶椭圆面型、圆顶圆面型、圆顶方面型、圆顶尖面型等多种类型(图 1-3)。

19.头面呈上大下小,为倒梯形面型,提示肾精充足,但易患肾阴亏损、心神不宁性疾病,如郁证、失眠等;头面上小下大为正梯形面型,提示脾胃健运,但易患脾胃虚弱性疾病,如泄泻、纳呆等;头面呈两头小而中间大,提示肺气充足,但易患肺阴不足性疾病,如咳嗽、咽痛等;头面呈长方形,且上下一致,提示脾脏健运,但易患脾气虚弱性疾病,如痿证等。

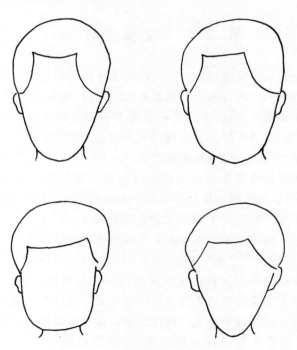

图 1-3 头颅面类型

20. 头肿大如斗,面目肿盛,目不能开,中医称为"大头瘟",系天行时疫,毒火上攻所致,西医称为"急性流行性腮腺炎"。

21. 头面皮肤红肿,色如涂丹且疼痛,中医称"枪头大丹",是一种急性皮肤热毒病症。

22. 头面皮肤焮红肿胀,色如涂丹,压之褪色,伴疼痛较剧,中医称"抱头火丹",多由风热火毒上攻所致,每易使邪毒内陷。

23. 腮部耳前颊车穴之处,突见肿起,肌肉水肿而不著,称为"痄腮",乃由感染湿热毒邪所致;颧骨之下,腮颌之上,耳前约 4cm 处发疽,称为"发颐",为阳明经热毒上攻所致。

第二节　望头发诊病

通过观察头发的形态、色泽、疏密等各种变化也可以诊断许多疾病。《内经》中就有几十处根据头发的粗细、刚柔、润脆等变化来进行诊断疾病的记载,进而揭示了肾气和阳明经气血的盛衰及人体生长、发育、衰老时头发呈现的种种变化,故民间有"人之衰老,始于白发"之说。其后的《诸病源候论》一书中列有"毛发诸病候",详细说明了头发的正常生长或色泽的改变都与肾之精血盛衰有关。另如《证治准绳》《医林改错》《中藏经》《医学入门》《儒门事亲》《脉诀》等书中均有关于望头发诊断疾病的记载。近年来,望头发诊病引起了国内外不少学者的关注和兴趣。《医述》曰:"察其毛色枯润,可以觇脏腑之病"。望头发诊病,主要是通过观察头发的色、质变化来探视体内存在的疾病及其发展变化规律。1978 年美国《科学》杂志载文认为:"头发分析很有希望作为一个工具而成为血清和尿液分析的理想补充。"现代医学正在通过多种途径进行科学研究,试图将头发进行分析研究,为临床诊断学开辟一个新的领域。

一、望头发的色泽变化诊病

人的头发的颜色由于地域和种族的不同而改变,有乌黑、红褐、红棕、金黄、淡黄、灰白等。有人认为,发色与发中所含的金属元素有关。黑发中含有等量的铜、铁、黑色素等;当镍元素的含量增多时,就会变成灰白色;红褐色的头发中含有钼元素;红棕色的头发中除含铜、铁元素外,还含有钴元素,但锌元素则缺乏;金黄色的头发中含有钛元素;绿头发含有过多的铜元素;如果缺乏铜、铁、钴等元素的话,则头发会变黄、变白;严重缺乏蛋白质的头发会变成红色,甚至萎黄稀疏。也有人认为,头发的色泽是由黑色素来决定的。如果头发皮质内所含的颗粒状黑色素越多,则头发越黑;如果黑色素呈溶液状态分布,则常使头发带有红色泽;而金色头发,就是因为含有特别多的溶液状黑色素的缘故。

对中华民族而言,一般常将黑发作为发色的标准,其余发色或与其他发色相间者,均视为异常发色,并以此来判断身体状况与病变。

1. 头发黑而润泽是肾气充盈的表现;中老年人头发斑白或全头白发,虽为肾虚血衰的表现,但仍属生理上的正常现象;青少年发白,或老年人发黑,因禀赋不同之故,亦不作病论;青少年白发而兼见肾虚症状的,乃肾气虚乏之病态,若伴有心虚症状的,为劳心耗伤阴血所致;在短期内头发大量变白,烦躁易怒,面红口苦,为肝郁化热,劫伤营阴,使头发失荣之故。幼儿出生时即见白发,可见于斑白病、白化病及某些遗传性疾病;出生时或出生后不久,头发干且间断变白,黑白交替,称为"环状发",又称"深浅段发""黑白段发";其毛发生长正常,不伴有其他异常。中医认为,此乃先天禀赋不足所致,西医认为是常染色体显性遗传,有家族性倾向,为稀少疾病。另外,白发还可见于白癜风、斑驳病、斑秃、Vogt-小柳综合征等。

2. 头发颜色过黑,或原来不黑后来不明原因的逐渐变黑,这极有可能是身体患有某种疾病的早期报警讯号,应及时前往医院就诊,不可延误。

3. 部分身体健康而皮肤白皙者,头发可略带棕黄色,但其发荣润而有光泽。发色干枯焦黄,形似干柴草,多为肾气不足、精血亏损或久病失养所致;发直色黄干枯,为气竭液涸所致。

4. 头发色黄为气血不足,或为气血俱热。

5. 小儿头发萎黄稀疏,日久不长,且生长发育缓慢,称为"发迟",属小儿五迟之一,以肾气不足多见。乃先天不足、禀赋素弱。

6. 小儿头发萎黄、干枯无泽成穗状,伴面黄肌瘦,神疲,脘腹胀大、青筋显露,大便溏薄或干结,为"疳积病";或腹内有虫积,多因脾胃失调或血亏火盛所致。

7. 头发呈灰黄或灰白色,常于颞部出现成片灰色发,而后逐日增多,称为"灰发病",多因先天不足或后天失养,精血不能上升润华于发所致。此外,灰发还可见于甲状腺功能失调、早老症、老年性白斑、白癜风、结节性硬化症、斑秃及 Chediak-Higashi 综合征等。

8. 正常人的头发可略带棕红色。若砷、铅中毒时,其头发常呈红色或红褐色。金黄色或红色头发者,患皮肤癌的比例往往比其他人高出 3 倍以上。

9. 头发变黄、变白(除老年性白发外)、黄白相间、黄红相间者,常可见五心烦热、心烦易怒、头晕目眩、头皮瘙痒等症状,且同时可见有面痣出现。

10. 发色异常的妇女多见有经带病,如月经先期、经期延长、闭经、经量过少、经色较黑、有血块;亦可见经量较多、白带增多等。

11. 头发黄白枯燥干萎甚至脱落,并伴面色苍白,多因慢性吐血、鼻出血或大小便出血等失血性疾病所致。也可因长期低热、肠伤寒、肺结核、肿瘤及某些慢性消耗性疾病所致。

12. 少年白发,俗称"少白头",除因先天遗传因素造成外,还有因长期精神紧张、忧虑、突遭精神打击、长期工作繁忙得不到放松等原因所致。男性 40 岁之后,女性 35 岁之后,开始出现白发属正常现象,过早出现则属于少白头或是早衰的表现。

13. 少年白发,常为散在性白发,主要出现在颅顶或其周围,而两鬓部则极少见。若脑后的发色黑白交杂,以忧郁者多见,易罹患神经衰弱症。

14. 短时期内头发大量变白,且烦躁易怒,面红口苦,为肝郁化热之故。

15. 白发还可见于维生素 B_1、维生素 B_2、维生素 B_6、烟酸缺乏症及患结核病、胃肠病、动脉硬化、贫血等病症。最新医学研究发现,白发与冠心病有着密切的关系,美国心脏病学会的专家们分析了一组心肌梗死的病人,结果发现 24% 的病人在 30 岁以前就出现了白发。头部局限性病变引起的头发变白常见于单纯头皮糠疹、白癜风等。全身性毛发变白见于白化病。

16. 中医将白发形成的原因归纳为肾虚、血热(主要指阴虚血热)、血虚和痰湿等诸方面。白发形成的机制主要是由于毛发组织空隙增大,颗粒状黑色素减少甚至消失,当皮质细胞间含有空气时,头发就会变白。老年人出现白发或全头皆白不为病态表现,"鹤发童颜"是长寿的象征。老年人白发,先从两鬓部开始,然后再向上发展,直至满头皆白。有人做过统计,60 岁时,大约有 50% 以上的人出现白发;75 岁时,白发可达 70%,且男女之间无明显的差别。

17. 久病见头发红黄稀疏,容易脱落,为脏腑虚损,精血不足,多见于心脾虚弱,营血亏损者。据前人经验,头发从根部开始变白、变黄、焦枯而无断发表现,且多从头顶或两鬓部发生,多为肝肾阴虚精少;若头发末梢开始焦枯、分裂、易折、生长变慢的,多为气血虚弱。

18. 头发过早发白。要注意检查是由遗传、精神因素引起的,还是由于疾病引起的,如严重贫血、动脉硬化、慢性胃肠病、结核病等,都可引起头发早白。

19. 国外有人研究发现,黑头发是黄种人特有的颜色。但若头发过分的黑,或一贯不是很黑,而突然近期逐渐变成漆黑色的,提示有罹患癌症之倾向。应当及时到医院检查确诊。

二、望头发的形态与粗细变化诊病

人的头发大致上可分直发、波发和卷发 3 种形状,是区分人类种族、地域的重要标志之一。中亚、东亚、北亚的大部分及美洲印第安人以直发多见,欧洲人以浅波发多见,澳大利亚人及南亚、东南亚的部分居民以波形发最为多见,非洲黑人及新几内亚等地的居民,以卷发多见,布须曼人和霍屯督人多为特有的羊毛状卷发。

1. 头发枯萎无光泽,易被折断、分叉,形似乱草蓬蒿的,称为"枯萎发",常因禀赋不足,久病失养,阴虚血燥而发失荣润。

2. 头发紧缩成束,排列形似毛笔,发根头皮处堆积有银白或污黄鳞屑的,称为"束状发",常见于银屑病、黄癣及脂溢性皮炎等。

3. 发干粗细不匀,扭曲稀少,状如佛珠,易被折断的,称为"念珠状毛发";头发干燥扭曲,发硬变脆,易被折断的,称为"扭曲发",全头或局限性发生,好发于枕部,病变处常有毛囊角化过度,在颈部及颞部常有毛囊角化性丘疹。此二发者皆由禀赋不足,精血亏虚所致。常伴见癫痫、智力低下、皮肤弹性过度、白甲病、牙齿发育障碍及幼年性白内障等疾病。

4. 头发干枯,发梢变细,分裂成丝,弯曲如钩状,发干打结,扭曲成环状的,称为"打结发";发干出现不全横断的小结节,其间为似断非断的细丝,梳理时易被折断的,称为"结节性脆发病"。此二发常同时发生,多为脾胃不和、后天失养所致。

5. 头发干燥变脆,易于断裂,尤其是长发末端,易纵裂成丝,其状如羽毛的,称为"脆裂发",见于脆发病和毛发纵裂症,除因天气干燥,洗涤过勤之外,常由阴虚血燥所致。另外,头癣、脂溢性皮炎、甲状腺功能低下症、糖尿病、结核病、维生素 A 缺乏症及某些恶性肿瘤患者,亦可出现脆裂发。

6. 头发易被折断而出现参差不齐,或出皮后即发生断裂的,称为"断发",除上述各种伴有断发的病症外,尚可见于黄癣、白癣、黑点癣等。

7. 头发直立而干枯如麻,不得屈伸,或小儿头发皆上逆,称为"发竖",多为正气衰败,病情危重之表现。

8. 头发竖直不见弯曲,面部五官分布比例失调,可见于近亲结婚的后代。

9. 头发上逆,面色正常,可能是癫痫病人的特征性表现之一。

10. 小儿一时性的头发竖直不顺,多因遭受惊吓之故。

11. 发干中段开裂,末梢分叉,有部分出现自然打结,称为"结毛症"或"结节性裂毛症"。

12. 毛发脆弱易断,提示甲状腺有疾患。

13. 发干上出现1～4mm长的白色角质套,并沿发干上下滑动,称为"管状毛发"。角质套数目1～4个不等,紧绕发干,距头皮1～3cm,可经发尖滑出,角质套是由毛根内鞘的节段性脱屑和潴留后形成。是一罕见性疾病之表现,常有家族史,多无自觉症状。

14. 头发根粗硬而上翘,伴局部头皮肿痛,提示肝经有热。

15. 头发变粗或变细而稀疏,并朝不同方向生长,不能梳理整齐,脆而易断,称为"玻璃丝发",又称"蓬发综合征"。该头发多干燥,呈淡黄色,有特殊光泽。电镜下可见毛干有1～2条与毛发长轴平行的纵行凹沟,断面呈三角形、扁平形、肾形或不规则形。多数于1岁内发病,少数在儿童期发生。该症仅局限于头发,部分伴有外胚叶发育不良。

16. 全头头发干而松软,呈螺旋状卷曲,纤细似绵羊毛状外观者,称为"羊毛状发"。发色稍浅,远端可见有分叉,毛发生长缓慢,一般总长度不超过12cm。该症是罕见的先天性疾病,为常染色体显性遗传,出生后即出现,儿童期加重,成年后则有不同程度的改善。

17. 小儿发结如穗,枯黄不泽,称为"穗状发",常伴见面黄肌瘦、脘腹膨胀、大便干结或溏薄,多见于脾胃失调之疳积病。

三、望头发的疏密与脱落变化诊病

正常情况下,头发在胎儿4个月左右开始生长,至6个月左右可长成形,其生长期为 2～6 年,最长可达 25 年。每日的生长速度为 0.3～0.4mm,此时发干较粗而色较深,柔软而润滑,根部有毛鞘。休止期为 2～3 个月,此时头发纤细而色淡,硬直且干燥,根短而无鞘。一个正常人的头发有 10 万～12 万根。

1. 头发黑而细密是气血旺盛、肾气充足的表现,多见于活泼好动且身体壮实者。

2. 使用肾上腺皮质激素、睾酮等激素类药物治疗疾病时,可令头发长得又多又快,甚至使女人长出胡须来。

3. 头发浓而多油,面部又生痤疮,大部分为乙型肝炎表面抗原阳性者。

4. 头发特别浓密且有光亮,多见于肥胖者,此种人体内湿热过甚,应考虑有肝胆湿热证或脏躁证的可能。

5. 女性头发浓而亮、眉毛浓,甚至有胡须长出,提示有肝病发生的可能,易致脂肪肝;若同时脉现虚象,则多为肾虚,常患有内分泌疾病,如库欣病、肾上腺异常症等。

6. 正常情况下,每个成年人每天约有 60 根头发在脱落,如脱落增多,头发就会逐渐稀疏,这说明机体出现了反常现象。如脱发过多,所剩无几,称为"秃发";若出生或出生后不久即见头发脱落,可见于先天性秃发、先天性少毛症、早老综合征、结节性裂毛综合征等,常由先天不足,或早婚精血亏虚所致;凡各种后天因素,如患皮肤病、急性热病、内分泌失调、外伤等引起的脱发,称为"后天性脱发";头皮有瘢痕后,头发无法再生,称为"瘢痕性脱发",常见于头皮的各种疾病,如秃发性毛囊炎、头部皮炎等;长期使用砷剂、氨蝶呤钠、环磷酰胺等药物导致暂时性脱发的,称为"药物性脱发"。

7. 脱发稀疏而干枯,属肾虚、血瘀证;脱发稀疏而多油腻,证属湿热。

8. 先天无头发,多为胚胎发育不良,不论男女均可出现,但后天性脱发,以男性多见。

9. 枕部至颞侧头发中,呈半环状稀疏脱落的,称为"环秃",常见于小儿,因枕部经常遭受摩擦所致;若伴有头大额方、鸡胸龟背者,提示脾肾不足。

10. 头皮油腻,如涂膏脂,或头皮多屑,痒如虫行,久则前额及巅顶部头发稀疏变细,成片脱落,皮红光亮的,称为"油风",俗称"鬼剃头"(脂溢性脱发),常见于青壮年男子,由血虚生风,发失所养所致。并与摄入脂肪过多有关,俗话说:"十个光头九个富"就是这个意思,提示易患动脉硬化症、原发性高血压、冠心病等。

11. 青壮年男子出现秃发,始于前额两侧,渐向头顶延伸,头发纤细,萎软无泽,称为"早秃",提示血热生风,风动发落。

12. 头发突然成片脱落,而头皮平滑光亮,患区头皮松动,发干上粗下细,易被拔除,甚至全发脱尽、须眉俱落的,称为"斑秃",多因血虚生风所致,也可因精神过度紧张、忧虑以致气滞火郁,血热生风而成。

13. 现代医学研究证实,男性早秃与体内雄性激素分泌过于旺盛有关。雄性激素可导致前头与头顶脱发,但可促使胡须生长过快。因此,男性中胡须旺盛的秃头者居多。

14. 有人发现脱发者头皮温度较高,这符合中医"血热"易于脱发的认识。

15. 有人发现,秃头者普遍患有痔疮,但其原因尚不清楚,可能与脑力劳动者坐得较多,活动较少,痔静脉易曲张有关。

16. 秃发者可伴贫血(下肢水肿或足部硬化为贫血征象),因贫血可引起头部毛囊发育不全而成秃发。若消除贫血,秃发可获治愈。

17. 频频脱发者可能与患冠心病有关,如果脱发严重,罹患冠心病的概率为常人的 3 倍以上,这可能是导致秃发的男性激素增加了血液中胆固醇的缘故。

18. 脱发与颈椎病也有一定的关联。这可能因为偏突的颈椎压迫了神经根,而引起头部神经营养障碍。

19. 单纯头顶秃发常提示患有胆囊炎、结肠炎、前列腺疾病。男性前额发际脱发,提示有患肾病的可能;女性全头散发性脱发,提示有患肾炎的可能。

20. 秃发者患癌症的概率比一般人为少,患肺癌和胃癌的则更少,但患脑卒中的概率较高。据有关调查,在接受胃癌手术的700例男性中,中、高程度秃发的人只占 4.6%。秃发者即使患了癌症,也较一般人生命延续的长久。反之,头发较密的人,虽然患癌症的概率较高,但却不易患脑卒中。

21. 早秃者的发色大多为黑色,而少白头者则很少有早秃现象。发白而秃落,多见于老年人或病重气血俱虚者,病情危重或一时难以恢复。年轻人毛发灰白、秃落,体毛稀少者,往往易患癌症和血管硬化症。

22. 部分内分泌疾病也可引起脱发,如甲状腺功能亢进症或甲状腺功能减退症、甲状旁腺功能低下症、腺垂体功能减退症(西蒙-席汉综合征)、女性内分泌功能失调症、卵巢肿瘤等,均可引起毛发干燥断裂,毛干变粗或变细,头发稀疏等脱发现象。

23. 部分早秃具有遗传性,女性为致病基因携带者,但不出现秃发,而男性则表现为秃发。

24. 头发、眉毛明显脱落,并伴见白色皮屑,为慢性中毒所致,包括药物中毒,如抗肿瘤、抗结核药物中毒等。

25. 头发不正常脱落,提示可能体内缺锌;头发脆弱易断,提示可能罹患甲状腺疾病。

第三节　望胡须诊病

头发、眉毛和毫毛均属本生毛,是胎儿时期逐渐发育起来的,出生时即形成一定的规模;而胡须和体毛则属再生毛,是在性成熟后才开始生长并迅速发展的毛发。故望察胡须的盛稀、色泽、形态、粗细及脱落情况可诊断某些疾病。

胡须在地区间和种族间均有很大的差别。人类学研究中将胡须的发达程度分为 5 级:1 级为极少,其中,颏部的胡须很稀疏,耳前有时也只见少许几根胡须出现。2 级为少,其中,耳前的胡须可连接成片,颏部的下方及前方的胡须也可连成一片,但不致密,且其下颌角处往往无胡须出现。3级为中等,自一侧耳前经颊部至另一侧耳前连成一片,但范围较窄,且较稀疏,尤其是面颊部下方处。4级为多,胡须布满整个面颊部及颏部,尤其面颊部十分浓密。5级为极多,胡须极为浓密,且布满整个面颊部及颏部,分布范围较广。

澳大利亚人和外高加索地区的一些居民,胡须特别发达,平均级数(25岁以上)为5级;北亚地区的一些族群,特别是拉摩脱人,是世界上胡须最不发达的族群,平均级数为1级。就中国人来说,西北地区的回族和维吾尔族等少数民族人的胡须,一般比汉族和西南地区少数民族发达。

我国古代对面部不同部位所生之毛有着不同的称谓:一般来说,长在口唇部位的称为"髭",为阳明经所属;长在下口唇和下巴颏的称为"须",为足少阴经、足阳明经两经所属;长在颐颏(双面颊)上的称为"髯",为少阴经所属。

一、望胡须的色泽变化诊病

1. 胡须润泽,富有弹性且长者,提示足阳明胃经经脉气血充足;胡须光泽漂亮不染污秽、尘杂,提示生命力旺盛;胡须枯槁、稀疏、挺直,昏暗晦滞,提示机体功能失调。

2. 髭须黄赤,提示气血俱热,常有性情急躁,口渴喜饮,溲赤便秘等症,易罹患出血症和高血压症。

3. 年轻人胡须干焦、全头皆白,很难说与长寿有缘;老年人胡须、头发均很润泽、光亮,是生理、心理功能健全的体现。

4. 胡须以黑、润、秀、软、疏、索,为健康之相。胡须枯燥焦黄,人中无须、连须,困口,锁喉,缩颈;或金形之人面红须白或面暗须黄;木形之人须白或红,皆为素体较差之相。

二、望胡须的形态与粗细变化诊病

1. 髭须焦干枯槁,并伴面色萎黄、两目无神、盗汗、遗精等症者,提示精血亏竭。

2. 血少气盛则髯短；血多气少则髯少；气血皆少则无髯，面部两腮处如同"宦"者；气血盛则髭须美；经血气盛则髯美而见长，黑而泽润；血少气盛则髭恶。

3. 须长切忌飘摇，须短切忌毛细，尤其不宜浓浊，蓬乱欲得，依稀见肉为奇。疏者不宜散淡，若见焦黄枯燥，是谓神气不足；若见白枯如同浆纱，是谓精气神已竭。

三、望胡须的疏密与脱落变化诊病

1. 髭须稀少或无，可见于先天性遗传，也见于先天不足，生殖无能，为"天宦"，此种人易罹患动脉硬化和心脑血管疾病，其冠心病的发病率比常人高。

2. 髭须与一侧眉毛俱见脱落，以三叉神经痛多见，因常用手揉搓患部之故。

3. 髭须早白而脱落，提示气血俱衰，常伴头晕目眩，耳鸣耳聋，健忘失眠等症。

4. 髭须与两侧眉毛俱脱，为麻风病征兆。

第四节　望颜面诊病

通过诊查颜面部的色泽、形态、异常感觉诊断疾病是中医最常用的方法之一。古今医家对颜面诊断术均十分重视，并有较深的造诣。在中医经典著作中，对颜面诊断术尤其是颜面色诊的论述很多，如《内经》中就有"五生色""五病色""五死色"的记载；《金匮要略》指出酒疸的面色是"目青面黑"，黄疸的面色是"面目悉黄"，阴毒的面色是"面目青"，狐蜜病的面色是"乍赤、乍黑、乍白"；《伤寒论》原文 48 条指出，太阳病的面色是"缘缘正赤"，211 条指出，阳明病的面色是"面合色赤"等。后世医家对颜面色诊的论述更有进一步的发挥，如《望诊遵经》卷上 39 篇中，几乎全是论述颜面色诊的，如"五色分应五脏""五色相应""五色主病"等。现代医家对面部色诊更有精深的研究，如谭礼初先生在临床诊断疾病时，有时不闻不问,只要一望其面色,即可知病患之所在。在西医诊断学方面,面部色诊也占有一定的地位,如风湿性二尖瓣病、肺心病、肺结核、贫血、肝硬化等,都具有特征性面色和面容。故姚国美先生在其所著的《诊断治疗学》中说:"色为气血所荣,面为气血所凑,气血变幻,色即应之,色之最著莫显于面,故望诊首重察色,而察色必重面部也。"

一、正常面容

正常人的面容应当是:①面部表情丰富多彩;②从容不迫,无任何异常表现;③朝气蓬勃,有活力;④无痛苦容貌出现,自如镇定;⑤无水肿表现;⑥无贫血貌及黄疸;⑦精神状态良好,反应正常;⑧给人以理智的印象。

二、望病态面容诊病

1. 面颊瘦削,面容憔悴,面色晦暗或㿠白或萎黄,颧骨高耸,眼窝凹陷,目光黯淡呆滞,皮肤松弛,弹性较差,称为"恶病质面容",又称"消耗性面容",提示罹患消耗性疾病,临床常见于重度消化不良或吸收不良症、晚期恶性肿瘤、严重的结核病、肺脓肿、慢性肠炎等。

2. 无表情面容,又称"无欲望面容",为意识障碍时在面部的具体表现。即其情感或心情无法在面部得以显露,对周围事物或环境无反应或反应迟钝,大多随高热出现,提示病情严重,临床常见于各种脑炎、脑膜炎、发疹性疾病、败血症、肠道疾病等。

3. 鼻根部低下,目睛呈杏核样改变,目梢向外上方斜行,内眦赘皮特别明显,眼斜视或有震颤;口唇半张,舌尖常伸出于口外;鼻尖及耳郭异常柔软,有时耳郭可见畸形改变;小指缩短向内侧弯曲,小指第二节特别短缩。称为"伸舌样痴呆面容",又称"软白痴""杜氏病",提示机体各系统功能尤其是神经系统的先天性发育不全,为先天性痴呆症。

4. 面部表情痛苦,面色呈灰白改变,两目凹陷而无神,额部出冷汗，颧骨高耸，鼻尖峭立，称为"希氏面容"，提示罹患急性腹膜炎。

5. 面部较长，下颌增大而向前突出，耳、鼻粗大，颧骨高耸，眉弓特别隆起，两睑增宽，口唇及舌肥厚，手足也见增大，女性患者有时在口唇周围及其他部位体毛增生，称为"肢端肥大面容"，提示罹患垂体瘤。

6. 面部肌肉僵硬，表情肌处于木僵麻痹状态，笑或微笑的表情极为少见，目光呆滞，口角流涎，如戴面具状，称为"假面具面容"，又称为"面具脸"。提示罹患帕金森病及脑炎、脑外伤、锰中毒、双侧面瘫等。

7. 面色苍白，脸形宽厚，表情迟钝而冷淡，面部或全身水肿，眼睑宽而松弛，按之出现凹陷，离开后不久即又恢复原样，称为"水肿性面容"，为黏液性水肿，提示罹患甲状腺功能减退症。

8. 面色苍白而水肿，最早出现于眼睑等疏松组织部位，故其眼裂常呈细缝样表现，皮肤紧张、厥冷、干燥，额部指压有下凹表现，晨起明显，提示罹患肾炎或肾病综合征。

9. 面部红胖滚圆，正面观望可不见耳朵，侧面观望可不见鼻尖，犹如满月，毛孔粗大，多患痤疮，系由面部脂肪堆积过多所致，此是肾上腺皮质激素过多时的特有面容，称为"满月脸"，提示罹患库欣病。

10. 面颊肌肉凹陷，口唇松弛，下唇向下，严重者甚至上睑下垂，无法睁眼，称为"肌肉萎缩面容"，见于面部肌肉麻痹，提示罹患面神经炎、重症肌无力症等病。

11. 面部表情较为迟钝，两目无神，鼻梁宽平，上唇较短，上切牙前凸错位，下颌骨不发达，硬腭部高耸，患者因经常鼻塞，故常张口呼吸，称为"增殖体面容"，多见于儿童，提示罹患增殖体（鼻咽扁桃体）肥大。

12. 面肌痉挛，牙关紧闭，口微张开，似苦笑状，其笑并非发自内心的笑，而是不能自我控制的强迫性笑，称为"苦笑面容"，又称为"痉笑面容"。多见于50岁以上的患者，提示罹患脑血管病及脑部其他器质性疾病的某一阶段,如脑肿瘤等。破伤风患者因面肌痉挛的缘故,也会出现特殊的"苦笑面容"。

13. 隐匿型忧郁症患者,其内心情感是忧郁的,但却常对人报之以假笑,称为"假笑面容"。这种假笑其实是嘴角在笑,眼神里并无快乐的色彩。

14. 其人经常笑呵呵,似乎对周围的一切都非常满意,称为"傻笑面容",由于智力障碍的影响,虽然从表面上看患者感到很高兴,但其面部表情却给人以呆傻的感觉。

15. 其人面色苍白或呈铅灰色,毫无表情,眼窝凹陷,目光呆滞、暗淡、瞳孔散大,无光泽,鼻端变尖,鼻翼扇动,称为"濒死面容",即谓"死相",为危重患者临死之征兆。

16. 颜面苍白,口唇齿龈及舌色皆淡白,面容枯槁,气短喘促,神疲乏力等症,称为"贫血面容",提示气血不足,属虚证,临床常见于各种原因所致的贫血。

17. 颜面潮红,表情痛苦,兴奋不安,鼻翼扇动或口见疱疹,称为"急性病容",提示其病多属热证、实证,处于病变的中期或极期,急性热病多见此面容,如阳明热病、肺热证、疟疾等病症。

18. 眼睑、口角及面颊肌肉抽搐,称为"颜面抽搐",通常情况下只见于一侧面部,是神经兴奋性增高的一种表现。提示甲状旁腺功能低下及妊娠时血钙浓度过低、幽门狭窄导致长期呕吐与过度换气时所致的碱中毒,肾功能不全时血磷过高或铅中毒等。

19. 呼吸时两腮膨胀,称为"腮胀",腮胀的部位称为"地库"(即颧骨下端之部位)。地库膨胀(即面部丰满),提示体内氯化钠(食盐)过剩,该种人脾胃功能良好,但肾功能欠佳;地库凹陷,提示体内氯化钠(食盐)不足,该种人脾胃功能欠佳,但肾功能良好。

20. 腮部突见肿胀,咽痛面赤,而喉不见肿,称为"腮肿",中医称为"痄腮",西医称为"病毒性腮腺炎",提示罹患温毒证。颧骨之下,腮颌之上,耳前 1.3 寸(4cm)处发疽肿胀,称为"发颐",为阳明经热毒上攻所致。

21. 若见某人呈短阵性的发笑,多则每日发作几次或几十次,少则几日或几周发作一次,每次发作时间几十秒或数分钟,称为"发作性笑",其笑发作时,常伴意识不清,事前无任何诱因,更无可笑之因素存在,提示罹患发作性癫痫,建议做进一步的检查,予以确诊。

22. 精神病患者常发生莫名其妙的笑,例如躁狂症患者的笑常出现在情感高涨之时,其笑声易引起周围人的共鸣,常随之不期而笑。但情感极不稳定,有时可突然收敛笑容,表情严肃,有时则变笑为涕,反复无常。

23. 精神分裂症患者的笑往往是多种多样的,反应性精神性患者,在明确的精神因素刺激下,可发出伤心的狂笑,并同时述说着与受刺激有关的内容;而癔症患者的笑则极富戏剧性、暗示性,一般不会在单独一人时发作,但发作一旦过去则一如常人。

24. 颧骨隆起,眼窝凹陷,鼻梁高耸,目光黯淡,唇干起皱或开裂,面容干枯而无华,皮肤弹性差,称为"脱水面容",提示患者处于脱水状态。

三、望面部丘疹与纹理改变诊病

(一)望面部丘疹改变

1. 面部或四肢部位可见有多个针头至绿豆样大小的半球形坚硬丘疹、结节或斑块,呈紫红色或棕红色改变,表面光滑,或见轻度脱屑及毛细血管扩张,称为"结节病",其结节可侵及肝、肺、脾、心、肾及神经组织,并出现相应的症状。

2. 面部多发痤疮,大部分与乙型肝炎病毒表面抗原阳性有关。

3. 在鼻翼、鼻唇沟、面颊部、眼睑、前额等处见有针头样大小的丘疹,其形状呈扁平或半球形,并逐渐增大,可达 $2\sim3mm$,一般呈对称性,或散在性或簇集性分布,很少有融合征象,其色呈红色或浅红色、黄白色或淡黄红色、皮肤损害表面的皮脂腺孔呈扩张表现,内含有淡黄色沉着物,且伴毛细血管扩张,提示罹患结节性脑硬化症,可有智力障碍表现或出现癫痫发作。

4. 妇人颜面、额间或唇周发生痤疮,面布油垢或面黄而色滞,提示罹患月经病,常经行不畅、经色暗而黏腻。

(二)望面部纹理改变

1. 年龄与皮肤纹理的关系

(1)25 岁后,前额部、下睑部可出现皱纹。

(2)30 岁后,目外眦部可出现放射状鱼尾纹。

(3)35 岁后,耳前部可出现皱纹,鼻孔和口角间可出现弧形纹。

(4)40 岁后,耳前部皱纹可见增加,从下颏向下至前颈部可出现皱纹。

(5)45 岁后,下睑部可出现明显的皱纹。

(6)50 岁后,可出现的皱纹明显加深;手背部可见皱纹;鼻梁、耳部、颏部亦可见有微细的皱纹。

(7)60 岁后,上唇的外围可见放射状皱纹,面颊部皮肤弹性较差,男性阴茎皮肤可见皱襞。

(8)65 岁后,面部松弛的皮肤和积聚的脂肪,使上睑下垂,形成袋状。

(9)70 岁后,颜面部皱纹更加明显,相互交织而呈网状,老年性色素斑增加明显,皮肤变薄。

(10)75 岁后,手背部皮肤菲薄而呈纸样。

(11)80 岁后,上睑下垂呈疲劳样表情,口周放射状皱纹更加明显,前颈部皱襞明显增多,耳壳和鼻相对性增大,皮下脂肪丧失,肌肉呈萎缩状态,手指呈骨骼样改变。

2. 面部蟹爪纹的分布区域、级别、形态及诊断意义。面部蟹爪纹常出现在两颧部、两面颊部、鼻部、额部等区域。临床根据蟹爪纹的粗细、轻重、颜色、分布区域的大小,将其分为Ⅲ级:

Ⅰ级 纹理较浅,呈细丝状改变,色呈淡红色,范围较小,局限于本区域内的小面积。

Ⅱ级 纹理较深,粗细夹杂,细者呈淡红色,粗者呈紫红色,范围较大,涉及邻近区域。

Ⅲ级　纹理较深而粗,色呈暗青紫色,范围大,多区域分布。

根据临床观察,心病蟹爪纹以颞区为主;肝病、肝肾同病以鼻、面颊区为主;肺病以颧区为主;肾病以面颊区为主;脾病布纹区缺乏特异性,有待进一步观察。

布纹的轻重、区域的大小与疾病的轻重、病程的长短有一定的联系。如脑卒中(半身不遂)、臌胀、哮喘、癥瘕等病的蟹爪纹多在Ⅱ级以上;或除见本区域布纹外,兼有其他区域或五个区域均见布纹。因此,蟹爪纹的分布与轻重对诊断、治疗和预测病情的发展与预后均有参考价值。如单纯性慢性支气管炎、喘息型支气管炎、哮喘、慢性阻塞性肺气肿、慢性肺源性心脏病,其颧部的蟹爪纹的阳性率依次增加,程度依次加重。肺癌的蟹爪纹也与其病情的程度和临床分期有关,常随病情而加重。冠心病的颞区布纹较多,脑供血不足、房室传导阻滞、心绞痛患者,其蟹爪纹多在Ⅰ级左右,而心肌梗死的患者,则可在Ⅱ级以上;脑血管意外也以颞区布纹为主,随其病情而加重,并可兼见其他区域布纹;脑血栓形成的患者,其布纹多轻浅;脑出血患者,其布纹多重深;高血压症患者的布纹,多见于颊、颧、颞区,Ⅰ期和部分Ⅱ期高血压病的布纹不很明显,但部分Ⅱ期高血压可见Ⅰ级布纹,Ⅲ期高血压兼心脏病的患者,多见Ⅱ级蟹爪纹。

蟹爪纹的主病、分布区域与面部望诊分属部位图中的主病区域不完全吻合,应以此为准,较为切合临床实际,有利于临床上的运用(图1-4)。

3. 面颊部出现红色毛细血管扩张改变(即蜘蛛痣)的,提示罹患肝硬化。

4. 长期吸烟者,面部很有可能出现如下特征性改变:①轻微的憔悴面容,在某种情况下,这种憔悴面容会导致面颊下陷或出现粗糙改变、疲倦不堪及多皱纹的面容;②眼角可见鸡爪形线条或其他皱纹,或从口唇或下口唇处延伸而来的皱纹,或在面颊、下颌等处出现较深的皱纹;③面孔常呈现轻度灰色、橘红色或紫色等改变。

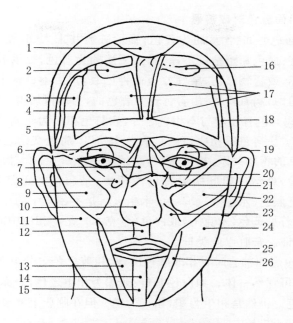

图 1-4　面部望诊分属部位

注:1. 膀胱、子宫;2. 右卵巢、右睾丸;3. 升结肠;4. 输尿管;5. 横结肠;6. 右肾;7. 胰;8. 右肾上腺;9. 肝;10. 胃;11. 右肺;12. 食管;13. 右支气管;14. 甲状腺;15. 咽喉;16. 左卵巢、左睾丸;17. 小肠;18. 降结肠;19. 左肾;20. 十二指肠;21. 左肾上腺;22. 脾;23. 膈;24. 左肺;25. 心脏;26. 左支气管

四、望颜面的色泽变化诊病

(一)面部色泽的改变

面部色与泽的异常变化,是人体不同病理反映的具体表现,不同的色反映着不同的病证,而泽则反映了人体精气、气血的盛衰情况。一般来说,凡气色鲜明、荣润的,提示病变较轻、较浅,气血未衰,其病易治,预后良好;若面色晦暗、枯槁的,提示病变较重、较深,精气已伤,预后欠佳。

（二）面五色对应善恶

1. 面色明润、含蓄的为善色，提示脏腑并未大伤，精气仍旺，预后良好；面色晦暗枯槁不泽、暴露无遗的为恶色，提示五脏中有一脏败坏，或胃气已伤，精气亏虚而神已衰，预后不良。由恶色转为善色的，乃病有转机；由善色转为恶色的，为病情加重。

2. 病与色有相应与不相应之分，病与色相应为正病、正色；若反见它色，病与色不相应，称为"病色交错"。病色交错之中，又有相生相克的善恶关系，相生为顺，病情多不严重，易治；相克为逆，证多凶险，难治。如肝病见青色为相应，是病情的正常表现（相应）；若见黑色（水生木）或赤色（木生火），是不相应中的相生之色，属顺证；若见黄色（木克土）或白色（金克木），是不相应中的相克之色，属逆证。余脏以此类推。

3. 患者面部有时有相兼颜色出现，相兼之色可分见于不同的部位，也可浑然一体。如白色兼黄、兼黑为相生之色，兼赤、兼青为相克之色。仍然是相生为顺，相克为逆。但在临床上要灵活应用，切不可过于机械。

4.《素问·五脏生成篇》曰："五脏之气，故色见青如草兹者死，黄如枳实者死，黑如炲者死，赤如衃者死，白如枯骨者死，此五色之见死也。青如翠羽者生，赤如鸡冠者生，黄如蟹腹者生，白如豕膏者生，黑如乌羽者生，此五色之见生也。"以上论述揭示了善色与恶色对疾病的预后规律。

（三）望面色十法

1. 泽夭　泽是指肤色明润而有神采，提示虽患病但气血未衰，病有生机之处；夭是指肤色枯槁、晦暗，提示精气受损。先泽后夭，多为病趋严重，病情恶化，难治；先夭后泽，多为正气渐复，病有转机，易治。

2. 微甚　微为面色浅淡，多见于正气虚弱或病邪较轻；甚为面色深浓，多见于邪气亢盛或病势趋重、恶化。

3. 散搏　散是指病色疏离，如云彻散，为病程较为短暂，邪未积聚的表现；搏是指病色壅滞、团聚，为病久不得化解，病情深重。

病色由散变搏,为病情加重;由搏而散,为病情减轻或病邪欲解。

4．清浊　　清是指面色明亮,病属阳证;浊是指色泽晦暗浑浊,病属阴证。病色由清转浊,为阳证转阴证;由浊转清,为病由阴转阳。

5．浮沉　　浮是指面色显露于皮肤之表,一般出现在病症初起,提示病在表、在腑;沉是指面色隐约于皮肤之内,提示病在里、在脏。病色初浮而后沉,为病从表入里,由浅入深;反之,病色由沉而转浮,提示病情好转,或病邪欲解。如果久病、重病反见两颧浮红,是虚阳浮越的表现,提示病情危重。

总之,望面色十法,可协助辨别病情的表里、虚实、阴阳、新久、轻重及疾病的转归、预后。十法体现了局部与整体内在的相互关系,存在着面色与疾病的对应关系。故《望诊遵经·相气十法提纲》曰:"盖十法者,辨其色之气也;五色者,辨其气之色也。"

(四)面部五色诊病

1．赤(红)色　　赤色内应于心,主热证,一般为火或阳热之证。五脏热病,先见面赤。微赤或隐或现为虚热;赤甚为实热;赤黄为风热;额部(天庭)赤为内热生风。

(1)面红目赤,头痛头胀,烘热阵作,多见于肝阳上亢或肝火上炎之人。

(2)满面通红,且兼见高热烦躁汗出,多见于热性病热盛期间。

(3)午后颧红,潮热盗汗,五心烦热,提示阴虚火旺。

(4)肺病见面部色赤,为病入膏肓,属难治之症。

(5)若久病、危重病者,突然出现颧颊绯红如同化妆或如涂油彩,并伴呼吸短促,汗出肢冷,脉微欲绝的,为阴盛格阳,虚阳浮越的戴阳证,是属真寒假热的危重证候。

(6)左面颊见赤,提示肝经有热;右面颊见赤,提示肺热多痰。

(7)颜面部(尤其是两目间之部位)见赤色,提示心经邪热;鼻尖部见赤,提示脾经有热。

(8)下颏部(即地阁)见赤,提示肾热;面色赤,如同醉酒样,提示胃热。

（9）两侧颧部呈深红色，其口唇呈鲜红或嫩红色，并伴形体消瘦，称为"桃花痄"，提示阴虚火旺，为结核病之败色。

（10）整个面部呈红色改变，可见于营养良好者或部分嗜酒者；亦可见于高血压病，证属肝阳上亢。

（11）赤黑见于三阴、三阳（两目下）上下及口唇四周，为心气将绝之危兆。

（12）现代医学研究认为，经常面部红赤，与血液中前列腺素的活性增高有关。

（13）整个面部出现潮红，经常出冷汗，且伴神经和胃肠道症状，提示水杨酸盐中毒。

（14）颧部如涂粉红色，为罹患慢性腰痛病之征兆；颧颊部发红色暗，称为"风心面"，常见于二尖瓣狭窄患者；孕妇颧红如火，为难产征兆；颧上起红点如火，为痔疮复发征兆。

（15）面红、目赤、唇干，口渴唇燥，呼吸粗快，或伴神昏谵语的，提示邪热炽盛，常见于温热病高热患者。

（16）额部色赤，提示上焦有热；颊部色赤，提示下焦有热邪。

（17）《灵枢·五色篇》曰："赤色出两颧，大如拇指者，病虽小愈，必卒死。"意思是指赤色仅局限于两颧高骨处，与周围皮肤界限清楚，就像拇指在颧骨上的指印，而"指印"外则不红。此种情形多在危急时出现，临床常见于急性心肌炎患者，为心搏骤停之先兆，而且从出现颧红到猝死间隔时间很短。其他出现颧红的病症有阳明经证（面颊色赤）、阳明腑证（面色赤及于颧颊，午后加重）、气营两燔证（面颊粉红、唇赤红）、胃热食滞证（面红颧赤）、肺热痰多证（右颊色赤、颧红）、肝热阴伤证（左颊色赤、颧红）、虚痨证（面色如妆、其色粉红、颧红、唇红色鲜）、虚阳上泛证（面色潮红、颧红色浅）、风湿性心脏病（两颧紫红或一侧紫红，中间色深，犹如核桃，界限不清，面色黄暗等）。上述这几种颧红的特点是：红色从中央向四周扩散，逐渐变浅，与面部皮肤无明显界限。

（18）小儿满面暴红，为外感风寒发热之征兆。

（19）以口鼻为中心，从鼻至两颊部位，若见形似蝴蝶展翅停留其面上的红斑,称为"蝶形红斑",提示罹患结缔组织疾病,包括风湿性及类风湿关节炎、红斑狼疮、硬皮病、多发性动脉炎、皮肌炎等。

(20)罹患疾病之后,面上忽见红点,提示所患疾病预后不良;久病之时面上红斑长期不退,提示正虚邪盛,属难治之症。

(21)若额、颧、准、颏部,皆见赤气带青毫之点(又称为薄纱染皂),或"印堂""眉下""悬壁"等处皆见红色,若是胖者,则易发痈疽,若为瘦者,则易患痨瘵之疾。

(22)"莲台"之旁若见有红丝表现,男性为遗精淋浊之征兆,女性为白淫带下之征兆;"鹅鸭"之处见发红,多为食禽得病之征兆。

(23)"陂池"若见赤兼黑色,为饮酒过度而至猝死之先兆。

(24)正面(是指目下"四白""巫门"之位置处)横有赤筋,为暴病将发之预兆。

(25)颊、唇、耳、鼻尖与颈部呈现红绀色改变,口腔和舌黏膜呈深红色改变,眼结膜呈显著性充血,四肢远端皮肤呈明显紫红色改变,有时显现青紫色,出现所谓的"红斑性肢痛症",皮肤瘙痒,遇热时加剧,提示罹患真性红细胞增多症。

(26)面部潮红而无疹点出现,且伴见口唇周围苍白明显,突发高热,咽峡焮红肿痛的,提示罹患猩红热。

(27)面、颈部或其他处皮肤突然成片发红,每次发红的时间持续数分钟至30分钟,数日发作1次或每日发作几次,在皮肤发作潮红的同时,尚可见有腹痛、腹泻、眩晕、呕恶、气喘、乏力、心悸、多汗等见症,为类癌发生之预兆。

(28)颧部发红,天庭发黑,如同拇指样大;或面色发红,目眶发青如同蓝色;或面红目白、面红目赤,皆为病情不良之先兆。

(29)面呈赤色也可与其他色泽相合或相兼出现。颊赤面青,为寒热往来之征兆;面赤而光亮,为上热下寒之征兆;面赤而郁暗,为下热上寒之征兆;面赤带有青点而唇白(是指口唇四周的皮肤发白)肿黄,为脑卒中(中风)之征兆。

(30)两颧焦红,鼻头青暗,如在夏末之时则易见发热病,且其病情多较危重。

（31）小儿麻疹将发之时，面部特别是两腮明显红赤，并伴见身热气粗，结膜充血，眼皮微肿，畏光流泪，咳嗽流涕等诸多见症。

（32）妇人面色暗红，唇色偏紫，形体肥胖，提示罹患月经不调，如闭经、月经过少、经行不畅、经期延长、经血常呈紫酱色或咖啡色，腹胀，周身不适等。

（33）妇人面白颧红如妆而消瘦，每见于月经先期、月经过多或过少，其经色鲜红，甚至闭经。

（34）孕妇面赤而舌青，提示胎已死于腹中。

（35）妇人妊娠之时，见准头赤，提示难产。

（36）红色太甚为紫色，小儿平时面见紫色为吉色，病时见紫色为热盛；风池在眉下、气池在目下，两处见紫色，为呕吐之征兆。

（37）若嗜睡或昏迷，伴面色潮红或呈樱桃红色，呼吸急促，烦躁，多汗，瞳孔缩小、不对称，提示一氧化碳（煤气）中毒。

（38）面赤咽干，咳嗽黄痰，提示肺热咳嗽。

2. 黄色　黄色内应于脾，主虚证，主湿证。多因脾失健运，气血不充；或脾虚运化失司，水湿停滞；或水湿蕴结于脾胃，熏蒸肝胆；或胆汁淤积于肝胆；或感受疫毒等所致。

（1）面色淡黄，枯槁不泽，肌肤失荣，形体瘦弱，称为"萎黄"；多因脾胃虚弱、慢性失血、虫证、小儿疳积等，致营血不能上荣所致。

（2）面色黄而虚浮，称为"黄胖"，多因脾气虚弱，湿邪内阻所致。

（3）面目肌肤一身尽黄，称为"黄疸"，多由脾胃、肝胆湿邪阻滞，或淤血内停日久等原因，导致胆汁不循常道，外溢于肌肤所致。色黄而晦暗如烟熏，称为"阴黄"，多由寒湿内停，困遏脾阳或瘀阻日久形成；色黄而鲜明如同橘皮，称为"阳黄"，为肝胆湿热蕴蒸所致；发病急骤，面目深黄，伴高热神昏，发斑吐血（衄），称为"急黄"或"瘟黄"，因感受时行疫疠所致。

（4）黄色可为上焦有寒，而下焦有热。

（5）满面淡黄主诸虚证。

（6）妇人面色熏黄，为经水不调之患。

（7）摄食所伤，常见面黄。

（8）血蓄之面黑或经行吐血、下血，而后转为黄色，提示淤血已去。

（9）面黄而泛赤，提示湿热。

（10）面色淡黄，兼见脘腹冷痛，提示中焦虚寒。

（11）面黄而干枯，肌肉消瘦，多见于胃阴虚证。

（12）久病而色黄，但能进食，多主内热证。

（13）面黄目赤，季胁痛滞，提示脾热。

（14）妇人面色晦暗且黄，提示月经不调，时常月经淋漓不断，或久崩久漏等。

（15）面部呈现黄褐斑或较多雀斑的妇人，其婚前多罹患痛经、月经不调等。

（16）妇人面色萎黄，唇色淡红，提示月经频多，经色淡红、稀薄、经行泄泻、行经期间嗜睡倦怠等诸多见症。

（17）新生儿出生后2～3日出现面目皆黄，于10日左右逐渐消退的，称为"新生儿黄疸"，多为生理性黄疸，不是病态表现。

（18）小儿面部发黄，且唇口淡白的，提示脾虚；面部发黄，而唇口泛红，提示实热。

（19）严重贫血，面色可由黄色转为苍白色。

（20）面色萎黄的贫血，多属溶血性贫血；面色淡黄的贫血，多属缺铁性贫血；面色发黄，两颊部有色素沉着的贫血，多属再生障碍性贫血。

（21）内伤病症大多面色萎黄而无神，或黄瘦而苍白，或青暗枯涩而不扬；外感病症大多面赤而黄，但有光彩，精神状态较为充实。

（22）面色发黄，但巩膜无黄染，尿色正常，提示过食柑橘、脐橙、南瓜、番茄、木瓜等富含胡萝卜素的食物及长期服用米帕林（阿的平）等类药物所致，不可误诊为黄疸病。

（23）面色渐见萎黄而无光泽，两目不见发黄，且伴见肌肉瘦削、腹部膨隆的小儿，大多罹患营养不良、吸收不良、消化不良、疳证或寄生虫病等。

（24）皮肤呈暗绿色发黄，提示罹患胆道结石症、肿瘤或胰腺疾病，系胆道被阻塞所致。

3. 青色　青色内应于肝，主寒、主痛、主气滞、主血瘀、主惊风等。主要是由气血运行不畅，经脉淤滞所致。如寒甚或痛极，可致经脉拘急，阻碍气血运行而致面色发青或呈青紫色。阳气不足，不能温运血脉，气血运行迟缓，或气机壅滞，血行不畅，面部均可出现青色。

（1）面色呈青紫色，甚则呈青灰色，可见于心阳暴脱、心血瘀阻的真心痛发作之时。

（2）面色口唇呈青紫色，可见于肺气闭塞、呼吸不利之时。

（3）罹患某些心脏疾病，可有面色、口唇持续性青紫征象。

（4）肝胆疾病，面部常呈青色改变。目下颜色青白，伴精神抑郁，手指麻痛，小腿转筋，提示肝虚生风；面目呈青黑色改变，突然不能说话，四肢软弱甚至不能站立，提示肝虚寒；颜面呈青色改变，且兼见胁痛，善怒，咽干的，提示肝实生风；面青目赤，提示肝火上炎；面青赤而晦暗，提示肝郁气滞而化火；面青颊赤，提示寒热往来之少阳病；妇女面呈青色，提示肝强脾弱，少食多怒，月经不调。

（5）小儿持续性高热，面部呈青紫色改变，以鼻柱、两眉间及口唇四周最易察见，提示将发惊风。

（6）面色苍白而带青色改变，为阴寒内盛，心腹疼痛之征兆。

（7）两侧面颊呈青黄夹色，且兼见眩晕呕吐，提示罹患痰厥头痛。

（8）脾病面见青色，提示症属难治。

（9）面部呈青黑色改变，提示风、寒、痛；面部呈青白色改变，提示虚、风、痛。

（10）青色位于左颧部，在外提示肩臂疼痛，在内提示肝风内动；青色位于正面、鱼尾、太阳、额上、太阴、口角等处，若见如同大青靛蓝怪恶之状，提示肝气将绝，病情危重；若见如同翠羽柏皮之泽，是肝邪为患，为惊、风、目病将发之先兆。

（11）额上见青，为忧惊征兆；"天庭"处见青点分布，为瘟疫缠身先兆；"印堂"见青色，为病重征兆。

（12）面青目赤或面青目黑，皆为危症之兆。

（13）面色先青而后黑，乃肝肾俱败之兆，为凶险之证候。

（14）皮肤出现青色色素沉着，面部呈典型的"铅青色脸"，口腔黏膜也可见色素沉着，并同时见皮肤萎缩、干燥、发亮，腋毛、阴毛皆见脱落，提示血红蛋白（血色素）病。

（15）面色青暗，舌质淡红或淡白，苔白薄或白滑，脉沉迟而无发热，提示肝气郁结、脾失健运、气机不畅、胸腹胀痛。

（16）面色青白，眼眶凹陷，提示寒凝气滞，亦常见于常食素食之人，营养不良，且有虚肿及气喘促等见症。

（17）妇人面色青而灰黑无华，唇色淡白，提示痛经或月经后期，常因血虚所致。

（18）妇人面色隐隐发青，唇周色黄，两颧及两眉间青筋隐约可见，眼眶周围呈暗色，提示易罹患情志疾病，易出现乳胀、烦躁、脘闷、纳差等见症，特别见于经行之前，月经亦常先后无定期，或经前腹胀、痛经、经量增多或有紫色血块等。

（19）妇人面青而紫暗，提示罹患痛经、闭经、癥瘕等病症，为瘀血内停所致。

（20）孕妇额角呈现青色，提示胎伤。

（21）小儿鼻根、鼻尖、唇周呈现青紫颜色，常为重症肺炎之先兆；若面色突然转变为青灰色，口唇呈青紫改变，并伴见呼吸困难、咳喘不止、声音低弱等症时，为肺炎合并心力衰竭之兆。

（22）小儿面色青紫，伴呼气性呼吸困难，提示罹患细支气管炎。

（23）小儿面呈青色，且见言迟、行迟，体形虽胖但面容缺乏血色，易患泄泻、感冒，提示先天阳气不足。

（24）小儿"命门"呈现青色，为受惊之兆。

（25）突见小儿面青，以眉间、鼻柱及口唇四周较为明显，伴高热，提示惊风。

（26）小儿面青，夜啼，手足俱冷，不欲吮乳，屈腰不伸，提示脾寒。

4. 白色　白色内应于肺与大肠，主虚证、寒证、脱血、夺气。白色为气血不荣之兆。凡阳气虚衰，气血运行无力，不能上荣于面；或失血耗气，血脉不充；或暴吐暴下，阳气暴脱；或外寒侵袭，经脉收引等，皆可导致面色发白。

（1）面色淡白无华，口唇、爪甲均无血色，称为淡白色，提示营血不良。

（2）面色白而虚浮，称为㿠白，多由阳气不足，水湿泛滥所致。提示阳虚、气虚、亡血或脱证。

（3）面色白中带青，称为"苍白"，若伴形寒腹痛，多为外感寒邪，或阳虚阴盛，阴寒凝滞，经脉拘急所致。

（4）急性病突见面色苍白，大汗淋漓，四肢厥冷，提示阳气暴脱。

（5）热性病发病过程中，如因内热过盛，阳气郁闭于里，不能布达于表，亦可出现面色苍白、四肢厥冷，属真热假寒，患者多有舌质红绛、小便短赤、胸腹灼热等里热炽盛等见症，可予鉴别。

（6）右侧颊部见白色改变，在外提示腰脊疼痛，在内提示肺虚寒证。

（7）面色苍白，且伴畏寒、发热、头痛、无汗，提示罹患风寒表实证之感冒。

（8）面白消瘦、颧红唇赤、五心烦热、盗汗、失眠，提示阴虚火旺。

（9）面部色白，纵有红色或发热，亦提示虚火。

（10）面色苍白，且伴枯槁暗滞，提示胃气衰败。

（11）面色青白，鼻尖发冷，口气不热，提示寒证。

（12）面色淡白而消瘦，多属血虚及营养不良。

（13）面色苍白，且伴颜面甚至全身水肿，提示罹患肾病综合征、慢性肾炎及营养不良性水肿的阳虚水泛证。有部分急性肾炎患者，因其水肿明显，面色亦呈苍白改变。

（14）面色呈持续性苍白表现，且伴唇舌、爪甲、睑结膜、口腔黏膜、耳垂等部位亦呈苍白无华，乃贫血之兆。因其贫血的原因、程度和各人肤色的不同，可出现面白面黄之不同表现。另外，结核病、溃疡病、慢性消耗性疾病、癌症、白血病等病症，均可导致贫血的发生。

（15）清晨、夜间或空腹时，突然出现面色苍白，且伴全身乏力、头晕、头昏、心慌不适，出冷汗等见症时，提示罹患自发性低血糖症。

（16）面颊部与颧部出现白斑，大小形态不一，表皮似较粗糙，无痛痒感觉，也不见脱屑，提示罹患蛔虫症。

（17）面颊部呈苍白晦滞改变，鼻尖高耸，额泛冷汗，目无神光，形冷肢厥欲寐，为虚脱等阳气亡散之兆，常见于中暑、精神高度紧张、突然遭受强烈的精神打击等原因。

（18）"印堂"处满布白斑，如同梅花瓣形，提示罹患肺病喘咳或不治之症。

（19）面色苍白，两侧颊部消瘦，神疲体倦，肢软乏力，提示气血两虚，常见于慢性消耗性疾病。

（20）面色呈灰白改变，提示罹患各种原因所致的休克或中枢神经系统感染性疾病，以及中毒性痢疾等危重病症，临床应予重视。

（21）婴幼儿面白似肿，提示腹中或有积滞，或为五疳，乃脾胃衰败所致。

（22）妇人面色苍白，提示血虚，常见于月经后期、经少、经闭。

（23）妇人面色㿠白，而眶周灰暗、面目虚浮、体质肥胖，提示气虚，常见于月经先期、经量多、白带频注或罹患不孕症。

5. **黑色**　黑色内应于肾及膀胱，主肾虚、虚证、痛证、水饮和瘀血。肾为水脏，阳虚水饮不化，水气上泛；或阴寒内盛，血失温养；或肾精亏耗；或阴火内炽，或瘀血内停日久，均可见黑色。

（1）面色黧黑，肌肤甲错，多由瘀血日久所致。

（2）面色黑而干焦，提示肾精久耗。

（3）面黑如同煤烟，环口黧黑，提示足少阴肾经气绝，属危症。

（4）眼眶周围见黑色，提示肾虚水泛之水饮病，或寒湿下注之带下证。

（5）面色黑而暗淡，提示阳衰阴盛。

（6）面部呈现黑褐斑，常见于老年人肾精虚衰，也可见于血瘀、肝郁气滞、阴虚火旺等病证。

（7）满面如烟熏，称为"笼尘"，提示其人一生多患病；其人满面如湿炭之滞黑色，须提防暴病突发之可能；面黑而目白，也属恶候之先兆。

（8）色黑主痛证，但患者无痛感，可能为肾伤、女劳疸，但又不完全像是女劳疸，此乃瘀血蓄积于体内，使面色变黑之缘由。

（9）额角上出现黑色之气，如云不散，上罩于"天中"，极有可能罹患关格、噎塞之病（即罹患食管梗阻、贲门狭窄等方面的良、恶性疾病）。

（10）面部"天仓""山林"处满面笼尘，脸上黑云如烟雾，兼"口吻""人中"发黑，"印堂"黑暗，"耳门"黑气入口，黑色掩"太阳"，"地阁"发黑，"命门""悬壁"或"天轮""天郭"内外黑色如污水烟煤，四墓（口、眼、耳、鼻）呈黑色改变，如同烟煤等，均属危重病之兆。

（11）面部呈褐色或黑褐色，针尖至黄豆样大小，且圆形、椭圆形或不规则形，呈对称性群集性分布，好发于口唇，口、眼周围，鼻孔部及掌跖部，现代医学称为"杰格综合征"，可伴见消化道息肉、腹痛、呕吐、肠道出血等。

（12）当循环系统或呼吸系统疾病造成严重缺氧时，面色可由青色或紫蓝色转变为黑色，如重症哮喘、阻塞性肺气肿、肺源性心脏病、心功能不全等病症，常伴见口唇、面颊部、鼻尖、耳朵甚至指甲、足趾等处呈黑色改变。

（13）面黑如重漆之泽及蜘蛛网眼、鸟羽之光，提示肾虚水旺。

（14）面微黑黄成为"黧色"，视其"寿带"纹短，若缠绕口角，则亦非是蓄血之征兆，黧色由"腾蛇"入口，且兼见面容消瘦者，必是病噎结（食管癌之类）而不能进食。

（15）皮肤呈黑褐色改变,甚至黏膜(如口腔黏膜)也变成黑色,提示罹患肾上腺疾病、癌症,或是砒霜中毒。

（16）额头呈黑色改变,两颧暗黑且带青,提示体内有瘀血。

（17）面色呈暗黑改变而无华,提示为慢性肝炎、肝硬化等病症,肝功能严重损害。

（18）妇人面黑而晦暗,为肾气虚衰之兆,提示罹患闭经、不孕、带下等。

（19）小儿面色由鲜红转为暗黑,提示罹患毛细胆管炎或先天性胆道畸形所致的阻塞性黄疸。

（20）若见额、印堂、耳门、耳前、太阳等处均呈黑色改变者,提示病情危重。

（21）面色黑而光泽明润,为胃气充盈之兆;面色黑而枯槁重滞者,为胃气败竭之兆。

（22）面色呈黧黑改变,形瘦耳干燥,小便浊而有脂液,提示为下消证。

（五）望面部的光泽诊病

正常健康之人,面部明润而有光泽,目光灼闪若动,从皮肤中反映出外泽如同玉色,不见浮光油亮,可谓"容光焕发"。古人认为:"面如满月(而非水肿),清秀而神采射人者,谓之朝霞之面。"是为身体健康、精神焕发、精力充沛之具体表现。并有"天庭饱满,色泽光洁,其人一身无病"之说。

1. 面部暗淡无光,毛色茸茸兼浊,枯焰无风,似有尘埃,或浮光闪亮,如在表皮,皆为不正常表现,非弱不禁风,即罹患疾病,甚至有夭折之虞。

2. 面颊光滑如镜,分泌物如油,此乃湿浊重腻之兆,提示免疫功能低下,易患慢性疾病。

（六）望面色的走向诊病

1. 男人以面部左侧为主色,若色从面左冲向右者为从,自右冲向左者为逆;女人以面部右侧为主色,若色自面右冲向左者为从,自左冲向右者为逆。

2. 色之尖处为锐,锐处所向何部,则知病从何处起源,将传乘何部,生克顺逆自然明了。

3. 色之锐处向内,乃病邪自外走内,为表传腑,腑传脏,属难治之病。锐处向外,乃病邪从内走外,则为脏传腑,腑传表,病则转为易治。外走内走固有难易,更当以部位的容色交互推酌,与面色致病情况互参,方能得出正确的结论和诊断。

4. 病色从下上冲明堂而至额,为水克火之贼邪,病属逆证;从上下压明堂而至颏,则为火侮水之微邪,病属顺证。

五、望颜面的形态变化诊病

1. 望面部水肿诊病。面部水肿是指面部皮肤光亮、肿胀,按之有凹陷,常有阴阳、寒热、虚实之分。如头面水肿,肿势较速,继则上下肢和腹部俱肿者,为"阳水",多因肺气失宣,三焦壅滞,不能通调水道,下输于膀胱所致;若肿势较缓,下半身先肿,继则胸腹头面俱肿者,为"阴水",多因肺脾肾阳气虚衰,不能运化水湿所致。

(1)面部红肿,肿势急骤,发热,疼痛,属实热,常由风、热、湿毒侵犯头面部所致。

(2)头面皮肤焮红肿胀,色如涂丹,压之褪色,且伴有疼痛,为"抱头火丹"。

(3)头面部红赤肿大如同斗状,两目肿盛而不能睁开,甚则咽痛、耳聋,为"大头瘟",为感受温热时邪所致。

(4)腮部突见肿起,面赤咽痛,为"痄腮",多为温毒证。

(5)面颊一侧颐部结肿如核,微痛微热,渐见肿胀且延及耳之前后,疼痛日增,溃破后脓出秽臭,称为"发颐",多属阳明经热毒上攻或外感温热蕴积于局部所致。

(6)初起面目红肿,但痒如虫行,皮肤干燥,时起白屑,抓破后微见出血,且疼痛难忍,称为"面游风",多因平素血燥并过食辛辣厚味,胃蕴湿热,外受风邪所致。

(7)面部水肿渐见出现,日久不易消退,劳累后肿势加剧,面部无灼热、疼痛感的,属虚寒。面黄而虚浮,多因气血不足,营养不良,脾失健运或某些寄生虫病等所致。

(8)面目虚浮,眼睑与面部尤甚,晨起最为明显,压之凹陷,并伴神疲倦怠,畏寒肢冷,多属脾肾阳虚。

(9)妇女月经前1~2周出现短暂性面目水肿,并于月经来潮后自行消退,伴乳房胀痛,烦躁易怒等见症,多属肝气不疏。

(10)妊娠数月后,面目四肢水肿,小便短少,称为"子肿",多因脾肾阳虚所致。

(11)禀性不耐,易对某些刺激产生过敏,亦可突然出现面目水肿,并伴有皮肤麻木或灼热、疼痛等感觉。

(12)蜂蜇、毒虫叮咬亦可致局部水肿、瘙痒或疼痛。

(13)某些皮肤病或五官科疾病也可导致面部水肿,如颜面丹毒、牙龈肿痛等。

2. 面部一侧肌肤不仁,肌肉弛缓,健侧紧急,患侧额纹消失,不能皱眉,口角下垂,鼻唇沟变浅,目不能闭合,鼓腮时口角漏气,饮食言语不利,口眼向健侧㖞斜,称为"面瘫"。多由风邪中络,或肝风内动,风痰痹阻经脉所致。

3. 眼睑、嘴角及面颊肌肉不时抽搐的,称为"颜面抽搐",一般仅见于一侧,极少出现于两侧。多为风痰阻络,肝风内动所致,也有血虚受风的。

4. 面部肌肉消瘦,两颧突出的,称为"面削颧耸",又称"面脱",为营养不良,体内精血极度消耗的表现。多见于各种慢性病的危重阶段,常伴有大骨枯槁,大肉尽脱。亡阳虚脱时也可见有该症。

5. 面部疮形如粟,坚硬根深,如同钉钉之状,早期稍肿,病情继续发展,肿势逐渐增大,四周浸润明显,疼痛剧烈的,称为"颜面疔疮"。由于发生的部位不同而名称各异。如生于两眉棱的,称为"眉棱疔";生于眉心的,称为"眉心疔";生于眼胞的,称为"眼胞疔";生于颧部的,称为"颧疔";生于颊车部位的,称为"颊车疔";生于鼻部的,称为"鼻疔";生在人中部位的,称为"人中疔";生于人中两旁的,称为"虎须疔";生在唇部的,称为"唇疔";生在口角的,称为"锁口疔";生于颏部的,称为"承浆疔"等。此乃脏腑蕴热,火毒结聚而成;或感受火热之气;或被昆虫咬伤,经抓破后染毒而生。

6. 初见局部皮肤潮红,次日肿痛,但无根脚,范围局限,随见脓头出现,自溃后脓流自愈,称为"颜面热疖"。多因感受暑热,不能外泄,阻于肌肤之间而成。

7. 面部起众多碎疙瘩,形如粟米,色赤肿痛,挤破后流出白粉汁的,称为"面部粉刺",多由肺经血热所致。

8. 儿童面部出现淡白色、状如小指头至拇指头大样的圆斑,呈单发或多发,称为"面部白斑",提示蛔虫病。斑越大,表明蛔虫越多(图 1-5)。

9. 儿童前额或两颧部散布着碎米样大小、顶端白色的粟疹,称为"面部粟疹",提示罹患蛔虫病。粟疹越多,表明蛔虫越多(图 1-6)。

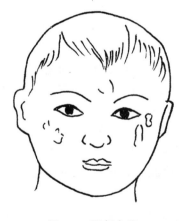
图 1-5　面部白斑

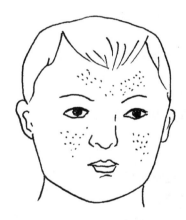
图 1-6　面部粟疹

10. 望特殊面容诊病

(1)惊恐貌:表现为眼珠突出,目光闪亮,具有惊恐状的表情,稍遇外界声响、光线刺激时加剧,多见于小儿惊风、狂犬病患者。

(2)苦笑貌:表现为牙关紧闭,面肌痉挛,中医称为"撮口风",

新生儿又称为"脐风",常见于破伤风。

(3)狮子面:表现为前额与眼周有肿块突起,眉发脱落,状如狮面,见于麻风病。

(4)满月貌:表现为面如满月,皮肤发红,常伴痤疮和小须,常见于肾阳不足的患者,如皮质醇增多症及长期应用肾上腺皮质激素者。

(5)先天性愚型面容:表现为眼距增宽,目外眦微向上翘,鼻根低平,口常微开,弄舌流涎,智力低下等。

11. 望相貌诊病。有学者研究发现,可将人的相貌分为 5 种。①结核型:以脸面细长,下巴瘦而狭窄,两目瞳孔相对较近为特征,此型人易罹患肺结核病;②肾型:以脸面长而狭窄,瞳孔间隔较宽为其特征,此型人易罹患肾病;③溃疡型(内脏下垂型):以面貌介于前两型人之间,瞳孔间隔不宽不窄,只是眼窝下陷明显为其特征,此型人胃溃疡的发病率较高;④恶性贫血型:脸面大而宽,脸的下部更宽,下巴呈锐角,两瞳孔之间间隔特别见宽,鼻根部和上唇之间距离较短,面色发青或为苍白色,多数患者面色欠佳;⑤胆囊型:以脸面宽而圆,下巴亦稍圆,瞳孔间隔较窄为其特征。当面色红润,红中带黑紫色倾向时,易罹患胆石症;当面色苍白无血色时,为泌尿系统有病的表现(图 1-7)。

六、查颜面的感觉异常诊病

1. 查颜面疼痛诊病　指颜面整体或局部皮肤出现疼痛感觉。①面痛呈抽掣样阵发性疼痛,痛剧时面色苍白,遇冷时加重,提示风寒挟痰阻络;②面痛呈阵发性、烧灼样或刀割样疼痛,痛时面红汗出,口干溲赤,提示风热挟痰阻络;③面痛日久不愈,痛如锥刺,固定不移,面色晦暗,舌质暗淡,苔少或无,提示气虚血瘀;④面部灼痛,遇怒加重,心烦胁胀,提示肝郁化火。

2. 查颜面麻木诊病　指面部皮肤肌肉麻木不仁。①突见面部麻木,口眼㖞斜,提示风邪外袭;②面部麻木伴见头重脚轻,提示肝风内动;③面部麻木,并伴见语言不清,流涎不止,多提示风痰阻

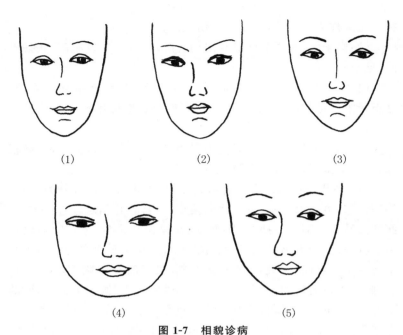

(1)　　　　　　　　　(2)　　　　　　　　　(3)

(4)　　　　　　　　　　　(5)

图 1-7　相貌诊病

注:(1)结核型;(2)肾脏型;(3)溃疡型;(4)恶性贫血型;(5)胆囊型

络;④颜面麻木不已,伴便干口渴,提示阳明经火邪上扰。

3.查额部发热诊病　额上热甚于手心热,为表热;手心热甚于额上热,为里热。

第五节　望额部诊病

额头又称为"颜庭",即人的眉毛之上,头发之下的中间部分。额头的中央,从发际到眉中间,可分为 5 个部位。从上向下依次分别为:天中、天庭、司空、中正、印堂。额头以天庭饱满,有光泽,无纹痕,无凹陷,无筋缠,色黄明,印堂直、平圆为健康之相;以低凹陷,突出,有纹冲,筋冲,骨粗,色暗及中正青筋,印堂白气,印堂凹陷多纹等为身体较差或亚健康之相。

一、望额部的色泽变化诊病

1. 正常人额头颜色黄而润,若明润而有光泽,提示身体正常健康;患者病中额头见有光泽出现,提示病情将趋好转。

2. 额头忌见黑色,额角见黑气如云不散,上罩"天中",极有可能是患"关格""噎塞"之疾,即西医的食管和胃的良、恶性疾病。

3. 额头污浊有斑点,不是妊娠就是子宫有病,或患了肺结核病。

4. 额头发黑如烟熏之色,提示足阳明胃经有病变,而且多为重病。故前人有"黑色出于额上发际下,直鼻脊两颧上者,主死在五日中"之说。

5. 额头与颧骨、鼻头等处出现赤色青毫之点,中医称为"薄纱染皂",出现在肥胖之人,易罹患痈疽恶疮;出现在瘦削之人,易罹患痨瘵等慢性消耗性疾病。

6. 额头微黑,或发际下缘有污浊斑点,极有可能罹患肾病、尿毒症等。

7. 天庭处出现红色改变,提示内热病。

8. 天庭处出现暗青色,提示将要发生惊风;天庭处出现青色小点,提示罹患传染病。

9. 两眉之上 0.5 寸(约 1.5cm)处,主候咽喉疾病,若见该处有发红、发青等变色,可能已罹患咽喉部疾病,如咽喉肿痛、音哑等。

10. 眩晕者可从其动作上做出判断。如医者切其左手脉时,病人以右手抵其前额;切右手脉时,病人以左手抵住其前额。

二、望额部的纹理与形态变化诊病

1. 前额饱满、润泽,提示其人头脑清晰,耳聪目明,反应敏捷。

2. 前额广畅、平坦,发际高上,提示其人先天发育良好,后天调理适当,一般情况其人理解力、观察力强,反应敏锐;相反,前额窄陷,发际低矮,一般情况其人耳不聪,目不明,反应较为迟钝。

3. 前额突出的女性,外阴部较厚,阴毛较多,如果怀孕生子,易出现难产。

4. 额头的宽窄情况,可予自我测量。将本人的手指横摆在额头上,上边以发际为界,下边以双眉为界。如能容下示(食)、中、环(无名)指3横指的,属宽窄适中型;横摆不下3横指者,属较窄型;能横摆下4横指(包括小指)的,属较宽型。

5. 额头上部与肾脏有关。额部丰满,提示肾功能良好,故小儿额皮宽厚的,先天发育较好;小儿头形过小,前额较窄,提示先天肾精亏损,智力发育不全。因此,头额部丰满与否和父母的精气盛衰(怀孕期间)有一定的关系。

6. 额头皮肤以润泽、坚紧为佳。但一般来说,从25岁左右前额即可出现皱纹。有的人活到老年,其皱纹仍不十分明显,这是因为额头皮肤较薄的缘故。

7. 额头上的皱纹对预测疾病具有一定的参考价值,额头皱纹多(年龄因素除外),提示其人生理功能不良,易患一些疾病。

8. 前额部出现1～3条竖纹,多为心情欠佳,经常皱眉之故,呈现忧愁、烦恼之相,长久可致神经衰弱或罹患神经质疾病。

9. 前额部窄小的人,常见有雁纹(亦即倒人字形纹)出现,提示易患神经衰弱症。

10. 前额部布有3～4条皱纹,呈大圆弧状,此乃健康之相。

11. 前额部的两侧,偏于眉尾外侧的凹陷处,称为太阳穴。太阳穴处见有蚯蚓状青筋显露,极易罹患脑卒中(中风),应予注意。

三、望印堂色泽、纹理诊病

两眉之间称为"印堂",它能反映一个人的先天功能和后天健康状况。

1. 印堂呈红色改变的孕妇,提示胎儿在宫内发育正常。

2. 印堂呈白色改变,提示精神疲劳过度,须注意休息。

3. 印堂见有青筋浮现,极易罹患感冒、消化不良、肠胃病和神经性疾病,经通便治疗后,青筋会逐渐消失。

4. 印堂见有一道竖皱纹,提示其抑制力较强,受气时常能忍耐而不发火,故易罹患高血压或心脏病。

5. 印堂见有两道竖皱纹,一般常见于高度近视者,因视物时经常性皱眉,而致竖皱纹出现。

6. 性格忧郁之人及神经衰弱和慢性消化不良者,也易见眉间出现竖皱纹。

第六节　望眉毛诊病

眉毛居于眼目上方,为人类所独有,未进化的类人猿、猴子等高等动物均无眉毛,这说明眉毛是人类进化后的结果,是智力发达的体现。眉毛对整个脸面来说,具有使人生动活泼的作用。从生理角度来讲,眉毛具有保护眼睛不受损伤的功能,当尘土飞扬时,眉毛能将飘落下来的灰尘遮挡住,使其不能侵入眼内;当汗流面额时,眉毛可将汗液挡住,不使流入眼内。眉毛还能在一定的程度上,反映出一个人的健康状况。通过诊察眉毛的粗细、长短、枯萎、疏密、脱落等情况,也可以诊断一些疾病。

眉毛以顺、弯、秀、长、艳、疏为佳。两眉应相称,眉的内侧端和中间部分宜较为浓密,外侧部分宜较为稀疏。两眉头之间距离应适中,眉毛较高,以不压眼等为健康之相;而以乱、散、短、缩、纷、浊、薄黄等为劣相。两眉不相称,两眉头之间相连接,眉低而压眼,粗硬兼见骨凸,眉毛反生,眉中有黑点或有交纹,眉竖如同百弓为不健康之相。由此说明,眉毛对于人体来说,并非装饰脸面的"装饰品",能在一定程度上反映出一个人的性格、气质、智商,甚至疾病。人类眉毛的长度、颜色、形状、生长的部位、两眉之间的距离等都与其父母十分相似,由此可以说明,眉毛具有较强的遗传性。一个正常人的眉毛,位于眼睛的上方,略呈弧形,并向两边延伸,基本上与眼睛之间保持着等宽的距离。眉毛的一般生长周期为3～4周,并不断地进行着新陈代谢。

自古以来,眉诊术就受到不少医家的重视,如清·汪宏在《望

43

诊遵经》中即列有"眼眉望法提纲",指出:"眉也者,禀木气而侧生者也。以经络言之,则属乎手足太阳阳明矣。其有多少疏密粗细长短之殊者,亦由气血有多少,赋禀有清浊耳……医家辨其变,亦能测病之死生。"并认为诊眉"当察泽夭以分成败,观清浊以辨阴阳,视微甚以知虚实。"说明了眉诊术在临床诊断中的意义。

中医认为,眉与肾对应,为肾之外候,又肺主皮毛,故眉毛候肾及肺对应之病。眉部为手足阳明经所过之处,故眉毛又可反映阳明气血的盛衰状况。因此,临床诊察眉毛可作为反映肾气盛衰、气血多少及人体衰老的标志之一。

一、望眉毛及局部皮肤的色泽变化诊病

1. 正常、健康的青壮年人的眉毛,以青(黑)而润泽为佳,故古人曰:"两眉属木,见青色为昌、为吉。"

2. 青年人眉间长出1～2根白色的眉毛,一般来说并不是好兆头,多半是早衰的具体表现。

3. 老年人须眉皓然属正常现象,故古人有"眉生白毫者多寿"之说。

4. 眉毛及其周围处皮肤颜色改变的,预示机体内部存在着某种疾病的威胁。

5. 黑色从眉下围绕眼目一圈,多半因悲哀过度所致,也极有可能是重病缠身的一种先兆。

6. 白色现于眉目之间,甚至连及两目,除因患有皮肤色素脱失性疾病之外,还极有可能是肺部患有轻微的病变之故。故古人有"两眉上发白者为肺风"之说。

7. 眉毛见红色提示木生火,主烦热。眉青见红黑相杂,即谓"焰里点烟",多为身患疾病之先兆,尤须注意加强防范。

8. 白癜风、白化病、病毒性虹膜睫状体炎,也可引起眉毛变白,这是全身性疾病的局部表现。

9. 两眉毛色黄而枯焦,提示肺气虚,常见于小儿及营养不良;眉毛黑而色泽光亮,提示气血充足。

10. 眉间部位称为"印堂",又谓之"阙",此乃肺部色诊之部位。印堂部位呈㿠白色,提示肺气不足;印堂部位呈青紫色,提示气血瘀滞。

11. 女性眉毛特别浓黑,可能与肾上腺皮质功能亢进有关。

二、望眉毛的浓淡与脱落变化诊病

根据有关研究确定,眉毛的发达程度分为 3 级。1 级:稀少,眉毛不能完全遮盖住皮肤;2 级:中等,眉毛几乎可以遮盖住皮肤,但眉间无毛;3 级:深密,眉毛完全可以遮盖住皮肤,眉间有毛,甚至可连成一片。

1. 眉毛浓密粗长,色黑而有光泽,提示肾气充沛,身体强壮;眉毛稀疏淡少,提示肾气虚弱,体弱多病。

2. 有部分不孕症的育龄妇女,眉毛特别浓黑,妇科检查无疾病,经手术验证,患有卵巢薄膜增厚症,故成熟的卵子无法萌发、排出,经手术剥离后受孕怀胎。

3. 眉毛浓密,甚至连及眉间,多见于内分泌系统疾病,如肾上腺皮质功能亢进症或女性男性化。

4. 两眉平直,眉毛粗疏,提示足太阳经上部血多而气少,此种人极易患有头痛、目痛、颈背虚弱等病。

5. 眉头处眉毛粗而稀少,提示足太阳经上部气血较少,此种人易患扭伤、拉伤、痔等病。

6. 老年人眉毛长得浓长而秀美,俗称"寿眉",此乃肾气充足、血气旺盛之健康表现,这种老人极有可能会长寿。

7. 老年人渐见眉毛脱落而稀疏,大多是由气血不足所致,一般不属病态。

8. 一侧眉毛脱落稀疏,可因局部皮肤疾病,或摩擦或外伤所致,还可见于久病精血衰竭的患者。

9. 40 岁以外,眉毛外侧渐见稀疏脱落,为自然衰老之兆;40岁以内,眉毛渐见脱落稀疏,尤以眉外段较为明显,常见于肾上腺皮质功能减退症、黏液性水肿、甲状腺功能减退症、垂体功能减退症、麻风病初期、三叉神经痛等疾病。

10. 眉毛完全脱落，可见于早老症、斑秃或全秃等病症；若眉脱部位皮肤肥厚，亦可见于麻风病。

11. 清·汪宏在《望诊遵经》中曰："眉系倾者，胆将绝；眉冲起者，命将亡；眉睫坠落者，疠风之证；眉毛频蹙者，疼痛之容；润泽者，血气足；枯槁者，血气衰也。"

三、望眉毛的形态位置变化诊病

1. 眉头平直，且眉毛柔美好看，提示足太阳经上部气血较盛，故头颈部的血液循环功能较好。

2. 两眉平直，眉毛柔顺美观，提示足阳明、足少阴、足太阳经上部的血气较盛，若有病变出现，以下肢多见。

3. 眉头上翘，其他部位较平直、柔顺，提示易患遗尿、尿频、泄泻等病症。

4. 眉毛梢平直而干燥，在女性可罹患月经失调症；在男性，则多罹患神经系统疾病。

5. 眉梢处眉毛零乱而无序，提示心胸郁闷，叹息不已；或极易罹患腹腔、盆腔疾病。

6. 眉梢处眉毛宽阔，且较多，提示元气充盛；眉梢下垂而柔顺，提示气血循环平缓而顺和；眉梢下垂而细小，提示体质欠佳。

7. 眉梢处眉毛宽阔、顺达，提示三焦气顺；眉梢处眉毛细小而少，提示三焦气弱，其人做事易劳累，心理因素极不稳定。

8. 一侧眉毛正常，一侧眉毛不能向上抬举，极有可能患了"面瘫"，西医称"面神经炎"。

9. 眉毛出现倾倒，极有可能胆腑出现了严重的病变。

10. 眉毛在短期内冲竖而起不闭，提示出现危急重病。

11. 全部眉毛均见下垂，提示体质强壮，但极易罹患急性疾患。检查时，应嘱患者闭住眼睛，这样才能看准眉毛是否真的下垂（注意：是眉毛下垂，不是眉下垂）。

12. 眉毛不时紧蹙，面部呈痛苦面容，多半是由于身体某部疼痛。

13. 初生小儿,眉高而耳大,提示肾气充实,头脑聪明,体健好养;初生小儿,眉低而耳小,往往肾气虚衰,体弱多病。

14. 古人曰:"眉宇宽广则心坦,眉压眼者流滞。"此话有一定的道理。因为一个人若经常处于无忧无虑、心情舒畅的状态下,就会使眉宇舒展,久而久之,眉宇间就会坦荡宽广。相反,一个人若经常遇上不顺心的事情,就会皱眉锁额,久之,就会使上眼睑缩窄,形成两眉压眼之势,此种人可因心情不畅而致肝气郁结,日久致体弱,而罹患多种疾病。

15. 每个人两眉间的距离有宽又有窄,其标准是以摆进本人的示(食)、中两个手指为度。

16. 眉毛黄而枯焦,提示肺气虚,营养不良的患儿常见此兆;眉毛黑而色泽光亮,提示气血充足。

第七节　望目睛诊病

目睛,又称"眼""眼睛",为人体的视觉器官。通过观望眼神、目睛各部(包括虹膜、巩膜)的形态、色泽等的变化以诊断疾病的方法技术,称为"望目睛诊病术"。目诊术最早见于我国的《内经》一书,书中不仅详细阐述了目睛与经络、脏腑、精、神、气、血的关系等的基本理论,还通过目睛五色的变化、目中赤脉、瞳孔及目睛的状态(如瞳孔散大或缩小、目睛上视与内陷等)来诊断疾病。如《灵枢·论疾诊尺》云:"目赤色者病在心,白在肺,黄在脾,黑在肾。"说明根据目睛颜色的改变可判断脏腑的病位。故《内经》对目诊术较为重视,《灵枢·小针解》则曰:"上工知相五色于目"。张仲景在其所著的《伤寒杂病论》中也有许多关于目诊的论述,常将眼目症状作为伤寒、杂病诊断、辨证的重要依据。

一、望虹膜定位诊病

虹膜位于角膜之后,晶状体之前,在葡萄膜的最前部,是一个圆盘形而呈平面的薄膜。中央为瞳孔。中国人虹膜因含色素较多,故呈棕褐色;白种人虹膜因含色素少,故呈浅蓝色或灰色。虹膜的表面不是很平,有许多的皱襞、隆起和大小不规则的陷凹(窝孔),皱襞和隆起多呈放射状排列,靠近瞳孔的部分,其皱襞特别的明显,呈齿轮状,即虹膜卷缩轮(又称收缩褶)。

(一)虹膜定位法

1. 同心环定位法　可将虹膜形象地比作一个射击的靶子,分成几个圆形的同心环,从中心向周边扩散,也就是说,从瞳孔到睫状部的虹膜外缘,由 6 个圆线分成几个环,构成 7 个功能环带(两眼相同)。

(1)瞳孔区域:①代谢环,呈红褐色,以略暗花边形成瞳孔边缘,提示代谢性疾病或副交感神经支配的疾病。②消化环,共有两个,占瞳孔区域代谢环和卷缩环(指近瞳孔处皱襞特别明显的部分)二者之间的范围,提示胃、肠功能方面的疾病。

(2)虹膜卷缩轮:提示神经系统与几种代谢功能方面的疾病。

(3)睫状部虹膜:分为内、外二环,提示周围血管方面的病症。

2. 节段定位法　每侧虹膜可分为 16 个节段,各代表相应器官的投影,按时钟划分虹膜面,则近 12 点处为颈顶节段,9 点处为心脏节段(右虹膜),左右两眼的虹膜分别表示机体各半侧的对应器官。

3. 放射状分区定位法　左右两眼的虹膜分别表示机体各半侧的对应器官,机体中线部位的器官(膀胱、甲状腺、食管等)共属两侧虹膜的投影节段。放射状定位以时钟划分,每个节段有确切的器官投影。如肝脏位于虹膜第 8 小分区的 37～40 分,在此若见白色、黄色斑点,提示肝脏有炎症存在。心脏位于左眼虹膜第 3 分区 45～50 分,在此区若见黑点,提示心脏瓣膜有病变。

(二)检查方法

嘱受检者取仰卧位或坐位,目睛自然睁开,眼睛凝视正前方,检查者面对受检者,轻轻用拇、示(食)两指将被检者的上下眼睑撑开,用另一手打开小型手电筒(以带有放大镜头者为佳),使光线从受检者眼睛的侧面射入,详细记录所观察到的虹膜上的特异反应迹象,并确定其在虹膜上的正确位置。虹膜分属部位(图 1-8)。

(三)虹膜异常改变对应病症

虹膜可以出现纹理分离、凹陷、变色或色素堆积、瞳孔变形等异常改变,这些异常改变可以充分反映人体对应部位的病变,将这些异常改变对照虹膜分属部位图进行分析,即可做出对疾病的诊断。虹膜的异常迹象,大致有以下几种。

1. **斑点**　可见于虹膜的任何部位,形状大小不一,颜色可深可浅。

(1)残余斑点:黑睛上所遗留的一些陈旧性的残留的斑点,亦即一些小小的浅黑色斑点,它的出现,提示该部位所表示的器官,其病理过程的结束。实际上往往是一些疾病康复后所遗留下的"烙印",比如人患肺结核后,所遗留下的钙化点。虽不需继续治疗,但应予以必要的监视,定期复查,以便早期发现可能复发的疾患。

(2)毒性斑点:以其颜色很深的沉淀形式固定于虹膜网状结构面上,其斑点外观为边缘清晰的多角形,给人一种好像未曾与虹膜接触的印象。观察时,有时极易发现,有时则须细心分辨。这些斑点的出现,提示身体的某个器官暂时处于中毒状态,如药物中毒、酒精中毒、烟草中毒、环境污染等。当其长期存在时,应考虑为银屑病体质和心血管疾患、恶性肿瘤等。有时甚至须考虑人体内是否存在着严重的器质性疾患。

(3)色素沉着:斑点呈色素颗粒状堆积,孤立地散布于黑睛的表面。其斑点可呈如下几种不同的颜色:①暗黄色提示中毒征兆;②淡黄色提示化脓性感染;③金黄色提示器官脆弱;④绿色提示结核菌或铜绿假单胞菌(绿脓杆菌)感染而致的疾患;⑤暗绿色提示患有恶性疾患的可能,尤其是呈鱼胆形态时,则更是如此;⑥红色提示着出血,如呈小洼状密集于黑睛表面,则说明出血正在继续进行;⑦苍白色提示有炎症存在,如出现大小不等的苍白区域,大多是急性炎症的具体表现;苍白区如在尿道、膀胱区出现,多见于尿路感染;如靠近外周出现苍白点,大多为淋巴结炎;⑧褐色如在小

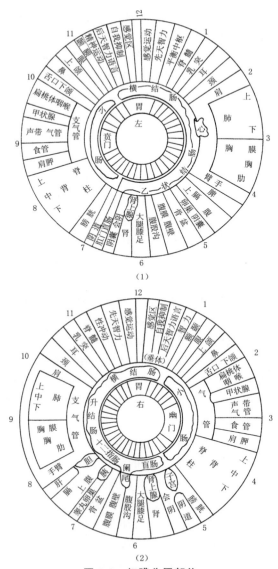

图 1-8　虹膜分属部位

注:(1)左眼;(2)右眼

50

儿出现,多半提示小儿患有肠蛔虫症;⑨黑色提示有器质性病变,若色素比黑睛(棕黑色)更深黑,分布于黑睛的任何部位,形状大小不一,颜色可深可浅,如在肾区或膀胱区见有黑点,提示泌尿系统有病变;咽喉区见有黑点出现,提示患有扁桃体炎;心脏区若见黑点,提示可能患有冠心病、心肌梗死、风湿性心脏病等心脏疾患;⑩颜色不同的分散色素点,大多提示患有风湿病;晶莹的亮点,大多提示脑神经可能有疾患。

2. 代谢环　代谢环即为瞳孔的周边部分,也可认为是依附于虹膜上的瞳孔边缘部分,呈红褐色状,饰以略暗花边而形成瞳孔缘。实际上,相当于前后色素层的虹膜后面上皮层向前翻转,卷成略隆起的色素边缘,其鲜明程度可因人而异,详见图1-9。

(1)代谢环的光滑、完整,说明全身各器官的主要功能是完整的,代谢环的存在,标志着虹膜其他部位显示的疾病都属良性,这有助于判断疾病的严重程度。

(2)代谢环也正是副交感神经系统的投影所在,神经系统的紊乱可导致代谢环色泽的改变甚至褪色。因此:①当机体代谢功能处于正常状态时,代谢环依附于虹膜的瞳孔缘处,其外观完整而光滑;②当机体代谢功能紊乱时,代谢环变成残缺不全的点线状或呈半月形(即月牙形)甚至缺失,此时应寻找虹膜的其他信号,须用不同倍数的放大镜,才能看清楚虹膜的微细纤维变化,并应保持高度的警惕性,最好到医院做相应的检查;③有时可能检查到无代谢环的瞳孔,若见此种情形,提示病情有恶化征兆,极有可能是危重症的晚期表现。但先天缺陷者,则不在此列。

3. 消化环　黑睛上的消化环分为两部分,占瞳孔区域的代谢环与卷缩轮二者的地带,内侧1/2处表示胃的结构及功能状况。其病理改变主要表现在其相应区域纹理的稀疏、肥厚、凹陷、斑点、颜色深浅等诸方面。例如,在右眼消化环7点处,靠近卷缩环的地方,相当于阑尾投影区,若见有纹理稀疏征,并在其间可见一凹陷窟窿,颜色浅淡,凹陷较深,触及虹膜实质的,提示极有可能患有慢性阑尾炎。

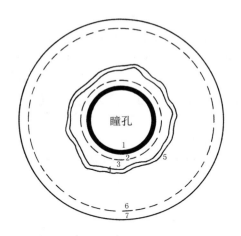

图 1-9　周边器官在虹膜上的投影（同心环）

注：1. 代谢区域及动眼神经副交感神经系统投影环；2. 消化区域：胃功能环；3. 消化区域：肠功能环；4. 虹膜卷缩轮；5. 体循环及淋巴结系统环；6. 器官投影节段（某些消化结构除外）；7. 周边血管结构环和皮肤投影环

4. 白色同心环

（1）白色同心环在黑睛上出现，着重提示受检者极有可能有痛性痉挛及挛缩体质。

（2）白色同心环位于左眼黑睛之上，尤其是位于脑区的颞区，应考虑心脏异常的可能性，特别是在黑睛上见有 5 个以上的白色同心环时，更应高度怀疑可能患有冠心病、心绞痛、心肌梗死、肾绞痛、胆绞痛、肝区疼痛等病症。

（3）黑睛外周见有一圈同心环存在时，极有可能罹患关节炎。也有人认为，在上述辐射状同心环的条纹间，其虹膜纤维变厚，且呈绿色表现时，就是罹患了关节炎。

（4）靠近黑睛外周边缘处，见及 1～2 个白色的不完整的圆圈时,称为"收缩圈""神经圈"或"惊恐圈"。出现此类圈的人,可能曾遇上交通事故,或创伤,或遭受恐吓,常有焦虑、恐惧、精神紧张等表现。

（5）老年人虹膜周围出现一圈乳白色或暗灰色的圆环,称为"老年环"。如单独出现于上部,则多见于脑供血不足、原发性高血压、脑动脉硬化或低血压症患者,常有头晕、目眩、头痛等见症。

5. **缺损**　以虹膜上方出现多见,提示颅脑外伤或脑供血不足。缺损较深,颜色呈深黑色时,表示病程较长、病情较重;缺损较浅,颜色呈浅黑色时,表示病程较短、病情较轻。

6. **陷窝**　即"窝孔",又称"隐沟",是一种大小不等,形态各异的凹陷,散布于虹膜的各个区域。陷窝的出现,提示机体功能的缺损,常见于多个器官的损害或慢性贫血,少数属先天性缺陷。如见陷窝的底是张开的,说明病情在继续进展;如见陷窝的底是关闭的,说明病情已稳定,但仍不可随意放弃观察。

7. **辐射状黑线**

（1）黑睛上出现黑线,并呈辐射状或车轮状,提示相对应的身体节段存在着一定程度的神经紧张,如外伤、手术后或治疗后所形成的神经痛。

（2）黑线出现于某个区域,表示该区域的器官有疾患。如胸痛、咳嗽、气喘在肋部或肺部可见及此线;慢性肾炎在肾区常见此线;腰腿痛在腰背部或腿膝部常见此线。如黑线单独出现在12点处,应考虑颈椎病或偏头痛或脑内病变的表现,有时长期失眠也可见此线。

（3）辐射状黑线呈扇形或日光射线状出现于黑睛12点处,提示身体极度疲乏,全身呈无力状态。

（4）据现代研究,虹膜表面所分布的黑线,实际上是位于虹膜实质里的血管。花环扩大,纹理增粗,并呈现多种形状黑线,是虹膜血管对各种不良刺激的一种非特异性反应。

8. **卷缩轮及周边地带**

（1）正常人的卷缩轮是靠近瞳孔缘部的花冠状隆起条纹,该轮区分黑睛表面为狭宽两部,狭部即消化环区(瞳孔部虹膜),较宽部为睫状部虹膜,为全身器官投影区,其结构为交感神经系统和几种较大的代谢功能(体循环和淋巴系统)的投影。根据病理过程的变化情况,此区域地带亦常随之而出现色变和隆起改变。

(2)正常时,卷缩轮靠近瞳孔,纹理纤细而均匀,且有一定的规则。病变时,卷缩轮可出现明显的异常,表现为增粗、扩大,似呈蔷薇花环(又称花环扩大),甚至残缺不全。卷缩轮的异常改变主要是由有毒物质刺激引起的,提示机体罹患慢性浅表性胃炎、急性肝炎等炎症性病症。卷缩轮变形,向外膨出、凸起,提示典型的慢性结肠炎,是由于结肠的血管、淋巴系统的炎症水肿充血所致。十二指肠区出现纤维增粗、凹陷的,多为十二指肠球部溃疡所致。

(3)由于卷缩轮位于瞳孔部虹膜与睫状部虹膜之间的过渡地带,其结构内容错综复杂,且所占位置狭小,故有时对黑睛卷缩轮及其周边地带的病理阐述存在着较大不同和分歧,作出判断时应进行认真的分析。

9. **黑睛的外周部**　亦即睫状部虹膜,可分为内、外二环。

(1)内环占整个睫状部虹膜的2/3,是机体各部不同器官节段投影的相对应区,每侧眼睛的睫状部虹膜可划分为多个节段,每个节段确切地代表着相应器官的投影。左右两侧黑睛,分别表示机体各半侧的对应器官,机体中线部的器官共属两侧黑睛的投影节段。也有人认为,某些节段器官的投影也能交叉代表与之对应的机体之另半侧器官,亦即左眼虹膜异常,常提示右半身疾患;反之,右眼虹膜异常,常提示左半身疾患。若左右两眼虹膜均出现异常,提示机体中间部位或其两侧均出现了病变。如若胃肠道有病,则双侧瞳孔均见有环状斑。

(2)外环占整个睫状部虹膜的1/3,为周边血管的投影,见图1-9。实验证实:所有来自机体周边血管的病变(包括皮肤),均可在该环上表露出黑睛结构方面的变化。同样,内2/3的各器官投影区若出现斑点、色泽、窟窿及结构方面的变化,即提示该器官的相应性病变。例如,在右眼黑睛(睫状部虹膜)8点处,相当于肝对应区出现色素堆积,或凹陷、窟窿者,就提示肝的病变为慢性肝炎。如在其他部位亦出现相关的恶性信息,那就要考虑肝癌的可能。

(3)必须注意,在病理情况下,虹膜还可出现结节、黑痣、缺损、色变、萎缩,甚至出血、穿孔等改变,这属于虹膜本身的病变,对指导全身疾病的诊断没有价值,应予以区别。

二、望巩膜定位诊病

巩膜定位诊病术,主要是通过观察巩膜与结膜之间的血管的变化及出现的蓝斑、黑点、瘀点等的异常改变,来判断全身疾病的病因、病位、病性和推测疾病预后的一种诊断技术。巩膜定位诊病术包括望巩膜和望球结膜两部分,其主要区别在于球结膜的血管位于表层,相对浮浅,较为鲜艳,隆起,提示病程较短,为新病,其病在腑;而巩膜的血管位于下层,颜色相对青紫而暗淡,提示病程较长,为久病,其病在脏。

巩膜即"白睛",俗称"白眼珠"。正常、健康的巩膜为乳白色,不透明,是保护眼球内容物的重要组织,约占眼球外层壁后部的5/6左右。婴、幼儿的巩膜较薄,由于色素的透露,致使巩膜呈蓝白色状。老年人的巩膜因脂肪沉积的缘故而呈淡黄色状。覆盖在巩膜上的一层薄膜,称为"球结膜";覆盖在内眼睑上的薄膜,称为"睑结膜";两种结膜的连接处,称为"结合膜"。

(一)巩膜定位法

目睛与脏腑有着密切的联系,古人利用八卦将目睛划分为8区,然后确定脏腑在目睛上的反映区域,这对于疾病的诊断及治疗都具有一定的指导意义。为了实际应用方便,改用阿拉伯数字1、2、3、4、5、6、7、8代表。其划分方法是:两眼向前平视,经瞳孔中点作一水平线,并延伸过上、下眼眶,于是就将眼分为4个象限,再将每个象限分为相等的两个区,即成8个相等区,此8个相等区就是8个经区。左眼属阳,8区的排列顺序按顺时针方向,右眼属阴,8区的排列顺序按逆时针方向,左右两眼相互对称。1区为肺、大肠;2区为肾、膀胱;3区为上焦;4区为肝、胆;5区为中焦;6区为心、小肠;7 区为脾、胃;8 区为下焦。各区所占范围,用时钟计算,每区各占 90 分钟,如左眼 1 区为 10:30－12:00;2 区为 0:00－1:30;右眼 1 区为 1:30－0:00;2 区为 12:00－10:30,其余依次类推(图 1-10)。

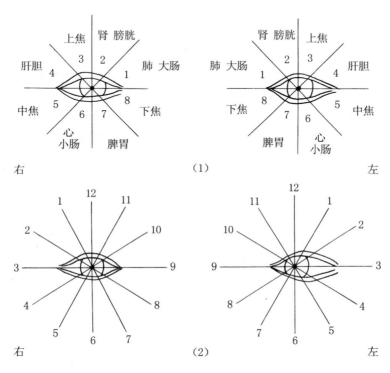

图 1-10 眼部巩膜定位示意图

注:(1)代数分区望诊;(2)时钟分区望诊

(二)检查方法

检查处自然光线应充足、明亮,受检者面部朝光。检查时,检查者用手指撑开受检者的眼睑,充分暴露巩膜和结合膜部。当检查巩膜上部时,嘱受检者眼向足尖方向观视;当检查巩膜的下部时,嘱受检者眼向头顶方向观视,以便于充分暴露检查的巩膜部位。

(三)巩膜(球结膜)上的异常变化对应病症

1.巩膜的异常斑点诊病

(1)巩膜的任何部位呈现如针尖至绿豆样大小,不规则、不凸出巩膜表面的蓝色或紫褐色斑点,称为"巩膜蓝斑"[图 1-11(1)]。斑的边缘多清晰,但也有模糊不清的,斑点的数目 1～7 个不等。该征象常见于肠道蛔虫症。

(2)巩膜上的小血管顶端和旁边,呈近似圆形的 1 个或多个蓝色、青黑色或紫褐色,针头大小的斑点,称为"眼蛔斑"[图 1-11(2)]。该征象多提示有蛔虫或感染。一般来说,斑大,提示寄生的是成虫;斑小,提示寄生的是幼虫;斑数多,为虫多。

(3)在巩膜与结合膜间的毛细血管上端和边缘,呈现多样状的浅紫色、云絮状斑块,称为"紫色云斑"[图 1-11(3)]。该征象的出现,提示有钩虫感染的可能。斑块大,提示感染程度较重;斑块小,提示感染程度较轻。

(4)瞳孔左右上方的巩膜区,出现色黑、近似圆形的 1 个或多个直径为 1～3mm 大小的斑点,称为"黑色斑点"[图 1-11(4)]。该征象的出现,提示有蛲虫感染。

(5)巩膜的毛细血管末端或弯曲部,形状呈圆形、椭圆形、三角形等,颜色呈黑色、咖啡色、青紫色、紫红色、淡紫色、银灰色等的各种色素斑点,直径 1～4mm 大小,称为"疟斑"[图 1-11(5)]。该征象的出现,提示患有疟疾。当疟疾发作时,疟斑多呈黑色或青紫色,略微凸出表面,境界清楚,血管末梢呈膨胀样表现;待疟疾治愈后,可恢复正常或成为斑迹。

(6)巩膜的内下方(时钟位置 3～4 点)处,其毛细血管呈充血、扩张,颜色呈淡青色,称为"巩膜肝征"[图 1-11(6)]。该征象的出现,提示肝炎。且其毛细血管与肝炎活动情况呈互为消长的发展趋势。

(7)两眼瞳孔下方的 6 点(时钟位置)处,巩膜上的毛细血管呈充血、扩张、红黑状态时,称为"巩膜胃征"[图 1-11(7)]。据此可

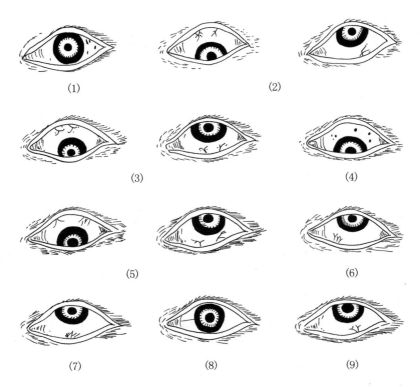

图 1-11　巩膜异常斑点诊病

注:(1)巩膜蓝斑;(2)眼蛔斑;(3)紫色云斑;(4)黑色斑点;(5)疟斑;(6)巩膜肝征;(7)巩膜胃征;(8)血脉贯瞳;(9)巩膜痔征

协助诊断胃肠道疾患,如胃酸过多,急、慢性胃肠炎,胃、十二指肠溃疡,胃癌等疾病。

(8)巩膜部有充血样血脉横贯侵入瞳孔,称为"血脉贯瞳"[图1-11(8)]。提示罹患瘰疬病。只见 1 条血脉侵入为病轻;见有2~3 条血脉侵入为病重;不见血脉侵入为最轻。

(9)眼珠上半部,巩膜浅层下呈"一"字形的静脉显露的,称为"巩膜癌征",可协助诊断癌症。正常健康的人,眼珠上半部的巩膜表层血管呈"人"字形走向,若出现横行血管,使血管走向呈"V"形,也可协助诊断癌症。

(10)巩膜时钟位置5～6点附近有由下向上走行的扩张、弯曲、充血的血管,呈淡红、鲜红或红中带黄、红中带黑的,称为"巩膜痔征"[图1-11(9)]。该征象的出现,提示患有内痔。痔征出现于左眼,提示肛门左侧有痔核;痔征出现于右侧,提示肛门右侧有痔核。痔征仅见1条出现,末端无分叉,表明仅有1个痔核;末端有分支,或在同一位置呈现2条痔征的,提示有2个痔核;痔征的条数多或分支多,提示痔核的个数也多。痔征细小,不甚扩张,不甚明显的,为痔核小;痔征粗,且曲张有力,提示痔核大。痔征的根部特别膨大,或见数条合并在一起,提示痔核有脱垂。该痔征适用于内痔的诊断,外痔及肛裂则无诊断意义。如痔征部位出现小血管多而杂乱时,根据中医肺与大肠相表里的理论,可考虑肺或支气管有病变,不能作为痔征来诊断,痔征还应与胃病眼征、肝炎眼征作相互参照。

(11)巩膜或巩膜与结合膜之间出现浮起的青紫色小血管,小血管的末端有瘀(血)点,颜色较黑,状如针尖样大小,称为"巩膜报伤点",又称"报伤眼征"。这种瘀血点,在无眼部本身疾患或眼部自觉症状的情况下,提示身体某处有伤。但如瘀血点不在小血管的末端而在其附近或位于中部,则无诊断价值。

根据瘀(血)点的颜色、形状,可以辨别受伤的程度。如色淡如白云,或黑而兼白,散而不聚,提示伤在气分,伤势较轻;色黑而沉着,凝结如同小芝麻,提示伤在血分,伤势较重;色黑且周围有色淡如云,呈不规则晕状,提示气血两伤,伤势最重。

根据报伤点在目睛上的位置,可确定身体受伤的部位:①以瞳孔水平线为准,报伤点位于水平线以上,主要反映腰、背及上肢的伤症[图1-12(1)]。其中,腰部的报伤点偏向内侧或近瞳孔[图1-12(2)];肩部与脊骨的报伤点大多位于中间[图1-12(3)];上肢的小血管分支短,报伤点多偏向外侧且远离瞳孔[图1-13(4)];下肢的小血管分支长,且超过瞳孔水平线[图1-12(5)];上下肢同时受伤,小血管呈中断、跳跃状态[图 1-12(6)]。②报伤点出现在瞳孔水平线以下,主要反映胸部及下肢的伤症。伤在乳头的,报伤点位于中间;伤在乳头上内侧、胸骨(龟子骨)旁的,报伤点偏于内侧;伤在乳头外侧下方及锁骨(血盆骨)窝下,报伤点偏向外侧[图 1-12(7)];伤在胸骨柄(龟子骨上端)两侧,小血管呈"Y"形分叉,报伤点位于分叉的末端[图 1-12(8)]。③报伤点出现于眼的外侧,按瘀血点上下顺序分别是腋后线、腋中线和腋前线有伤[图 1-12(9)];报伤点出现在眼的内侧,提示对侧的胸胁部有伤[图 1-12(10)]。④有时与报伤点连接的小血管会出现明显扩张、弯曲(怒张)如同螺旋状,有的呈波浪状、倒钩状及粗细不一等。螺旋状提示有较剧烈的疼痛出现[图 1-12(11)],有气血两伤之证候;波浪状提示有神经痛证候;倒钩状提示伤痛转位对侧;成角状转折,提示有神经反射痛;血管粗细不一,虽无瘀(血)点,也提示有伤[图 1-12(12)]。⑤瘀(血)点除能报伤外,有时还提示患有其他疾患。如小血管的末端达球结膜,瘀(血)点呈黑红色或粉红色,且较粗大,提示患有肝病。双眼上睑结膜外侧有鲜红或黑色、蓝色的斑点,提示患有肾病的可能。巩膜上出现绿点,提示可能患有肠梗阻。

2. 巩膜上的毛细血管变化诊病

(1)巩膜上毛细血管的形态变化诊病:正常人巩膜上的毛细血管纤细而不明显,尤其是儿童。如从未患过大病,巩膜则纯白而洁净,无法见及毛细血管。但若一经出现,则终生相伴,难以消除。巩膜上毛细血管的变化大致有 7 种。①毛细血管根部粗大:巩膜边缘处见毛细血管粗大,向前则渐见变细。该征象多见于顽固性病症。②毛细血管曲张或怒张:毛细血管由根部延伸,中间转折,出现曲张甚至怒张,该征象提示病势加重。③毛细血管分叉较多:大多出现于眼球上部,有时眼球下部亦可见及。该征象的出现,提示病情极不稳定而易变化。④毛细血管延伸过长:毛细血管由某一经区传至另一经区,提示病变由某一脏腑传变为另一脏腑;或后一脏腑的病变是由前一脏腑引起。⑤垂露:巩膜毛细血管下端像

腰背上肢

腋胁 —　　　—腋胁

胸下肢

(1)

(2)

脊骨两侧　琵琶骨中部

琵琶骨内下　　琵琶骨外上

(3)

(4)

(5)

(6)

(7)

(8)

腋后线

腋中线

腋前线

(9)

(10)

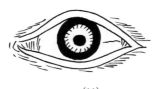 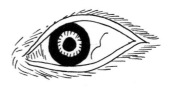

(11)   (12)

图 1-12　巩膜报伤眼征

注:(1)报伤部位;(2)腰部瘀(血)点位置;(3)肩部与脊骨的瘀
(血)点位置;(4)上肢瘀(血)点位置;(5)下肢小血络形态及位置;
(6)上下肢俱伤的小血络形成;(7)胸部瘀(血)点位置;(8)龟子骨
上端两侧呈 Y 形的血络分叉;(9)胸胁部瘀(血)点位置;(10)眼内
侧瘀(血)点提示对侧胸胁部受伤;(11)血络怒张提示疼痛剧烈;
(12)血络粗细不匀提示有伤

垂着一颗露水珠样,提示胃肠道有病,多见于虫积;若见于其他经
区,则多属郁证。⑥毛细血管模糊一小片:该征象多见于肝、胆区,
提示患有郁证、胆石症。⑦毛细血管隆起一条:多属六腑有病,因
巩膜与结膜的毛细血管深浅不同,五脏的病多出于深层,六腑的病
多位于浅层,故可见隆起表现。

(2)巩膜上毛细血管的颜色改变诊病:①毛细血管呈鲜红色,
提示为新发病,属实热,病势正处于发展之中;②毛细血管呈紫红
色,提示病为热盛所致;③毛细血管呈深红色,提示热病,且病情有
加重之势;④毛细血管呈红中带黑,提示热病已入里;⑤毛细血管
呈红中带黄色,提示病势趋轻;⑥毛细血管呈淡黄色,提示其病将
愈;⑦毛细血管呈浅淡色,提示气血不足,证属寒证或虚证;⑧毛细
血管呈暗灰色,提示其病已愈,并遗留下陈旧性病灶;毛细血管由
暗灰色转变为淡红色,提示旧病复发。

(3)巩膜与结合膜间的不同位置上,毛细血管呈充血、曲张、增
粗、颜色改变及异常延伸等对应病症:①双眼上睑结膜内侧的小血
管长达球结膜,并呈紫红色改变,较为粗大如直线,提示患有脾病

的可能。②上眼睑结膜内侧处,小血管线上或其周围见像带状疱疹似的水疱,提示患有肺病的可能。③下眼睑结膜的小血管呈波浪状弯曲,提示可能患有心脏病。

三、望目睛形态与神态诊病

1. 陈挩曰:"眼宜黑白分明,光彩射人,眸子(瞳孔)端正,不上不下,不歪不斜,方为有用(是指健康之人)。"此说高度概括了眼的生理、病理与患病的密切联系。

2. 眼力欠佳,视物发呆,提示精神不振,身体虚弱。

3. 两眼虚无神光,或血贯瞳仁,多为高龄肝肾阴虚之人,也可见于急、慢性疾患,危重疾病和长期忧郁成疾者。

4. 两眼浑浊不清,提示心情欠佳;两目浑浊,反应迟钝,心情烦躁,行为过度兴奋,常为精神病患者。

5. 目睛特别有神,提示气质镇定如若,身体康健。

6. 外眼角向上挑起,提示感情较激动,易罹患各种情志病。

7. 水肿、热病、高热时,可能出现目睛不等大。

8. 眼神焦躁,常见于发热、大动脉闭锁不全症。

9. 眼内斜视和两眼珠大小不一致,均易罹患脑出血;眼目外斜视,易罹患癌症。

10. 小儿目睛呆滞成惊恐状态,对周围充满敌意,极有可能罹患结核性脑膜炎。

11. 有人认为,斜视的女性,大多易罹患胸部疾患。

12. 两目干涩无泪,大多为肝经血虚。眼球干燥,大多为维生素 A 缺乏症。慢性肝炎患者中,有部分干燥综合征患者,不仅有眼干的见症,且还有口干、鼻干、皮肤干燥等见症表现。

13. 眼流泪水不断有热感,甚至热泪如汤,且伴有红肿、灼热、畏光等见症,称为"热泪",常由肝胆实火或肝经风热所致;泪下无定时,泪水无热感,迎风则更甚,但患眼不红不肿,称为"冷泪",大多是由肝肾两虚或气血不足或悲伤哭泣过久,不能制约泪液,或因椒疮迁延不愈等所致;热泪频流,兼夹带血液,称为"血泪",多因心肺热盛或外感风热所致;泪下无定时,挤压内眦部时,可见黏液或脓液自泪窍溢出,大多为心经蕴热所致。

14. 眼生目眵,多因肺热所致,小儿亦可见于肝经有热。目眵多,且结硬,提示实热;目眵多,但未形成硬结,提示虚热。麻疹患者在其出疹期间,亦见目眵较多,甚至上下眼睑被目眵粘连而不能开目,此乃风热外袭或心肺火盛所致。眵绿量多,提示邪毒壅盛;眵白质稀量多,提示湿热互结,湿重于热;眵少而干结,提示心经有热;眵白量少如同黏丝状,此乃湿邪所致。

15. 小儿啼哭时,有泪为病轻,无泪为病重。

16. 昏睡时露睛(睁眼),提示脾胃功能极其虚弱;小儿睡时露睛(睁眼),提示脾胃虚弱。若患者躺在床上睁眼、闭眼都觉得十分费力,提示元神疲惫已极,病入膏肓,余日不多,相当严重。

17. 眼球突出,具体表现常有 4 种:①双眼突出,多见于突眼性甲状腺肿、帕金森病、高血压症、性功能亢进等疾患;还可见于高度近视眼、先天性或继发性青光眼和葡萄膜炎等引起的角膜或巩膜葡萄肿等;②昏迷者突见两眼凸出,极有可能为脑水肿所致;③两眼凸出且伴喘息不止,属中医的"肺胀"证,常见于西医的哮喘性支气管炎、过敏性支气管哮喘和阻塞性肺气肿等病患;④单眼凸出,多半是由脑部肿瘤所致;眼球凸出的同时,且伴有与脉搏一致的搏动,极有可能罹患颈内动脉窦瘘。

18. 眼球凹陷,具体表现常有 3 种:①小儿眼窝凹陷,神疲目倦,除由脱水所致外,也提示脾气虚弱。②中医认为,眼球下陷于窠内,提示五脏六腑精气已衰,病属难治;若仅见稍微内陷,为脏腑精气未脱,病属可治;若内陷很深如同骷髅,且视物模糊,则是阴阳俱见衰绝之死证。③眼球呈一般性凹陷,可见于身体严重消瘦或罹患痢疾、霍乱、腹泻、糖尿病等脱水症;亦见于心情严重苦闷者。

四、望巩膜颜色改变诊病

(一)巩膜一般望诊术

1. 正常成人的巩膜为白色,小儿可为青白色。如见巩膜过分青白色,提示肺气虚弱。

2. 巩膜见青色改变,提示机体某个部位出现疼痛。也可见于生殖器官发育不全、身体虚弱者。女性眼球泛青,提示罹患癥症。

3. 巩膜呈青蓝色表现,则有罹患神经质的倾向。

4. 巩膜黄染,首先应考虑黄疸。黄疸者,皮肤、小便也见发黄,提示脾胃湿困。眼内、外眦间出现一条带状黄染,其他部位颜色正常,可见于成人睑裂斑,为脂肪沉着所致,不属于病理改变,应予区别。

5. 全眼巩膜黄染,大多见于先天性成骨不全。局限性不规则的蓝斑,见于巩膜软化症。巩膜黄染,提示缺铁性贫血。

6. 巩膜黑染,常见于慢性消耗性病症,最多见的是结核病。结核病后期,不但两目暗黑,眼泡及其周围亦见出现青黑色,提示肾气已经衰败,病情危重。

7. 巩膜见红染,这是由于巩膜上大量的毛细血管充血、扩张所致。巩膜呈鲜红色充血,极有可能罹患痛风性结节。巩膜的一部分呈鲜红色血斑,常见于剧烈的呛咳、呕吐、外伤、酗酒和妇人逆经等病症。中医认为,色鲜红,多为心肺实热或血热妄行;色淡红,多为虚火;色暗红,多为热壅血滞。巩膜见红雾、红丝,提示心中有烦恼。

8. 巩膜呈淡灰色,常见于消化不良。

(二)巩膜望色定位术

1. 黄色主上,其对应病症部位在两侧锁骨中线以内,乳头连线以上的胸部。

2. 红色主中,其对应病症部位在两侧锁骨中线以内,乳头连线以下,脐水平线以上的胸腹部。

3. 黑色主下中,其对应病症部位在锁骨中线以内,脐水平线以下的下腹部。

4. 青、蓝色主下两侧,其对应病症位于两侧锁骨中线以外,脐水平线以下的两侧少腹部。

五、望巩膜血丝、瘀点定位术

(一)巩膜血丝定位术

1. 左眼巩膜血丝主身体左侧病症;右眼巩膜血丝主身体右侧病症。

2. 以两眼瞳孔为标准,分为内、外两侧,又自上而下分为上(天)、中(人)、下(地)三部。上(天)部为瞳孔水平线以上的巩膜部位;中(人)部为瞳孔上下水平线之间的巩膜部位;下(地)部为瞳孔水平线以下的巩膜部位。

3. 瞳孔内侧的血丝,主机体内侧的病症;瞳孔外侧的血丝,主机体外侧的病症。

4. 血丝出现部位与对应病症的对应关系

(1)瞳孔内侧上(天)部,主锁骨中线以内,乳头水平线以上的胸部病症。

(2)瞳孔内侧中(人)部,主锁骨中线以内,乳头水平线与脐水平线之间的胸腹部病症。

(3)瞳孔内侧下(地)部,主锁骨中线以内,脐水平线以下的腹部病症。

(4)瞳孔外侧之上、中、下部,即与瞳孔内侧的划分方法一致,只是位于该部的外侧。

(5)在判断病症时,并非以单独几条血丝作决定,而是以血丝集中处作为判断的标准,称之为"瘀"。①"瘀"可分黄、青、紫 3 种,以表示病症的性质及轻重的不同程度。黄瘀、紫瘀属阳,病在气分,黄瘀示轻,紫瘀示重;青瘀属阴,病在血分。②瘀的形态有垂直状、螺旋形状、蜘蛛网状 3 种,垂直状的垂直方向与病症蔓延的方向相一致;螺旋形状表示机体有疼痛症状;蜘蛛网状,常见于哮喘患者。

(二)巩膜瘀(血)点定位术

巩膜瘀(血)点,是指血丝末端的圆点而言,该点必须与血丝相连接才有诊断价值。否则,瘀(血)点离开血丝的话,虽见有瘀(血)点出现,则无诊断意义。

就一般来说,巩膜出现瘀(血)点,提示机体有固定的病症部位,或者见有块物、癥瘕出现,同样可以从颜色的深浅、形态的变化及其出现部位而判断内脏的病症。有关其判断颜色与部位的方法技术,同前所述。

六、望眼睑、两眦和睫毛改变诊病

(一)望眼睑的改变诊病

1. 眼睑皮肤过于燥滞,常见维生素 A 缺乏症和饮酒过度之人。

2. 眼睑边缘溃烂、湿润,并呈红色改变,提示脾胃湿热。

3. 眼睑结膜呈苍白改变,多见于各种原因所致的贫血。

4. 上眼睑内侧近鼻根处,长出呈暗褐色或黄色表面光滑的小结节(瘤状物),提示血内胆固醇过高,易罹患动脉硬化症、冠心病、脑血管疾病。

5. 下眼睑出现青黑色色素沉着,俗称"黑眼圈"或"黑眼窝",可由过度疲劳、经常熬夜、长期失眠、长久患病不愈、房事过频、苦恼郁闷等原因引起;亦提示泌尿、生殖系统有问题,或患有痔疾。

6. 眼眶下边出现较暗颜色或见有微肿,称为"黑眼圈综合征",又称"过敏眼征",常见于过敏性鼻炎、鼻窦炎。

7. 目下眼睑周边处,又称为"泪堂",此处若见色泽鲜亮而微黄者,提示无病或无大病。

8. 泪堂肿胀,腹部左右两侧有压痛;泪堂肿胀且同时伴有静脉怒张,提示罹患肾脏病;也可见于维生素 B_1 缺乏症或面神经痛。

9. 泪堂稍微鼓起,丰满而光滑,明润而厚实,且并非是由水肿所致,提示肾脏功能良好,精力旺盛。

10. 泪堂天生即平坦,甚至下陷,大多提示生殖功能低下,极有可能罹患不育(孕)症。

11. 原本丰满而润滑的泪堂,逐渐变得松弛而下垂,且见有黑褐色色素沉着,多数是由于纵欲过度而致肾精亏损。

12. 眼睑边缘呈黑色表现,常提示神经功能处于兴奋状态。

13. 眼睑边缘呈紫暗肿胀表现,提示气滞血瘀及外伤等病患。

14. 眼睑及眼角处皮肤呈青灰色或见有色素沉着,提示患有肝病。

15. 妇人妊娠后,下眼睑出现色素沉着,其颜色是青、红、紫混杂的颜色,并随妊娠月份的增加而越加显露。

16. 妇人下眼睑睫毛边缘处,即与眼下泡相联合处,见有明亮带(该明亮带呈条线状,颜色轻度浅黑而明亮,从侧面观察显得更清楚)出现,提示罹患带下病。

17. 有人观察发现,孕妇眼眶的上下边呈青黄色,人中部也呈青黄色,极有可能怀上双胞胎;孕妇上眼睑青暗或下眼睑红而水肿,如同卧蚕状,极有可能难产。

18. 育龄期妇女,下睑水肿发亮为妊娠之兆。

19. 中医认为,肾与生殖系统有密切的联系,眼睑属脾,故主机体的水液代谢功能。因此,眼睑的变化与孕育胎产和水液的代谢功能等疾患有关。若呈灰黑色,提示脾的运化功能失司,多因痰饮为患。就具体而言,眼睑部呈晦暗,提示寒痰;眼睑下呈灰黑色,提示寒饮;眼黑颊赤,提示痰热;妇人眼眶灰湿,提示崩中带下。

20. 小儿目下正中见有暗斑(相当于承泣穴附近,出现鱼尾形、椭圆形或半月形色斑),有该斑出现的小儿,常有食欲不振、恶心、呕吐、脘腹不适等见症,且提示胃气虚损。胃气虚损影响其他脏腑,则会在暗斑上出现不同的颜色改变,如影响肺,则暗斑呈暗紫色;若影响肝,则暗斑呈暗青色;若影响肾,则暗斑呈暗黑色,且斑处可见有膨隆改变。

21. 小儿目眶周围呈暗灰带黑色,常见于极度营养不良症。

22. 上下眼睑均为鲜明,提示痰饮;上下眼睑肿势缓而宽软无力,提示脾虚;该征出现于老年人,提示肾气虚弱。

23. 两眼睑似桃红之色，从"鱼尾"（即外眼角）上贯"日角"（即额部左上角）；或青色如针，横于耳目；或目下五色筋疾现，均提示危重难治之症。

（二）望两目眦改变诊病

1. 正常的两目眦呈粉红色，光泽而明润，可见血脉红活，泪囊、泪道通畅无阻，无黏浊泪液外溢和赤脉攀睛等改变。

2. 两目眦均见红色，提示心火亢盛。并有虚实之分，实火，赤脉粗大而深红；虚火，色淡而隐约不显。

3. 目眦赤烂，大多为大小肠湿热郁积。也有人认为，内眦赤烂，提示上焦风热上攻；外眦赤烂，提示胆腑郁热。

4. 目内眦呈红色样改变，如大头针样斑点，可能罹患原发性高血压。

5. 目眦赤脉细小而较多，根部又生赤肉，即谓胬肉，提示心肺风热，经络瘀滞。

6. 伤寒病，若并见目眦赤色，身热红绛，心包火盛，则应防痉、厥之变。

7. 患儿目眦红赤，且伴发热、腮红、流泪、指头发凉，极有可能为发疹。

8. 目眦青，多为肝病之人，提示肝风内动。

9. 目眦淡白，多见于血虚。

10. 狐惑病（西医称为白塞病）脓成之时，瘀血阻滞络脉，可见目眦发黑。

11. 原有病患之人，若见目眦色泽晦暗，大多预后不良。

（三）望睫毛改变诊病

1. 睫毛生长排列整齐划一，均匀有序，黑而明亮，提示体质健康。

2. 无睫毛者，提示生理或体质方面有缺陷，并会遗传给后代。若为女性，其生育残缺及畸形儿的可能性要比常人的概率高出好几倍。

3. 老年人可见睫毛变短减少，为老态表现，一般不看作病态。

4. 眼睑外侧 1/3 处，若见睫毛部分脱落，并伴毛发稀疏、干燥、粗大，提示罹患甲状腺激素分泌减少症。

5. 睫毛倒入眼帘内，大多是因沙眼失治所致。

6. 女性见睫毛较长，同时见眼白青蓝而清澈，大多提示神经质，身体较弱，性器官发育不良，而精神方面却可能早熟。

第八节　查耳诊病

通过观察耳郭的位置、厚薄、大小、形态、颜色、血管及其他"阳性反应物"（如丘疹、脱屑、皱褶等）的变化；或采用手指触摸其形态变化；或采用探笔、探棒等按压耳郭上的穴位以查其阳性点，采用特制的染色液进行耳穴染色，以观察耳穴的颜色变化等来预测寿夭、诊断疾病及判断其预后的诊断技术，称为"查耳诊病奇术"。

耳诊术最早见于《内经》一书，以后各代均有长足发展，清代张振鋆在所著的《厘正按摩要术》一书中，最早提出了耳背分属五脏的理论，并绘制了耳背图，对后代医学产生了较大的影响。汪宏在所著的《望诊遵经》一书中，则专列"望耳诊法提纲"一节，详细讨论望耳郭诊病，书中不仅提出了以耳部色泽的改变分属五行、应乎五脏的观点，还认为辨耳形可知寒热虚实，并曰："下消则耳轮焦干；肠痈则耳轮甲错；肾前病，耳则为之焦枯；肾前死，耳则为之黑焦癣。"

自 1949 年以来，我国学者对耳诊术的研究取得了令世人瞩目的成就，继 1957 年法国的 Nogier P 博士提出的形如胚胎倒影的耳穴图被介绍到我国以后，掀起了研究耳诊术的新高潮，国内曾先后出版了南京某部编著的《耳针》、王忠编著的《耳针》、陈巩荪等编著的《耳针的临床应用》、刘士佩编著的《耳郭诊断与治疗》、管遵信编著的《耳穴诊治疾病原理综述》、古励等编著的《实用耳穴诊治学手册》、李志明编著的《耳穴诊治法》、王照浩编著的《实用耳针》、尉迟静编著的《简明耳针学》、刘福信编著的《耳针疗法》、黄丽春编著的《耳穴诊断治疗学》及由耳穴诊断学编委会编著的《耳穴诊断学》

等有关耳诊学的专著,对内、外、妇、儿、五官等各科病症在耳郭上的反映均有详细的记载。

一、望耳的色泽改变诊病

正常、健康人的耳郭色泽是微黄而红润。

(一)红色主病

1. 色红属心,主热证,可见内外皆热,或热积惊痰、潮热、谵语或惊啼;又主脾胃实热。

2. 久病后耳郭微红,提示阴虚火动;耳后微赤,提示少阳经风热。

3. 耳部红肿,属少阳相火上攻;或提示肝胆湿热火毒上蒸。

4. 耳垂部常见泛红;或用手揉耳垂便见泛红者,常为多血质体质之人。由于受寒之后,耳垂变为紫红色,发生肿胀甚至溃疡,且还易生痂皮,是为糖尿病患者体内血糖过剩之故。

5. 耳郭赤黄,提示燥热。

6. 儿童耳后头皮红斑,是为过敏性体质的重要标志之一,提示易罹患支气管哮喘或过敏性鼻炎。血液检查,常有嗜酸性粒细胞计数和血浆免疫球蛋白 E(IgE)增高。

(二)黄色主病

1. 色黄属脾,主食积食伤,脘满吐泻等见症。

2. 其色淡黄,主湿邪阻滞中焦。

3. 其色深黄如橘皮色,主黄疸病。

4. 其色微黄,主睡中惊厥、磨牙;亦主其病将愈。

5. 耳郭无论是着何色,只要略带淡黄,都是胃气尚存之兆。

6. 耳轮色黄,称为"黄耳",且伴耳中掣痛,为伤寒之兆。

(三)青色主病

1. 色青属肝,提示惊痫寒痛。

2. 耳前呈青色,多为惊邪入胃之征兆。

3. 耳郭色见青白,提示元气不足、虚寒欠火。

4. 耳郭颜色纯青,提示风寒入腹掣痛。

5. 青色自眼目或太阳穴处入耳,提示病情危重。

6. 耳色呈青紫改变,提示热邪;轻则发热夜啼,重则惊风抽搐不止。

7. 小儿耳根呈青暗表现,提示体弱多病。

(四)白色主病

1. 色白属肺,症见肺气不利,大肠滑泄,欲作吐利,均因寒邪引起,常因突受风寒,或寒邪直中所致。

2. 耳郭㿠白,多为血脱。

3. 耳色苍白无光,提示肾气衰败,常见于病情垂危者。

4. 耳呈淡白色改变,提示气虚。耳郭厚而白,提示气虚有痰;耳郭薄而白,提示气虚有火。

5. 耳郭色白而青者,多主少热气,又主虚风慢脾。

6. 用手揉搓耳垂后,如仍见苍白无血色,多为血液循环欠佳或贫血之兆。

(五)黑色主病

1. 色黑属肾,多主寒邪内伏,阳气不振。

2. 耳畔如同烟煤样黑,提示肾精虚寒。

3. 耳郭色黑,多为败象之兆,多由内分泌功能不足所致,应引起足够的重视。

4. 耳郭苍黑属肾热;紫黑又多主热极;青黑多为痛证所致,常见于剧痛者。

5. 耳轮焦黑,提示肾脏虚寒;耳轮焦黑而干枯,提示肾精(水)亏极,可见于温病后期,肾阴久耗及消渴证中之下消证;耳轮焦黑如炭,提示肾气欲绝之危候。

6. 黑色见于耳前,称为"夺命";耳前命门穴如见有黑纹出现,如同蟋蟀足,称为"邪书",见出冷气即死。

7. 耳向后,其色呈紫黑、暗红,且同时下巴向前方凸出,提示罹患神经质;耳向前,其色呈暗紫色,且同时下巴向后,提示血液循环障碍。

二、望耳的形态改变诊病

1. 根据耳郭的形态表现,可将其分为 4 种类型

(1)上部优势型:即耳的上部向上扩展,较为发达,中部呈收缩表现。

(2)中部优势型:即耳的中部发达。

(3)均等型:即整耳狭长,其上部与中部几乎同宽。

(4)变异型:即耳上部呈锐角样凸出。

一般认为,耳的中部与下部的变化比上部更为明显,而耳的上部受遗传因素的影响较大,其改变不大,耳的上部似乎与两眼以上的面部较为密切;而耳的中部则与其鼻及面部两颧有联系;耳的下部则与口唇及下腭有关联。

2. 根据耳垂的有无,可分为两种类型

(1)游离型(即有耳垂型),又可分为下垂型和隆起型两种。

(2)愈着型(即无耳垂型),可分为弧线型和锐角型两种。①弧线型,耳的下部呈弧形,耳的位置比常人为低,弧线型的耳,若见耳内长毛,在男性易为肥胖者。②锐角型,耳的下部呈锐角,整个面部都较为瘦小。

一般认为,一个人有无耳垂,似乎与体质有关,肥胖人当中,无耳垂的只占 28.5%,体质消瘦的人当中,无耳垂者竟高达 58.2%。故有人认为,无耳垂者精力和体力消耗较多,故易见消瘦,也易罹患神经衰弱或脑部疾患。相反,耳垂大者,以心宽体胖者多见,该种人心、脑血管疾病发病率较高。

3. 耳的大小厚薄改变主病　耳的正常位置与大小,相当于平行于眉间至鼻尖的这段距离。若超过这段距离的,称为大耳,不足上述距离的,称为小耳。而耳的厚薄目前尚无统一的标准认定,只能凭经验作大致上的区分。

(1)耳垂厚而宽大,且体胖,提示易患脑出血。

(2)双侧耳轮呈部分性肥厚,提示罹患冠心病,应加以注意。

(3)耳郭肿大,提示邪气实盛,多由少阳相火上攻所致。

（4）耳郭肥软，提示五行湿盛，水荡克火，易罹患风湿痰多或心脏方面的疾患。

（5）耳垂弯曲，提示心脏衰弱。

（6）耳薄而肮脏，毫无生气表现，提示体质虚弱，无精打采，病恹恹的。

（7）耳薄而干枯，提示先天肾阴不足，常见肾虚听力减退、耳鸣、耳聋等见症。

（8）耳垂瘦薄，甚至连血管网都能看得清，提示罹患突眼性甲状腺肿和呼吸系统疾患。

（9）耳垂瘦薄，且呈咖啡色，提示易罹患肾病、糖尿病等病症。

（10）耳郭瘦削，提示肾气虚弱，多因肾精亏损或肾阴不足所致。

（11）耳小而紧缩，为先天遗传体质虚弱之兆。

（12）耳郭瘦扁无肉感，提示性器官发育较迟，性感较迟钝，性欲也低下。

（13）耳薄且小，提示形亏，多属肾气亏虚，故有"耳薄者肾脆"之说。

4. 耳的其他形态改变主病

（1）上耳部尖，提示健康、长寿；上耳部圆，提示体弱多病。

（2）耳全萎缩，提示肾气衰竭之死证。

（3）耳轮和耳垂均明显萎缩、枯黑、干瘪、卷曲，常见于各种晚期恶性肿瘤、肝性昏迷、肾衰竭、心力衰竭、弥散性血管内凝血、脑出血等危重症患者的弥留之际。

（4）耳轮甲错，提示久病血瘀、肠痈等病症。

三、望耳的络纹改变诊病

耳部络纹，是指耳部显露的细小血管、纹理和皱褶等。正常健康的人，耳郭血管隐而不显，也无病理性的纹理和皱褶出现。若见耳郭上出现了络纹改变，一般来说是有一定的诊断意义的。

1. 将耳背划分为 4 区，见图 1-13。

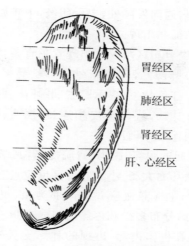

胃经区

肺经区

肾经区

肝、心经区

图 1-13　耳背经络分布区

①上部为胃经分布区;②上中部(耳支凹陷处上沿)为肺经分布区;③中部(凹陷处)为肾经分布区;④下部与凸出部位为肝、心二经分布区。

(1)胃经分布区络纹若出现黑色、青色,且呈直条状,提示寒证胃痛(胃痉挛);出现青色,且又有赤色分支,提示热证胃痛(胃炎);若呈紫红色,又如马尾丛生状,提示热证溃疡病。

(2)肺经分布区见出现青色直条络纹,提示寒证支气管炎;见出现青色直条络纹,且伴有鲜红色分支,提示热证肺炎;见出现紫色络纹如乱麻状,提示肺结核。

(3)肾经分布区络纹见出现青色或直条状:①在男性多属肾亏,症见心烦、心悸、头晕、目眩、健忘、失眠、多梦等。若出现赤红色,多属亢盛,除见心烦、心悸、失眠外,还有头痛、口渴、小便黄赤、遗精等见症。②对于未婚女性与中年妇女络纹呈青色直条,多属寒证,一般常见于痛经、经期错后、带下病、腰痛、腹胀、身困无力等病症;络纹色赤红,呈乱生表现,提示血热,常见于经水前期,甚或淋漓不断,色紫黑有血块,少腹胀痛,口干、口渴、烦躁、易怒、多梦等见症;络纹较粗,通向发际处,提示闭经,中年妇女在不孕症或产后百日内,可见此征兆出现。

(4)肝经、心经分布区络纹见出现青色直条状,提示郁证;络纹呈赤红色,提示心肝阳亢,症见眩晕、烦躁、易怒、口苦、胁肋胀满等;络纹青暗而有红色丛生,提示臌胀(肝硬化、肝腹水)或心脏病。

2. 络纹发自耳根,且与头皮相连接,属真;络纹并非发自耳根,且与头皮不相连接,属假。

3. 由蛔虫引起的腹痛、腹泻、胃脘疼痛,其络纹颜色青深而显露,络支的出现从耳面大肠、小肠和胃区反应点起扩展向外。

4. 络纹色青,主气滞血瘀并兼风邪为患,也主疼痛。络色青深或浅浮与络支的分布多少和疼痛的强弱有一定的联系。

5. 疼痛发生在机体内部,出现的耳络支数较多;疼痛发生在四肢或一侧肢体,出现的耳络支数较少。

6. 耳后的红络赤缕可协助确定疮疹的属性,若为阳证,耳后必有赤脉出现,若为阴证,则无赤脉出现。

7. 耳背出现红络,且伴耳根发凉,提示麻疹将出。

8. 耳郭上出现鲜红或紫色的丝状络脉或斑点,提示体内有伤。左耳提示左侧半身有伤;右耳提示右侧半身有伤。耳壳的上半部提示背部有伤;耳壳的下半部提示胸部有伤。耳郭上顶有黑色或红色向外扩散的点,提示左腋下有伤;耳垂的底部见有白色(较为多见)或黑色点,提示右腋下有伤。

9. 耳郭小血管过于充盈扩张,提示可能罹患高血压症、冠心病、心肌梗死、支气管扩张等病症。

10. 耳垂部位,从耳屏间切迹(耳屏与对耳屏之间的凹陷)处,伸至耳垂边缘方向可见有一条斜折线出现,有的深而长,有的浅而短,称为"耳折征""冠心病沟"或"脑动脉硬化耳褶征"等。该征的出现,提示罹患冠心病、心肌梗死、高血压症、脑动脉硬化症等疾病。

附带说明,耳垢(俗称耳屎)的干湿变化与心、脑血管病和乳腺癌的遗传因素也存在着相关的联系。干耳垢的人要比湿耳垢的人罹患以上疾病要少得多，罹患腋臭（又称狐臭）病的人也多半见于湿耳垢者。父母有特殊疾病遗传者，耳内也常见有湿腻状，耳垢较多。但肝病者，若见耳内潮腻、耳垢增多，则是邪有出路的好表现。

四、望耳的局部改变诊病

耳的局部改变包括脱屑、丘疹、斑点、斑块、色素沉着、局部隆起和凹陷等。因机体各脏腑、器官及部位在耳部都有反应点，故耳部的局部改变都是机体某一脏腑、器官或部位病变的反映。详见图 1-14，图 1-15，图 1-16。

（一）耳的局部改变诊病

1. 脱屑　脱屑常呈白色糠皮样或鳞屑状，一般不易擦去。脱屑样反应常见于皮肤病、吸收功能低下、带下病及内分泌功能紊乱综合征等疾患。

（1）全耳郭脱屑，常见于银屑病、脂溢性皮炎等病症。

（2）食管、贲门区脱屑，常见于消化不良、吸收代谢功能低下等疾患。

（3）三角窝内脱屑，常见于妇科炎症、带下病等。

（4）肺区、过敏区脱屑，常见于各种皮肤病，如脂溢性皮炎等疾患。

（5）相应部位呈鳞片样脱屑，常见于一种皮肤病——鱼鳞病。

2. 丘疹　常见的有点状丘疹和水泡样丘疹，常高出于周围皮肤组织。从颜色上可分为红色丘疹、白色丘疹或白色丘疹边缘有红晕，少数有暗灰色丘疹，形似鸡皮疙瘩，数目不等。丘疹样反应常见于急、慢性器质性疾患，过敏性疾患，各种皮肤病等。

（1）丘疹呈白色点状或聚集样改变，常见于胆石症、支气管炎、腹泻等疾患。

（2）丘疹呈"米"字状排列改变，常见于各种心律失常，如心脏传导阻滞等。

（3）丘疹呈暗褐色改变，似如鸡皮疙瘩的，常见于神经性皮炎。

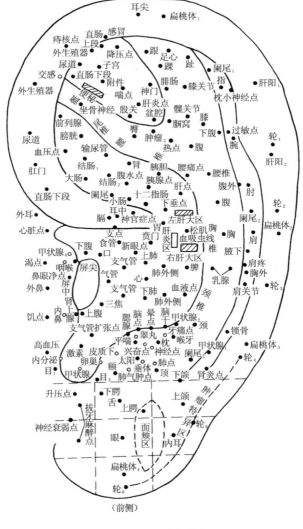

图 1-14 耳部反应点

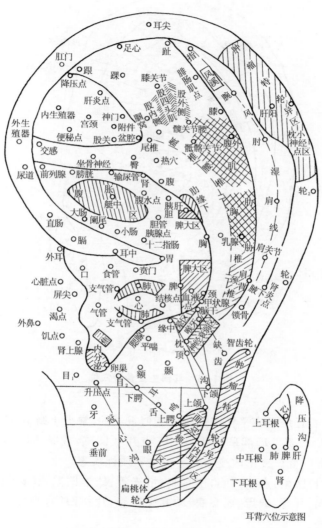

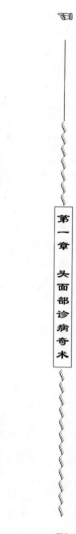

耳背穴位示意图

图 1-15 耳穴定位图

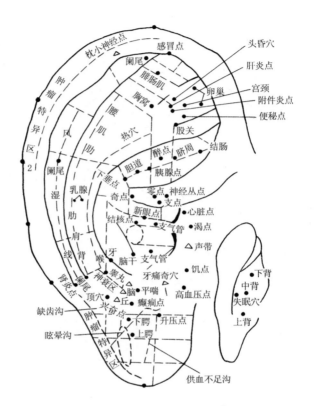

图 1-16 耳部主要参考穴位

（4）丘疹呈扁平样密集状改变似蚕子的,常见于结节性痒疹。

3. 变形 局部呈线状、点状、点片状凹陷,或条索状、结节状隆起等改变。变形改变常见于慢性器质性疾患。

（1）凹陷:点状凹陷,主耳鸣、散光等;线形凹陷,又称耳折征,主耳鸣、耳聋、缺齿、冠心病、动脉硬化等;片状凹陷,主胃、十二指肠溃疡。

（2）点状、片状隆起伴有点、片状凹陷或线形凹陷,主屈光不正。

（3）隆起:结节状圆形隆起(小似芝麻,大如绿豆样硬结,高出周围皮肤),主各种头痛;链珠状隆起(3～5 个结节状硬结联结在一起,高出周围皮肤),主肥大性脊柱炎;条索状隆起,主关节疼痛;片状隆起,主腹胀;条片状隆起,主肩背肌纤维组织炎。

(4)耳穴皮肤粗糙不平、增厚或似皱褶,主皮肤病。

4. 变色 局部呈红、白、灰、灰暗、深褐等颜色改变。常见于各种器质性疾患,心、脑血管疾患等。

(1)红色反应:有鲜红、淡红、暗红等颜色改变,可呈点状、片状、不规则状等反应。鲜红色改变见于急性病症、疼痛性病症;淡红、暗红色改变常见于疾病的恢复期或病史较长的患者。如急性腰痛患者,可在肾区呈片状红润;子宫颈炎伴有带下病者,三角窝区可呈大片状红色反应伴脱屑样改变;头晕者可在晕区呈条片状凹陷红润。

(2)白色反应:可见片状不规则的白色隆起,光泽发亮,片状苍白或中央呈点片状白色,边缘有红晕,亦可见片状白色中小点片状不规则红润。白色反应多见于慢性疾病,白点边缘红晕为慢性疾病急性发作。慢性浅表性胃炎患者,胃区呈片状不规则白色反应;风湿性心脏病患者,心区呈片状白色,边缘有红晕;腹胀、腹水患者在腹区或腹水点处见有白色反应;慢性胃炎急性发作时,胃区呈片状白色,中间点状或不规则红润。

(3)灰色反应:有暗灰、淡灰、灰色、如蝇屎色之分。灰色反应多见于陈旧性病患和肿瘤患者。如肺结核病患者,病灶钙化后,其肺区可见有暗灰色反应;又如肿瘤患者,在其相应耳穴部位及肿瘤特异区Ⅱ呈灰色改变,似蝇屎状改变,压之可褪色。

(4)深褐色反应:慢性病变,病愈后在其相应的耳穴上呈色素加深似如色素沉着反应。如神经性皮炎,其相关耳穴呈色素加深,皮肤粗糙不平,纹理加深等改变;又如乳腺癌做根治术后,在其乳腺区可见有深褐色反应。

5. 血管充盈 常见于血管扩张、扭曲呈网状、条纹状、海星状、弧状、鼓槌状或蝌蚪状,色泽为鲜红色、暗灰色或暗紫色。常见于心、脑血管疾患,急性炎症性疾病和急性出血性疾病等。

（1）血管扩张：可呈扇叶状或条段状。①扇叶状，常见于消化道溃疡、腰腿痛等疾患；②条段状，常见于关节痛、支气管扩张症等病患；③色泽鲜红，多为急性病、痛性病症；④色泽暗紫，多为其病将愈、恢复期。

（2）扭曲：①海星状，多见于溃疡病；②蝌蚪状、鼓槌状，多见于冠心病；③环球状、弧状，多见于风湿性心脏病；④梅花状，多见于肿瘤病。

（3）网状：血管呈网状改变，多见于急性炎症，如咽喉炎、扁桃体炎、乳腺炎等。

（4）血管中断：血管主干充盈扩张，中间呈段状中断，常见于心肌梗死。

（二）常见病症在耳郭上的对应反应

1. 风心病（风湿性心脏病），心穴区可呈片状白色，且边缘不清，少数有光泽。

2. 冠心病，心穴区可呈红晕，其色或鲜红、暗红、暗灰色的斑点。

3. 心律失常、期外收缩、失眠、多梦，心穴区呈皱褶样圆圈，中心有光泽，少数者中心有白色改变。

4. 急性支气管炎，支气管穴区可呈点状或丘疹状红晕，少数呈点状样改变，边缘有红晕，且有光泽。

5. 慢性支气管炎急性发作，支气管穴区可呈点状白色或片状白色，或见有丘疹，边缘有红晕，且均有光泽。

6. 慢性支气管炎，支气管穴区呈点状或片状白色，边缘清晰可见，少数呈白色丘疹样改变，均无光泽。

7. 慢性阻塞性肺气肿，肺穴区呈白色片状或点片状密集成片，边缘不清，发作期有光泽，缓解期则无光泽。

8. 肺结核活动期，对侧肺穴区呈点状或丘疹样出血，且有光泽，少数用清洁棉球擦该穴区即可见出血。

9. 肺结核钙化期（稳定期），同侧肺穴区呈针尖样凹陷1个至数个。

10. 煤尘肺,肺穴区呈片状白色或咖啡色,或可见 3～6 个点状白色阳性物,且同时肝脾穴区可见有隆起。

11. 急性肺炎,两肺穴区呈点状或丘疹状红晕;有的呈点状白色,边缘有红晕,且有光泽。

12. 胃下垂,胃穴区边缘近对耳轮处,呈片状白色隆起,边缘不清。

13. 急性胃炎,胃穴区呈点状或片状红晕。

14. 慢性胃炎急性发作,胃穴区呈片状或点状白色,边缘有红晕,且有光泽;或呈点状、片状红晕或充血。

15. 慢性胃炎,胃穴区呈片状白色,边缘不清,少数呈皮肤增厚改变(多见于肥厚性胃炎)。

16. 十二指肠壶腹(球部)溃疡,耳背相当于十二指肠穴区有中等度斜行条状硬结,耳前穴区、十二指肠穴区可见瘢痕形成(如蟹足状或放射状);或见有新生血管、色素沉着或散在的凹点。

17. 胃、十二指肠溃疡,对应穴区呈点状白色,边缘清楚;呈白色或暗灰色,边缘有红晕,一般均有光泽。上消化道溃疡引起出血或伴有腹部压痛,对应穴区或有关脏腑穴区可见有点状、片状充血、红晕。

18. 急性阑尾炎,阑尾穴区可见点状或丘疹样充血。

19. 慢性阑尾炎急性发作,阑尾穴区呈点状白色,边缘有红晕或片状红晕。

20. 慢性阑尾炎,阑尾穴区多数呈点状凹陷或隆起,少数呈白色或暗灰色样变化。

21. 慢性肠炎,大、小肠穴区呈片状或丘疹样出血,且呈油腻状。

22. 肝大者,肝穴区呈白色片状隆起(如半个瓜子仁样),边缘清晰可见(左耳对应肝左叶,右耳对应肝右叶)。

23. 急性肝炎,肝穴区呈片状或点状红晕;或边缘有红晕,中心呈白色改变,且有光泽。

24. 肝硬化,肝穴区呈棕灰色或紫红色,并见斑片状、条索状或丘疹样软骨隆起或结节,边缘清晰。

25.便秘者,大、小肠穴区呈片状白色,或见糠皮样脱屑,且无光泽。

26.脾大者,脾穴区呈片状白色或边缘有红晕,少数见隆起。

27.肛裂者,痔核点和肛门穴区呈点状白色改变,边缘呈齿轮状红晕,少数呈点状红晕,且呈放射状改变。

28.痔疮者,痔核点和直肠下段穴区呈点状或片状白色改变,边缘有红晕,少数呈暗灰色,点状或片状改变。

29.各种头痛、头晕者,脑点、脑干、额、皮质下等穴区呈点状红晕或点状白色改变,边缘有红晕,且可见有光泽。

30.高血压症者,脑点、脑干、额、皮质下穴区的反应与头痛、头晕相同。此外,肾上腺穴区呈点状或片状红晕,心穴区呈皱褶样、圆圈样改变。耳背降压沟上 1/3 有点状白色或边缘有红晕,收缩压 150mmHg 左右;中 1/3 有此反应时,收缩压为 200mmHg 左右。

31.低血压症者,脑点、额、皮质下穴区及头部其他穴区与高血压症反应相同,但肾上腺穴区则无反应,降压沟 1/3 有点状白色或边缘有红晕改变。

32.急、慢性脑卒中(中风)及癫痫病患者,在耳背、脑点等穴区可见有色泽改变。

33.妇人月经及白带过多时,可见子宫穴区呈点状丘疹样充血性改变。

34.妇人行经前 3 日,子宫穴区可见有片状潮红;月经期间,子宫穴区呈片状红润,充血明显,且有光泽甚至整个三角区都有类似反应;月经后 3 日,子宫穴区呈红润表现,但充血减轻,色泽变淡,范围缩小,且呈暗红色改变。

35.妇人痛经时,子宫穴区呈点状白色,或见有红晕出现,且有油腻样改变。

36.妇人月经过少或经期短,甚至闭经者,子宫穴区呈点状或片状白色样改变,且无光泽,少数可见有糠皮样脱屑。

37. 妇人服用避孕药者,其子宫、耳甲艇、耳甲腔、内分泌等穴区呈白色片状样脱屑。

38. 恶性肿瘤患者,在肿瘤特异区上端,可见隆起结节或边缘不清晰的软骨,压痛明显。

39. 恶性肿瘤患者的对应穴区,呈软骨样隆起,边缘不清,推之不移,压痛明显;或呈片状白色或暗灰色样改变,中、晚期患者则较为明显。

40. 恶性肿瘤患者的对应穴区,还可见"癌点"(如污秽蝇屎色或棕褐色的小点,大似小米,小似针尖,大多呈圆形)出现。

41. 肺癌、乳腺癌等癌症患者,均可见其单侧对应穴区有癌点等改变。若双侧均见出现,则无诊断价值。

42. 胃癌患者,在胃区、贲门区、食管穴区可见暗红色或暗灰色红晕,且可同时见有结节样隆起。

43. 贲门癌患者,在耳轮脚消失处,呈玉米粒状,高低不平样改变。

44. 肝癌患者,在耳轮脚边缘上段,可见呈片状暗灰色改变,压之可褪色;在扁桃体穴区 3～4 处呈一条线样改变,压之有明显疼痛感;在肝穴区有结节状隆起,边缘不清,质地较硬,不移动,压痛明显。其结节呈圆形、椭圆形,也有呈条状者,与耳郭纵轴一致,大小不等,直径为 0.1～1.0cm。部分患者也可在肝穴区见梅花状凹陷样改变,也可同时出现淡褐色至深棕色癌点,大小为 0.1～0.3cm。

45. 良性肿瘤患者的对应穴区多不变色,可见皮下结节样隆起,推之可移动,边缘清晰,压之无痛感。

46. 急性关节扭伤患者,在关节扭伤对应穴区,见呈点状或片状红晕。

47. 慢性关节炎急性发作者,在对应穴区呈点状白色,边缘有红晕,且均有光泽。

48. 陈旧性关节炎者,其对应穴区呈点状或片状白色样改变。

49. 脊柱骨折、脊柱变形或脊柱肥大者,其对应穴区常呈条索状或结节状隆起,有的呈纵横不一的条索状凹陷。

50. 凡颈椎、腰椎骨质增生者,其对应穴区可呈棘状结构,大部分用肉眼即可发现,也可用放大镜仔细观察,如用手触摸,可发现粗糙不平。若采用日光反射耳穴法,则更为清晰,具体操作方法如下:让阳光充分照射在被检查者的耳郭,主要观察对耳轮和肾穴区,用手指从上向下轻压对耳轮,若出现亮度强的横向黄白色条纹,并随即出现与之平行排列的暗红色条纹,两种条纹形成阶梯形,凹凸不平,皮肤皱纹粗糙、暗红及肾穴区发暗,即为脊柱骨质增生的重要征兆,其实质是对耳轮软骨增生后出现结节。对耳轮可分 3 部分,上 1/3 对应腰骶椎;中 1/3 对应胸椎;下 1/3 对应颈椎。

51. 各种手术后者,其对应穴区呈白色浅条状或半圆形的瘢痕,少数呈暗灰色。

52. 吸收功能障碍的患者,全耳郭呈干枯状,且见有脱屑,无光泽。

53. 食积、疳积的患儿,其胃穴区、脾区可见色泽改变。

54. 小儿腹痛、腹泻者,其胃穴区及大、小肠穴区,可见红、棕、白等色泽改变。

55. 鱼鳞病或鱼鳞状皮炎患者,全耳郭呈干枯状改变,且无光泽,并可见似鱼鳞样脱屑。

56. 脂溢性皮炎患者,全耳郭呈糠皮样脱屑,且不易擦去,并有油脂样物附着。

57. 慢性荨麻疹、神经性皮炎和湿疹患者,肺穴区及对应部位(或穴区),常呈糠皮样脱屑,一般不易擦去。

五、耳部触摸诊病

耳部触摸诊病术包括探触术和触摸术两种。探触术主要是以探棒、火柴棍、无油圆珠笔尖等硬物按压耳穴,根据疼痛出现的性质和部位,以诊断体内的疾病。触摸术是以手指触摸耳郭部,注意有无耳软骨增生、软组织隆起及增生、隆起的范围、软硬度等,根据触摸到的阳性部位来确定机体内的病变性质及程度等。

（一）探触术

包括探触耳郭上有结节状、凹陷状、条索状、变形状、隆起状等改变的部位和疼痛情况。

1. 结节状　常主头痛、子宫肌瘤、乳腺纤维瘤等病症。

2. 凹陷状　与病症相关的耳穴可出现线状、点状、片状等不规则的凹陷，根据凹陷的不同形状，常主不同的疾病。①线状凹陷：又称耳折征，常主冠心病、缺齿、耳鸣等病症；②点状凹陷：常主十二指肠溃疡、散光、鼓膜内陷、缺齿、龋齿、耳鸣等病症；③片状凹陷：常主头晕、十二指肠溃疡、缺齿等病症。

3. 条索状　常主慢性胃炎、慢性十二指肠溃疡、慢性胆囊炎、肝大、子宫肌瘤、阵发性心动过速、冠心病、支气管炎、痔疮、外伤性关节炎、颈椎或腰椎骨质增生等慢性疾患。

4. 隆起状　常有各种不同的形态表现，提示对应不同类型的疾病。①片状隆起：常主腰腿痛、腰肌劳损、血管神经性头痛、后头痛、腹胀、慢性浅表性胃炎、慢性阑尾炎、肠功能紊乱、牙周炎、口腔溃疡等病症；②条片状隆起：常主肌纤维组织炎、腰肌劳损、便秘、慢性胆囊炎、附件炎、眉心痛、肩背痛等病症；③点状隆起：常主支气管炎、近视、头痛等病症。

5. 软骨增生　常主神经衰弱、颈椎骨质增生、肝大等病症。

6. 水肿　①凹陷性水肿：常主慢性肾小球肾炎、水肿、血管神经性水肿、腹水、肾虚腰痛、月经过多、内分泌功能紊乱等病症；②水纹波动感：在探笔的按压下，耳穴出现周围性水肿，多主冠心病、心律失常、糖尿病、功能性子宫出血等病症。

7. 压痕　压痕有深有浅，有色泽的改变和压痕恢复平坦的时间不同而异。①压痕深，色白，恢复平坦时间慢，多属虚证，常主缺氧、水肿、酸中毒、肾虚、腰痛、耳鸣、贫血、过敏等疾患；②压痕浅，色红，恢复平坦时间快，多属实证，常主高血压症、急性荨麻疹、肝炎、胃炎、腹胀、胆道感染、阑尾炎等病症。

（二）触摸术

触摸时，应注意有无骨软骨增生、软组织隆起及隆起、增生的范围、软硬度等。

1. 耳垂　触摸时应注意有无片状隆起增厚。如在上、下颌触及片状隆起,但质地较软,提示罹患牙周炎。

2. 耳舟　若耳舟起始部触及小片状增厚,提示罹患肩背肌纤维组织炎。

3. 对耳屏　在对耳屏及对耳轮之间触及条状软骨增生,提示罹患神经衰弱;在耳背的对耳屏与对耳轮之间触及软组织增厚、质地较软,提示经常多梦。

4. 对耳轮上脚　在对耳轮上脚触及增生变形,且质地较硬,提示罹患外伤性关节痛等病症;若触及片状隆起,且质地较软,提示罹患良性关节痛、软组织挫伤等病症。

5. 耳轮部　触摸的病变部位多在肛门穴区,主肛门、直肠的病症;肿瘤特异Ⅱ区触及结节状、条索状物,主肿瘤;肿瘤特异区Ⅰ区触摸时疼痛敏感,亦主罹患肿瘤。

(三)耳部触摸诊病术在临床上的运用

1. 肿瘤病人的耳部穴位按压诊断除探测其相应穴位外,还须探测内分泌、皮质下、肾上腺、肿瘤穴和肿瘤特异区,即所谓的"五穴一区"。其中肿瘤穴的具体位置,位于耳郭上部百灵、足、臀三穴连成的三角形内偏上处的对应耳背面。

2. 恶性肿瘤患者的耳部压痛一般较炎症性和良性肿瘤患者的压痛严重,反应强烈。

3. 胃癌患者,可在耳穴胃、贲门、食管穴区出现针刺样压痛。

4. 食管癌患者,可在食管穴区出现蜂蜇样、触电样压痛,使患者难以忍受。

5. 食物中毒患者,可在胃、大肠、小肠等穴区出现敏感性压痛。

6. 妇科病患者,可在内分泌穴区出现明显压痛。

7. 肝炎患者,除在肝穴区出现压痛外,还可在其周围穴区,即消化道穴区也出现压痛。

第九节　望鼻诊病

通过观察鼻的色泽、形态等的变化进行疾病诊断的方法技术，称为"望鼻诊病奇术"。鼻，中医又称"明堂"，位居面中，与脏腑的关系密切，许多疾病可以从鼻上做出论断。中医认为，鼻的解剖、位置、名称为：鼻上端连于额部，称为额（又称下极、王宫）；前下端尖部高处，称为鼻尖（又称鼻准、准头、面王）；鼻尖两旁圆形隆起处，称为鼻翼（又称方上），左鼻翼又称蓝台，右鼻翼又称廷尉；额至鼻尖隆起处，称鼻梁（又称直下、天柱、鼻柱），鼻之下部有鼻孔，鼻孔为井灶，鼻孔之内有鼻毛，鼻孔深处为鼻隧。鼻根为山根，鼻梁靠近山根处为年上，靠近鼻尖处为寿上，整条鼻梁称为年寿。

一般来说，鼻尖主运化，鼻孔主受纳，鼻根主疾厄，整条鼻梁主年寿。正常、健康之人，应山根平满而不凹陷，年上、寿上光润无纹又无痣，准头圆大，蓝台、廷尉互相对应，井灶不露孔。

鼻诊之术，早在《内经》一书就有不少的论述，并认为鼻是脏腑组织的缩影。如《灵枢·五色》曰："庭者，首面也；阙上者，咽喉也；阙中者，肺也；下极者，心也；直下者，肝也；肝左者，胆也；下者，脾也；方上者，胃也；中央者，大肠也；挟大肠者，肾也；当肾也，脐也；面王以上者，小肠也；面王以下者，膀胱子处也。"用现代语言来说，即是：头（脑）位于额的正中部，当眉心和前发际中点连线的上 1/3处；咽喉位于头面点和肺点之间，当眉心和前发际中点连线的下1/3 处；肺位于两眉之间；心位于两内眼角之间；肝脏位于鼻梁骨最高处，当两颧相平之鼻中线上；脾脏位于鼻准头上缘正中线上；肾脏位于鼻尖端处；前阴（外生殖器）位于鼻中隔下端尽处，当人中穴之上；卵巢、睾丸位于鼻尖肾点的两侧；胆囊位于肝点的外侧，内眼角直下处；胃位于脾点的外侧，胆点直下处；小肠位于鼻翼上1/3，胃点直下处；大肠位于鼻翼正中，小肠点直下处；膀胱位于鼻翼壁尽处，大肠点直下；耳位于眉内侧端；胸位于眉棱骨下，目窠之上；乳腺位于睛明穴（内眼角）上方；项背位于睛明穴的下方处；腰椎位于胆点之外,项背穴外下方处;上肢位于胃点之外,腰椎点外下方处;臀部、大腿位于鼻翼上部相平处的外侧,上肢穴外下方处;膝胫位于鼻翼正中外侧,臀点下方处;足趾位于鼻翼下部相平处外侧,膝胫点下方处。

如果在鼻的某一部位出现了皱纹和斑点,即提示其相应脏器功能已经减退、衰败;如见出现小疙瘩,则提示其反映的部位有病菌侵入血液。如见鼻上长有黑头面疱,提示其人乳类和油腻食物食用过多。

一、望鼻的色泽改变诊病

正常、健康人的鼻,外观端正,大小适中,鼻色黄中带红,明润含蓄,隐隐发光,鼻毛色黑,疏密适中,鼻黏膜淡红润泽,无鼻塞、流涕、出血等见症。

鼻头明、鼻色明润,为无病或其病将愈之兆;鼻色枯槁,提示病情危重,死亡将至;鼻孔干燥焦枯为肺气欲绝,肺先死之兆;鼻色明亮且有光泽,为得神之兆,预后佳;鼻色晦暗而枯槁,为失神之兆,预后凶。

(一)红鼻色主病

1. 鼻头色赤,为肺脾实热之兆;鼻头微赤,为脾经虚热之兆;鼻头色赤或紫红,皮脂溢出,多为"酒糟鼻"之兆;鼻下红肿如同生疮,为腹中有虫之疳证;女人鼻翼(面王)色赤,大如榆荚,为闭经之兆;小儿鼻柱红紫色,则易罹患疖肿脓血之病;麻疹患儿鼻头见红疹,多为顺症之兆。

2. 鼻头红赤,并见丘疹,久之皮肤变厚呈紫红色变,表面隆起,高低不平,状若赘瘤,称为"酒糟鼻",多因胃火熏肺,复加风寒外束,血瘀凝结所致。

3. 鼻色红,提示心脏欠佳和血液循环障碍。

4. 鼻色红,也常见于鼻部局限性皮肤病变,如冻伤、鼻红粒病、酒糟鼻等。

5. 鼻尖发红,可因经常性饮酒或嗜食辛辣刺激性食物所致。

6. 鼻生碎小疙瘩,形同黍屑,色赤肿痛,破后流出白色粉汁,日久皆成白屑,中医称为"肺风粉刺",西医称为"痤疮",提示肺经血热壅滞。

7. 妇人鼻红,可能罹患妇科病,孕妇在分娩时易出现问题。

8. 中医认为,鼻部发红乃肺经有热;或脾肺二经有热邪或风邪。

9. 鼻发红,也可因急、慢性鼻炎所致。

10. 鼻尖(准头)如血点发红,或鼻唇俱见红,提示肺经有热。

11. 鼻年上、寿上其色赤红,提示精神紧张或遭受意外事件的不良刺激,往往表现为神色散乱,精神惊惕不安。

12. 鼻年上发赤,提示心火亢盛。

13. 鼻年寿呈暗滞兼红色,且鼻塞不通,提示肺经有病。

14. 鼻年寿赤光,内生脓血。

15. 鼻年寿横连两颧间有红点,为火证之兆,称为"飞廉煞"。妇人提示难产,男人提示痔疾。

16. 鼻年寿与眼堂横生赤色之气,提示腹痛与疝气。

17. 病患者非夏季(红色对应时令)见鼻色微红,预后较差。

18. 鼻黏膜潮红,提示里热。

19. 鼻部色鲜红,可见于红细胞增多症。

20. 面色青黄,鼻部毛细血管扩张、充血,提示肝硬化。

21. 妇人鼻梁暗红,鼻两侧见黄褐斑,提示月经不调,或罹患闭经。

(二)黄鼻色主病

1. 鼻头色黄,提示内有湿热,又提示胸中有寒,寒则食少,故提示便难,当参考舌脉辨证;鼻黄而有光泽,提示气虚有痰;鼻色黄,且干燥枯槁,如土偶之形,提示脾火津枯,属脾绝证候,死期将近;鼻黄黑而发亮,提示瘀血。

2. 鼻尖(准头)微黄(红)而明润,提示脾经无病;鼻寿上明润鲜活,提示六腑调和。

3. 鼻色黄而不明润,提示胸部有寒;或小便困难;或里有湿热。

4. 鼻尖呈青黄色,提示罹患淋证。

5. 鼻黄如同桂花色,且杂之黑晕,为一般之脾病,可见食欲不振、纳食不香、四肢倦怠等见症。

6. 鼻色黄中带红,但未流溢光彩,为有色无气之人,提示身体虽健,而脾胃有伤,功能失调。

7. 鼻部发黄,且面目俱黄,提示黄疸病。

(三)青鼻色主病

1. 鼻头色青(紫)为疼痛之兆,往往腹部剧痛。

2. 鼻色青,也可为肾虚之兆,男人常有腰酸、遗精等见症;女性常见带下、子宫虚寒等见症。

3. 鼻年寿发青,提示身患多疾,故有"年寿见青,疾病将生"之说。

4. 鼻尖(准头)见青黄之色,提示淋证。

5. 鼻部青黄,面色晦暗,提示肝病。

6. 小儿鼻部呈青黑色改变,提示病情较重,或将抽搐,或为寒性剧痛。

7. 鼻尖、口唇、颊部呈青紫色改变,提示病情危重,多见于心力衰竭、休克、肺心病患者。

(四)白鼻色主病

1. 鼻白润而面红隐隐为常色,多见于女人。

2. 鼻色苍白,提示气虚血少,也提示亡血,常见于慢性失血的患者。

3. 小儿鼻色苍白,为小儿脾虚泄泻、乳食不化之兆。

4. 鼻色苍白如同枯骨,提示肺气欲绝,为恶候,表明病情危重。但若鼻色苍白,而见微润,则可起死回生,为善候。

5. 鼻色白如同腻粉、梅花、白绵,为肺邪喘咳之兆,若久之不治,也可危及生命。

6. 鼻黏膜色淡白,提示寒证。

7. 鼻部色白,为肺病之兆,如寒痰、寒嗽、慢性支气管炎等病症。

8. 鼻头色㿠白,提示脾虚,脾胃虚寒。

(五)鼻色黑(或蓝)主病

1. 鼻着黑、蓝色或棕色,提示脾和胰有病变。

2. 鼻尖(准头)呈紫蓝色改变,提示罹患心脏病。

3. 鼻梁色黑且冷,提示虚寒证。

4. 鼻色黑而枯燥,提示房劳或虚劳。

5. 鼻呈黑色,提示胃病。

6. 鼻色黑黄而亮,为有瘀血之兆。

7. 鼻尖(准头)有黑点,大如蜘蛛,称为"破败";鼻寿上黑斑如指头肚大,称为"鬼印";鼻年上有黑气,如同油抹,或口鼻均如烟雾之色,青黑色由鼻上贯天冲(位于耳根后缘直上,入发际2寸处)等征兆的,均为危重病之证候,应予引起高度重视。

8. 黑气从鼻年寿下至鼻下,提示酒色过度。

9. 鼻色微黑,提示水气内停。

10. 男人鼻尖(面王)呈黑色,提示大腹疼痛,黑色下连人中穴,提示阴茎、睾丸疼痛,此乃寒伤肝肾之故。

11. 女人鼻尖(面王)呈现黑色,提示膀胱、子宫病痛,黑色下连人中穴,提示伤中、淋、漏等病证。

12. 鼻头色黑,微见浮越而明,如同涂膏,提示暴食不洁食物。

13. 鼻色黑为劳,鼻头黑而枯燥,提示房劳。

14. 鼻孔燥黑如同烟煤,提示阳毒热深,或提示燥热结于大肠,或提示火克肺金,或提示肺气将绝之危症。

15. 鼻孔冷滑而黑,提示阴毒冷极,此乃真正寒水之鼻色。

16. 鼻尖青冷连颐,提示肺胃气绝,此乃极危重症之候。

17. 妇女产后鼻起黑气,提示肺败胃绝之危候。

18. 鼻部呈灰黑色而有肝斑,提示闭经,血虚血瘀之血劳。

二、望鼻的形态改变诊病

鼻的正常形态随其人种的不同而有很大的差别:日本人的鼻

低而圆,圆鼻的人较多;欧美国家的人,其鼻高而尖;中国人的鼻介于上述两者之间;犹太人的鼻,从鼻根至中央处全部隆起,鼻尖下垂,呈鹰钩样鼻;希腊人的鼻,从鼻根至鼻尖呈一条直线样隆起。

1. 鼻梁根高的人,提示足踝有病,多数者内踝有压痛。鼻根左侧高立隆起,提示左踝有病变,左足脖及左小腿有疾患,鞋的左足后跟磨损较为明显,反之亦然。

2. 鼻见肿胀,提示胰脏和肾脏有疾患。

3. 鼻肿大,特别是鼻炎肿大,提示心脏发生肥厚改变或正在扩大。

4. 鼻肿起,提示邪气过盛;鼻陷下,提示正气衰败。

5. 鼻高耸但肉薄,属呼吸型,提示易罹患肺结核。

6. 鼻部漫肿色红,提示肺经火盛。

7. 鼻钝而圆形,并见局部毛细血管扩张显露,提示肝硬化。

8. 鼻尖小而薄,且小指亦小,提示呼吸器官和生殖系统功能薄弱,容易罹患疾病。

9. 鼻歪可由于鼻本身及其附近的器官有疾患,如鼻中隔侧弯症、鼻腔的上部有疾患或有牙病、鼻孔对侧深部有堵塞等;或由于身体、下肢及外生殖器位置不正。

10. 歪鼻,有可能罹患神经衰弱症。

11. 鼻尖歪向哪一侧,哪一侧足部可能患有摩顿综合征(疼痛性足综合征),对侧足部则可能患有"足腕疼痛综合征"。

12. 鼻腔腐烂且塌陷,常见于梅毒,中医称为"杨梅结毒",也可见于麻风病。

13. 鼻尖有疾患,多数伴见下肢静脉曲张表现。

14. 中医认为,鼻为肺之合,鼻大,脏气有余;鼻小,脏气不足。又认为,鼻准贵乎丰隆,明堂广大者寿,小者殂;鼻之骨部起者主寿,骨部陷者主夭。

15. 鼻梁高厚宽大,鼻背平坦,外形犹如一只俯伏着的青蛙,称为"蛙状鼻"。可见于鼻息肉、先天性脑膜膨出等病症。

16. 鼻梁(或鼻背)之鼻骨变平,甚至下陷,则相对地眉间与鼻尖显得翘起,整个鼻部显得较为短矮,其形如同马鞍,称为"鞍鼻"。常见于先天性鼻梁发育不良、增殖体肥大、先天性腭裂、鼻中隔穿孔、鼻骨骨折、呆小病、先天性软骨发育不全症、麻风病、梅毒等病症。

三、望鼻翼、鼻孔、鼻毛和鼻涕的异常改变诊病

(一)望鼻翼异常改变诊病

1. 妇女见鼻翼泛红,提示正处于行经期间。

2. 鼻翼沟上如见斑点出现,提示可能有外伤。若斑点红色,则伤势较轻;如见出现黑色瘀点,提示伤势较重。

3. 一般来说,左侧鼻翼沟提示胸部有伤,右侧鼻翼沟提示背部有伤,但并非绝对,应结合四诊及其他检查进行判断。

4. 鼻翼扇动是指患者每当吸气时,鼻翼即向外扩张,呼气时即恢复原位。临床上多见于病理性呼吸困难状态,如高热、乙型脑炎、大叶性肺炎、支气管哮喘、心源性哮喘、呼吸道阻塞、酸中毒、急性腹膜炎等病症。若见鼻翼扇动频繁,呼吸急促,在新病出现时,提示痰热壅肺,肺气闭塞之重症,多见于小儿。

(二)望鼻孔异常改变诊病

1. 鼻孔大的人,则支气管过细,易罹患支气管炎等病症。

2. 鼻内枯槁,提示寒热证或肺阴虚证。

3. 产妇鼻孔色黑,多为恶露上冲之危兆。

4. 鼻孔色黑而冷滑,提示阴毒冷极。

5. 鼻孔时流清涕,提示风寒感冒;鼻孔时流黄稠涕,提示风热感冒。

6. 鼻孔干燥,提示津液亏耗,热在气分,为阳明经病,或提示阴虚内热;或提示肺胃郁热,极易罹患鼻出血。

7. 鼻孔干燥而色黑如烟煤,提示热毒已深、津液枯竭,或提示素体阴虚、精血亏损,症见神昏谵语或高热不退。

8. 鼻孔开合扇动不止,伴有呼吸急促,提示肺炎喘嗽,多由肺火所致,亦可因肺虚引起。

9. 鼻孔外缘红,且伴鼻痒,提示肠道有寄生虫。右侧鼻孔内痒,见于小肠干燥;左侧鼻孔内痒见于大肠干燥。此乃因为肠内大便干燥,通过神经传导通路,致使三叉神经受刺激引起鼻黏膜发痒。

10. 鼻孔内缘发红,鼻中隔溃疡,提示罹患梅毒。

(三)望鼻毛改变诊病

1. 鼻中忽见长出一根长毛,既粗又硬,触之疼痛,拔除后,短期内又长出,提示肺中血热。若不注意调养,可能罹患肺痈(肺脓肿)或发背(背部生脓疮)。

2. 鼻毛变白,多见于年老之人,乃机体衰老的重要标志之一。据日本学者研究,20 岁以下鼻毛几乎没有变白者,30 岁以上占27.7%;40 岁以上占 63%;50 岁以上占 94.7%。表明鼻毛白化率随年龄的增长而提高。由于鼻毛分布在鼻前庭,数量少,容易计数和观察,故作为判断机体衰老的客观指标较为优越。

(四)望鼻涕改变诊病

正常的鼻黏膜也有少量的黏液分泌,但当分泌物明显增多时,则具有临床诊断意义。

1. 鼻塞、鼻涕浊稠 提示风热,或肺经有火。鼻塞、鼻流清涕,提示风寒袭肺;浊涕下而不止,提示胆移热于脑,鼻渊之证候。

2. 水样鼻涕 常见于过敏性鼻炎、急性鼻炎、某些急性传染病的前驱症状(如麻疹、猩红热等)、流行性感冒、风寒型感冒、刺激性气体(如冷空气、辛辣气味等)刺激、三叉神经痛发作、筛板骨折引起的脑脊液鼻漏等。

3. 黏脓样鼻涕 常见于慢性鼻炎、鼻旁窦炎、鼻部狼疮等病症。

4. 豆腐渣样鼻涕 多见于干酪性鼻炎等。

5. 奇臭鼻涕 常见于萎缩性鼻炎、鼻部异物等。

6. 血性鼻涕 常见于鼻部内、外创伤,鼻咽癌等。

四、望山根的形色改变诊病

山根,又称"下极",即鼻根部,位于两眼内眦之间,正中睛明穴上。根据《内经》"中以候中"的理论,山根正好候心。由于山根位于两眼内眦之间,手少阴心经"还目系",手太阳小肠经脉到达目内眦,心又与小肠相表里,其经气均能上达目内眦间。故山根的色泽改变最能反映心气的存亡,尤其是在小儿科,望山根形色改变诊病更显得尤为重要。

(一)望山根的形态改变诊病

1. 山根处若见有十分明显的横纹、痣、伤痕等,提示胃病,可见食欲不振,胃脘不适,甚至疼痛等见症,男女均可能罹患性冷淡或性发育不良症。

2. 小儿山根脉纹呈钩型(形如"U")或斜向型(形如"∕"或"∖")的,则诊断价值不大。但若山根处脉纹变粗(静脉怒张)明显,不论出现以上何种脉纹走向,均提示肠内有瘀血倾向。

3. 小儿山根脉纹呈竖向型(形如"∣")的,有 2/3 的小儿易患呼吸系统疾患,如咳嗽、哮喘、肺炎喘嗽、感冒、烦躁不安、夜啼不止、性情怪癖等心、肺病证。

4. 小儿山根脉纹呈横向型(形如"一")的,绝大部分易患有消化系统疾患,如肠炎、消化不良等。

5. 小儿山根脉纹呈竖向型和横向型并见的混合型,大多消化系统疾患与呼吸系统疾患同时发病,可同时并见脾胃和心肺疾病的证候。

(二)望山根的色泽改变诊病

1. 山根脉纹色红,多主热病,提示心、肺热证,其中以呼吸系统疾患占绝大多数。常见的有感冒、咳嗽、肺炎、哮喘、扁桃体炎等。

2. 山根脉纹色黄,提示脾虚或湿盛,以消化系统疾患、营养不良和维生素缺乏症多见,常见的有消化不良,急、慢性肠炎,痢疾,疳积等。消化不良者,多因脾虚湿困或脾胃有热;急、慢性肠炎和痢疾者,多因湿热内蕴,乳食积滞;疳积者,多为脾胃虚损,运化功能失调。故山根色黄,主湿、主热、主虚。

3. 山根脉纹色青,或淡青,或黑色,大多易患消化系统疾患。

如急、慢性惊风,中寒腹痛,肠蛔虫症,腹泻,疝疾等;亦可见于惊泻、大便色青,伴微热及惊惕不安等。总之,山根色青,主风、主寒、主痛。

4. 山根处有青色包绕,或见青气上入"天庭",或见山根处青黑昏沉滞而不散,皆提示体弱多病。

5. 根据山根色泽的改变,可辨其病症的新旧、轻重、虚实等变化。如见色泽光亮鲜明,为新病,症较轻而易治;色泽晦暗而滞,为久病,症较重而缠绵难愈。色泽㿠白,常见于心脏病,心阳虚时尤甚。但当心血瘀阻时,轻则呈现青灰色,重则呈现暗紫色。山根青灰,提示心阳不足;山根发暗,提示气厥。

6. 按病因区分,山根色有光泽,提示热证;色晦滞,则主寒、主湿;色淡,提示气虚。

五、鼻部蟹爪纹及对应病症

蟹爪纹,如蟹爪之形状,底部略宽而稍尖,弯曲而细长,犹如树枝之分叉,或如蚯蚓状扭曲,紫红色样血纹。或分布于两侧鼻翼,或直射眉心(亦即印堂)。多自鼻孔外侧向眉心方向延伸,或延伸至鼻的一半处,或超过其 2/3,远看连成一片呈火焰状。轻者仅有数条,甚者丝缕萦绕,满布全鼻。此征兆多提示肝硬化。见有蜘蛛痣的肝硬化患者,经中西医结合治疗,存活达 10 年以上的人很多。而肝硬化见有蟹爪纹者,则预后较差,且大多死于食管静脉曲张破裂后大出血。因此,认为鼻部的毛细血管扩张(蟹爪纹)与食管静脉回流障碍似有关联。故鼻部蟹爪纹的出现,有利于肝硬化的早期诊断和判断其预后,有其临床应用价值。

第十节　望口唇诊病

通过观察唇神、口唇的色泽、形态等的异常改变,以诊断疾病的方法技术,称为"望口唇诊病奇术"。望口唇诊病术最早见于《内经》一书,其后各代医家均提出新的见解,使其有所发挥和发展。

人的口唇有着不同的色泽和形状,可反映机体多个系统和器官的疾病,但最重要的是反映消化系统的疾病。一般来说,上唇主大肠的排泄功能,下唇主胃的消化功能;双唇合并反映脾的运化功能;两唇内缘的色泽改变和唇间的开合反映肝胆的功能变化。

一、望口唇的色泽改变诊病

正常口唇的色泽是微红而明润,唇上无色素沉着斑点,提示胃气充足,血脉调匀。消化吸收功能良好,营养较佳,精力充沛,适应能力较强。但男女之间的唇色存在着一定的差别,女性唇色偏润红,男性唇色偏深红,较为稳重。随其年龄的增长,唇色渐见深暗,接近红褐色。外感患者唇色红润,提示体无内热。小儿见唇红而厚,提示脾胃强健,易于育养;妇人唇红而厚,提示冲脉盈盛,易于生产。患病之人口唇明润而有血色,其病较轻,易被治愈;但若久病而见唇红,则其病难以治愈。

(一)各类红唇对应病症

1. 唇色淡红,为虚证、寒证,多属血虚、气血两虚或脾胃虚弱,体质稍弱而无病之人亦可见此唇色。唇色淡而隐现红色,如枯晦而无血色,提示恶候,多见于气血亏损之人。孕妇见唇色淡红,提示气血不足,或有难产。

2. 唇色鲜红如同胭脂,常见于蛔虫症或一氧化碳中毒,为阴虚火旺,或脏腑久受湿热,蕴郁不解。妇人常见于月经失调,如月经先期、月经过多(中医称为"崩漏");久病而见唇红,此乃浮阳外越之危候;下痢病重而见唇红,也属危重病证;正常人情绪亢奋时,亦可见唇色红赤。唇舌皆见鲜红,腮红而伴发热,且醉眼含泪,咳嗽喷嚏,指端末梢发冷,为将发痘疹之先兆。女性中年后口唇仍见鲜红,提示呼吸系统可能罹患疾病。

3. 唇色深红,为实证、热证。深红而干,提示热盛伤津;赤肿而干,提示热极;深赤而暗,提示热深。唇虽焦燥而红活,提示热虽盛而真阴未竭;唇色焦红,其色深入内唇,提示血燥生热;上、下唇皆见红赤,提示心热;上唇深红而下唇淡白,提示心肾不交或胃热脾寒。相反,上唇淡白而下唇深红提示胃冷脾燥;唇色赤红而伴呕吐,提示胃热;唇色赤黑,亦主胃热;唇色深红而伴咳喘,提示肺热;唇红如火或呈血浸之色,提示温病邪热已入血分;外唇深红,内唇淡白无华,提示脾胃虚寒证,或提示寒气留恋中宫;下唇深红,但红而晦暗无华,提示脾虚运化不强。

4. 唇色紫红,乃热盛之兆,提示血分有瘀热。内唇(贴近牙齿的唇肌部,须翻开外唇才能看清)呈现深紫红色,较外唇为甚,提示火劫阴液,或见于胃肠实证(肠道有燥屎),或见于肝火亢盛,急躁暴戾,胁下胀痛,饮食不下等见症;外唇紫红,内唇如烟熏之色,提示三焦热甚灼津,热入营分;上唇紫红肿痛,提示上焦心肺之火邪不得向外宣发;下唇紫红滥肿,提示中焦脾经蕴伏风邪,郁而化热;下唇色绛红,提示胃热,且伴有胃痛、四肢重滞、噎嗝、腹胀等见症;唇色乌红晦暗,提示气滞血瘀或痰浊内阻;虫积作痛时,也可见口唇紫红色改变。另外,悲哀哭泣之时,激动的口唇亦可呈紫红色改变。

(二)各类紫唇对应病症

1. 天气寒冷或受寒之时,正常口唇亦可呈紫色改变。

2. 冬天衣着过厚或用热水洗澡时,其正常口唇亦可呈紫色改变。

3. 口唇呈紫色改变或呈现黑色斑点,提示罹患梅毒,也可能为维生素 C 缺乏者。

4. 口唇呈紫色改变或见皲裂灼痛,提示罹患痔疾。

5. 唇色呈紫暗改变,常有饮食停滞、性格怪僻,每易发怒等见症,提示心脾失调,气机不畅。

6. 小儿口角紫色呈虾须状改变,其罹患之病,属危重之症,当须密切注意。

7. 口唇色呈绛紫,提示阴寒凝闭,心血瘀阻,常见于呼吸困难、心肺功能不全、血液中缺氧等。

8. 唇色发紫,伴面色晦暗枯燥,舌质泛蓝,舌下静脉粗曲显露,提示瘀血内阻。妇人表现为月经后期,经色瘀暗或闭经等病症。

(三)各类青唇对应病症

1. 唇呈青色,提示寒证、痛证、血脉凝滞证,亦常见于气滞血瘀之人。

2. 唇呈青色,可见于严重缺氧之人,如先天性心脏病或哮喘持续状态。

3. 身体虚弱的妇女,于月经周期内,若见上唇边缘泛发青白,毫毛竖立,严重者甚至连人中区、鼻端处的毫毛也见竖立,下腹部虚冷而致腹胀,提示腹部虚寒相当严重。

4. 口唇发青,并伴全身冰冷、遗尿、不思饮食,或上唇翻肿,提示其罹患之病属危重之症。

5. 唇周呈现青黑之色,伴黄汗不停冒出,为脾绝之兆,提示罹患黄疸性肝炎、阻塞性黄疸,已属危重期。

6. 唇口四周发青,伴四肢汗出而淋漓不断,为肝绝之兆,提示可能罹患破伤风、脑膜炎、小儿惊风等病症。

7. 妇女口唇呈深青色,提示罹患痛经、月经后期、闭经、不孕症、带下病、癥瘕等病症。

8. 口唇青而深紫,提示内有郁热。

9. 口唇俱呈青黑色,提示阴寒虚冷之极证;又提示罹患噎嗝。

10. 青而淡为寒,淡白而黑为寒甚,青而深主痛。

11. 青中掺黑,提示气血大亏。

12. 唇青而口噤,伴见舌本短缩,提示小肠虚寒。

13. 唇青而舌卷,转筋伴卵缩,腹中绞痛,爪甲皆见痛,提示筋虚极。

14. 口唇皆青黑,伴呕吐腹痛,七窍迸血,多提示砒霜中毒。

15. 脑卒中(中风)患者,唇口青黑相间,吐沫而身直,属极危重之证候。

16. 孕妇唇口俱见青色,吐涎沫而不止,为木克土,提示母子皆见危证。

17. 突发肢厥身冷,伴见唇口发青,提示邪气入脏之死证;身温而汗出,提示邪气入其腑,可予救治。

18. 罹患痫疽鼻色青黑,色脱而水肿,属恶候。

19. 唇口色青,体冷遗尿,提示膀胱气绝。

20. 面青而唇黑,或面黑而唇青,皆提示死证。

(四)各类白唇对应病症

1. 唇色淡白,为虚证,提示血虚血亏证,主脱血夺气,可见于一切失血证(慢性失血、大出血等)及大病亏损、气虚不复、用力过度等,均可见唇色淡白,此乃气血不能上荣而致唇色淡白。

2. 妇人唇色淡白,提示子宫罹患疾患,大部分为不孕症,或孕后易流产,多见闭经、崩漏、白淫带下久不见愈等病症。其人身体素质欠佳,文静而少动,多数伴有性冷淡。

3. 唇色苍白无华,唇质枯萎干瘪,为重病危象之兆,如肝硬化晚期。

4. 唇色苍白,可因气虚不能运血,或因暴怒气逆血阻。

5. 唇惨白而伴呕吐,提示胃虚。

6. 唇白而伴食少喘咳,提示脾肺气虚。

7. 唇淡白,亦见于脾胃虚寒、命门火衰之久病;或偶感风寒,阳气闭遏。

8. 唇色淡白而中有红点,并伴见腹痛口渴,面有白斑如钱币大小,提示肠虫证。

9. 上唇苍白泛青,提示大肠虚寒证,可有绞痛、腹胀、泄泻、不寒而栗、冷热交加等见症出现。

10. 下唇苍白,提示胃虚寒证,可见胃脘发冷、胃部阵痛、上吐下泻等病症。

11. 产妇口边见白色,或常人口角白干,均为将患病先兆。

(五)各类蓝唇对应病症

1. 唇呈蓝色,临床上极为少见。

2. 唇呈淡蓝色,可见炎热夏日猝然中暑之人,或部分急性肝胆疾患。

3. 唇现青蓝色,急得者可因骤染疫疠时疾;缓得者伴见唇肌枯萎无华,多为肝脏真气将败之兆。

4. 唇现紫蓝改变,为贫血及部分心脏病。

5. 外唇呈现浅蓝色,伴唇皮燥裂,提示火毒炽盛。

6. 慢性病,唇呈蓝色改变,乃肝脏真气将败先兆,证属危重。

7. 唇黏膜呈现紫蓝色改变,提示心肺虚衰。

(六)各类黄唇对应病症

1. 唇色发黄,提示脾虚湿困,且常兼见唇痿。

2. 唇色淡黄而胸腹胀满,提示湿热内伏,运化无权。

3. 唇黄而流津,提示脾阳虚极,阴寒内盛。

4. 唇内见色黄,提示肝炎;见暗浊,则肝胆俱见不佳。

5. 黄色入侵口角,是谓土来克水,提示病重。

6. 唇色淡黄晦暗而不明,且质地干萎,提示中焦脾土大虚。

7. 唇角白肉处,见橙黄而明润,提示脾湿化热。

8. 两唇角呈现暗黄色,提示寒湿伤脾。

9. 下唇凹肉中(即生髭处)呈现黄色改变,提示饮食内伤脾胃,兼见湿热郁于肝胆。

(七)各类黑唇对应病症

1. 唇口环周黧黑或呈灰黑色,其色暗淡无华,提示肾绝或脾肾两绝或夹痰湿。

2. 黑唇为青唇之甚,为寒极、痛极、呼吸困难之极。

3. 唇色惨黑,提示气不足,血已枯竭。

4. 口唇焦枯而晦黑,乃由紫绛唇进一步发展而成,若非寒极,即热极似水。黑而燥,为热极;黑而润,为寒极。上述征兆,提示病情相当严重,预后不良。

5. 唇呈黑色,提示痔疾相当严重。

6. 唇色如同漆黑,提示脾胃将绝。

7. 唇色呈现青乌微黑,唇皮皱粗干燥不润,为内实之热积,夹瘀在腑。

8. 唇淡红而见黑,提示寒甚;唇口青黑,提示冷极。

9. 唇色紫黑如同猪肝色,突发者,提示瘀血攻心,常见于心绞痛或产妇血晕。

10. 唇厚而色泽暗淡,提示心身均不健全。

11. 唇色暗黑而浊,提示消化功能薄弱,常有便秘、腹泻、下腹胀痛、头痛、失眠、食欲缺乏等见症。

12. 面青而唇黑,面黑而唇青,均为危重病之征兆。

13. 外唇黑似茄色,内唇则见焦红色,提示邪犯包络。

14. 唇色乌黑晦暗而厚,提示心阳阻遏,有瘀积兼夹有水邪壅积,常有两下肢水肿、心悸喘息等见症。

15. 上唇呈焦枯发黑或暗红色,提示大肠病变,且伴有肩臂活动不利、口疮、口臭、咽喉不畅、耳鼻不通等见症,并见浮躁好动,坐立不安,多为大肠热证。

(八)下唇色素沉着斑对应病症

1. **主慢性肥厚性胃炎** 下唇色素沉着斑,是指出现于下唇黏膜上,颜色较正常皮肤为深的形态大小不同的斑点。该斑的出现提示消化系统有病变,如肥厚性胃炎,要在发病后的 1～2 年或更长时间,下唇黏膜会发生淡黑色的色素沉着,且伴局部黏膜枯燥,开始时可见下唇中部有少许的黑色沉着,浮现于唇黏膜表面,随其病程的进一步发展,黑色斑点逐渐向两侧蔓延、扩大,除两侧口角外,下唇黏膜可明显见及表面有一层浓密稀疏不等的淡黑色斑块,色素以唇的中部较密且多,两侧则较稀较少,外凸出处较黑,皱褶或凹陷处较少,少数患者在上唇中部也可见及少许黑色素沉着。该种沉着斑与病情的起伏变化不成正比,一旦出现,一般就不再消失。

2. **主恶性肿瘤** 下唇黏膜出现紫色斑块,呈圆形、椭圆形,或融合成不规则形,其色紫黑,不高出皮肤,压之不褪色,其直径一般在 0.2～0.6cm,可单个或多个同时出现。见有该斑块,应密切注意是否罹患消化道恶性肿瘤的可能性,如食管癌、胃癌、肝癌、肠癌等。但也有一部分提示为消化道炎症,应予鉴别,并应与下唇雀斑区别,后者颜色较浅,呈淡褐色或黄褐色改变。

（九）望复杂唇色的改变对应病症

1. 上唇及人中区颜色枯焦，提示病变位于大、小肠，常见便秘、排泄不畅与大便溏泻交替发生。

2. 上唇和下唇下缘同见异常改变，提示大肠病与肾病互相传导，大、小便排泄功能减弱。

3. 口唇四周出现黑色，鼻孔下缘也见泛黑改变，口唇则呈红色改变，提示泌尿、生殖系统可能有病变，大部分为膀胱、子宫疾患。

4. 外唇正常，唇内呈现暗绛色改变，下唇下缘呈密布皱纹样改变，提示肝、肾功能不良；呈干裂状改变，则提示罹患肝病引起脾胃失调。

5. 下唇及环唇周围均呈枯暗色改变，提示胃有病变。

6. 上唇及唇的周围均呈枯暗色改变，提示病在大肠。

（十）口唇报伤征

机体遭受外伤后，在口唇部位可见有异常改变，根据这些异常改变来诊断外伤的，称为"口唇报伤征"。

1. 唇上可见呈长方形瘀点、鲜红色改变。

2. 口唇部位可见弯曲小血管，末端有一瘀点。

3. 唇上可见像带状疱疹似的小水疱，中间部位较为突出如脓头样，呈红色或白色改变。

4. 上述3点征兆均为机体遭受外伤后在唇上的反映，可同时并见，也可单独出现。出现于上唇，提示伤在背部；出现于下唇，提示伤在胸部；出现在唇两侧，提示伤在腋下。

二、望口唇的形态改变诊病

口唇的形态改变有多种多样，有的改变只能反映局部本身的病变，本文不作过多介绍，主要叙述全身性疾患在口唇部位所引起的形态方面的改变情况。

（一）望口唇的大小和厚薄改变对应病症

1. 一个人口的大小，可用眼作为标准来进行衡量。两眼正视正前方,从两瞳孔内缘各画一条垂直线,若其线与口角保持一致,说明口大小为一般、适中,超过该线,就属大口,反之则为小口。口唇大小适中,口型端正,上下唇匀称一致,颜色红润而明泽,提示身体健康、生殖能力旺盛。

2.上唇较薄,下唇见横纹,尤其在中段最为明显,提示易罹患肠胃病。

3.唇厚,对味道的辨别较敏感,品尝能力较强。

4.口小、唇薄且干瘦,提示脾胃运化功能薄弱,适应能力较差。口小易出汗,常见汗流浃背。

5.口大而唇厚,提示脾胃运化功能较强,适应能力也较强,身健体壮。

6.口唇中央较厚,提示性早熟。

(二)望口唇的纹理改变对应病症

1.老年人口唇四周出现皱纹是正常现象。

2.口唇直纹较多的女性,提示身体发育特别好。

3.口唇纵皱纹很多的女性,提示易怀孕。

4.下唇皱纹较多,且木僵少动,提示饮食习惯不良,易罹患胃病、消化不良。

5.口唇四周见有放射状纹,提示罹患先天性梅毒,西医称"西勒克斯征"。

(三)望口唇的其他形态改变对应病症

1.口唇倾斜而无力,口干而渴,即使时常饮水,仍无法解渴。

2.口唇向左或向右歪斜;口角向左或向右下坠,甚至唇角均见垂坠,提示胸腹部常气满胀闭,腹腔部血液循环功能薄弱。

3.口唇合拢,中间见一略有弯度的曲线,两口角间见有一小空隙,提示消化功能薄弱,常见消化不良、食欲不振,或腰背酸痛等见症。

4.部分老年人,上唇被卷入下唇内侧的两端处,好像两唇紧闭。提示易患动脉硬化症、高血压症,应提防罹患急病。

5.揭唇(口唇外翻),单见上唇揭或单见下唇揭,或上下两唇皆见揭,提示脾胃功能较差,常患肠胃病,肾衰竭(尿毒症)亦偶见下唇外揭而纵下。

6. 上、下唇合为一个包,提示头部血管紧张,有患脑出血可能。

7. 口唇中部上突,呈"∧"形,提示生殖功能和脾胃功能皆薄弱,身体发育情况欠佳。

8. 唇尖,贪吃和挑食,消化吸收功能薄弱,身体素质较差,以消瘦者多见。

9. 慢性鼻炎,长期鼻塞不通,以口代息,双唇微张,口肌固定于张口状态,长久对脑造成不良影响,容易引起头晕、头痛、失眠、健忘、注意力不集中。

(四)口唇部位溃烂、干裂、疱疹、赘生物等对应病症

1. 口唇溃烂,提示罹患慢性胃肠病。左口角溃烂,提示爱吃零食和摄入糖类过多;右口角溃烂,提示长期进食夜餐或盐摄入过多或过量饮酒。初生儿口唇溃烂,可能是罹患胎传梅毒。

2. 口唇干枯起皱,失其光泽,称为"唇枯",此乃唇失神气之兆。久病之人见此征兆,提示病情危重。

3. 口唇干燥,提示罹患肺炎、肠伤寒等发热性疾患,此外还可见于经常性大量饮酒和慢性胃病。口唇干燥焦裂,提示食积;干裂呈白色改变,提示体内缺水。干燥和干裂均为津液耗损所致,多见于外感燥热,邪热伤津;亦常见于脾经有热,或气候干燥,或阴虚津液不足。

4. 口唇、口腔(齿龈、上腭)发生簇集的疣状丘疹或结节,大小在 2～8mm 不等(亦常见于鼻孔的周围,双臂及双手背,发生在手掌部位的损害呈半透明状丘疹),且见面部呈鸟样形,西医称为"考登综合征",常伴甲状腺、乳腺、胃肠道及女性生殖器官发生肿瘤。

5. 口唇的某些部位出现小疱(与其后所介绍的唇内黏膜疱疹不同,应予区别),如同小米粒或高粱米粒大小,聚集在一起,疱疹内呈黄色透明或浑浊而带血的液体,数日后结痂。

疱疹周围的皮肤不红肿疼痛,稍有瘙痒感,可自愈。该疱疹的

出现,提示机体罹患发热性传染病,如风热感冒、流行性腮腺炎、麻疹等;亦常见于慢性胃病和体内糖分过多的人。

6. 上、下口唇黏膜表面,尤以下唇内面出现直径 1～2mm 的丘疱疹,呈圆形乳头状隆起;也可于黏膜内隐约可见,呈灰白色、淡黄色或透明或半透明状,基底部稍红,呈散在性分布,有 4～20 粒的,提示罹患肠道蛔虫症。该征兆适用于儿童蛔虫症,成年人准确率较低。

7. 常见用舌舔上唇,提示经常性嗜酒;常见用舌舔下唇,提示经常性嗜甜。前者左侧咽喉时肿胀,后者则相反。

8. 唇上赘生皮屑,似鱼鳞状翻起,唇皮可有紧绷发痒的感觉,用手撕除时可见疼痛出血,称为"唇屑",常见于老皮刚脱,新皮又生,缠绵日久,这是血燥不能濡润口唇的征兆。

三、望唇系带的异常改变诊病

1. 在上、下唇系带上,可见大小不等、形状不一(结节或条索状),表面呈灰白或粉红色,较周围组织突起的滤泡,提示痔瘘之疾。滤泡为圆形,为痔核之兆;滤泡为长形,为瘘管之兆。见 1 个圆形滤泡,提示罹患 1 个痔核;见多个大小不等的滤泡,提示罹患多个大小不等的痔核。滤泡位于舌系带中线一侧,提示痔核在同侧;滤泡位于舌系带上端,提示肛门前侧罹患痔核(截石位,时钟位置 12 点处);滤泡位于舌系带下端,提示肛门后侧罹患痔核(截石位,时钟位置 6 点处);滤泡位于舌系带中端线上,提示罹患外痔。滤泡色红而软,提示痔核发生的时间较短;滤泡色白而硬,提示痔核发生的时间较长,已演变成慢性;所出现的滤泡红色的多,白色的少。见出现痕迹松软或肥厚,提示肛门括约肌相当松弛,或由痔核引起的脱肛。

长形滤泡靠近上唇系带中线上部,提示瘘管位于肛门外围;若在中线上下平列的,提示瘘管位于肛门周围;若离中线较远,提示瘘管较深。滤泡上见有白色痕迹,且见明显突出的,提示瘘管发生的时间很长。应当注意,滤泡必须位于上唇系带之上,其他黏膜处的,即无诊断价值。

2. 上唇系带黏膜下见出现米粒样大小的赘生物,提示急、慢性腰痛、腰扭伤。①急性腰扭(闪)伤后,短期内上唇系带黏膜下,即可见1个小米粒样大小的赘生物,少数患者可见有2个赘生物,赘生物颜色苍白,质地较硬。②慢性腰痛的赘生物常呈暗红色或浅红色,质地稍软,基底部较粗,可随腰痛时间的推移,病情的缓解或痊愈,而渐由白变红,由大而变小,由硬而变软,直至消退为止。一般消退的时间,常在腰痛症状消失后的3～6个月内,或者更长的时间。也有多年不消退者,此时的赘生物同系带黏膜颜色相似,质地较软,基底变细变小,顶端突起呈游离状态。③若腰部在数月或数年后再次扭伤,则赘生物可再现原来的形态和颜色,仍有诊断价值。

3. 上唇系带出现白色或灰白色小点,提示罹患痔疾,准确率可达80%。

四、望唇的神色及润燥诊病

(一)唇的神色改变主病

望唇的神色改变,即望唇质的荣枯状况,以判断其病证的性质及预后。清·汪宏在《望诊遵经》一书解释唇神时曰:"夫神也者,明润精爽而有血色者也,得者生,失者死。"唇质的荣润红活,有生气、有光泽,谓之有神,病可治愈,乃生之兆;唇质干枯死板,无生气光泽,则是无神,不易治愈,乃死候之兆。

(二)唇的润燥改变主病

1. 口中唾液分泌量多,津津不止,频频唾吐,称为"多唾",张仲景在《伤寒论》一书中称为"口吐涎",提示脾肾阳气不足,水液不化而上逆;大病瘥后喜唾,多因胃上有寒;口角流涎不止,提示罹患脑卒中口歪,不能收摄之故;或因脾虚湿盛之兆。若见于小儿,称为"滞颐"。

2. 口唇焦燥而色鲜,提示病轻,预后较好;口唇焦燥而色黑,提示病重,预后较差。

3. 上唇干焦常口渴欲饮,提示病位在上,为肺热之征兆;上唇干焦而不欲饮,提示热邪在下部,为大肠壅积燥粪之兆;下唇干焦常口渴欲饮,提示热在阳明胃经;下唇干焦而不欲饮,提示热在太阴脾经。

4. 口唇干燥焦裂,或裂开出血,称为"唇裂",提示津液已伤;唇失滋润而见干燥,提示外感燥热之邪或脾经有热;口唇干枯,提示里热亢盛;口唇焦黑燥裂,常烦渴欲饮,提示热毒盛极。

第十一节　望鼻唇沟诊病

鼻唇沟的位置,是指从鼻翼外侧出发,经口唇旁边,向下颏方向延伸的两条线。古代中医认为,该纹线主发号施令之权,故又称为"法令纹",又因该纹线形似蛟蛇腾空之势,而又有"腾蛇纹"之美称。与人的身体健康和与病症有关联的鼻唇沟大致上可见有下述6种。

1. 八字型:该型沟是从鼻翼侧出发后,呈八字型分别向两侧斜下方走向,延伸至两腮。该型沟等深等长,均匀对称。多见于长寿之人,故又称"寿带纹"。若为年长高寿者,其纹内可呈紫红色改变。

2. 入口角型:该型的鼻唇沟末端朝其口角延伸,乃不祥之兆。表现轻者,身体欠佳,或见于咀嚼肌无力症;重则见于噎膈症,其中有一部分可能罹患食管癌,中医有"腾蛇锁口"主"饿死"之说,其纹内近唇部色灰,提示病情严重;青黑色,提示病情危险。

3. 不对称型:正常人的鼻唇沟左右两侧相等、对称,同样深浅。若两侧鼻唇沟深浅不一、大小不等时,则称为"不对称型鼻唇沟",常见于:①因罹患面神经炎造成面神经麻痹或脑血管意外引起偏瘫的患者,由于患侧面肌松弛,对侧过于牵拉而造成健侧鼻唇沟变深、变长,患侧变浅、变短,甚至消失。②双脚行走不一致或跛脚的人,其鼻唇沟深的一侧罹患"疼痛性足综合征";其鼻唇沟浅的一侧脚,则罹患"足腕疼痛性综合征"。③经常用一侧牙齿咬食物

中国民间诊病奇术

等,造成常咬一侧的脸大,另一侧脸小,常用牙的一侧鼻唇沟深而长,而不常用牙的一侧鼻唇沟就浅而短一些。

4. 鼻唇沟上部,亦即鼻翼部位见有变形时,提示腰和大腿罹患病症。

5. 鼻唇沟起始端过高,超过了鼻尖的高度时,称为"漏槽",提示人过中年以后,身体会有一定的损害表现。

6. 儿童在一般情况下,是无法见及鼻唇沟的(开口笑时除外),只有当人长大时,才可见有鼻唇沟出现。因此,鼻唇沟的出现,提示一个人正走向发育成熟。

第十二节 望人中诊病

人中,又称"人中沟""水沟",位于鼻尖的正下方、口唇的正上方之间。古人常用"鼻下"表示人中的部位,通过观察人中的色泽、形态、动态、长度等的改变可诊断疾病。人中诊术最早见于《内经》之中,如《灵枢·五色》中有"面王以下者,膀胱子处也"及"唇厚人中长以候小肠"之说,张景岳注曰:"面王以下者,人中也,是为膀胱子处之应。子处,子宫也。"中医认为,人中是经络交错,经气贯注之处,手、足阳明经,足厥阴肝经,冲、任二脉及督脉的循行均经过人中部位或于人中附近。人中与经络、脏腑生理上的密切联系,决定了在病理上也必然相互影响。因此,可以从人中的色泽、形态、长度等的改变中窥视出人体某一脏腑、器官或某一部位的病变情况。

观察人中时,要让被检者面朝自然光亮处,口唇微闭。检查者仔细观察被检者人中的长短、深浅、宽窄、色泽、形态的变化,以及是否有斑点、瘢痕、皱褶及隆起增生物等,必要时还应进行测量和按压等项检查。

一、望人中的色泽改变诊病

正常情况下,人中的颜色与面部应当一致,其色泽明润,黄而透红,提示脾肾健旺,后天充盛。若见出现不同的颜色,就有可能罹患疾病。

(一)人中色红(紫)对应病症

1. 妇人妊娠人中色偏红,甚则体表满布红疹,并自觉浑身灼热,提示罹患胎毒,娩出之婴儿易患疮疖热病。

2. 人中色红,提示热入胞宫,易罹患生殖系统急性炎症。

3. 人中近唇际处潮红,提示瘀血发热、痛经、血热崩漏。

4. 人中色微赤,提示里热亢盛,易患疔痈。

5. 小儿人中红肿如疮,提示腹中有虫积之疳证。

6. 妇人人中有红点和肿物,则子宫也同样有红点和肿物;妇人人中出现似星状红点,提示罹患子宫癌。

7. 人中下段近唇际处呈淡紫色,且伴人中短缩,提示罹患十二指肠球部溃疡。

8. 人中呈现紫暗色,且无光泽,提示心绞痛发作。

(二)人中色黄对应病症

1. 人中色黄,提示脾胃虚弱。

2. 人中显露土黄之色,提示脾胃虚寒、中气不足,常见于慢性胃肠道疾患。

3. 人中色质萎黄,肌肉松薄,提示脾肾虚弱,阴血不足。

4. 孕妇人中枯黄、浅平,且上宽下窄,提示胎儿停止发育或胎死腹中。

(三)人中色青对应病症

1. 人中色青,提示里寒证,女性可能有痛经;男性可有睾丸疼痛。

2. 人中见时青时黑,提示罹患肝肾疾病。

3. 人中色青而赤,且短于中指同身寸(所谓的中指同身寸,是将其中指第 1、第 2 指节横纹桡侧端间距作为 1 寸,来度量身体穴位的距离),提示肝经炽热,下扰冲脉。

(四)人中色暗绿对应病症

人中颜色暗绿,提示罹患严重的胆囊炎、胆石症、胆绞痛等病症。

(五)人中色白对应病症

1. 人中色白,提示罹患虚证、寒证。

2. 人中色淡白,提示罹患慢性溃疡性结肠炎等。

3. 人中色淡白,且见人中沟变浅,提示有阳痿、遗精。

4. 人中色淡白,且皮薄而干枯,提示血枯经闭。

5. 妇人人中近鼻际处颜色淡白,提示气虚崩漏。

6. 人中色白,且伴冷汗涔涔,提示罹患肺结核咯血或支气管扩张症。

7. 人中发白,双唇亦微见发白,提示腹腔寒滞,多罹患腹胀及肩、背、腰部疼痛。

8. 人中发白,右上唇暗红,提示脾胃湿热,大肠虚寒,多罹患腹胀、疼痛等病症。

(六)人中色黑对应病症

1. 人中色黑,多主寒证。在女性多主宫寒不孕,在男性多主阳痿、遗精、输尿管结石。

2. 人中色滞,且见瘀斑,提示罹患泌尿、生殖系统癌症。

3. 人中见有瘀斑,提示罹患子宫内膜结核、附睾结核、精索静脉曲张等病症。

4. 人中微黑,提示里热重证;下痢之人人中见黑色改变,提示湿热邪毒深重,病情危重。

5. 人中色黑,提示患肾病综合征、尿毒症(肾衰竭)等病症。

6. 男性人中色泽黑青,提示罹患前列腺炎、睾丸炎等病症,且多伴有疼痛。

7. 人中呈现紫色或稍带黑色,提示伤食。

8. 人中色黑,且短于同身寸 1/3 以上,提示罹患精液稀冷,或无精,或死精等男性不育症。

9. 人中呈现黑色斑块,提示肾阳虚,多见于垂体分泌功能不足或肾上腺皮质分泌功能不足所致的席汉征、西蒙病、艾迪生病等。

(七)人中色灰暗无光泽对应病症

1. 人中颜色灰暗,且无光泽,提示肾阳虚衰,下元不足。

2. 妇人见人中色灰暗,且无光泽,提示宫寒不孕、子宫颈炎、附件炎、卵巢囊肿、子宫肿瘤等病症。

3. 男人见人中色灰暗,且无光泽,提示性欲减退、阳痿不起、前列腺炎或睾丸炎等,或正处于疼痛之时。

4. 人中色暗,且灰失荣,提示隐性冠心病。

二、望人中的形态改变诊病

(一)望人中的正常形态表现

人中的正常形态可分为端直型和梨状型两种。

1. 端直型人中可见沟缘隆起,呈棱线形,成年人两侧沟缘间的距离为 0.7～1.0cm,沟道上下基本等宽,或下端宽于上端,沟的深浅适中。

2. 梨状型人中大体上与端直型人中相似,但沟的上端略窄,下端稍宽,近唇缘处又变较窄,似梨形。

3. 上述两型人中皆见沟缘清晰、均匀、对称。临床见此人中,提示泌尿、生殖系统发育良好,一般就女性来说,表明月经、排卵、生殖等功能正常;男性多无阳痿、早泄和不育等病症发生。因此认为:①人中以深长且宽粗者为佳;②人中较长,提示精力充沛,生殖器官发育良好;③人中越宽,提示寿命越长;④人中深而宽,提示血液循环良好,精力充沛,全身充满活力,生殖力强,身体健康;⑤人中深而清晰,提示身体健康。

(二)望人中的生理变态诊病

1. 狭窄型　沟缘隆起或平坦,沟道狭窄而细小,最宽处不大于 0.5cm,有的仅见一粗线条状;有的上下沟道稍宽,中段尤细,临床见及该型人中,提示有罹患癌症之可能,或女性子宫发育不良,如子宫小、发育迟缓、宫体狭长、宫颈细窄等。

2. 狭长型　沟道狭窄细长,沟缘清晰;或见中段尤细,上下稍宽,色暗淡。临床见及该型人中,女性提示子宫体狭小,子宫颈狭长,或提示痛经;男人提示包皮过紧或过长。另外人中长度大于中指同身寸者,常见于子宫下垂;人中沟深,常为子宫后位;人中沟浅,常为子宫前倾或后位,常有经行胀痛等见症。

3. 浅坦型 又称平坦型,沟缘略见隆起或不明显,沟道浅而平坦。处于自然口形时,尚可见及沟形,微笑时,则沟道更浅,甚至不易辨认。浅坦型人中当中,也有沟道宽窄之别:①人中浅坦型,提示性欲低下,提示罹患崩漏与漏胎;②人中浅而宽,女性提示先天性子宫发育不良,或泌尿、生殖功能低下,或子宫前倾和子宫肌瘤,或子宫萎缩(多见于老年患者);③人中沟浅而色淡,提示肾阳不足,气化失司,易罹患阳痿、少精、生殖力弱等病症;④女性人中浅而狭窄,提示后天性子宫萎缩,质地较硬,活动度较差,常表现经期紊乱,经量逐渐减少而致闭经;⑤男性人中宽平而不能形成沟道,提示易出现癃闭等见症;⑥人中浅而狭窄,提示血液循环不良,体力欠佳,易患疾病;⑦人中较宽但不清晰,提示体质欠佳,平生常易患病,但不影响寿命。

4. 短平型 是指人中特别的短(一般人中的长度与中指同身寸等长或略短),沟道偏平,沟缘则仍显露或隐约可见。主要与生殖系统疾患有关:①月经来潮的第1日量多或发生血崩,妇人性欲低下;②妇人提示子宫小(常为幼稚型子宫),发育欠佳,多无子宫内膜生长而无月经来潮;③或见宫颈松弛,受孕后易见漏胎,或阴道宽而浅;④人中短小,提示宫颈较短,会阴部(阴部与肛门之间的部位)亦短;⑤人中短小,提示男性单侧无睾或隐睾,或见阴茎短小发育不全。

5. 双沟型 是指人中沟道中间呈凸起纵线,条索或结节状改变,位置不定。妇人见此型,提示可能为双子宫、双阴道等畸形改变。

(三)望人中的病理变态诊病

1. 木硬型 是指人中沟道发木、僵硬、肿大。与其病症的对应关系如下:①人中左右木硬、肿大,提示循环系统功能薄弱;②人中左区木硬、肿大,色泽灰暗,提示腹腔左侧易患恶性病变;③人中右区木硬、肿大,提示腹腔右侧器官功能较弱;④人中微见塌平、僵木(上唇微见僵木,而下唇润泽)提示脾胃、生殖器官有湿热证,易患皮疹,手、足、面部易长痘疹;⑤人中塌平、僵木,提示生殖系统功能较差,易罹患喉肿、肩颈僵硬等病症。

2. 平满型　是指人中平坦鼓起,但不缩短。与其病症的对应关系如下:①人中沟道上端近鼻际处平坦,提示罹患胃病;②人中沟满平坦,提示脏腑气绝,特别是脾气败绝;③人中沟满,色淡,提示脾阳虚,水气停蓄。

3. 凸隆型　是指人中沟道中出现位置及形态不一的赘生物,如小丘疹、斑点或溃烂,甚至引起沟形的改变。与其病症的对应关系如下:①提示病情较为复杂,一般为宫颈糜烂;②人中沟道长疔,提示胃火上炎;③沟道一侧增生或变形,提示一侧腹痛,或压痛,或腰部酸痛及月经不调等;④做妇科检查时,可见有附件炎或附件增厚、子宫肌瘤、子宫息肉或子宫囊肿等病症。

4. 混合型　是两种或多种变型同时存在,包括生理、病理及子宫位置变态特征的综合性反映,所提示病变请参阅相应的各型。

(四)人中沟道的其他形态改变诊病

1. 人中沟道见有横纹,提示不孕症。

2. 人中沟道呈上下同宽而中间狭窄之状,色晦滞,提示隐性冠心病。若心绞痛发作,则人中呈紫晦色改变,甚则短缩。

(五)人中变态与子宫位置变态的关系

1. 人中沟道上端较宽,下端较窄,似如倒梯形,提示子宫前位或前屈,易患痛经。

2. 人中沟上窄,下宽,呈八字形改变,多见于矮胖型妇人,提示子宫后倾,经行腰酸,严重者可影响受孕。

3. 人中沟道或一侧沟缘向左或向右偏斜(先天性、神经性或损伤性的人中沟变形,不在此范围以内):①人中沟道向左偏斜,提示子宫体左偏;②人中沟道向右偏斜,提示子宫体右偏。均易罹患不孕症。

三、望人中的动态改变诊病

1. 人中部位颤动,提示脑卒中(中风),乃气血无法濡养之见症;亦可见于生育过多或子宫出血过多的妇女。

2. 人中原先正常,孕后某一阶段却突见缩短,且伴腰酸背痛,带下绵绵,提示流产先兆,该征兆多在流产前1～2周显露。

3. 人中沟道先萎缩松弛,继则变浅短缩,提示肾虚已极,下焦寒水上冲,大有蒙窍趋势。

4. 氮质血症患者,常见人中沟道萎缩松弛,转变为尿毒症后,并见短缩,至昏迷之后,则见口唇反翻。

5. 人中卷缩称为"唇反",此乃脏腑真气欲绝,脾气衰竭之危兆。

四、望人中的长度改变诊病

实际上人中长度的改变也属形态改变的一个方面,但为了更能清楚地说明与疾病的对应关系,现将其另做叙述。形态改变和动态改变部分主要介绍了人中沟道的深浅、宽窄等的外形变化。

根据观察,正常人的人中长度基本上与其本人中指的同身寸长度相等。也就是说,人中的正常长度约有中指同身寸1寸长。凡其长度与之不相符合的,无论是男是女,多半罹患泌尿、生殖系统疾患,长度差别越大,症状就越明显。

1. 中指同身寸长度大于人中,临床上较为多见,一般大于0.5cm以上。其对应病症:①提示先天肾气不足,在男性,常见于阳痿、早泄、射精不能症、男性不育症和狐疝等;②在女性,多见于月经初潮推迟,且伴痛经、经前期综合征、子宫发育不良、宫体位置不正、功能性子宫出血、子宫肌瘤、带下症和不孕症等;③提示孕妇有早产、流产倾向。

2. 中指同身寸长度小于人中长度,临床较为少见。对于人中偏长,除前文已作介绍外,还可见:①人中过长,男人则阴茎包皮过长;人中细长,妇人宫体也较窄长;②人中松弛变长,妇人可能出现子宫下垂;③亦可能为精力充沛的征兆,与长寿可能也有一定的关系。

第十三节 望齿诊病

"齿为骨之精",为人体最为坚硬的组织。肾主骨,故齿为肾之外候。龈者,肉之延伸而统于胃。齿为肾之余,龈为胃之络。肾与胃一为先天之本,生命之基;一为后天之本,气血之源,共同维持着齿龈的生长、发育。凡气血之往来,津液之敷布,经络之灌注,莫不集合(辐辏)并至而达于齿。牙齿虽居于外而连于内,虽为方寸之地,却与脏腑经络息息相通。故《望诊遵经》曰:"齿者肾之标骨之余也,少长别乎此,盛衰见乎此""察其滋润干燥而现之寒热,察其枯槁明亮而决病之生死"。《口齿类要》亦曰:"诸经多有会于口者,齿牙是也"。齿诊之术,始于《内经》,书中将牙齿的生长发育情况用来反映肾气的盛衰,以齿长而垢,无光泽等表现,来提示疾病之凶兆。及至清代,温病学家们进一步发展了齿诊术,将齿龈的变化作为温热病胃津肾液存亡的先兆。

一、望齿的色泽改变诊病

(一)望牙齿色黑诊病

1. 牙齿色黑或黄暗成片脱下,并伴面色青黄,提示腹中冷积且较久。

2. 牙齿色黑,口唇颜色亦黑,提示性功能不强。

3. 长期嗜饮浓茶或吸烟,会使牙齿沾上一层油黑色。

4. 牙齿色黑,腰部疼痛,时有潮热逆冷,脉数者,提示骨蒸。

5. 病重之人,牙齿变黑,提示脏气行将耗竭,为难治之症。

6. 牙齿焦黑干燥如同枯骨,或伴唇、舌焦枯瘦瘪,无论是在急性外感热病还是在杂病中见及,均提示肾精虚极,肾之本色外露,津液濒于耗竭。故有"肾热者,色黑而齿槁""面无光,牙齿黑者死。"之说。

7. 牙齿突见发黑,面目亦黑,身见黄肿,腰痛如折,盗汗多,提示罹患女癆疸之疾。

8. 齿黑根肿腐烂,时流脓血,提示热毒火邪入侵,胃经蕴郁湿痰火毒凝聚,俗称"齿内生虫"。

(二)望牙齿色黄诊病

1. 牙齿色黄而略带润泽之人,表面看似柔弱无能,实质身心强韧无比。

2. 牙齿色黄,且干燥,提示热盛伤津。

3. 牙齿色黄,且面呈污垢之色,提示将发瘟疫。

4. 牙齿表面呈黄褐色斑块,可能为地方性氟中毒。

5. 患病之人,牙黄而枯落,乃肾气将绝之兆,提示病情危重。

6. 牙齿忽然变黄,提示肾虚;牙齿如同黄豆,提示肾气欲绝。

7. "肾中风"齿未黄,提示其病可治;齿黄赤,发直,面如土色,则病危重。

8. 温病齿黄而燥,提示热盛伤津。

9. 龋齿(俗称"虫牙")之人,牙齿侵蚀部分由于脱钙的缘故变得较疏松,食物中的色素乘虚而入,使病变部分着色,致使牙齿成黄褐色或白垩状改变。

10. 罹患黄疸病时,由于胆色素侵入牙髓组织,致使牙齿变成橘黄色或绿色。上述牙齿变色则是暂时现象,等病愈后,牙齿颜色亦即恢复正常。

11. 幼儿乳牙发黄,可能是在胎儿 4 个月至 6 岁期间使用过四环素族类药物,致使萌出的牙齿变成花斑状或暗黄色,即称为"四环素牙"。

(三)望牙齿色白诊病

1. 牙齿洁白如玉,明润而有光泽,坚固而无松动,提示肾气和津液充足。

2. 牙齿白中带黄,且润滑,提示身体康健。

3. 男性牙齿白甚,但却干枯而无光泽,又称"马骨",易见早泄。

(四)望牙齿的其他色泽改变诊病

1. 小儿牙齿呈灰绿色改变,提示可能罹患红细胞增多症。

2. 牙齿呈红色改变,提示罹患伤寒或其他急性皮疹感染。

3. 经常接触铜、铁、铅、镍、汞、锰等金属尘埃或金属盐类,可使牙颈处出现与接触金属色泽相似的线带,通过观察这些色泽的改变,有助于疾病的诊断和鉴别。

4. 孕妇在怀孕期间罹患风疹、毒血症等病,或小儿患白喉、麻疹、猩红热等病症时,可使小儿牙釉质发育不全,牙齿呈棕灰色改变。

5. 患黄褐病或黑尿病时,可使牙齿呈棕色改变。

(五)望牙齿的润燥诊病

1. 牙齿干燥枯槁,提示精气耗竭。

2. 年老之人牙齿干枯发晦,提示肾气虚急。

3. 牙齿虽见干燥,但尚存明润之光,提示津液还未枯竭;牙齿干燥无光泽,色如枯骨,提示肾阴耗竭,上荣无力,属难治之候。

4. 牙齿干燥,光洁如石,提示阳明胃经热盛,津液大伤,见于温病极期。

5. 口张不闭,门牙干燥,口唇亦见干燥,提示夏季伤暑。

6. 牙齿黄燥或焦燥,如同枯骨,提示热盛伤津,肾液耗竭。

二、望齿的形态改变诊病

1. 牙齿排列整齐与否,与遗传极为密切,父母体型、身高差别较大者,其子女的牙齿多排列不整齐。

2. 牙齿形态极不规则,见于乳牙过早或过晚脱落,恒牙生长过晚。

3. 牙齿排列紊乱,提示脊椎弯曲。

4. 牙齿排列不很整齐,在男性,易罹患阳痿,但也见有少数性欲异常亢奋者。

5. 牙齿排列整齐划一,牙根在口腔内埋得较深,牙冠较短的角型齿,俗称"牛齿",此种人生殖能力强盛。

6. 牙齿大,特别是门牙大的人,提示身体健康,第二性征发育良好。

7. 牙缝变宽,提示可能患重症糖尿病、肢端肥大症、甲状腺功能亢进症、牙槽萎缩等病症。

8. 青年人上门牙外龇,牙间缝隙变大,口唇无法闭上,称为"变性型牙周病",多由长期内分泌功能紊乱所致;女性多见于功能性子宫出血、闭经、痛经、月经失调等疾患。

9. 上排前牙如同啤酒商标,两牙间分离较远,牙下缘呈半月形凹陷,提示罹患先天性梅毒。

三、望齿的发育及损伤情况诊病

牙齿发育不良或遭受损伤,对人体健康可造成不良的影响。相反,不健康的身体亦可导致牙齿的发育不良或过早的损伤,二者互为因果关系。

1. 小儿牙齿长得歪斜稀疏,提示阳明本经不足。

2. 儿童齿落久不续生,除见于营养、内分泌因素所致外,还可因感染、损伤及牙胚缺失等因素所致。乃肾与督脉俱虚,牙齿缺乏气血滋养之故。

3. 小儿一般2.5岁左右出齐乳牙,出牙较迟,是由于缺乏钙质、营养,以及内分泌功能失调。此乃先天禀赋不足,体质虚弱,肾气亏虚,后天失养的具体表现。

4. 小儿4—5岁仍未出齐牙齿,除上述因素外,也可见于先天性痴呆症、呆小症及佝偻病等病症。

5. 不明原因致牙齿缺失,提示脾胃虚弱,亦为喜食甜食之佐证。

6. 牙齿稀疏、松动、齿根外露,提示肾虚或虚火上炎。

7. 病重见齿黄枯落,乃骨绝之征兆,属危重证候。

8. 拔除门牙,改镶假牙,体内荷尔蒙(一种内分泌激素)分泌便见减少,在女性则乳房会逐渐变小。

9. 过食白糖或体内缺乏维生素C都会引起牙病。中医认为,龋齿乃因阳明胃实或肾气不足。也有人认为，如三叉神经有疾患，也易罹患龋齿。

10. 牙面不很光洁，提示牙釉质生长不全、佝偻病或小儿长期发热。

11. 牙齿过早腐坏，无论是因龋齿抑或损伤，均提示体力欠佳。

12. 牙齿早坏，提示晚年身体欠佳。

四、望齿垢的改变诊病

1. 健康人若经常刷牙，其牙垢较少。

2. 见牙垢间有红缕带丝，多因出血所致；牙垢之中夹有坚硬颗粒，多为胃滞。

3. 牙垢如同灰糕样，提示胃中津气无权，湿浊浸淫，其病多属危重。

4. 牙垢色黄，提示热盛阳明；牙垢色白，提示湿聚太阴。

5. 牙齿干焦而无牙垢，提示肾胃精气、津液耗竭；牙齿干燥根部有垢，提示内火旺盛耗伤津液，但未枯竭；齿焦而有牙垢，提示肾热胃浊。

6. 牙垢坚硬，难以清除，或垢多口臭，提示病属实证；牙垢松软易被剔除，或垢少口和，提示病属虚证。

五、咬牙、磨齿与疾病

1. 熟睡之中咬牙或磨牙，提示胃中有热或虫积，大人多为胃热，小儿多为虫积。

2. 咬牙且见牙关急挛，脉证俱虚，非胃气衰败，内风乘虚袭络，亦即水亏木旺，阴虚动风，皆属至虚而见实象。

3. 咬牙且见脉证衰弱，提示胃气不足而筋脉失养；咬牙闭口，舌硬而不见缩，提示风痰阻络，或热盛动风。

4. 咬牙且见啮齿，提示湿热动风，将酿成痉证；咬牙而不啮齿，提示胃热，乃气窜经络之故。

六、齿痛与脏腑病变的对应关系

1. 上门齿痛,属心火亢盛;下门齿痛,属肾火亢盛。
2. 左上齿痛,属胆火亢盛;左下齿痛,属肝火亢盛。
3. 右上齿痛,属大肠和膀胱火盛;右下齿痛,属肺火亢盛。
4. 两侧上磨齿痛,属胃火亢盛;两侧下磨齿痛,属脾火亢盛。

第十四节　望齿龈诊病

齿龈,又称"牙龈""牙床",属口腔黏膜的一部分,齿龈覆盖在牙槽突出的表面和牙颈之间的区域范围,是一种富有弹性而坚韧的组织。

通过观察牙龈的色泽、形态改变,功能异常等来诊断疾病的方法技术,称为"望齿龈诊病奇术"。齿龈诊术,始于《内经》,书中用齿的生长情况来候肾气之盛衰,以齿长而垢,无光泽来预测疾病的凶吉。到了清代,温病学家们进一步发展了齿龈诊术,将齿龈的变化作为温热病胃津肾液存亡的预兆。

一、望齿龈的色泽改变诊病

1. 正常健康之人的齿龈呈淡红色,润泽而坚实,提示脾胃功能正常。
2. 齿龈颜色呈淡白色改变,提示气血亏虚,不能上荣。乃因脾胃虚弱,生血乏源,血少不能充盈龈络之故。
3. 齿龈处见有紫斑改变,提示瘀血阻滞。
4. 齿龈边缘出现一条红线,称为"弗兰克征",为罹患流行性感冒后,体内缺乏维生素 C 之故;齿龈边缘处,出现多条红线,称为"弗雷德麦征",为罹患肺结核后,体内缺乏维生素 C 之故,严重者,可引起齿龈出血。
5. 齿龈边缘处,呈现灰黑色或蓝黑色线条的,提示慢性铅中毒或铋中毒;经常服用含有汞(水银)制剂药物的人,亦可出现牙床臃肿。

二、望齿龈的形态改变诊病

1. 齿龈红肿疼痛的,提示阳明经热气旺盛;齿龈胀而发痒,提示心血虚衰。

2. 齿龈红肿,提示阳明热证,为胃火上炎之征兆,常见于急性牙龈炎;齿龈淡红而微肿,提示气虚或虚火伤络,常见于慢性牙周炎。故有"红而肿者郁火,淡而肿者气亏"之说。

3. 齿龈红肿溃烂,疼痛剧烈,流出腐臭血水,甚或寒热交作,称为"风热牙疳",提示风热邪毒攻胃,系平素脾胃积热,复感风热之邪所致。

4. 齿龈起疮或局部红肿,突出增厚,形似齿龈重叠,称为"重龈",盖由胎毒或脏腑积热,或外感风热,壅结于龈,聚湿、化痰、生瘀而成。

5. 婴儿齿龈长出米粒样大小乳白色或乳黄色小硬块,与重龈不同,一般无红肿疼痛表现,可自行消失。

6. 牙间齿龈生出胬肉,与龈肿不同,称为"齿壅",常与外感湿热,胃中有热或虚火上炎,齿龈长期充血肿胀,或好食辛辣动风之品等因素有关。

7. 齿龈红肿疼痛,提示外感风热邪毒或胃火上炎;齿龈浮而肿胀,不红但疼痛,提示外感风寒;齿龈微红不肿,牙齿浮动,咬物时痛,午后疼痛加剧,提示肾阴不足,阴虚火旺。

8. 齿龈肿而坚硬,提示脏腑积热;齿龈肿而松软,提示虚火妄动。

9. 齿龈肿而突然起病,提示多属实证;齿龈肿而缓慢起病,提示多属虚证。

10. 齿龈肿而青紫,提示挟带瘀血;齿龈肿而色淡,提示挟带痰湿。

11. 齿龈胬肉翻花,肿硬增生,腐烂凹蚀,恶臭剧痛,乃火毒痰浊之邪凝结所致,是属恶兆。

12. 龈肉萎缩而色淡,提示胃阴不足、肾气虚衰,或气血困阻。常罹患慢性萎缩性胃炎、胃黏膜肠化生等病症。

13. 齿龈萎缩,周边色赤溃烂,提示肾阴亏损,虚火上炎。

14. 齿龈生长小肉瘤,提示痰火内聚或气血瘀滞。

15. 齿龈宣肿,龈肉日渐腐颓,以致牙齿宣露,齿牙动摇,常渗脓血,称为"牙宣"。见有胃火上蒸,为胃经客热积滞长久,邪热熏灼齿龈,以致失荣萎缩;见有肾阴亏损,为精血上灌不足,虚火上灼,以致失荣宣露;见有气血双亏,为齿龈失于濡养,又兼见虚邪乘虚侵入龈间,久之龈烂软却。

16. 齿龈肥厚,常见于慢性牙龈炎或长期服用西药苯妥英钠,或为白血病。

17. 妇人妊娠期间,齿龈局部肿大,呈瘤状,有蒂,暗红色,易出血,常单独发生,称为"龈瘤",生产、分娩后,即见逐渐缩小。

18. 牙床腐烂,牙齿脱落,为"牙疳"之凶兆。

19. 齿龈疏松,如同海绵状,易见出血,常见维生素 C 缺乏症、急性白血病、汞中毒等。

20. 齿龈溃破流脓,提示阳明火热熏蒸。

21. 龈色如常,但有溃疡出现,提示气虚生火,劳倦内伤。

22. 齿龈肿胀结肉,高低如蕈,色呈紫黑,称为"芽蕈",提示火盛血热夹滞气郁蕴结于阳明胃经。

三、望齿龈的出血情况诊病

1. 齿龈之间结有血瓣,色紫如同干漆,提示阳明热盛动血;齿龈之间结血,其色如同酱色,此乃阴血,提示肾阴耗竭,虚火上炎动血。

2. 齿龈红肿,出血色鲜红,提示阳明实热,胃火上炎,灼伤龈络。

3. 齿龈色淡不肿而出血,提示脾虚不能摄血;若出血量不多,呈点滴之状,血色淡红,提示气血亏虚或肾阴亏耗。

4. 齿龈出血,可因牙齿排列不齐,刷牙损伤所致,也可因缺乏维生素 C、维生素 K、凝血因子等所致,常见于白血病、再生障碍性贫血、血友病等凝血功能障碍,或罹患慢性肝炎、肺结核等消耗性或营养代谢性疾患。

5. 龈浮齿摇而见微痛,齿出(衄)血色淡红,提示阴虚火旺。

6. 齿间缝中常自流血而痛,是为"牙宣",提示胃火冲激;不痛者,提示肝火内燔。

7. 小儿面呈黑色,龈间流血,口臭足冷,泄泻腹痛,啼哭不已,提示肾疳。

第十五节　望舌诊病

舌,俗称"舌头",为口腔内的主要器官。具有搅拌食物和协助发音的功能,临床上通过观察它的变化可以诊断疾病。望舌诊病在我国有着悠久的历史,远在殷墟出土的甲骨文中,就已有望舌诊病的记载。《内经》中也有关于望舌诊病的记录,如《灵枢·五阅五使》曰:"心病者,舌卷短,颧赤";《素问·刺热论》曰:"肺热病者……舌上黄";《难经》曰:"足厥阴气绝,即筋缩引卵与舌卷";《中藏经》曰:"心脾俱中风,则舌强不能言也";《敖氏伤寒金镜录》则在书中详细介绍了36种病态舌。时至今日,望舌诊病已成为中医诊断学中必不可少的方法之一。

望舌诊病时,先让被检查者取正坐姿势,面对柔和而充足的自然光线,尽量张口,自然舒展的将舌伸出口外,充分暴露舌体,一般以能见及舌根的人字沟为准,舌尖略向下,使舌面两侧舒展,然后进行细致的观察。并须注意排除生理和理化因素所引起的假象(如光线折射,使舌质失色;或伸舌时间过长或过于用力,舌体发生充血;或饮用冷热和含有色素的食物等,都有可能使舌质、舌苔发生改变),力求做出正确的判断。

一、正常舌象

正常人的舌象,应是舌体柔软,运动灵活,伸缩自然,胖瘦适中,不厚不薄,舌边无齿痕;舌质色泽淡红,红活鲜明,不老不嫩,润泽适中;舌苔淡白,颗粒均匀,不湿不燥,干湿适中,不黏不腻,无异物污垢,无瘀点、斑点,无条纹线,无隆起物出现。

二、生理或理化因素对舌象的影响

1. 作息时间变动,夜不能寐,睡眠时间明显减少,或时常悲思苦闷不得其解,舌尖部可见有红赤状改变。

2. 食入大蒜、生姜、辣椒或热汤等刺激性物质时,可使舌质变成鲜红色或绛红色。

3. 育龄妇女在经期的前后 1～2 日,舌尖处可见有较多的红刺状物出现,行经后明显减退;中年妇女在正常情况下可见有红星状物出现,上述改变均属正常的变异。

4. 时常大笑,舌色暗;常感恐惧,舌色淡;常发怒,舌边易赤;房劳过度,舌色淡暗无华。

5. 长期酗酒之人,舌边常呈红赤干燥改变。

6. 长期大量吸烟、龋齿、口腔不洁、久服中药补药(如人参、黄芪、鹿茸、熟地黄等)、时常忧心忡忡者,苔垢较厚。

7. 慢性鼻炎,鼻腔堵塞、睡觉张口呼吸,晨起则见苔厚腻或见中心苔,舌根苔呈黄色改变。

8. 饮食不节、饮酒过度、便秘日久、过食油腻之人,舌上可见黄白苔垢。

9. 常饮豆浆、牛奶之人,苔呈白色。

10. 食用蛋黄、枇杷或服用黄连、栀子、维生素 B_2、复合维生素 B、呋喃唑酮(痢特灵)、四环素等,易使舌苔染成黄色。

11. 食入雪梨膏、桑葚、乌梅、橄榄、咖啡、酱油、醋等,易使舌苔染成黑色。

12. 食用葡萄、草莓等水果,可使舌苔染成紫色。

13. 先天性裂纹舌、正中菱形舌及部分小儿的舌质淡、红、舌体胖、齿痕、光剥苔、油腻苔及老年人舌质淡红有齿痕等,均可视为正常生理性的变异舌,临床上均无诊断价值。

三、望舌质的异常改变诊病

(一)望舌质色泽改变诊病

1. 淡红舌　舌色白里透红,淡红适中,不深不浅,红活鲜明,燥润适宜,此乃常人之舌象,提示心血充足,阳气布化。但若红光外露,亦属有病之兆。

(1)许多疾患的早期,也可为淡红色舌,如感冒初期等。

(2)亦可见于慢性消化系统病症,如慢性胃炎、溃疡性结肠炎、慢性活动性肝炎、早期原发性肝癌、早期胃癌等。

(3)临床上不能单凭淡红舌一点就认定无病,而应结合舌苔、体征及各项理化检查等做出诊断。

2. 淡白舌　舌色较正常人的淡红色浅淡的,甚至全无血色,舌体小于正常而见瘦薄,苔薄的,称为"淡白舌"。由于阳气不足,生化阴血的功能减弱,推动血液运行的力量亦衰减,致使血液不能充分营运于舌质之中,故见舌色浅淡而白。提示罹患虚证、寒证或气血两亏证。现代研究认为淡白舌的形成与贫血,全血黏度、血浆黏度和血浆渗透压降低,血清蛋白合成障碍,血浆蛋白偏低,组织水肿,消化功能障碍导致的营养不良,基础代谢降低,以及某些内分泌功能不足等因素有关。上述因素可导致血液稀释而使颜色变淡,同时,舌体长期得不到血液及各种营养物质的供应,舌的肌肉和上皮黏膜可发生萎缩。

(1)舌质淡白湿润,舌体胖嫩,提示阳虚寒证。

(2)舌质淡白光莹,或舌体瘦薄,提示气血两亏。

(3)淡白舌可分为两种类型,一种较正常人的舌色略淡些,但仍可见有红色出现,提示其病较轻;另一种舌色枯白,血色全无,甚至连口唇、齿龈均见苍白无华,提示其病较重。

(4)淡白舌常见于长期罹患慢性疾病和功能低下虚弱的患者,如消化不良综合征、各种类型贫血、慢性肾炎、肾衰竭、血浆蛋白偏低、低血压症、内分泌功能低下、基础代谢降低(如甲状腺功能低下)、严重血小板减少性紫癜、晚期血吸虫病、中晚期胃癌、各类白血病及部分哮喘和抵抗力减弱的患者。

3. 红舌 舌色较淡红舌深,甚至呈鲜红色,光泽明亮,也有略带晦暗,舌体较瘦,舌面较为干燥,可伴见各种形状的裂纹,称为"红舌"。提示热证。因血得热则行,热盛则气血涌沸,舌体脉络充盈红活,故色鲜红。

(1)舌红而起芒刺,或兼黄厚苔,提示实热。

(2)舌质鲜红而少苔,或有裂纹或光红无苔,提示虚热。

(3)舌质红,苔白而糙,提示温燥伤肺。

(4)舌质红,苔黄而糙,提示燥邪耗伤胃阴,无法上润于舌。

(5)舌质红而干涩,提示血虚生热。

(6)单纯舌尖红,或伴有红色点刺,提示心火上炎,肺或大肠瘀热。常见于流行性感冒初起发热、急性支气管炎、肺炎、胸膜炎、心肌炎、急性阑尾炎、胆囊炎、胆石症、严重的慢性胃炎、肺结核、中晚期糖尿病、甲状腺功能亢进症等病患。

(7)红舌也可见于急性疾患和重症患者,如严重化脓性感染、毒血症、脓毒血症、败血症、重症肺炎、急性传染病的危重期、高热、高血压症、糖尿病、甲状腺功能亢进症、脑血管意外、一切代谢增高的疾病、脱水、术后虚弱、维生素 C 缺乏症、B 族维生素缺乏症等。

(8)光红舌可见于结核病、晚期肺心病、肝硬化晚期出现腹水时。光红舌舌尖部有瘀点的肝病患者,提示病情危重,为肝昏迷之先兆,应充分注意。

4. 绛舌 深红色为绛色,如舌色较红舌更深浓的,称为"绛舌",是红舌的进一步发展,提示内热深重,与红舌均属热象,但其程度更甚,主热极,并有外感与内伤之分。

(1)罹患外感病舌绛或有红点、芒刺,提示温病热入营血;罹患内伤杂病,舌绛少苔或无苔,或有裂纹,此乃阴虚火旺,或胃肾津液耗竭之危兆。

(2)舌色红绛而燥,且苔黄厚,提示津液已耗,其病可救。

(3)舌绛而燥,无苔,提示津液耗竭,其病难治。

(4)舌绛少苔而津润,提示血瘀。

（5）临床常见于重症感染性疾病，如弥散性血管内凝血、败血症、化脓性阑尾炎等；也常见于甲状腺功能亢进症，高血压症，严重的肺、肝、肾等功能失调，糖尿病并发血管炎，部分晚期癌症等患者。

（6）光绛舌，可见于流行性脑膜炎、流行性乙型脑炎、流行性出血热及某些出血性疾患。

5. 紫舌　舌质色紫，称为"紫舌"，常有淡紫舌、绛紫舌、青紫舌等之分。其形成原因盖由血液瘀滞之故，或因于热，或因于寒，或因阳虚气弱，或因食积、酒毒、停饮、痰结、湿热等，以致血行不畅，瘀而成紫色改变。故紫舌主病，一则热盛伤津，气血壅滞；二则血蕴湿热，热邪入血，营血夹瘀；三则寒凝血瘀；四则阳虚生寒；五则酒后伤寒，酒食湿滞等。

（1）舌色青紫干晦如同肝色，提示气血分离，内脏败坏，为不吉之兆。

（2）舌上有紫色斑点，称为"瘀点"或"瘀斑"，提示血瘀。紫舌主病常有寒热之分。绛紫而干枯少津，提示热盛伤津、气血壅滞。

（3）舌色呈淡紫或青紫湿润，提示寒凝血瘀。

（4）青紫舌，舌色青紫或舌有青紫斑点，提示邪热炽盛，阴液耗损，寒邪直中，或气滞血瘀，凝涩不行。

（5）外貌正常者，也有见青紫舌色，经食管拉网检查10％的人被发现为早期食管癌，故应引起高度重视。特别是平素身体健康者，突见舌色青紫，应及时做进一步的检查，以排除食管癌的可能。

（6）严重感染性疾患，慢性阻塞性肺气肿，肺脓肿，微循环障碍，慢性酒精中毒，晚期肺心病引起右心衰竭，慢性肾衰竭，尿毒症，肝硬化及门静脉高压症，重度脱水，严重胃溃疡，心绞痛或心肌梗死急性发作时，高脂血症，痛经，术后，外伤程度较重造成大量淤血者，呼吸与消化系统肿瘤及放、化疗后等均可见紫舌。

（7）淡紫舌，舌呈淡青紫色而滑润，提示湿邪内阻，阴寒内盛，寒邪直中肝肾。临床常见于重度支气管哮喘、慢性阻塞性肺气肿、子宫肿瘤、阑尾穿孔引起弥漫性腹膜炎及妊娠早期的孕妇。

6. 蓝舌　舌色如靛蓝，犹如染布之蓝色，称为"蓝舌"，提示病情危重。

（1）蓝舌有苔，乃心、肝、肺、脾、胃为阳火内攻，热伤气分，脏腑虽伤，但未甚及，可治。

（2）光蓝无苔，不论是何脉象，皆属气血亏极，病属难治。另外，温疫病湿温热邪不解，可出现微蓝而布满全舌之象；若湿邪痰饮为患，可见蓝色仅于舌中而质滑腻，提示阴邪化热。

（3）舌质由淡而转灰、黑转紫、紫转蓝，提示邪毒攻心已甚，病属难治。临床常见于：①呼吸循环衰竭、休克、严重缺氧、昏迷、急性中毒，如变性血红蛋白症或肠源性青紫症等。②痧症（发痧）亦可出现舌质呈灰蓝色改变。③中、晚期糖尿病，肝硬化，全舌亦可见出现红蓝色改变。

7. 青舌　舌色如皮肤上暴露之"青筋"，缺少红色，称为"青舌"，古人形容如同水牛之舌。由于阴寒邪盛，阳气郁而不宣，血液凝而瘀滞，故见舌色发青，提示寒凝阳郁和瘀血。

（1）全舌皆青，提示寒邪直中肝肾，阳郁而不宣。

（2）舌边青，或口内干燥而常漱水但不欲咽，提示内有瘀血。

8. 黄瘀舌　舌色红黄相间，黄多而红少，略衬淡紫或其他微黄或浅黄隐约见于舌体侧面，称为"黄瘀舌"。提示湿热蕴郁，常见于黄疸病。

（二）望舌上条纹线诊病

凡有原发性高血压、心脑血管病、慢性肝病、慢性肾病、早孕等，舌上可见不同程度的条纹线，最为典型的如肝瘿线、早孕线等。

1. 肝瘿线　是指舌的左右两侧边缘呈紫色或青紫色条纹线，或不规则形状的块状或斑点，境界清楚，边缘清晰，可见于舌的单侧或双侧。提示罹患肝炎、肝硬化、原发性肝癌、急性胰腺炎等病症。此外，肝病患者舌上的条纹线可呈羽毛状排列；肺心病患者，舌上的条纹线纹形紊乱而无规律。

2. 早孕线　是指舌中线的中段（舌中 1/3 处），可见有一条深紫色条纹，且全舌呈淡紫色改变，提示早期妊娠。如因孕卵发育障碍而导致死亡或行人工流产后，舌中之早孕线亦即渐渐消失，舌质也由淡紫色而转为暗青紫色。当异位妊娠时,也可见此变化。

(三)望舌上瘀斑、瘀点诊病

舌上瘀斑、瘀点,是指与正常舌色深浅不同的点状或片状,如小米粒、高粱米粒大小或黄豆大小的点状或斑片状。中医认为,在外感热病中,提示热入营血,气血壅滞或将发斑;在内伤杂病中,提示血瘀。

1. 舌的前半部分出现紫色斑点,称为"舌前紫斑",常见于坏疽性阑尾炎或穿孔;局限性或弥漫性腹膜炎等病症。

2. 舌上紫斑,常见于肝硬化、肝癌、胆道疾患、心脑血管病、肺心病、艾迪生病(肾上腺功能不全)、身体的某一部位有外伤等,部分身体健康的老年人,舌上也可见紫斑。

3. 舌上出现红色大块血斑,常见于血友病、紫癜、某些热性传染病(如流行性出血热、斑疹伤寒、流行性脑膜炎、乙型脑炎、败血症等)。

4. 舌上见出血点,有时须用放大镜才能看得清楚,但却是全身性大出血之先兆,应当引起足够的重视。

5. 舌的两侧边缘若见红色或黑色瘀点,提示体内有伤,瘀点所在的位置,可以反映某一相应脏腑的伤病。

6. 舌上、舌缘及口底部可见鲜红、柔软且界限清楚的斑块,常无明显疼痛(以此与黏膜炎症、灼伤、擦伤等相区别),一般于身体无大碍。另有一种鲜红色斑块,其上散布粟粒状白色颗粒,伴轻微疼痛,此种红斑易发生癌变,其癌变率比白斑(见颊黏膜白斑)高出17倍之多,故须特别注意。

(四)望舌上隆陷改变诊病

1. 舌上见及多发性圆形上皮缺损,提示罹患溃疡病,此乃胃气不能上达于舌所致。如溃疡病好转后,其舌上征兆即可消失。

2. 舌上若见及众多红刺群集突出于舌面的,可见于高热数日后的患者。

3. 舌面后 1/4 近舌根处的两侧见有紫红色小疙瘩,如麦粒状突出,且逐渐变尖,呈麦芒样尖刺,其芒刺先发生于舌的一侧,后多呈对称性的,提示为中期食管癌。

4. 舌边凹凸不平,呈息肉状凸起,提示为早期肝癌。

5. 舌边两侧薄白苔中见及点刺散布,称为"虫舌""梅花舌",提示罹患肠道蛔虫症。

6. 舌边和舌尖部呈散在突起的红色斑点,形圆顶尖如大头针样;在舌苔较厚的部位,斑点边缘稍不规则,其与舌苔红白相间,提示罹患蛔虫症。

7. 舌边呈紫蓝色斑点,或舌上斑点呈米黄色、淡白色环形颗粒,边缘整齐而中心凹陷,呈星状分布,疏密不一,提示为钩虫病。

四、望舌苔的异常改变诊病

(一)望舌苔的色泽改变诊病

主病的苔色,主要有白、黄、灰、黑 4 种,其他少见的还有绿苔和霉酱苔等。

1. 白苔　临床上最为常见,且是最为复杂的苔色,各种苔色皆由白苔转化而来。多主肺经病变的表证、寒证,亦主风证、湿证。临床上,①薄白苔常见的疾患有急性胰腺炎,慢性胆囊炎,急性心肌梗死,胃、十二指肠溃疡穿孔的早期,糖尿病,甲状腺功能亢进症,肺心病,急性外阴溃疡,外阴营养不良,异位妊娠的早期,肺结核及胃癌,胰腺癌,早期原发性肝癌,白血病早期或缓解期等。因此,薄白苔在诊断疾病上尚不能作为一个理想的指标。感冒发热无舌苔或苔薄,易治;舌苔白,疗程较长。②厚白苔多由薄白苔发展而来,一般提示疾病有一定程度的进展。如急性心肌梗死,发病 2 日后,其苔可由薄白而转为白厚腻苔;心肌梗死初发时即见白腻苔,则常易出现心功能不全。白血病伴有严重感染发热,舌苔多呈白厚腻苔(部分或为黄腻苔)。消化道溃疡穿孔,随其病情的发展,其苔由淡白而转为白厚、白黄等改变。胸膜炎胸腔积液、腹水、肾炎、支气管炎、支气管扩张症、哮喘病、各种慢性炎症、怀孕早期、轻型流行性乙型脑炎、肠梗阻早期等,均可在病情发展的某一阶段出现白厚(腻或干)苔,若与舌质一起观察则更有诊断价值。舌癌的癌前期病变,除见舌的表面呈硬化改变,成龟甲样外,还可见呈白色变化。另外,体内食盐摄入不足,也可见舌苔白厚。

(1)苔薄色白,颗粒均匀、干润适中,舌色淡红而清爽,称为"薄白苔",为正常舌苔,见于正常人。但亦见于感受风寒湿等六淫之邪,病在表面,未传及里,脏气未伤之时。即见于许多疾病的早期,一般性感染,偶可见部分严重的疾病是薄白苔的,故不能单凭薄白苔就认为身体是健康或者病变是轻微的,必须结合其他症状、体征及理化检查做出正确的诊断,以免造成误诊失治。

(2)舌苔薄白而津液较少,非常干燥,称为"薄白干苔",提示风温袭表,燥气伤肺,肺脏气津两伤;或提示气虚不能化津上润,苔失濡养。

(3)舌苔薄白,如涂上一层米汤,湿润滑脱,称为"薄白滑苔",在外感病,提示寒湿邪盛;在内伤病,提示水气上溢,痰湿为患。

2. 黄苔　大部分见于舌面中央及舌根部,亦有见全舌满布黄苔的。中医认为,黄苔一般主里证、热证,是热邪熏灼舌面所致,而且热邪越重,则苔色越黄。淡黄主热轻,深黄主热重,焦黄主热结。可因湿热内蕴、湿邪入里,或胃热炽盛、实火燔灼等所致。主要见于急性热病邪盛而正气未衰,邪正激烈相争之阶段。外感病舌苔由白转黄,提示表邪入里化热,在伤寒提示阳明病,在温病提示气分证。苔薄淡黄,也常见于外感风热表证或风寒化热之证。

临床上,黄苔常见于:①感染、炎症、发热、消化功能紊乱等病症。如各种急性传染病的中期、急性肺炎、胰腺炎、胆囊炎、阑尾炎、肠梗阻、晚期肺心病伴有发热时。②亦见于慢性浅表性胃炎、活动性胃溃疡、糖尿病伴皮肤继发感染、心肌梗死合并并发症时、重型乙型脑炎等病症。③肿瘤患者,尤其是食管癌,以黄腻苔特别多见,且见舌苔集中在舌中部,呈鸡心样形状。④慢性扁桃体炎、轻重型甲状腺功能亢进症,多见舌根苔发黄。⑤慢性肥厚性胃炎,舌苔多呈厚黄且垢污黏腻,满铺于整个舌面,边尖部分色淡,中心部分可见焦黄色或焦灰腻样改变,其垢厚度及满铺污秽度甚于湿热证。⑥黄苔一般多由白苔转变而来,也有发病即为黄苔的,提示病情较急,发展较快。如急性心肌梗死,若黄腻苔持续不退,则病情常有恶变的可能,初发时即见黄苔,提示极易出现心律失常。

(1)薄白苔中略带黄色,称为"淡黄苔",该苔往往是由薄白苔转变而来,提示病变已开始由寒化热,由表入里。一般多主风热表证,或风寒在表化热;苔色淡黄较厚,且脘闷不畅,常提示邪入胸脘腹中,热中夹湿,气滞不宣。

(2)苔呈正黄色而稍厚,颗粒状分明,湿润光滑,称为"黄滑苔",常见于热邪入里的初期,提示尚未伤津。舌苔滑润,似像涂抹上一层鸡蛋黄样,称为"水黄苔",多见于湿温病,或湿热病兼有水饮。黄疸病亦也可见该苔,同样亦为湿热熏蒸所致。

(3)苔色深黄,颗粒不清,垢浊胶结,浑然连成一片,称为"黄浊苔"。该苔常主湿热秽浊内盛。苔黄浊光滑而不甚厚,提示邪热散漫,尚未积聚;苔暗黄而厚,如同铺上碱粉,提示湿热秽浊之邪已与胃肠中陈腐宿垢相结合。

(4)苔色黄而黏腻,颗粒紧密胶黏,犹如黄色粉末调涂于舌上,称为"黄腻苔",提示邪热与痰涎胶结为患。如见黄色较浅,黏腻程度较为稀薄,提示湿重于热,痰涎之邪亦较轻;如见黄色较深,黏腻程度稠厚,提示热重于湿,痰涎之邪亦较甚。

(5)苔色黄,干而少津,称为"黄干苔",提示邪热伤津。疾病的初期,苔由白而转黄,由润而转干,提示外邪入里而化热、邪热伤津。若见于疾病的后期,苔由厚而薄,色由深而浅,提示邪热虽退,津却未生。苔色干黄,厚积满舌,提示实热里证。

(6)舌尖部苔薄白,中后部苔黄而厚,称为"根黄尖白苔",提示表邪渐入里化热,亦提示表邪少而里邪多。苔已干而无津液,又无恶寒表证,提示里热证。

(7)舌中根部为薄白苔,惟见舌尖有黄色苔象,称为"尖黄根白苔",提示热在上焦。

(8)舌两旁各呈一长条形黄色苔,其余均见薄白苔,称为"双黄苔"。外感病见该苔,提示表邪入里、表犹未罢;杂病若见该苔,提示邪热聚于肠胃,肠胃不和。

（9）舌苔纵分为两色，一侧苔色白，一侧苔色黄，称为"半黄半白苔"，无论色之深浅，苔之厚薄，均提示邪热蕴郁于肝胆。

3. 灰苔　即浅黑色苔，常由白苔晦暗转化而来。中医认为，灰苔一般常主实证、热证，亦可见于阳虚和寒湿证，总属里证，提示病情较重。当认真观察苔之润燥，以区别病之深浅和寒热虚实。①舌体干燥，且见有裂纹的灰苔，属温热证，常见于各种感染性疾病、各种传染病、长期发热等病症。②白厚灰苔湿润，属虚寒证，常见于慢性胃炎、胆囊炎、肝炎等病症。③厚腻灰苔，且伴见紫暗舌，提示病情危重，常见于呼吸功能障碍或心功能不全。④半白半灰苔，并伴见淡紫舌，常见于肝病、肺心病、慢性阻塞性肺气肿合并感染等病症。⑤灰白色薄苔，常见于肾病。

（1）苔色灰且湿润有津，称为"灰润苔"，提示痰饮内停、寒湿中阻；如病初见，不变他象，提示中寒夹食；苔灰色兼见面黑，且神志狂乱，提示蓄血证。

（2）苔色灰而乏津，甚或干燥，称为"灰干苔"。常见于外感病，多提示传经热证，热炽伤津；若见于杂病，提示阴虚火旺。

（3）苔色灰而圆晕套叠 2～3 层，称为"灰晕苔"。该苔为温病热毒传变三阴之危兆，毒邪内传一次，苔即晕一层，毒盛故有重晕。一晕为轻，二晕为重，三晕则预后甚差。

（4）苔色灰中夹黄，称为"灰黄苔"，不同的部位其主病亦各异。如夹灰根黄提示热转厥阴；杂病见及该苔，提示里热实证。如中灰而边黄，提示脏腑本热，毒疫复中脾胃。灰中生刺，多为感受疫邪或实热之人误服辛燥温补之药；根灰中赤尖黄，提示胃肠燥热。

（5）苔色淡灰，中间有滑苔如同墨色，称为"灰滑苔"。邪热传里夹宿食未化。

4. 黑苔　较灰苔深，多由灰苔或焦黄苔发展而来，临床上，寒、热、虚、实的证候都可出现黑苔，它的出现提示病情已进入严重阶段。若由白而黄，或由黄而黑，是属顺证；若由白而灰，由灰而黑，不由黄而黑，谓之"黑陷苔"，此乃逆证。故临床若见黑苔，应了解动态变化，以有助于判断疾病的顺逆。另外，临证时，还须将灰黑色与浅黑色加以区别。灰黑色是黑中带紫色,乃邪热在三阴经之故;淡黑色是黑中带白色,提示寒湿在里。总之,黑苔提示病情严重,常见于久病、重病的患者,乃机体抵抗力极度低下的征兆。①临床上常见于各种炎症感染、毒素刺激、高热、脱水、真菌严重感染、胃肠功能紊乱、长期滥用抗生素致严重菌群失调等病症。如急性感染性疾患的极期,水、电解质紊乱,酸碱中毒,各种原因引起严重脱水,肾衰竭,尿毒症,艾迪生病,神经功能严重失调,精神长期处于高度紧张状态,恶性肿瘤病情恶化之时等。②舌苔由黄而转变为黑灰色,可见于严重创伤病情恶化,脓毒血症伴高热脱水等。③吸烟和饮酒过多,舌苔可呈黑褐色改变。④脑卒中患者,舌根处呈黑灰色改变,此种人肠内必有大便停滞。⑤舌的两侧边缘呈紫黑色线状苔,提示罹患肺结核。

(1)舌苔极薄,呈浅黑色改变,如同煤烟所熏状,隐约可见,称为"薄黑苔"。并见四肢发冷、口不渴等见症,提示中焦阴寒。

(2)苔色黑而干燥,或薄或厚,称为"黑燥苔",提示邪热伤津。舌中黑燥,四周无苔,提示津液耗伤,虚火用事;燥生芒刺,提示热极津固之实热证。

(3)苔色黑,且满布于舌,或出现于舌中部或根部较厚重滑润,称为"黑滑腻苔",提示湿浊之邪停留于肠胃。黑而润滑,提示阳虚寒湿内盛;厚腻而黏滞,提示痰湿夹热,伏于中焦;中暑见该苔,提示湿痰兼有郁热。

(4)白苔之中满生黑芒刺,称为"黑刺白苔"。见苔刺匀润,摸之不碍手,剥之即净,提示真寒假热;反之舌上无津,苔刺粗糙,摸之碍手,则多提示寒邪化热。

(5)舌中部苔灰滑润,边缘均为白滑苔,称为"中黑边白滑苔",此乃虚寒夹湿所致。提示脾阳不振,或水饮内停。

(6)黑苔两片,分布于舌之左右,其余则均为白苔,舌色正常,干湿适中,称为"双黑苔"。多属中焦虚弱、寒湿入胃、饮食停积所致,是属寒实之证。另外,还可见于寒邪入里而化火,热逼脾胃。两证之鉴别点为前者可见手足厥冷、胸中结痛,后者则无此见症。

（7）舌现白苔，其中散布黑色小点或黑斑，称为"黑点白苔"。多属邪热在里，或提示邪入里化热，或提示湿热内盛。

（8）舌之左右或黑黄或白滑，称为"半黑黄半白滑苔"，常提示邪热内结肝胆，所反映的病变主要在黑黄苔方面，右侧为胆，左侧为肝。

（9）舌的边尖部分都着黄苔，惟舌心部呈黑腻苔，称为"黑腻黄边苔"，提示湿热内蕴中焦；嗜酒之人亦可见此舌苔。

5. 绿苔　多由白苔转化而来，无论是浅绿、深绿，其临床意义皆与灰黑苔相同，但却主热而不主寒。《辨舌指南》曰："邪热鸱张，肝阴焦灼，逼其本脏之色外观。"满舌滑腻，中着绿色，提示湿热痰饮，是属阴邪化热之兆，因湿热蕴蒸之故。临床常见于瘟疫、湿温病等。

6. 霉酱苔　因苔色红中发黑，又带黄色，类似霉酱，故而称之。常由于胃肠先有宿垢湿浊，积久化热致成。《舌鉴辨证》曰："霉酱色者，有黄赤兼黑之状，乃脏腑本热，而加有宿食也。"故霉酱苔提示湿热久蕴，常见于夹食中暑，夹食伤寒传于太阴，或内热久郁。

（二）望舌苔的形态改变诊病

1. 白苔，常见于以下几种形态改变。

（1）苔白稍厚，平布于舌面之上，颗粒均匀，润泽如常，称为"白滑略厚苔"，提示邪气较盛。外感病见此舌苔，或为风寒邪盛之表证，或主表邪渐入半里之少阳证。苔由薄而变厚，提示表邪渐入里；杂病见此舌苔，提示寒湿滞中之里证。

（2）舌苔白厚，如同水调米粉涂布于全舌之状，或尖边较薄，中根部略厚，称为"白厚腻苔"。此乃水湿之邪上溢于舌上。提示脾胃阳气不振，饮食停滞，或湿浊瘀积。

（3）苔白厚腻，水湿较多，如同稠厚的豆浆抹在舌上一般，称为"白厚腻滑苔"。乃因脾阳不振，水饮停留，甚或寒湿痰饮停聚，致使水湿泛溢于上。

（4）苔白厚腻，水津甚少，干燥异常，称为"白厚干腻苔"。提示

中国民间诊病奇术

胃燥津伤,兼有湿滞热郁。

（5）白厚腻苔之上罩着一层浑浊黏液,如同鸡蛋清涂抹于舌面,颗粒相互粘连,融合成片,称为"白黏腻苔",提示有痰、有湿。①兼见口甜,提示脾胃湿热,浊气上逆之脾瘅病;②外感病见此舌苔,提示湿邪滞于气分。

（6）苔白或厚或薄,燥裂如同砂石,扪捏粗糙,称为"白糙裂苔。"盖因温病化热迅速,内热暴起,津液暴伤,苔尚未转黄而里热已炽盛,常见于温病或误服温补药物。

（7）白苔满布全舌,颗粒疏松,如同白粉厚厚铺堆于舌上,扪捏涩而不燥,称为"粉白苔"或"积粉苔"。乃由外感秽浊不正之气,毒热内盛所致。常见于温疫病或内痈等病患。

（8）苔色洁白,津少而光亮,其形如同片片雪花散布于舌面,苔与舌面结合不甚紧密,用清洁纱布轻轻一擦,即予擦去,但未过几日即又出现,称为"雪花苔"又称"糜苔"。此乃脾阳衰竭,寒湿凝闭中焦,或脾肾衰败、湿毒内蕴,或肺气虚极,不能输布津液,或胃体腐败、津液化为浊腐上泛于舌所致,属恶候,预后凶险。①常见于真菌感染、免疫性疾病和机体抵抗力极差之时。②舌紫苔糜,提示内痈,也可见于慢性阻塞性肺气肿、肺心病合并心功能不全、肝癌、晚期肺癌、肝硬化等病症。③舌红苔糜且兼有腹泻等见症,提示胃肠道罹患真菌感染。

（9）舌苔纵分左右两半,一半为薄白苔,另一半为白滑苔,左右偏见,主病不一。因右半属气,左半属血,故右半白滑,提示邪气较浅,病在半表半里或肌内;左半白滑,其病较深,邪气入脏,提示脏结,其病较为难治。

（10）舌苔横分为前后两半,一半白滑,一半则无。白滑苔仅在外半截,提示寒湿在表;白滑苔仅在内半截,提示寒湿在里,或寒湿滞于下焦。

2. 苔质颗粒细小致密,紧贴于舌上,揩之不去,刮之不脱,舌面罩着一层滑腻状黏液,称为"厚腻苔"。腻苔多为湿浊内蕴,阳气被遏所致。可见于湿浊、痰饮、食积、顽痰等阳气被阴邪所抑之病变。

（1）苔滑腻而色白，提示湿浊、寒湿等为患。

（2）苔厚腻而不滑，白如积粉，多提示时邪夹湿，自里而发。

（3）苔白腻而不燥，自觉胸闷，提示脾虚湿重。

（4）苔白厚黏腻，口中发甜，提示脾胃湿热，气聚上泛而为患。

（5）厚腻苔可见于肺源性心脏病晚期、胃癌中晚期患者。

（6）苔厚腻而色黄，提示痰热、湿热、暑温、湿温、食滞、痰湿内结、腑气不利等。

（7）舌根部腻苔残留不退，提示湿热余邪未净。

（8）肝炎患者，腻苔久不退净，提示有复发可能。

（9）急性黄疸型肝炎，出现厚腻苔，提示谷丙转氨酶明显增高。

（10）乙脑患者，厚腻苔持续日久，提示重型患者。

（11）舌前半部光滑而红，后半部厚腻苔满布，提示罹患蛔虫症。

3. 舌苔或部分剥脱，致使舌质显露，称为"花剥苔"。花剥苔一般提示阴伤，或气阴不足，邪热内恋，或血虚为患。花剥而兼腻苔，提示痰浊未化，正气已伤，病情复杂。

（1）花剥苔也见出生即有，多呈菱形，位于舌中央人字沟之前，此乃舌轻度发育不全之表现，无临床诊断价值。

（2）在病态情况下，花剥苔可见于营养不良、过敏体质、胃癌、重症溃疡性结肠炎、阴阳两虚型高血压症、自主神经功能失调等病症。

（3）花剥苔在罹患急性热病时，易出现恶化征象。

（4）舌根部见及花剥苔，提示肾阴亏涸，预后不良。

（5）花剥苔呈云絮状间列分布，提示罹患寄生虫病，如蛔虫、钩虫症。

（6）胃、十二指肠溃疡患者，若长期出现花剥苔，提示病情有恶化可能。

（7）白厚剥苔而舌质淡红，提示脾虚阴亏、肝胆郁热或热久伤阴等证候。

（8）剥苔而舌质暗红，提示气血两亏证或热病恢复期，如虚劳、痰湿、虫积证及多种慢性发热性疾病后期。

（9）舌两边白苔，中心红而无苔，称为"鸡心苔"。鸡心苔的出现，提示胃阴不足，多见于小儿结核病或低热反复发作，呕吐日久不愈；或提示气血不足，阴血尤虚。

（10）乙型脑炎，出现苔黄或白腻的鸡心舌，提示病情凶险，属危症。

（11）舌苔不规则大片脱落，边缘厚苔，界限清晰，称为"地图舌"，与阴虚禀赋体质有关。多出现于过敏体质的小儿，常伴见哮喘、湿疹、过敏性皮炎等过敏性疾患。

（12）剥脱处并不光滑，似有新生颗粒，称为"类剥苔"。提示久病气血不续。

4. 舌两侧边缘内约 0.5mm 处，各见有一条线索状白色涎沫带，称为"舌边白涎"。提示痰湿凝阻、气机郁结。

（1）可见于罹患呼吸系统和消化系统疾患的患者。

（2）舌苔出现两条纹线，从舌根行至舌尖，提示湿重。

5. 舌苔偏布可出现 3 种情形：其一，一侧有苔另一侧无苔；其二，两侧均有苔，但其色则不同，如半黄半白状；其三，两侧皆有苔，但其苔质不同，如半腻半干状。

（1）偏布苔与一般的主病相同，但也有其特异性。

（2）偏布苔可见于肺癌、食管癌、脑卒中、肺源性心脏病、晚期肝硬化等病症。偏布苔侧一般与病灶部位同侧，且常见于严重的器质性疾患。待病情好转时，则偏布苔渐退；若病情发展或复发则偏布苔增厚。

（3）偏于外（舌尖为外），提示邪气入里未深，而胃气却先伤。

（4）偏于内（舌根为内），提示邪虽减，但胃滞依旧。

（5）舌苔偏于左右一侧，提示邪在半表半里，因舌边属肝胆，故以半表半里病变多见，或提示肝胆湿热证等。

（6）中根部少苔，提示胃阳不能上蒸，肾阴不能上濡，阴精气血俱伤。

(7)只见中根部有苔,提示素有痰饮,或胃肠积滞。

(8)《辨舌指南》曰:"偏左滑苔,为脏结,邪并入脏,最为难治;偏右滑苔,为病在肌肉,为邪在半表半里。"该说可供临床应用时参考。

五、望舌体的形态改变诊病

(一)望舌体的体积变化诊病

1. 舌体比正常人较瘦小而薄,称为"瘦薄舌"。盖由气血阴液不足,不能充盈舌体所致。因此主阴虚火旺和气血两虚。瘦薄而色淡,提示气血两虚;瘦薄而色红绛干燥,提示阴虚火旺,津液耗伤。无论是新病还是久病,凡见瘦瘪之舌,更兼枯萎而无津液,色晦暗无神,提示真阴亏竭,预后不良。

(1)舌体瘦小常见于舌肌萎缩、萎缩性侧索硬化症、严重的消化不良、肝硬化晚期、大细胞性贫血、严重感染等病症。

(2)育龄期妇女,见舌体瘦小,以子宫发育不良、小子宫者多见,是引起不孕的原因之一,证属肝肾不足者占大多数。

(3)舌体瘦小而紫暗,以胎死腹中,闭经,支气管哮喘,阻塞性肺气肿,肺源性心脏病,中、晚期恶性肿瘤等病症多见。

(4)舌体淡白而瘦小,提示气血两虚;红而瘦,提示阴虚火旺,常出现于热病后期、干血劳、虚劳的患者。

(5)舌为心之苗,心气通于舌。《素问·阴阳应象大论》曰:"在窍为舌"。故舌与心脏极相似,舌的长短、大小、厚薄与心脏基本保持一致。舌小,提示心脏亦小;舌大,提示心脏亦大。舌厚而圆,心脏亦见肥大,提示罹患心瓣膜病;舌薄而细,心脏亦小,提示罹患心瓣膜病或神经性心悸。

(6)舌体薄而瘦小,见于胆囊炎、胆石症、急性胰腺炎等病症。

(7)舌体较正常略缩小,提示罹患胃酸过少性萎缩性胃炎。

(8)前尖后钝中宽之舌体,称为"桃形舌"。提示罹患早期贲门癌与食管癌。

2. 舌体较正常舌为大,伸舌满口,称为"胖大舌",又称为"肿胀舌"。中医认为,多因水湿痰饮阻滞所致。

(1)舌淡白而胖嫩,舌苔水滑,提示脾肾阳虚,津液不化,以致积水停饮。

(2)舌体淡红或红而胖大,边上有齿痕,提示脾虚湿盛。

(3)舌体鲜红而肿胀,甚至伴有疼痛,提示心脾有热,血络热盛而致气血上涌。

(4)舌体红绛而胖大,且伴黄腻苔,提示脾胃湿热与痰浊相搏,痰饮上溢或湿热毒盛。

(5)从西医学角度观察,胖嫩舌提示机体早期营养不良,主要原因是由于血浆蛋白低下,全血黏度及血浆黏度降低,从而导致舌体组织水肿。

(6)舌体青紫肿胀,提示酒精中毒。此乃长期酗酒,体内湿热蕴结,邪热夹其酒毒上涌所致。

(7)舌体肿胀而色呈青紫晦暗,提示中毒而致血液凝滞。亦见于舌部罹患血管瘤,是因舌部血络郁闭所致。

(8)舌体胖大明显,常见于各种类型贫血、中晚期糖尿病、慢性肾炎、肾衰竭(尿毒症)、重症肝炎、药物中毒、肢端肥大症、甲状腺功能减退所致的黏液性水肿、急性外阴炎、伸舌样愚钝及舌炎充血和巨舌等病症。

(9)舌体略见胖大,可见于慢性肥大性胃炎、妊娠中毒症、高血压症、便秘及肠炎等病症。

(二)望舌体的光滑度改变诊病

1.舌体边缘见有牙齿样痕迹,称为"齿痕舌",又称"齿印舌"。由于脾虚不能运化水湿,以致舌体胖大,故该舌提示脾虚和湿盛。

(1)齿痕舌多因舌体胖大而受齿缘的压迫所致,故所患疾病可参考胖大舌。

(2)齿痕舌淡白而湿润,乃体内寒凝湿聚之标志。淡红而润,提示脾虚或气虚。

2.舌面光洁如镜,光滑无苔,望之发光,称为"光滑舌",又称"镜面舌"或"光莹舌"。主要是由于胃阴枯竭、胃气大伤,以致毫无生发之气,故舌面光洁而无苔。不论是何种舌色,均属胃气将绝之危兆。光滑舌可见于久热伤阴、汗下太过、温病邪犯营血等。淡白而光莹,提示脾胃损伤,气血两亏已极;红绛而光莹,提示水涸火炎,胃肾阴液枯竭。光滑舌常见于西医学中的糖尿病、甲状腺功能亢进症、维生素C缺乏症、各种类型肿瘤、严重营养不良、血浆蛋白低下、巨细胞性贫血及食盐摄入过多等。

3. 舌面上无苔,但有多少不等、深浅不一、各种形态明显的裂纹,称为"裂纹舌"。可出现于全舌面,尤以舌前半部及舌尖两侧缘最为多见,深者如同刀割、剪碎般,浅者如同划痕或小皱纹杂乱短小、隐约可见。裂纹可呈纵行、横行或纵横相兼(如爻字形、井字形等)及辐射状、脑回状和鹅卵石状等。盖属阴血亏损、伤阴,不能荣润舌面所致,或提示脾胃气衰、生化乏源。

(1)舌红绛光燥而见裂纹,提示热盛伤阴;全舌红绛无苔,或见横直罅纹而短小,提示阴虚液涸;淡白舌而见有裂纹,提示血虚不润;全舌淡白胖嫩,边有齿痕,且又见裂纹满布,提示脾虚湿浸;舌淡质软而见有裂纹,提示久病阴阳俱虚、气血两亏。

(2)裂纹舌常与萎缩舌同见,见于各种营养不良性疾患,如B族维生素缺乏等所引起的慢性舌炎及部分慢性消耗性疾病。

(3)裂纹舌在胃肿瘤(如胃癌、胃窦癌、贲门癌等)患者当中出现率较高,故胃部疾病患者如见裂纹舌,提示病程较长,且有恶变。

(4)裂纹舌患者大多可见有发育异常,亦可见于严重脱水、长期高热不退的患者。

(5)裂纹舌也可由地图舌演变而来,是地图舌的后期表现。

(三)望舌的动态变化诊病

1. 舌体震颤抖动,不能自主,以伸出口时更为明显,称为"颤动舌",又称"颤抖"或"舌战"。其成因不外乎虚损和动风。

(1)由于气血两虚,亡阳伤津,使筋脉失于温养和濡润,因而致使颤抖;或可因热极津伤而动风,于是便见颤动不已。久病而舌颤,蠕蠕而微动,则提示气血两亏或阳虚;外感热病见舌体颤动,且扇动习习,提示热极生风;或见于酒毒患者,因肝脏热毒,内结化风致成。

（2）颤动舌常见于体质虚弱、早衰、胆量过小之人，以及甲状腺亢进症、神经官能症、帕金森病、进行性麻痹等病症。

2. 舌体偏向一侧，称为"歪斜舌"，多因风邪中络或风痰阻络所致，提示脑卒中（中风）或脑卒中（中风）之先兆。舌色紫红而势急，提示肝风发痉；舌色淡红而势缓，提示脑卒中（中风）偏枯。若兼见瘀点、瘀斑，则提示瘀血内阻；舌淡红且胖嫩，提示气血受阻。

（1）常见于脑卒中（如脑血管痉挛、脑栓塞、脑出血、蛛网膜下隙出血、脑血栓形成等）。

（2）还见于面神经炎、舌下神经损伤等病症。

（3）少数见于病因未明者。

3. 常将舌伸出于口，称为"吐舌"；将舌微伸出于口，便又立即收回，或将舌舐口唇四周，掉动不停，称为"弄舌"。皆因心、脾二经有热所致。心热则动风，脾热则津耗，以致筋脉紧缩不舒，频频动摇。吐舌并见全舌色紫，提示疫毒攻心或正气已绝。弄舌提示动风，或提示小儿智力发育不全。

4. 舌有麻木感而运动不灵，称为"舌麻痹"。盖因营血不能上荣于舌。提示血虚肝风内动，或风气夹痰。

5. 凡见不由自主地自咬舌头，称为"自啮舌"。常为热毒上扰神明或动风所致。自啮舌而舌苔白腻，且伴神昏，责之于风痰上扰；舌红苔焦黑起刺而牙关紧闭，责之于热极生风；自啮舌黑烂，责之于脏腑极热兼受秽毒。

（四）望舌的伸缩变化诊病

1. 见舌伸出于口外，内收困难或无法回收，且流涎不止，称为"舌纵"。多由舌的肌筋舒纵造成。提示气虚或痰热扰乱心神。

（1）舌色深红，舌体胀满，舌形坚干，提示实热内踞、痰火扰心。舌体舒宽，麻木不仁，提示气虚。

（2）凡见舌伸而不能缩，且干枯而无苔，多为危重病之征兆；舌伸且能缩，舌体津润，提示病情较轻。

（3）临床常见于甲状腺功能减退症（克汀病）、小儿伸舌样痴呆症及毒血症。

2.舌体短缩不能伸长，称为"短缩舌"。无论其病虚实，皆属危重征兆。舌淡白或呈青紫而湿润，提示寒凝筋脉；舌体胖嫩而苔黏腻，提示痰浊内阻；舌色淡白而胖嫩，提示气血俱虚。

（1）短缩舌常见于急性心肌梗死的休克期、肝性脑病、乙型脑炎昏迷期。

（2）短缩舌也有先天性的，由于先天性舌系带过短，牵拉舌体不能伸出于口外，该种情形与所患疾病无关。

（3）因病见舌短缩，常与舌痿软同时并见，故其舌除不能伸出于口外，其转动也不灵活。

(五)望舌的硬度变化诊病

1.舌体萎缩软弱，无力屈伸，痿废不灵，不能自由活动，称为"痿软舌"。该舌多由气血虚弱，阴液亏损，筋脉失养所致。若久病舌淡而痿，提示气血俱虚；新病舌干红而痿，提示热灼津伤；久病舌绛而痿，提示阴亏已极。一般认为，舌痿软多提示病情危重。

临床上常见于神经系统疾患（如脑软化、延髓性麻痹、脑出血等）、唾液分泌减少等；还见于进行性肌萎缩、各种热性病、舌肌无力、肝昏迷、尿毒症晚期等病症。

2.舌体板硬强直，运动不灵，以致语言謇涩，称为"舌强"。其成因，一为外感热病，热入心包，扰乱心神，使舌无主宰；且高热伤津，使筋脉失养，因而舌体失其灵活与柔和，呈现强硬状态；二为内伤杂病，肝风夹痰，阻于廉泉络道，或肝阳上亢，风火上攻，筋脉失于濡养，以致舌体强硬失和。其主病，一为热入心包，高热伤津，痰浊内阻，脑卒中（中风）或脑卒中（中风）先兆。因热盛者，舌质多呈深红色改变；因痰浊者，舌体胖嫩，且见厚腻苔；属脑卒中（中风）者，舌多呈现淡红色或青紫色。

临床上常见于神经系统疾患，如脑血管意外、脑震荡、脑挫伤、乙型脑炎等病症；亦常见于高热昏迷、肝昏迷等病症。

六、望舌纹的变化诊病

(一)色泽、色脉与舌质、舌苔的关系

1. 舌纹与色泽的关系　舌纹的色泽一般随其病机的发展变化而由浅入深,由淡转重(浓)。色泽鲜明,多以红色最为常见,提示其病较轻,或为初病。色泽黯黑以青蓝、赤黄、紫黑最为多见,提示其轻病、小病已发展成重病、大病,甚至危重病。故通过观察色泽可辨别所患疾病的轻重、危急情况。

2. 舌纹与色脉的关系　望舌纹诊病是舌诊的一种方法,虽然可通过望舌质、舌苔、舌态、舌纹预测还未发生的疾病,但这(包括所有的望诊)毕竟是机体内外、组织器官与自然环境相结合后的一种或一方面的病理信息,因此,诊病除进行望诊外,还必须结合问诊、闻诊、脉诊,才能全面、准确地分析、归纳病情变化,进行合理的治疗。《素问·移精变气论》曰:"色以应日,脉以应月",指的是人体的色泽离不开太阳的普照,人体阳气的变化也同样离不开阳光的照射,人体的色脉可随日月的影响使其阳气与阴气发生一定的变化,机体生命的维持离不开阳光、空气。所以,诊病时必须重视"色脉合参"。又曰:"临床诊病、观死生、决嫌疑是应'理色脉而通'。神明,合之金、木、水、火、土。四时、八分、六合均离不开其常;变化相移,以观其妙,以知其要",这些充分说明了色脉合参的重要性。《素问·脉要精微论》指出,"切脉动静而视精明,察五色,观五脏有余不足,六腑强弱,形之盛衰,以此参伍,决死生之分",这里的参伍指的是四诊合参。《类经》亦曰:"凡诊病必须合色脉内外,阴阳表里,虚实寒热之情无所循,而先后缓急,真假逆从之治必无善,故可决生死之分。"说明在诊断疾病时,无论是五色五脉,也无论四诊合参,其重要之处即是能合其色脉。这里的"合"是指统一、一致,只有形神统一,色脉象一致,才能对病机做出正确的判断。

3. 舌纹与舌质、舌苔的关系　机体的病理变化是一个非常复杂的整体性变化与发展过程,因此,在掌握舌质、舌苔的基本变化及进行辨证的同时,还应注意相互间的关系。在一般情况下,察舌

147

质重在辨别正气的虚实,当然亦包括邪气的性质;察舌苔重在辨邪气的深浅与性质,亦包括胃气的存亡情况;察舌纹重在辨别具体是什么纹,出现的部位,病情的吉凶等。正如《医门棒喝·伤寒论本旨》所曰:"观舌本,可验其阴阳虚实;审苔垢,即知其邪之寒热浅深也。"这里的舌本即舌质。另外,血病观其质,气病观其苔,吉凶观纹。《形色外诊简摩》曰:"若推其专义,必当以舌苔主六腑,以质主五脏。"并认为:"舌质如常,舌苔虽恶,胃气浊秽而已。舌质既变,即当察其色之死活,活者细察底里、隐隐犹见红活,此不过血气之有阻滞、非脏气之败坏也;死者底里全变干晦枯萎,毫无生气,是脏气不至矣;所谓真脏之色也。"这里是说,舌质与舌苔的不同区别需要分开来观察,但两者又是密切联系的,必须合参才能全面认识病情的变化。正如《伤寒指掌》所曰:"如舌苔白而厚或兼干是邪已到气分;白内兼黄,仍属气分之热。舌苔边红,此温邪肺,灼于肺津"。可见舌质与舌苔如影随形,关系非常密切的。舌纹是舌面上出现的裂纹,一般出现舌纹就预示着病情加重,其纹大、越多、越粗、越深,提示病情越重、患病时间越长、致病因素越多、脏腑间相互影响越大,治疗也就越复杂。

(二)辨舌纹诊病的临床意义

舌纹,是指舌面上出现的裂纹,一般情况下出现于舌面,但也可局限于舌边、舌侧、舌中部、舌根、舌底。通过对舌纹的观察、分析,可辨明五脏之虚实,气血之盛衰,正如《辨舌指南》所言:"辨舌质,可辨五脏之虚实;视舌苔,可察六淫之浅深。"临床上结合舌质、舌苔、舌形、舌态的各种复杂变化,为辨明外感抑或内伤等提供了重要的诊断依据。无论从中医学的四诊、八纲、脏腑、十二经、卫气营血等辨证理论的方法来看,舌纹所表现出来的病理信息都是客观存在的。舌纹可预测将要发病的最早信息符号,如舌面上出现"丰"状纹、"川"状纹等舌纹,并见舌体胖大,舌质紫红,舌边红,舌苔出现白腻苔或白腐苔转为黄腻苔等,便能得知是肝病传脾,临床上出现脾大。亦有少数患者,肝功能检查值正常,脾也不大,在这种情况下,根据舌纹的表现却能诊断出将要形成的肝病或已经形成的早期肝病。所以,舌纹能够准确地反映部分疾病的早期信息,尤为可贵的是,舌纹可进一步探知患者病情的安危情况。如伤寒病患者全身发热、无汗、头痛、大便干结、小便黄赤,观察其舌纹粗大而深刻,非常明显,当舌纹由明转暗,提示邪气入深;当舌纹色泽由暗而转明,提示病情有好转。对于久病者来说,轻病、小病之舌纹色泽明润;重病、大病之舌纹色泽暗滞。舌纹浅小,白而润,提示胃气较为旺盛;舌面光滑而无苔,且见小纹,是无胃气的表现或胃气大伤。舌纹呈红、黄色变,提示热证;舌纹色白,提示寒证、实证。在急性病中,舌纹常明亮、光彩;在慢性病中,舌纹多暗滞无光。风热病因无湿邪,故舌纹常白润而细小。湿热病的舌纹常呈多而粗大。血液循环不畅,舌纹则呈青紫变;门静脉高压,舌纹呈黄紫赤变。病在气分,舌纹白变;病在血分,舌纹红变。病初在表,舌纹细小,纹色明亮;病久在里,舌纹多粗大而重浊。体内有瘀血或病毒,舌呈多点纹或悬针纹。消化系统有病变者,常呈"丰"状纹;呼吸系统有病变者,常呈"八"状纹;神经系统有病变者,常呈尖点纹;内分泌系统有病变者,常呈"水"状纹。发病时间较短,舌底无异纹和青筋;病重或久病者,舌底青筋暴露;危重病患者,舌纹粗大而色黑;火盛者,舌干而少纹;寒盛者,舌湿润而纹较多。另外,舌纹异常与季节也有一定的联系,如春季舌纹常呈青色,夏季舌纹常呈赤红,秋季舌纹常呈白色,冬季舌纹常呈黑色。在一般情况下,舌纹色白,提示阳虚、气虚,常见于贫血、营养不良,妇女白带增多等。纹淡红属常色,一般提示病刚初起,病轻或表证。舌纹色红,提示热证,外感病、温病等。舌纹见多点纹,提示热毒或湿热,若点纹深重,则提示瘀血证,舌纹呈绛色,提示外感病,多属中风,或阴虚火旺者,见于高热、肝性脑病或中风等病症。舌纹淡青而湿润,一般提示瘀血证,绛而发青一般提示气血壅滞,常见于呼吸、循环系统疾病,血管血凝等。由于舌纹变化多端,所以要因人而异进行分类分型辨证分析,并结合中医四诊收集的资料,才能全面、准确地掌握病情状况。当舌面出现尖点纹、"八"

状纹,且舌质淡、苔白而润滑,脉滑而数时,一般提示心脏病或心功能不全(心力衰竭);舌苔湿润,一般提示脾阳虚损,水湿上泛或外感寒湿。舌面正中出现"丰"状纹、鱼骨纹,舌质淡,舌形瘦小,舌左边发红,苔薄白或右边青紫,苔黄而厚,舌尖,则提示气血不足,肝胆郁热或脾不统血之病症。舌纹色赤,舌质红紫,苔焦黄,一般提示血液疾病,如贫血、出血或白血病等。舌中出现"人"状纹、大蝎子纹,舌体肥大,舌边出现齿痕纹,苔白或白腐苔,一般提示气虚血瘀或风、火、痰、湿为患,临床常见于心脑血管疾病、血液病等。总而言之,舌纹的出现与五脏六腑,特别是消化系统、血液循环系统的关系最为密切。

(三)从舌纹辨治疾病

正常人一般舌面上无纹,舌质淡红,淡白苔,舌态活动自如,收、伸展灵活,不偏不歪,舌尖能伸至口外,舌不强硬、不萎缩、不胖、不瘦小、不麻木、不颤动,枯荣、老嫩适中,无舌衄、舌痛、舌菌等。若见舌体强硬、萎缩、偏歪、肿大、干枯、焦黄或出现舌纹等,均属于异常舌象。舌象的改变,可因外感风寒等邪气通过皮毛、肌肤侵入内脏,或内伤久病之人因痰湿阻滞心、脑,热邪内陷,久治不愈,则出现心、脑和各种复杂的全身性综合征表现。常见舌质的老嫩、荣枯、凹凸、歪斜、湿润、燥裂、圆缺、长短,舌苔的厚薄、色泽,气色的灰暗、明亮等,均提示病情的千变万化。因此,临床上通过观察舌质、舌苔、舌态、舌纹来分析病情是非常重要的。

1. 多点纹 包括尖点纹、根点纹、边点纹、雪花点纹与平点纹等(图1-17)。相同的舌纹与不同的舌质、舌苔结合所反映的疾病是不同的,称为"同纹异病"。

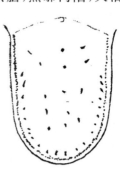

图 1-17 多点纹

(1)舌质淡白,舌苔淡黄或白腻,舌边、舌尖略红,提示阳虚热浮，心火妄动，气虚津少，阴阳俱虚，虚火内动等证候。临证见于慢性肾炎、白血病、肝炎及各种病毒性病证的鼎盛期。

（2）尖点纹、边点纹与其他多点纹一起出现，舌质红、苔淡薄，且覆盖不住舌质的红色，苔湿润而滑，边点纹较突出，纹色重红，点大；尖点纹较小，有时舌中部出现悬针纹、"人"状纹、"丰"状纹、曲虫纹等，提示湿热疫毒，热毒攻心，或痰湿毒邪内阻等证候。临证见于重症型肝炎、严重心肌炎等。治宜清热解毒，凉血活血，除湿化痰。

（3）舌质红，舌边红，苔白腻且干燥，多点纹满布全舌，舌中部见浅"丰"状纹，舌边点纹较多，尖点纹多呈鲜红色，边点纹纹色深而赤色，舌面纹较稀少，纹色淡红，舌根部苔厚，舌面苔从根部至舌尖由厚渐薄。提示阴虚火旺，热毒攻心，湿热入侵血分，津伤湿滞等证候。常见于血分湿热病、急性肝炎、腹膜炎、腮腺炎等发热性传染性疾病。治宜清热除湿，滋阴降火，活血化瘀等。

（4）舌质淡红，舌体胖大，舌底绛红，舌底部青筋凸起，从舌根至舌尖满布白腻苔，舌边、舌尖苔较淡，舌边出现齿痕纹，舌中部出现悬针纹，舌边出现大点纹，但较稀少，舌尖无点纹，舌根出现"Y"状纹，纹色较暗，每边舌边点纹各出现 10～30 个点，齿痕纹较大，每边各出现 3～12 个，从舌尖至舌中出现多点纹，包括边点纹、齿痕纹、"Y"状纹（图 1-18）。一般提示湿热侵入血分，热毒侵肝或湿邪寒痰内凝，或五积六聚，脾胃皆伤，肝气郁结，寒湿内阻，肝脾不和，气血郁结证候。临证见于慢性胃炎、胸膜炎（胸腔积液、脓胸）、肝胃虚弱或食欲不振、嗳气、恶心等病症。治宜健脾利湿，补气活血，滋补肝肾等。

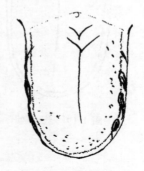

图 1-18　边点纹、齿痕纹、"Y"状纹

151

（5）舌质暗红，略带青黑色，苔白腻，舌苔由舌根至舌尖满布白苔，边尖苔薄，舌中至舌根渐增厚，舌根部出现多点纹，且纹点较大，如同

酸枣仁,由根部至中部尖点纹渐小,点色黯红,尖点纹稍红,色泽较明亮。提示寒湿内侵,寒极生热,热极生寒,真寒假热,真热假寒证候。临证见于虚寒性腰腿痛、下肢肿胀、肝硬化腹水、慢性肾炎、全身性水肿,有时可见呕血、便血等。治宜凉血解毒,温中化湿。

2. 悬针纹　包括长针纹、粗针纹、曲虫纹、来蛇纹、去蛇纹等。悬针纹中的长针纹是指舌纹从舌根直至舌尖分布,悬针纹大多出现于舌面正中部(图 1-19)。悬针纹一般常伴舌质红,苔厚,多为白腐苔,且呈豆腐渣样或白腻苔。其中来蛇纹恰似蛇从舌根向舌尖方爬行(图 1-20);去蛇纹则相反,恰似蛇从舌尖向舌根方向爬行(图 1-21);虫纹恰似虫子弯曲爬行(图 1-22)。

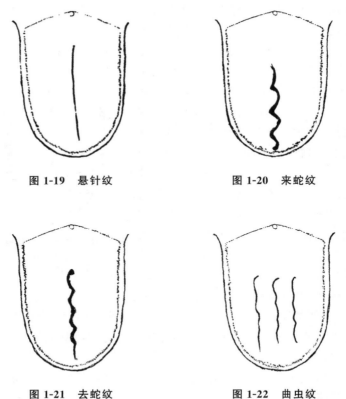

图 1-19　悬针纹　　　　　　　　图 1-20　来蛇纹

图 1-21　去蛇纹　　　　　　　　图 1-22　曲虫纹

（1）悬针纹常与多点纹、齿痕纹一起出现于舌面，提示脾、胃、肝等脏器的病症。

（2）在舌根至舌尖出现长针纹，纹较粗，根部有见"Y"状纹与点纹，纹较深，纹色红而重，色泽较暗，提示风、寒、湿邪在表，痰郁气结于里，属脾虚湿盛，经络、气血阻滞，肝脾不和证候。临证见于各种心脏病、慢性阻塞性肺气肿、肝硬化、肝肾综合征等。治宜理气活血，化湿通络。

（3）悬针纹、多点纹常伴舌质淡红，苔白腻而不厚，干湿适中，苔色光亮，舌苔中间与舌边皆较薄，舌根则稍厚。若舌中至舌尖，舌边出现边点纹，纹较稀少，舌边纹色较重，提示肝胆湿热，热毒侵血证候。临证见于肝炎、胆囊炎、肝胆综合征、早期肝硬化、肝脾皆大。

（4）曲虫纹常伴舌质紫红，舌体胖大，苔黄白厚腻或满布全舌，少部分伴舌尖苔稍薄，舌根苔黄灰厚腻，色暗滞，舌面苔色则较发亮。若见舌中至舌尖出现曲虫纹，纹上部较粗，下部较细，纹色红重，舌质色赤或发紫，舌根出现"人"状纹，舌边出现小点纹，一般提示风湿相争，风湿与热邪相互转化，风助化火，湿热并重证候。临证见于风热头痛，阴虚阳亢，肾虚腰痛，心烦不寐等症。治宜祛风痰，清心滋阴。

（5）出现来蛇纹、去蛇纹，且伴舌质淡紫，舌边发青，舌色发暗，白腻，厚薄中等，舌中部苔色发黄，并有光泽，舌边尖薄或无苔光，提示阳气不足，气血郁闭，脾肾阳虚，肝气横逆犯胃证候，以及内分泌系统紊乱、消化系统出现综合性病变等。治宜活血化瘀，疏肝理气，调理肝肾。

3．"人"状纹　　包括乱"人"状纹［图1-23（1）］、正"人"状纹［图1-23（2）］、顺"人"状纹［图1-23（3）］、倒"人"状纹［图1-23（4）］、平长"人"状纹［图1-23（5）］。该纹出现于舌中部较多，其他部位较少，舌苔变化多端，一般黄、白、青、紫、黑均可见及，其共有特性就是舌纹呈"人"状形，它的出现常与心、脑、肝、脾脏器病变有关。

（1）若见乱"人"状纹，并伴见舌质淡白，白多红少，表面光莹，

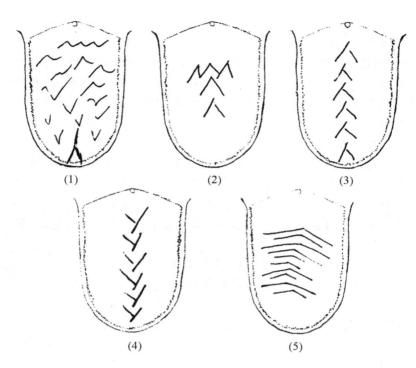

图 1-23 "人"状纹

（1）乱"人"状纹；（2）正"人"状纹；（3）顺"人"状纹；（4）倒"人"状纹；（5）平长"人"状纹

中部舌苔淡白，苔色平滑光莹，舌根苔白而厚，舌边有剥脱苔，舌底部有瘀点，舌根青筋凸起，舌尖、舌边见小点，点色红而光亮，"人"状纹满布全舌，一般正中部较多，舌尖见正"人"状纹，舌根见平长"人"状纹，舌尖正"人"状纹较深，色泽红色明润，舌中舌纹色泽呈紫红色，舌纹干枯不润泽，舌尖润泽，舌根舌纹较深，纹色黯滞无光彩。提示罹患阴虚证，心肾不交证，阳气衰弱证，临床见于各种病、肝硬化等。治宜补气养血，滋阴壮阳。

（2）若见正"人"状纹，并伴见舌质淡红兼白色，舌体痿软，苔黄腻,舌中根部呈黄灰色且较厚,提示罹患脾虚湿热证,临床见于肝炎、黄疸、心脑血管病变。若舌质红,苔色黄腻湿润而厚,一般则属湿热壅滞肝胆,多见于黄疸病初期;若舌苔由鲜黄转变为深黄,其色灰暗,提示病情进一步加重;若舌尖边见点纹,纹色明亮,苔较干,一般提示心脑血管方面的疾病。治宜补益气血,活血化瘀,祛痰利湿。

(3)若见顺"人"状纹和倒"人"状纹,并伴见相同的舌质、舌苔,则所罹患的疾病也大致相同。若其质、苔、态不同,即使同样的病,也会出现不同的症状。有时同样的舌纹出现同样的疾病,但有时同样的舌纹则出现不同的疾病,有时异常舌纹出现的部位相同,其所患疾病也相同。所以对舌纹必须仔细观察,认真分析,这样才能准确地做出诊断。

(4)若见顺"人"状纹,并伴见舌质淡白,舌中质深重,边尖舌苔淡黄或淡薄,舌根苔黄厚,色干枯,中部色润泽,"人"状纹从舌根至舌尖由少至多或由多至少,一般的分布情况是正中密集而两头稀少,舌根、舌中部纹色红赤较重,舌尖部色淡红或明亮,舌面整体光亮,而舌纹整体黯赤色,提示中焦湿热壅滞;若舌中心见灰黑苔,则提示血热上行,常见于血热证、阳虚证、湿滞证、肝阳上亢证或心脑血管疾病、慢性肝炎、肝硬化、肝肾综合征等。治宜通络凉血,健脾化痰,扶正祛邪,补益气血。

(5)若见平长"人"状纹,并伴见舌质绛红,舌中苔少,纹圆长,两头纹尖小,在两个椭圆形的圈内见 4～5 个平长"人"状纹,纹色紫且于舌质色泽,舌根苔白腻;见有 2～3 个平长"人"状纹出现,纹色不明显,舌中舌纹较粗,两头舌纹较细,中间纹较深,两头纹较浅,提示阴血已伤,下焦寒湿,中焦脾阳不振,清浊倒置,二便欠畅等。临证见于慢性肾炎、肠胃炎、肝炎、肝硬化等。治宜滋阴降火,清心化痰,滋肝益肾。

4."王"状纹 它与"丰"状纹、鱼骨纹、平"人"状纹等基本相似,一般出现于舌正中或舌根,有的时候舌中与舌尖之间也会出现,但在舌边、舌尖则很少见。

"王"状纹若是单纯出现,没有其他杂纹相混,一般提示心血管方面的疾病。若见舌色泽变异,舌体胖大,苔黄白,薄厚突变,则所提示的病症也就变化多端了。因此,辨舌纹诊病为规律性和不规律性变异,这就是事物的普遍性和特殊性。

(1)长"王"状纹[图 1-24(1)]:若见舌质嫩红,舌体萎缩,苔光莹如同镜面,舌中光亮无苔,舌色较老,舌中至舌尖见一长"王"状纹,舌尖见双直纹,纹色红色,舌根少数也呈"王"状纹,舌纹粗而黯淡,两边舌边见撇纹,其纹色较"王"状纹重,部分双直纹出现于舌尖。提示胃阴不足,阴虚火旺。临证见于肝硬化、肝脾大,萎缩性胃炎、肺炎等。治宜培土生金,滋补肝肾,调和脏腑。

(2)小"王"状纹[图 1-24(2)]:若伴见舌质淡白,白腐苔满布全舌面,舌尖、舌根全白色,"王"状纹细小,位于舌面中部与尖部之间。舌有的如鱼骨纹样,但不清晰,纹细小,纹色淡红而湿润,纹线细小而娇嫩,舌体稍胖大,舌尖、舌边略呈淡红色,但舌底则正常。提示罹患脾胃虚寒证。临证常见于慢性肾功能不全所致的肾虚腰痛,以及失血过多而引起的心脏衰弱等。治宜温阳行气,补气养血。

(3)正"王"状纹:包括正"王"状纹、曲虫纹、多点纹、六花纹[图 1-24(3)]。一般长约 2cm、宽约 1.5cm,居于舌中,纹粗而深刻,部分患者在该纹下见一小曲虫纹(长约 2cm),上粗下细,纹色绛红,伴见舌质绛红,舌体胖大,苔白腻而剥离,舌面四周星纹(即大点纹)点点满布,舌尖边呈尖点纹、六花纹,纹色红,舌根、舌边及舌中呈大点纹,纹色黯滞。提示水湿内停,脾肾两虚。临证见于各种心脏病、肺部疾病、肝硬化、肝肾综合征、消化系统或内分泌系统疾病。治宜祛痰化湿,疏肝理气,补脾益肾。

(4)双"王"状纹:包括双"王"状纹、齿痕纹、多点纹、大圆圈纹[图 1-24(4)]。居于舌中稍上部位,伴见舌质青紫晦暗,苔白,舌纹四周见呈一鸡蛋样圆圈,圈色呈黄灰色,色质较老,舌尖红,色质娇嫩,舌边不整齐,常见齿痕纹。舌尖见小尖点纹,纹色红,舌边齿痕纹青紫色,色泽晦暗,其舌质、舌苔较为复杂,舌面上所出现的舌质、舌苔、舌纹皆不相同，一般舌质中重边浅，舌苔除舌面白苔外，也有在舌中见蛋圆形的黄灰圈的病例。舌尖的舌质、舌纹，其色泽皆非常明显，色红而光亮，舌尖、舌中一般无苔，舌边稍带淡白苔，提示湿热内阻，热盛于湿。中医辨证为脾虚生湿，或寒浊困脾，寒极生热，常见于久病患者，有出血之势，如肝硬化、肝肾综合征、脾大、风湿性心脏病、心肌梗死等重危患者。治宜化湿祛痰，行气解郁，通畅气血。

大圆圈纹有时可单独出现于舌面，有时与"王"状纹、"丰"状纹、龟纹等同时出现。出现大圆圈纹，一般提示脾火上升，产生湿热或实热火邪，色泽越红，提示火气越大，色转灰色，提示火气熄灭。如色淡白，则提示寒气而非火气，一般外感咳嗽可见此舌纹，病轻舌纹不显，病重则舌纹就较为明显。

5. "丰"状纹　该纹一般位于舌中，舌尖、舌根、舌边均少见。

(1)若见"丰"状纹与双直纹、"王"状纹[图1-24(5)]同时并见，且舌质紫红，舌边色质红赤，舌尖色泽明显，苔厚而白，舌中滑腻而淡黄。舌中至舌尖见"丰"状纹，纹长约2.5cm，中部约1cm范围光滑无纹，舌根至舌中见"王"状纹，纹长1～3cm不等，舌面两边呈对称的双直纹。"丰"状纹为该舌面之主纹，纹较深刻，色泽鲜明。"王"状纹则为副纹，纹较浅，色泽赤黄色，舌尖红而无苔，"丰"状纹、双直纹直下至舌尖，见出现该类纹，提示脾阳不振，肝胆湿热，辨证属脾胃俱虚，湿热壅盛。临证见于外感病寒湿未化而入内、伤寒病、肝硬化、各种慢性消化系统疾病患者。治宜清肝利胆，化湿除热。调理脾胃。

(2)若大"丰"状纹与雪花点纹、尖点纹[图1-24(6)]同时出现于舌面。舌面见雪花点纹，舌质淡红而黯滞，色泽明润，苔黄腻，色泽光亮，从舌根至舌尖，舌面正中见出现"丰"状纹，纹体长而大，长约5cm，宽约1.2cm。纹色老而黯红。舌尖雪花点纹、尖点纹与边点纹同时出现，但以尖点纹、边点纹为主，边、尖点纹纹色发黑而重，而雪花点纹则洁白如莹，一般黑白分明，提示湿热瘀阻于内，中医辨证为脾虚血瘀。由于湿热瘀阻而引起瘀血久而未化，以致诱发各种杂证，如肝硬化脾大、风湿性心脏病、心功能不全、肺源性心脏病等。治宜活血化瘀、化痰祛湿、疏肝理气等法合用。

（3）若"丰"状纹、鱼骨纹和多点纹［图1-24（7）］同时出现于舌面正中，并伴见舌质重，色红，舌体胖大而娇嫩，苔白呈透明状。色泽光亮，舌纹大长而粗深，长3～5cm，宽约1.5cm，以鱼骨纹为主，其次为多点纹。两纹之间见少量雪花点纹，鱼骨纹色泽老重厚且发赤。纵纹属主纹，从舌根直至舌尖而下，两头细而中间粗，两横纹在主纵纹的左右形成不对称的横纹，大约有4个纹，还布有不规则、不明显的小纹，该舌纹常见于外感病中的伤寒或高热伤阴者，在内伤病中多属脾胃俱伤者，中医辨证属风火内结，湿热相争者。临证见于肝硬化、湿热伤脾之肝病和脾胃病、骨髓炎、败血症等。治宜除湿化热，清血排毒，健脾和胃等法共用。

（4）麦穗纹、曲虫纹、"八"状纹［图1-24（8）］同时出现于舌面，并伴见舌质绛红，色苍老。舌体瘦长，舌中至舌根苔由白黄到黑黄，舌根色重厚，舌边布散白苔，如片状雪花布散而稀少。舌尖中部见薄白苔，舌尖两边无舌苔，边部色泽较中部绛红，色鲜艳，舌根至舌中见麦穗纹，长约3cm，宽约1cm，色黑。麦穗纹下布有曲虫纹，曲虫纹至舌尖两边布有"八"状纹，两纹色泽皆呈紫红色。该临证舌象常见于肝硬化脾大出血、脑出血者。中医辨证属三焦热盛，热毒攻心，热气上熏于脑，还可见于中风、痫证、高热、恶性肿瘤等患者。治宜清热凉血，重用生石膏120g以上以清肺胃之火。

（5）"丰"状纹、蜈蚣纹、去蛇纹［图1-24（9）］同时出现于舌面，并伴见舌质红紫而色黯，舌尖稍红，苔白腻如抹粉面，舌根灰黄，舌尖部苔色明润。以蜈蚣纹为主纹，从舌根至舌尖直下，长约4cm，纹色赤且深重，上深而下浅，两边见去蛇纹呈对称分布，整个舌面见出现大点纹，亦即多点纹，纹色如同主纹色。提示高热，邪毒侵入血分。中医辨证属邪毒侵入血分，三焦有火，临证见于肝炎、病毒性腮腺炎、乳腺炎等，若舌质红，提示火毒入里，如果高热持续不退，则易招致昏迷症状。

6. **圆心纹** 圆心纹恰似鸡心纹中的空心纹，但鸡心纹中多数无舌苔(属剥脱苔),而大圈纹是由不规则或规则的弧形纹长短不一的纹线所组成,纹中与纹圈外的舌苔多与舌面不一致,部分由舌苔表面凸出的褐黄色所构成,部分由舌苔的厚凸或凹下所形成的大圆圈所构成,其舌质、舌苔、舌纹都有相同或不同的变化。

(1)大圈纹与"丰"状纹、交叉纹、边点纹[图 1-24(10)]同时出现于舌面,并伴见舌质淡红,舌体胖嫩,舌苔圈边白而滑,中部(圈中心)无苔,舌苔色泽边深红,中淡红。舌面正中、舌根至舌尖,舌边见一大圈纹,舌尖边见"丰"状纹,部分患者舌边见多点纹,舌根见交叉纹。舌根纹色较暗,舌尖"丰"状纹色鲜红而湿润。舌边多点纹尖部红而中根部淡,无苔处纹较明显,有苔处纹不明显而苔较重。该舌纹多见于外感病患者,如伤寒、中风等,内伤病如肝胆湿热、脾胃阴伤,中医辨证属湿郁肝胆,热极伤阴者。临证见于阻塞性黄疸、肝硬化腹水、胰头癌、肝癌、胃癌等。

(2)大圈纹与小龟纹、小针纹、边点纹[图 1-24(11)]同时出现于舌面上,常以大圈纹为主纹。在一般情况下,常伴见舌质淡红,舌边紫红色或淡紫色;舌体胖大,较嫩,苔黏腻而白,舌苔表面中间占全舌舌面的 1/3 见一大圆圈,圈心色黄稍薄而较淡,圈边呈黄褐色改变,色稍重,舌面光滑而发亮,色鲜而不暗滞,大圈纹直径约 2cm;小针纹位于舌尖部,长约 1cm;小龟纹的下一半部位于大圈纹之上部,一半位于舌根部。龟纹如大豆样,色重,在云雾状的舌苔表面下呈点线状而位于左部,右部呈弧线状,线深刻而色红,舌边呈边点纹,舌尖部小针纹色较明显,边点纹色较黯,舌根呈灰褐色改变,色重于舌面的舌苔,龟纹构成小圈状,纹粗而深刻,色则红。该舌象提示外感证,属表邪入里,胃肠积热,痰食互结。中医辨证属气虚痰结阻滞络脉。临证见于各种心脏病、急性心肌梗死、肝硬化、脾大等,治宜祛痰化湿,通利二便。

(3)大圈纹与曲虫纹、"王"状纹[图 1-24(12)]同时出现于舌面上,则应以大圈纹为主纹而位于舌中部,并伴见舌质绛红,舌边滑润,而舌中部干枯,苔白散且滑润,舌苔表面大圈内呈焦红褐色状,质干枯,色泽呈深褐色兼黑色。舌苔表面呈深褐色而构成一个椭圆形的大圈位于舌中部,即舌面的 1/3 处。长约 3cm,中间宽约 3cm,中间大圈内有一大"王"状纹,纹长约 2cm,大圈纹色泽呈红褐色,如同霉酱色,其圈呈弧形曲虫纹,边外也见有不规则的乱虫纹,纹色呈绛红色改变,纹深而粗,舌边见剥脱苔,剥脱处呈绛红色,中部较淡,见该舌象提示外感风邪侵入体内,病久长期不愈,邪入营血,上热下寒,亦即心、肝、肺为热,脾、胃、肠为寒。中医辨证属温热入侵营血,临证见于肝硬化晚期,重症内伤病、胃癌、上热下寒的各种内外科病症、危重症患者。治宜祛温热、利湿。

(4)大圈纹与边点纹、"人"状纹[图 1-24(13)]同时出现于舌面上,因大圈纹位于舌中部,约占舌面的 2/3 接近舌尖或舌根,一般伴见舌质色紫,舌体胖大,苔白厚,苔质发干而不枯燥,舌底边色较白,中部渐黄,而大圈内则黑而腻,见散白黄苔,为圈内的"人"状纹所为。大圈纹长约 3cm,宽约 2cm,构成一个方圆形大圈,"人"状纹呈黑色改变,纹较深,根部舌白干而厚重。根底部见较深大的"人"状纹。苔满布于全舌。舌边亦呈厚白苔。舌尖边见少量多点纹。提示热毒伤阴,中医辨证属血热伤阴,营热火瘀,上焦热而下焦寒之病证,如外感病中的伤寒病等。治宜清上焦之热,利下焦之湿,使上焦热除,下焦寒祛。该舌象不属危重、久病患者。

7. 通天纹 该纹从纵面上出现。一般从舌根至舌尖一线贯通到底,极似一根天柱,分悬针形通天纹、麦穗形通天纹、"丰"状形通天纹等多种。另外,其通天纹还布有"王"状纹、"八"状纹等。通天纹的出现一般属久、重、危病,新病、小病、轻病一般不会出现该纹。

(1)悬针形通天纹与特大圈纹[图 1-24(14)]同时出现于舌面,并伴见舌质淡红,质胖嫩;苔白而光滑,苔色底白,悬针纹与特大圈纹附近呈黄色点斑,舌边苔少,舌尖见红点。从舌根至舌尖见悬针纹,长约 6cm,贯通整个舌纵面,纹深而粗大。中间较粗,两头微细,悬针纹外见一大圈纹,占布整个舌面的中部,长约 5cm,宽约 4cm。悬针纹纹色较暗,大圈纹则较浅而成褐色变。该舌象提示温邪入里,中医辨证为邪气入里,痰热内结。临证见于呕吐泄泻、各种发热性病症、心脑血管病、妇女带下病、肾虚腰痛、肾病、恶性肿瘤初期等。治宜解郁散结,清热利湿。

(2)天柱纹和"工"状纹[图1-24(15)]错杂出现于舌面。通天纹中最粗的舌纹称天柱纹,但也有某些通天纹无其他舌纹分布,该舌纹的出现提示病虽危重,但病情则不复杂,多为外感病中的伤寒,而内伤病中若见出现天柱纹,一般提示危证、重证,并伴见舌质红、舌体胖嫩,舌尖色质明显红色。中间天柱纹内无苔,少数呈淡白苔,天柱纹两边见淡黄兼白腻苔,舌边散布白苔,天柱纹内纹底色重,纹面色较轻,纹内呈干枯状,纹外呈湿润状,舌尖纹内呈焦红色,纹外红色明显,纹内外较为干燥。如为外感病则多见于伤寒,其苔较厚,纹内一般无纹;内伤病多见于肝癌、胃癌、肺癌等恶性肿瘤的晚期,肝硬化晚期癌变、慢性消化系统疾病。中医辨证属阴虚痰浊未化。治宜补中益气,化痰祛湿,消积开胃,用攻补兼行法,驱邪扶正法以治。若天柱纹内焦红而无一点湿润,则病多属死症,十不救一。

(3)天柱纹与雪花点纹[图1-24(16)]同时出现于舌面上,天柱纹从舌根至舌尖占全舌纵面的1/2还要多。舌边布有雪花点纹,舌尖也布有少量的小雪花点纹。舌质老红,舌体略瘦,舌之两边红,天柱纹之舌苔内呈白或黄褐色变,舌苔表面见透明体膜。色泽明亮面光滑,在一般情况下通天纹为主纹,通天纹中见有纹,中空苔色薄而红黄色。舌尖边见雪花点纹,纹色洁白似如堆雪花,提示表邪瘀热,上焦水积。中医辨证属湿热入侵营血,瘀积于肺脾,从而引起胸膜炎、胸腔积液、腹膜炎或肝硬化晚期、恶性肿瘤高热、肝昏迷等病。通天纹若由湿润变为干枯,提示五脏已绝,病属死证。治宜补气养血,活血散结,使气血畅行。

(4)蝎子形通天纹与撇纹[图1-24(17)]同时出现于舌面上,见似一只蝎子出现在舌面,约占据全舌面的1/3。并伴见舌质淡红,舌质色明亮,苔腻而白,由舌苔的底苔上部至舌根出现了苔上苔,形成半圆圈。由形成的半圆圈和长形的蝎子纹共同构成了一个大蝎子纹。大圆圈则浮在舌纹与舌底苔上。纹粗而深,大圆圈纹色不明显如同烟云样。蝎子纹长约5cm。该舌若舌质更老,更紫、青、黑,则提示病情加重,可因外感风寒或久治不愈致使气滞血瘀,从而形成肝硬化、脑血管硬化等。中医辨证属木旺土虚,临床常见于心肌梗死、慢性支气管炎、血液系统疾病、消化系统疾病等。治宜宣肺通窍,行气通络,活血化瘀,软坚散结,补土平肝,息风祛火。

8. **满舌纹**　该舌纹多占据全舌面的3/4甚至整个舌面。属最大舌纹,一般从舌尖至舌根均被占据,无一块余地空存。全舌面均见各种不同的异纹和相同的舌纹,故称为满舌纹。

(1)大龟纹与点状纹[图1-24(18)],全舌满布一大龟纹,占满了整个舌面,舌边布有少量的点状纹。并伴见舌质红,质老,舌体厚胖,苔厚,且满布于全舌,散而粗松,舌苔似如堆起的豆腐渣样,色泽不滑不亮,无枯燥;大龟纹满布全舌面,舌尖见少量尖点纹,舌边见不规则的杂纹,有的如多点纹,有的如"人"状纹,一般纹色深红,纹中间较粗,四周较细;中间深,四周浅,但舌纹的颜色则中间黯淡,四周明亮。该舌象提示胃浊积聚(五积、六聚),水、气、虫、食、血、积块的患者。中医辨证属秽浊疫毒蕴积,临床常见于肝硬化、肝脾大、各种恶性肿瘤、急腹症及各种良、恶性肿块。治宜活血化瘀,利气通络,软坚散结,排毒,排脓,需经综合调理,方能减轻病情。

(2)"八"状纹与左右撇纹[图1-24(19)]同时出现于舌面上,一般情况下舌中至舌根出现"八"状纹,舌根出现"人"状纹,舌边见左右撇纹,全舌满布舌纹,并伴见舌质红,苔淡薄而白,舌中部苔色光亮,中间见"八"状纹,全舌由多种舌纹同时出现于舌面上。提示平素身体欠安,抗病能力较差,易被六邪侵犯,脾虚湿浸而致胃燥热实,久之致使机体缺乏营养物质。中医辨证属肾阴虚损而致虚火旺盛。治宜滋阴降火,滋补肾水。

(3)"水"状纹与"王"状纹、"八"状纹、左右撇纹[图1-24(20)]同时出现于舌面上,并伴见舌质呈橘红色,苔淡白,舌苔满布全舌面,舌边、舌尖、舌根部均见白苔而舌根见黄苔。底色白而表色微黄,舌尖见"水"状纹,舌中见"王"状纹,舌根见"八"状纹,舌边见左右撇纹。纹色较舌质色重,纹色较重而红,纹深如同刀刻般,中间"王"状纹浅而浮现。该舌象提示素体阴虚、气血衰弱而火热内炽。中医辨证属肾阴不足,虚火上炎。临证见于老年性支气管炎、营养不良、消化系统疾病及久治不愈的各种内科疑难杂症等。治宜行气补血,滋补肾水,加强营养。

(4)龟纹、左右撇纹与"八"状纹[图1-24(21)]同时出现于舌面上,并伴见舌质胖大,色青紫,舌体臃肿,苔白厚而匀称,苔色如堆雪,色不明亮,舌根见龟纹,纹大约2cm,舌中见"丰"状纹,纹长约2cm,舌面左右见"人"状纹,舌边见左右撇纹,纹深如同刀劈样,

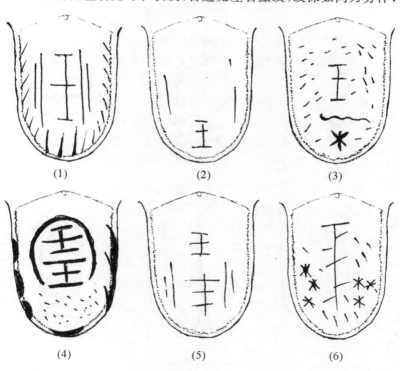

(1)　　　　　(2)　　　　　(3)

(4)　　　　　(5)　　　　　(6)

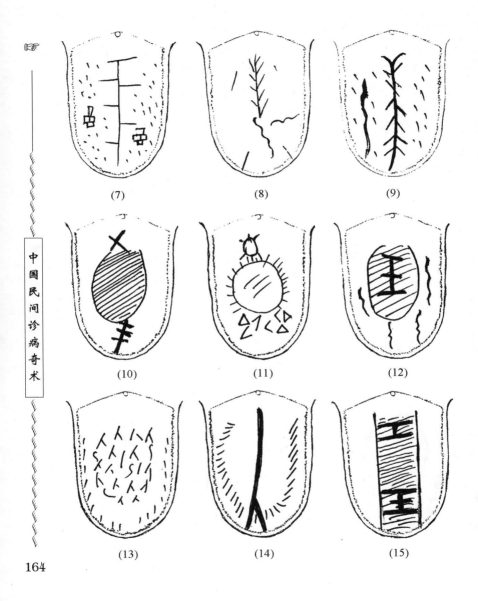

(7)　　　　　　　　(8)　　　　　　　　(9)

(10)　　　　　　　(11)　　　　　　　(12)

(13)　　　　　　　(14)　　　　　　　(15)

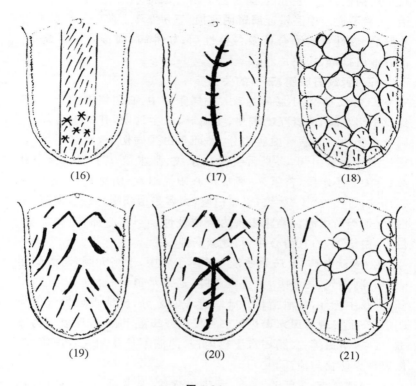

图 1-24

　　（1）长"王"状纹、双直纹、两边撇纹；（2）小"王"状纹；（3）正"王"状纹、曲虫纹、多点纹、六花纹；（4）双"王"状纹、齿痕纹、多点纹、大圆圈纹；（5）"丰"状纹与双直纹、"王"状纹；（6）大"丰"状纹、雪花点纹、尖点纹；（7）"丰"状纹、鱼骨纹、多点纹；（8）麦穗纹、曲虫纹、"八"状纹；（9）"丰"状纹、蜈蚣纹、去蛇纹；（10）大圈纹、"丰"状纹、交叉纹、边点纹；（11）大圈纹与小龟纹、小针纹、边点纹；（12）大圈纹与曲虫纹、"王"状纹；（13）大圈纹、边点纹、"人"状纹；（14）悬针形通天纹、特大圈纹；（15）天柱纹、"工"状纹；（16）天柱纹、雪花点纹；（17）蝎子形通天纹、撇纹；（18）大龟纹与点状纹；（19）"八"状纹、左右撇纹；（20）"水"状纹、"王"状纹、左右撇纹、"八"状纹；（21）龟纹、左右撇纹、"八"状纹纹呈黄褐色,边尖色重呈青黑色。该舌象提示气血双虚,病属难治,久治不愈。中医辨证属肾阴亏损,三焦寒湿。临证见于肺源性心脏病、慢性肾病综合征及各种性病,如淋病、梅毒及艾滋病等。治宜清血排毒,扶正祛邪。

(四)舌纹与脏腑、三焦的关系

1. **舌纹与心、小肠的关系** 心居于胸中,心包络围护于外,其经脉下络小肠,两者互为表里,主血脉,又主神明,开窍于舌,小肠则分清泌浊。心病有虚实之分,虚证多由久病伤正,禀赋不足,思虑过度等因素引起,多见舌尖呈小水纹、乱水纹、"丁"状纹、小针纹;舌尖见小水纹,苔腻,一般提示心阳受损,心阴血亏耗;舌中见粗深纹,舌尖见"丁"状纹,苔厚白腐,大多是由痰阻、火扰、寒凝、瘀滞,气郁等所引起。临床表现为心悸怔忡,心烦,心痛,不寐多梦,健忘,谵语等,治宜清心除烦,健脑安神。

2. **舌纹与肺、大肠的关系** 肺居于胸中,下络大肠,与大肠相表里。肺主气,司呼吸,主宣发肃降,通调水道,外合皮毛,开窍于鼻;大肠主传导,排泄糟粕。肺病有虚实之分,虚证表现为气虚与阴虚,实证表现为风寒燥热等邪气侵袭或痰湿阻肺,临床表现为咳嗽、气喘、咯血等;大肠病有湿热内侵,津液不足及阳气亏虚等,临床表现为便秘与泄泻。

(1)肺气虚:见舌纹细小,舌尖见横纹,伴见舌质淡、苔白,自汗,脉虚。临证可用补肺润燥汤治疗,药取牛蒡子、马兜铃、苦杏仁、葶苈子、南薄荷、炙黄芪、大枣肉、北沙参等。

(2)肺阴虚:见细小舌纹纵横出现于舌尖,伴见舌质红,舌干而津少,无苔,脉细数。临证可取东阿胶、牛蒡子、北沙参、太子参、全青蒿、煮百合、生地黄、浙玄参、川贝母、桔梗根、生甘草等治疗。

(3)风寒束肺:一般不见舌纹,舌质淡,苔白,脉浮紧,无汗。临证常以麻黄汤方剂加减服用,药取生麻黄、嫩桂枝、苦杏仁、炙甘草、牛蒡子、全当归、酒川芎、白芍药、川羌活等施治。

(4)寒邪客肺:舌中见纵纹,较干燥,苔白,脉迟缓。临证常取定喘汤方剂加减治疗,药取白果米、生麻黄、炙款冬花、炙桑白皮、制半夏、苦杏仁、紫苏叶、葶苈子、煮百合、生地黄、浙玄参、川贝母、桔梗根、生甘草等治疗。

（5）痰湿阻肺：舌见横纹，舌质淡，苔白腻，脉滑。临证常取陈皮丝、法半夏、化橘红、白茯苓、炒白术、薏苡仁、紫苏子、炙百部、前胡根等治疗。

（6）风热犯肺：舌纹多见细小横纹，舌尖红，苔薄黄。临证常取生黄芩、生石膏、知母肉、粳白米、薏苡仁、金银花、青连翘、大青叶等治疗。

（7）热邪壅肺：舌尖见细小纵纹，舌质红，苔黄，大便干结，脉滑数。临证常取全瓜蒌、蒲公英、生黄芩、制半夏、化橘红、川贝母、生石膏等煎汤内服。

（8）燥邪犯肺：舌尖见横纹，舌质红，苔黄，脉数。常取蒸天冬、浙麦冬、苦杏仁、马兜铃、知母肉、浙玄参等煎汤服用。

（9）大肠湿热：舌纹粗深，一般出现于舌中，苔黄，脉滑或濡数。常取生大黄、芒硝末、蒸天冬、知母肉、生石膏、生黄芩、苦参片、北槐花、生地榆、锁阳片、枸杞子、肥玉竹等治疗。若大肠液亏者，可配加芒硝末、麻子仁、苦杏仁、光桃仁；若肠虚滑泄者，可配加炒白扁豆、肉豆蔻、吴茱萸、制五味子、川黄连等。

3. 舌纹与脾、胃　脾、胃同属中焦，经脉互为络属，具表里关系。脾主运化，胃主受纳腐熟，脾升胃降，共同完成食物的消化吸收与输布，为气血生化之源，后天之本。脾统血，主四肢、肌肉的功能活动。脾胃病证有寒热虚实之分，脾病以阳气虚，运化失调，水湿痰饮内生，不能统血最为常见；胃以受纳腐熟功能障碍，胃气上逆为主要病变。脾有病最常见的症状为腹痛、腹胀、便溏、泄泻、浮肿、出血等，胃病常见胃脘部不适、疼痛、呕吐、呃逆等症状。

（1）脾气虚：舌中见"丰"状纹且较大，但舌纹较浅，舌质淡，苔白，脉迟缓。临床常用四君子汤，药取人参、炒白术、白茯苓、炙甘草、炒白扁豆、龙眼肉、炒香附、缩砂仁、陈皮丝等治疗。

（2）脾阳虚：舌中见小水纹，且较深，舌质淡、舌体胖大，苔白滑，脉沉迟无力。临证常用四君子汤加补骨脂、肉豆蔻、制五味子、吴茱萸、木通片、泽兰叶、车前子、炒香附、赤小豆、桂圆肉、佛手片等治疗。

（3）中气下陷：舌中见小龟纹，舌质淡，苔白，脉细弱。临证常用四君子汤，倍加人参剂量，再配加炙黄芪、葛根丁、升麻片、柴胡根等治疗。

（4）脾不统血：舌中见大龟纹或深裂纹，舌质淡，苔白，脉细弱。临证常用四物汤去川芎片，即全当归、熟地黄、白芍药，配加半枝莲、茜草根、焦栀子、棕榈炭、黄芩炭、藕节炭、白花蛇舌草等治疗。

（5）寒湿困脾：舌中见"水"状纹，舌质淡，舌体胖大，苔白腻，脉濡数。临证常取广藿香、佩兰叶、姜厚朴、缩砂仁、炒香附等治疗。

（6）湿热蕴脾：舌中见"川"状纹、满舌纹、舌质红，苔黄，脉濡数。临证常取白茯苓、泽泻片、薏苡仁、蒲公英、白花蛇舌草、夏枯草、败酱草、木通片等治疗。

（7）食滞胃脘：舌中见悬针纹，苔厚腻，脉滑。临证常取牵牛子、槟榔片、炒枳实、制大黄、焦三仙、焦山楂、法鸡内金、大腹皮等治疗。

（8）胃寒：舌中见"水"状纹，舌质淡，苔白滑，脉迟缓。临证常取缩砂仁、炒香附、石榴皮、姜厚朴、炒白术、白茯苓、炒莱菔子、制半夏等治疗。

（9）胃热：舌中见纵横纹，舌质红，苔黄，脉滑数。临证常取生石膏、牡丹皮、升麻片、石斛段、川黄连、海螵蛸等治疗。

4. 舌纹与肝、胆　肝位于右胁部，胆附于肝，其经脉相互络属，故有表里关系。肝主疏泄，又主藏血，在体为筋，开窍于目，其华在爪。胆贮藏、排泄胆汁，以助消化，并与情志活动有关。肝之病证，常有虚实之分。虚证多见血虚、阴伤，实证多见郁火亢盛及寒邪湿热等邪侵犯，肝病的常见症状为胸胁、少腹胀痛、窜痛，烦躁易怒，头晕脑涨，肢体震颤，手足抽搐，以及眼疾、睾丸胀痛、月经病等；胆病的常见症状为口苦、心悸不寐等。治疗常用蒲公英、绵茵陈、青连翘、制五味子、虎杖根、泽兰叶、佩兰叶、龙胆草、柴胡根、板蓝根、大青叶、生地黄、川黄连、川黄柏、疆红花、炙没药等。

（1）肝气郁结：舌边见多点纹、"川"状纹，舌质淡，苔厚腻。临证常取广木香、沉香末、檀香段、荆三棱、蓬莪术、全瓜蒌、光桃仁、疆红花、制大黄、佛手片、姜厚朴、炒枳实、炒香附、缩砂仁、土鳖虫、炒水蛭、炒地龙等治疗。

（2）肝火上炎：舌边见"十"状纹，或纵横纹，舌色多为紫红色，舌质红，苔黄，脉弦数。临证常取蒲公英、田基黄、紫花地丁、柴胡根、龙胆草、生黄芩、川黄连、川黄柏、半枝莲、白花蛇舌草、草决明、白菊花、茺蔚子、青葙子、天花粉等治疗。

（3）肝血虚：见出现纵横裂纹、龟纹，纹较粗深，舌质淡，苔白，脉弦细。临证常取旱莲草、制女贞子、制桑椹子、阿胶、生地黄、鸡血藤、枸杞子、浙麦冬、蒸天冬、北沙参、炙鳖甲、炙龟甲等治疗。

（4）肝阴虚：舌中部见浅水纹，舌质红而少津，脉弦细数。临证常取制女贞子、胡黄连、北沙参、炙黄芪、石榴皮、泽兰叶、佩兰叶、全青蒿、地骨皮、全当归、知母肉等药治疗。肝阴虚与肝火上炎虽均有热象表现，但前者属虚热，后者则属实火，二者需仔细辨证。

（5）肝阳上亢：多见实心纹、双直纹、曲虫纹，舌质红，少苔或无苔，脉细数。多因肝肾阴虚，肝阳失藏，或焦虑恼怒，火气内郁，暗耗阴津，阴不制阳等所致。临证常取赤石脂、代赭石、制五味子、沉香末、石决明、草决明、覆盆子、枸杞子、制黄精、全当归、东阿胶、鸡血藤、天麻片、烫蜈蚣、羚羊角、炒地龙等治疗。

（6）肝风内动：舌中见来蛇纹、去蛇纹、蜈蚣纹，舌质红，苔白腻，脉弦有力等。临证常取羚羊角粉、全蝎虫、双钩藤、烫蜈蚣、炒地龙、白芍药、刺蒺藜、炒白僵蚕、烫狗脊、制何首乌、龙眼肉等治疗。

（7）寒凝肝脉：舌边见"水"状纹，舌中见实心纹、锁链纹，舌质淡，苔白滑，脉沉弦或迟缓。临床多见于疝气，或小肠下垂至阴囊部而导致气胀坠痛。临证常取海藻段、昆布段、广橘核、小茴香、川牛膝、生雷丸、怀山药、荆三棱、蓬莪术、温郁金、全当归等治疗。

（8）肝胆湿热：舌中见纵横纹、曲虫纹，舌质红，苔黄而腻，脉弦数。临证常取怀山药、炒白扁豆、白茯苓、炒白术、秦艽根、生泽泻、薏苡仁、苦参片、川黄柏、蛇床子、地肤子、椿根白皮、炙金樱子、芡实米、黑荆芥等治疗。

(9)胆郁痰扰:临床症见头晕耳鸣,口苦呕恶,胸闷胁胀,舌苔黄腻,脉弦滑。临证常取制大黄、青礞石、法半夏、制南星、胆南星、化橘红、陈皮丝、炒枳实、白茯苓、炒白术、温郁金、龙胆草、紫草段等治疗。

5. 舌纹与肾、膀胱　肾位于腰部,左右各一,其经脉与膀胱相互络属,故两者互为表里。肾藏精,主生殖,为先天之本,主骨生髓充养脑部,在体为骨,开窍于耳,其华在发,又主水,并有纳气功能;膀胱具有贮存尿液与排尿的功能。肾藏元阴、元阳,为机体生长、发育之根本,脏腑功能活动之本,若有所耗伤,则诸脏皆病,故表现为肾阳虚、肾阴虚、肾精不足、肾气不固、肾不纳气等诸方面;而膀胱之病,多见湿热为患。临证常取鹿茸片、肉苁蓉、巴戟天、炒菟丝子、紫河车、制何首乌、双蛤蚧、冬虫夏草、仙茅根、全当归等治疗。

(1)肾阳虚:舌中见双环纹、六花纹、圆心纹,但其舌纹较细浅,舌质淡,舌体胖,苔白,脉沉弱。常取鹿茸片、对海马、广海龙、人参、炒益智仁、淫羊藿、盐制杜仲等治疗。

(2)肾阴虚:其舌纹表现与肾阳虚基本相同,但舌纹深粗,舌质红面少津,脉细数。临证常取北沙参、西洋参、肥玉竹、制黄精、炙鳖甲、炙龟甲、鹿角胶等治疗。

(3)肾精不足:舌根见较深的“水”状纹、雪花点纹,舌质淡红,脉细弱或沉迟。临证常取制山萸肉、制五味子、炒菟丝子、五倍子、炙金樱子、锁阳、沙苑子、巴戟天、韭菜子、炒益智仁、芡实米等治疗。

(4)肾气不固:舌根见纵横纹、干裂,舌质红,苔白。常取西洋参、太子参、白人参、潞党参、蒸天冬、炙甘草、枸杞子、制女贞子、炙鳖甲等治疗。

(5)膀胱湿热:舌中见纹中纹、六花纹,舌质红,苔黄腻,脉数。临证常取瞿麦草、萹蓄草、木通片、滑石粉、绵茵陈、车前子、香薷草、广藿香、佩兰叶、谷精草等治疗。

6. 舌纹与三焦的关系　自从清·吴鞠通的《温病条辨》以上、中、下三焦论述温病以来,三焦辨证便成为温病辨证的主要方法,它是在明·张仲景《伤寒论》及清·叶天士关于卫气营血理论的基础之上,结合温病总结出来的。上焦包括手太阴肺经与手厥阴心包经之证候,中焦包括足阳明胃经与足太阴脾经之证候,下焦包括足少阴肾经与足厥阴肝经之证候。

(1)上焦病证:舌尖见"丁"状纹,舌质红,少苔或无苔,寸口脉独大,伴见身热自汗,口渴,或咳嗽,午后热甚。临证常取嫩桂枝、白芍药、生姜片、葛根丁、淡竹叶、川黄连、生地黄、生黄芩、浙麦冬等治疗。

(2)中焦病证:舌中见粗针纹、"丰"状纹,纹粗而深,舌焦苔黄,脉细面濡数。临证常取白茯苓、炒白术、炒枳实、姜厚朴、制大黄、马齿苋、光桃仁、延胡索、木通片、灯芯草、槟榔片、牵牛子、商陆根等治疗。

(3)下焦病证:舌根见"水"状纹、纵横纹,纹细而深,舌质绛红,苔少或无,脉虚弱无力。临床表现见手足心热者,常取地骨皮、胡黄连、炙鳖甲、绵茵陈等治疗;临床表现为口干舌燥者,常取麦冬、天冬、葛根丁、西洋参等治疗;临床表现见手足蠕动或筋失所养而拘挛者,常取威灵仙、伸筋草、狗脊片、制桑椹子、鸡血藤、炒泽泻、炒僵蚕、炒地龙、炙乳香、炙没药、赤丹参等治疗;患者体质偏于阴虚而抗病力强,感受病邪又为湿热、湿毒、风湿、冬温、温疫等,若顺传中焦,则多从燥化而治,提示为阳明燥化证;若传入下焦,则发展为肝肾阴虚证。若患者体质偏于阳虚而抗病能力较弱,感受邪气又为寒湿,并顺传中焦,则宜从湿化,而成为太阴湿化证,若传入下焦,则发展成为湿久伤阴证。

(五)五脏疾病的舌纹分布与规律

1. 心系疾病的舌纹分布与规律　心病的舌纹主要分布在舌尖。主要舌纹有尖点纹、圆珠纹、"川"状纹、"小"状纹、齿痕纹、小针纹和各种舌纹的综合纹等。其纹有大、小、疏、密之分,色泽有明、亮、暗、夭、青紫之不同。尖点纹一般与温病、白血病、心脏病、病毒、瘀血等有关;圆珠纹、齿痕纹、"川"状纹、小针纹一般与风心病、冠心病、心绞痛、心肌炎等有关联。

2. **肺系疾病的舌纹分布与规律** 肺系疾病的舌纹大多单一出现于舌中尖部。舌纹大多为字形纹,如"川"状纹、"口"状纹、"山"状纹等综合舌纹。若出现其他兼症,则字形纹、象形纹、苔纹同时出现。字形纹主要分布于舌尖之上和舌中之下部位,其纹多位于舌面中上部位。肺病舌两边一般少见舌纹,舌纹有粗细、深浅、长短、大小之分;色泽有枯、润、明、暗之别。凡在舌上肺部的舌纹一般与温病、病毒性感染和呼吸系统疾病有关。

3. **脾胃病的舌纹分布与规律** 脾胃病的舌纹常见于舌面正中,大小适中。舌纹形状较多,常见的有字形纹、象形纹、苔纹类、舌下类等,一般有悬针纹、"十"状纹、太阳纹、鱼骨纹、多点纹、齿痕纹等。如舌纹既大又长,上至舌根,下至舌尖,则多为肺、心、肝、肾同病。一般出现于舌面正中的脾胃病舌纹与脾胃的阴、阳、表、里、寒、热、虚实等变化有关,时间越长,病情就越严重。

4. **肝病的舌纹分布与规律** 肝病的舌纹主要分布于舌两边或舌偏侧部位。在五脏疾病中,属分布最多、最复杂且最明显的舌纹。常见的舌纹有齿痕纹、边点纹、左、右撇纹、纵横纹(龟纹、梯田纹、"王"状纹、"丰"状纹、蜈蚣纹、鱼骨纹)等。如若肝病病程较长,久治不愈,则易影响其他脏腑的功能,从而出现各种综合纹或较大的舌纹。

5. **肾病的舌纹分布与规律** 肾病的舌纹主要分布在舌根。其分布的舌纹主要有蚕豆纹、根点纹、月牙纹、交叉纹、大蝎子纹、字形纹类、象形纹类、苔纹类等。"肾为先天之本,脾属后天之本",故肾有病常容易影响到全身各脏器,而出现诸多病变。

七、查舌觉异常诊病

舌觉,其一是指舌的味觉,包括舌的辣、甘、淡、酸、苦、咸等,是由分布在舌面的味蕾和味觉神经所控制的;其二是指舌的感觉,包括舌的冷、热、痛、痒等,是由分布于舌背黏膜的舌神经和舌根黏膜的舌咽神经所控制的。舌觉的内容包括舌的化学性感觉（如甘、苦、咸等）及舌的物理性感觉（如冷、热、痛等）。诊舌觉是通过对舌的味觉和感觉的询问，以辨别疾病的一种诊断方法，虽不属于望舌范畴，但属于舌诊的范畴之内。舌觉异常以自我感觉为主，而感觉是望舌所莫及的。望舌以视觉察舌，而诊舌觉以询问诊舌，对患者自述的异常舌觉，进行认真的综合分析，可以了解推断病情，作为诊病的重要参考依据。诊舌觉不仅可查出疾病来，而且还可推断其病情的程度，舌觉改变轻微的，提示病轻；舌觉改变明显的，提示病重。此外，舌觉的增减还可提示疾病的进退情况，舌觉的异常与舌体、舌苔、舌脉的变化共同反映着舌的病理变化，对于指导临床判断疾病具有重要的意义。因此，对舌觉的诊察，没有理由被列于舌诊内容之外而摒弃不用。下面介绍常见的各种舌觉与诊病情况。

（一）舌味觉诊病

俗话说"鼻闻香臭，舌尝五味"，酸、甜、苦、辣、咸五味的信息，是靠舌面上密布的细小乳头，称为舌蕾的味觉细胞来进行传递的。当食物的可溶性有味物质与味蕾相接触时，味蕾里的细胞纤毛就会将感觉信息传送至大脑皮质味觉中枢，从而产生味觉。味觉感受器即味蕾，主要分布在舌体乳头上。不同的乳头，所含味蕾的数目并不一致，以舌尖、舌侧及舌体后部占多数，而舌体中部感受器较少，味觉较为迟钝。不同部位的味蕾的味受体是不相同的，对于不同的刺激物有不同的敏感区。舌尖对甜最为敏感，舌尖两侧对咸最为敏感，舌体两侧对酸最为敏感，舌根对苦最为敏感。味蕾对各种味道的敏感程度也不相同，人分辨苦味的本领最高，其次为酸味，而对甜味则最差。有的人在进食时舌上会感觉到异于常人的味道，或者未进食舌上也有异常的感觉，这便就是舌觉异常，很有可能是体内潜藏疾病的一种信号，应当引起医生和患者本人的密切注意。

1. 舌辛　舌辛是指自觉舌有辛辣味，或伴舌上有麻辣感出现。辛辣味是咸味、热觉和痛觉的综合性感觉，故自觉口辣的患者舌温可能偏高。当室温在 18～22℃ 时,正常人的舌温大多是在 33～35℃,口辣患者的舌温则偏高,有时可达 36℃ 以上,另外舌黏膜对咸味和痛觉都较为敏感。临床上舌辛较为少见,多属肺热壅盛或胃火上炎所引起。西医学认为,舌辛在高血压症、神经官能症、更年期综合征及长期低热者中有时可能见及。

2. **舌甘** 舌甘是指自觉舌有甜味,此时即使是饮白水亦感觉味甜。甘味入脾,故舌甘与脾关系密切。多因过食辛辣炙煿厚味之品,滋生内热或外感邪热蕴积于脾胃,脾胃湿热与谷气相搏,热蒸上溢于舌所引起。故该类舌甘,须施以芳香化湿醒脾之法治疗;少数舌甘是由于年老或久病伤及脾胃,引起气阴两伤,虚火内生,迫津上溢所致。西医学以为,舌甘常见于消化系统功能紊乱或糖尿病患者,前者是因为消化系统功能紊乱引起各种消化酶的分泌异常,尤其是唾液中的淀粉酶含量增加,将淀粉分解成葡萄糖,刺激舌上味蕾而感觉口舌味甜,后者则是由于血糖增高,唾液内糖分亦增高,因而感觉口中发甜。

3. **舌淡** 舌淡是指自觉口中无味,亦即舌上味觉减退,或味觉迟钝而不敏锐,不能品尝出饮食的滋味感觉。多与脾失健运有关,或为脾胃湿阻,或为脾胃气虚,亦可见寒证。西医学认为,舌淡多见于炎症的初起或消退期,以肠炎、痢疾及其他消化系统疾病多见,还见于大手术后的恢复阶段。内分泌疾病及长期发热的消耗性疾病、营养不良、维生素与微量元素锌的缺乏、蛋白质及热量摄入不足的患者,也常见有口淡无味感,这是因为这类疾病可使舌味蕾敏感度下降而造成口淡无味的。此外,口淡无味、味觉减弱甚至消失,还可能是恶性肿瘤患者的特征性表现之一,因此,中、老年人发生原因不明的味觉突然减弱或消失时,要高度警惕罹患恶性肿瘤的可能。当然,这要与老年人味蕾退化,牙齿残缺不全使咀嚼不充分,甚至囫囵吞咽,食物不能和味蕾充分接触而导致食不知味的区别开来。

4. **舌酸** 舌酸是指自觉舌上及口中时有酸味,甚者闻之就有酸气。舌酸应与吞酸相鉴别。吞酸是指胃中酸水上泛;舌酸则是自觉有酸味,而无酸水泛出。酸属肝味,舌酸属肝胆热邪侵脾,肝热上蒸所致。以脾虚肝旺者居多,土虚木乘亦可作酸,或暴食伤脾,食积肠胃,肝脾不和,浊气上泛所致。西医学认为,舌酸多见于胃炎,胃、十二指肠溃疡,与胃酸过多有关。

5. 舌苦　舌苦是指自觉舌上有苦味出现。《本草纲目·百病主治药·口舌》将口苦称为"舌苦"。苦属胆味,胆汁分泌排泄与肝之疏泄有关,正常情况下,胆汁的分泌与排泄,在肝的疏导下,循经下泄,而不上逆于口,故无舌苦的症状。苦属火,火气亢盛则为苦,故口苦与肝胆有热有关,多属肝胆经内有郁热,胆热一蒸,胆气上溢或肝移热于胆所引起。经临床观察,舌苦多见于肝热证、肠胃热证等。在西医学中,则属急性炎症的表现,以肝、胆炎症为主,常与胆汁的代谢有关。舌苦还可见于恶性肿瘤患者,恶性肿瘤患者对甜味食物的味觉阈升高,而对苦味食物的味觉阈降低,因而进食甜的食物也会感觉舌苦,这与患者舌部血液循环障碍和唾液内成分改变有关。经常熬夜或抽烟的人,早上醒来亦会感到口苦。

6. 舌咸　舌咸是指自觉舌上有咸味出现,犹如口内含盐一般,甚则有咸味痰涎排出。咸属肾味,口咸多属肾阳虚惫不摄,寒水上泛,或肾阴虚,虚火逼肾液上溢而引起。西医学认为,口咸多见于慢性咽喉炎、慢性肾炎、神经症或口腔溃疡等。有时测定口咸患者的唾液,可见钠、钾、钙、镁等氯化物含量增多,pH 值偏于碱性反应。

总之,味觉的感受阈值常因人而异,个体判别很大,因此味觉异常必须结合本人的味觉习惯、阈值情况加以综合判断。此外,气候的影响、内外的环境、情绪的稳定、睡眠情况、吸烟饮酒、口腔炎症、特别嗜好及中药反应等,都可导致味觉异常,临床须加以仔细鉴别。

(二)舌感觉诊病

1. 舌温觉　对冷或热的刺激有感觉,如水太烫,菜太热,药太冷等,皆属于正常的感觉。若无冷热的刺激,舌体却出现冷或热的感觉,称为舌温觉异常,如舌热、舌下冷等,临床所见多伴舌痛或肿。舌灼热疼痛是指舌上出现火烧样的疼痛感觉,这种舌觉的产生多因火邪内盛上炎于舌所致,舌灼热疼痛常与舌尖红赤、舌红、口舌生疮等同时并见。西医学认为,严重脱水时,舌可有寒凉的感觉。

2. 舌触觉　舌体摸触或扪之津润而不干燥,无明显不适或异常感的,属正常之舌。若见舌转动或运动、触摸、扪捏或揩刮等有异常感觉的,就称为"舌触觉异常"。

3. 舌痛觉　舌上有火烧样疼痛感,称为"舌灼痛""舌本痛"等,其疼痛性质除了呈烧灼样疼痛外,还见有辛辣痛、干燥痛、麻木痛、苦涩痛等感觉,其疼痛部位可见于舌尖、舌根、舌边、舌背及整个舌体,但检查舌部时有,部分并无充血、水肿、糜烂、溃疡等表现。舌痛多与火邪内盛有关,常与舌生疮痈、舌光剥、舌碎裂、舌外伤、舌尖红赤等同时并见。如舌尖红赤灼痛的,属心火上炎,舌肿而灼痛的,属心脾有热;舌生疮疡而灼痛的,或属心经热毒上炎,或属肾阴不足,虚火上炎。

4. 舌痒觉　是指舌体的色泽和形态无明显异常,而舌体则感觉奇痒无比常欲搔抓,又称为"舌痒"。一般认为,舌痒多属心肾阴虚或心火炽盛的缘故,也有因风邪而致舌痒的。

5. 舌麻觉　是指舌麻木而感觉减退,甚则刮、戳、搔抓其舌,其麻感仍未解。舌麻多见于血虚、肝风、痰阻等。血虚者舌体失养,故麻木不仁;肝阳偏亢则化风,筋脉挛急则舌麻震颤,或舌强语謇,吞咽不利,多属中风先兆;痰盛者阻塞舌络,故舌麻木而强硬不灵活;也有因心头烦扰,忧思暴怒,气凝痰火而引起的。此外,某些中药(如乌头、半夏、胆南星等)具有一定的毒性,服用不当,也可出现口舌麻木。

6. 舌胀觉　自觉舌体肿胀,但未见出现舌体增大,称为"舌胀觉异常"。舌胀既不同于舌肿,又有别于舌胖,舌肿、舌胖皆可出现程度不同的舌体增大,以形体改变为主,而舌胀则是指舌体的异常感觉,未必出现舌体的增大。舌肿可兼见舌胀,由于舌胖为舌肌呈弛缓状改变,故而舌胖一般不兼有舌胀。舌胀常见于气滞,可因外感风寒、心经郁火、心脾热盛、脾虚寒湿等所引起。

7. 舌涩觉　是指舌干涩，舌上有如食生柿子的感觉，多与舌燥同时并见。主要是由燥热伤津所致，故常于干燥糙裂舌同时并见。脏腑阳热偏盛，气火上逆，也可致舌干涩。也有因精神、心理因素所引起的。严重的神经症或通宵未眠的，唾液腺分泌减少，也可感觉口舌枯燥而涩，一般调整好睡眠状态即可消除口涩。部分恶性肿瘤，尤其是到晚期，常出现味觉苦涩的症状。中医学认为，舌涩是由于脾肾败坏，气血瘀结的缘故。舌诊研究表明，晚期恶性肿瘤患者舌微循环障碍，舌蕈状乳头萎缩，可使舌触觉异常，因此舌头可有发涩的感觉，并与舌苦并见。

8. 舌腻觉　是指舌有黏腻不爽的感觉，并常伴见唾液过多、舌苔厚腻，大多是由湿浊、痰饮、食滞等原因所引起。舌腻常兼见味觉异常，辩证有寒热之不同。如舌腻而甜的，多属脾胃湿热；腻而苦的，多属肝胆湿热；黏腻而淡的，多属湿浊中阻。

第十六节　望舌下诊病

通过观望舌下脉络（即舌下静脉，又称舌脉）、舌脉分支及舌下有无瘀点、瘀斑、血丝、疹点等，也可以诊断疾病。

检查舌下时，嘱被检者取端坐位，面对明亮、充足的自然光线，张口至最大位置，并将舌轻轻地向上翘起，舌尖抵住上腭或门齿的内侧，将下唇及下颌向下方牵拉，务使舌腹面充分暴露。并注意使舌面保持松弛状态，切勿紧缩。观望时力求全面而敏捷，必要时可再重复观望一次，但两次观望之间要适当停留一段时间，并切不可观望过久，以免使脉络充盈变紫而影响诊断的正确性。

一、正常舌下的具体表现

（一）舌下部位的名称

舌下中央纵行的皱襞与口腔前部相连接部，称为"舌系带"。在其远端两侧各有一条小皱襞，边缘不整齐，有锯齿状小凸起，称为"伞襞"。舌下以伞襞为界,分为两条带,位于伞襞以外的,称为"外带";位于伞襞以内的,称为"内带"。在舌系带两侧,由舌尖部开始,见有微细脉络的,称为"支络",支络汇集变粗,颜色由粉红色转变为淡紫色,共有两条粗脉络,称为"主络"。最后,主络汇入舌根部隐约可见。在舌系带的两侧可见小隆起,称为"舌下肉阜",又称"涎阜",为颌下腺管和舌下腺大管的共同开口处,有针刺两穴,称"金津、玉液"。

(二)正常的舌下表现

正常舌下,其舌质如同舌面一样,可为淡红色,润而有津。舌下黏膜薄而平滑,舌下脉络无扭曲、扩张和瘀点、瘀斑。主络呈淡紫色,支络呈粉红色。

(三)舌下脉络的脏腑分属

舌下脉络分别和脏腑相对应,其分布原则大致和舌面相同,即舌下络前部属心肺;中央属脾胃;两侧属肝胆;后部主肾(图 1-25)。

1. 心肺　沿舌尖反折伸向舌下面之舌系带上端区域,包括舌系带及其两旁之左右静脉及该静脉邻近的微细血管,均属于心肺部位。

(1)观察心经疾病,主要观察舌系带及舌下静脉、舌下小血管的色泽改变。

(2)观察肺部病变,着重观察伞襞及其周围的色泽及是否见及红色样粟疹。

2. 脾胃　在舌系带下端两侧和两侧舌下静脉之内,并伸展至舌下静脉之外的最下层(亦即金津、玉液处,又称"涎阜")。

3. 肝胆　在舌的两旁伸至舌下面的舌下静脉上方处,该区域范围即属肝胆部位。

4. 肾　位于舌系带正中线下方的舌底部,亦即廉泉穴两侧,左右各一;如同小蚕豆粒大小的一块阜状隆起,呈凹陷形,中间为舌系带下端所隔。

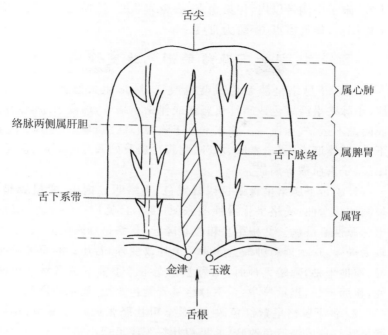

图 1-25　舌下脉络脏腑相应关系

（四）舌下脉络、侧带的诊断标准

1. 脉络　舌下主络为舌下纵行的静脉主干,可分为单支、双支和多支 3 种形态表现,其主脉络管径正常为 2mm,超过者为粗,不足者为细,其根部略见隆起,上端呈平坦状;长短度以整个舌体纵行两段分之,不及 1/2 者为短,超过 1/2 者为长。正常主络不见粗长怒张或细短紧束,支络为主络周围的分支,多为网状致密的小脉络支,有部分正常人脉络可不显露。

2. 侧带　舌下面可分为内、中、外 3 侧带。舌系带至伞襞为内侧带,伞襞至舌侧线等分为二,在内为中侧带,在外为外侧带。正常人由粗至细如珊瑚状舌下血管网,主要在内侧带,部分在中侧带。舌下支络扩张可分为Ⅲ度,限于中侧带以内,无瘀点、瘀斑为

Ⅰ度;限于中侧带以内,伴见瘀点、瘀斑为Ⅱ度;扩张超出中侧带而至外侧带,伴见瘀点、瘀斑为Ⅲ度。

二、望舌下脉络的形色改变诊病

1. 舌下脉络呈淡紫色或蓝色改变,脉形粗大怒张或细短紧缩,小脉络呈淡紫色或暗红色怒张或伴见小结节,均提示寒湿凝滞或阴虚不运,气虚血滞。临床常见于胸痹心痛、脑卒中(中风)半身不遂、肢体麻木不仁、臌胀、水肿、脘腹冷痛及妇人月经不调、痛经、闭经、子宫肌瘤等病症。

2. ①舌下脉络呈青紫色或紫黑色,主络明显饱满,变粗隆起,呈圆柱状弯曲;支络呈弥漫性曲张(Ⅲ度),且见广泛性瘀点,提示患肺源性心脏病。②主络呈粗枝状隆起,支络呈局限性曲张,瘀点较为局限,提示罹患肿瘤。③除见上述改变外,若还见涎阜隆起明显,质地干枯,晦暗无神时,则为恶变先兆。④舌下脉络呈紫色改变,粗而不长,提示早孕;舌下脉络呈青紫色改变,提示孕卵死亡。

3. 舌下脉络呈紫红色改变,形态粗壮怒张或短细紧束;小脉络呈暗红色或淡蓝色改变,并见粗壮怒张或呈现小结节,皆提示热壅血瘀或湿阻血瘀,常见于温病热入营血、湿热黄疸、湿瘀互阻之水肿臌胀、脘腹胀痛、痹证、血瘀头痛及月经不调、崩漏、痛经和外科肿痛瘀腐等病症。

4. ①舌下脉络色呈紫黑,形态增生纡曲,提示肝硬化已转为肝癌。②主络增粗延长,支络扩张明显,提示罹患恶性肿瘤,并以早期肝癌的可能性最大。③脉络紫红,提示罹患中、晚期糖尿病,妊娠先兆子痫等病症。④脉络呈现瘀紫色,亦常见于冠心病心绞痛、心肌梗死等症状发作的前后。⑤主络直径增宽至 $2.5\sim3.0\mathrm{mm}$,提示罹患高血压症。

5. 舌下脉络呈青紫色改变,形态粗大怒张或短细紧束;小脉络色呈青紫或暗红,并见粗壮怒张或见有小结节,皆提示肝郁气滞血瘀或夹痰瘀阻。临床常见于虚劳、臌胀、癥瘕、厥心痛、痰阻血瘀喘急、咯血吐(衄)血下血、脘腹胀痛、痰核及妇人月经不调、血瘀痛经等病症。

6. 舌下脉络色泽浅淡，主络、支络皆见凹陷变短，提示罹患再生障碍性贫血。

7. 舌下主络、支络隐隐约约，全不暴露，舌下组织瘦薄而干，尤以伞襞部最为明显，舌面无明显改变，提示罹患长期低热的肺结核病。

8. 舌下脉络曲张在Ⅱ度以上，提示罹患慢性阻塞性肺气肿、肺源性心脏病的可能性极大。

9. 舌下脉络呈浅蓝色或淡红色改变，形态细小而短浅，小脉络则无多大改变，提示气虚血亏、阴阳两虚。脉络形态紧束或怒张，则提示兼夹瘀滞，临床常见于慢性消耗性疾病、虚损劳症、气血两亏、消化不良、脘腹隐痛、久泻久痢及妇女宫寒不孕、崩漏、月经不调、痛经、闭经、带下等病症。

三、望舌下其他特征改变诊病

1. 舌系带两侧有米黄色赘生物出现，提示小儿肠道蛔虫症。

2. 舌下瘀斑呈紫褐色或暗紫色改变，提示慢性胆囊炎、胆石症；瘀斑呈紫黑色、紫蓝色或鲜红色改变，提示早期肝癌。

3. 舌下出现赤色条纹线，提示外阴营养不良症或子痫；舌下条纹线呈淡紫色或褐色改变，且呈羽状排列，提示长期罹患胆石症；舌下两边侧条纹线呈枝状或囊状，提示高血压病；舌下两侧见有纵行条纹线，提示罹患中、晚期糖尿病。

4. 舌尖反折向舌下所属肺部之区域，有粟粒样疹子（注意须与舌下乳头相区别，前者呈鲜红或暗红色，后者呈淡红色，且形态较大）出现，提示罹患肺结核。疹色鲜红，疹数约有十余个，提示肺结核呈渗出性病变；疹色呈暗红色或青紫色，疹数为4～8个，提示肺结核呈增生性病变。舌下肺区两主络之间属肺门，肺区主络外侧左边为左肺部，右边为右肺部，左右肺区各分上、中、下野，内、中、外带。粟粒样疹子多出现在肺门及双肺区，符合肺结核的发病规律。

第十七节　望腭诊病

翘起舌头,在牙齿范围内能舔着之处,就称为腭。腭分为前后两半部,前半部致密坚韧,不能运动,上覆有骨组织,称为硬腭;后半部柔软润活,能运动自如,称为软腭。一般可分为5个区域范围(部位)。①齿后部:是指位于腭前部,门齿后部的范围内;②分线:是由于软、硬腭的色泽明显不同而形成一条自然分界线;③分线前部:指齿后部下界达分线处;④中柱:是指起于门齿后,沿正中线直达腭(悬雍)垂顶端之范围,其本身又分为齿后段、壶腹段、软腭段;⑤软腭部:其范围由分线向后直达腭(悬雍)垂范围内。

腭的各个不同区域范围(部位)分别代表某一脏腑。就一般来讲,腭前代表肺;分线代表脾、胃;中柱代表心、肺,腭后代表肝、胃,臼齿代表肾(图1-26)。当机体患病时,病变的脏腑与腭相对应的代表区域也会发生相应的变化。

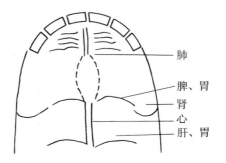

图 1-26　腭黏膜的脏腑分属

诊察疾病时,一般于饭后1小时进行,嘱受检者取坐位,面对自然光亮处,口尽量张大,头部尽可能向后仰,使腭部充分暴露,按照顺序依次观察上腭前部、中柱、硬腭齿后部、硬腭分线前部、软腭部、咽腭部等,上腭的位置、各部位的名称详见图1-27。注意各部位的色泽、形态及有无斑点、颗粒、凹陷、充血、扩张、瘀血等情况。

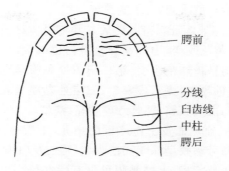

图 1-27　上腭各部位的名称

一、腭的正常表现

　　正常成年人,上腭黏膜常为粉红色,且有光泽。正常健康儿童,整个上腭部位红润而有光泽,中柱、硬腭、软腭均以粉红色为主,整个软腭很少充血、淤血,中柱亦无小静脉出现。正常健康老年人的中柱呈浅黄色或粉红色,各部位轮廓清晰,无断裂和弯曲,表面干净,少见有褐色斑点出现,无小动脉分布及出血点出现,左右可各见一条细小静脉。硬腭齿后部黏膜皱襞色泽粉红,分列中柱两侧,横行排列,对称整齐,未见出血点及动、静脉分布;分线前部可见有小紫褐色透明点,近中柱侧,其色泽粉红或略带紫色,个别人还可见一条细小的静脉。软腭呈黄色,半数有充血或淤血样表现,尤以咽腭弓、腭(悬雍)垂最为明显,个别人还可见有透明状颗粒及小凹陷出现。

二、望腭的色泽改变诊病

　　1. 小儿上腭黏膜色黄,提示脾胃病。深黄为实证;浅黄为虚证。

　　2. 小儿上腭黏膜色白,如同蒙乳皮状,提示脾胃虚弱;色淡红或淡白,提示贫血、气血两虚。

　　3. 小儿上腭黏膜呈深紫色改变,提示瘀血、出血证,亦提示血分有热;色呈紫红色改变,提示实热证。

4. 小儿罹患泄泻证,腭前、腭后黏膜均呈深红色改变,第二臼齿处黏膜呈红黄色改变,中柱黏膜呈淡白色改变,提示实热型;腭前、腭后黏膜均呈粉红色改变,第二臼齿处黏膜呈乳白色改变,中柱黏膜呈乳白色改变,提示虚寒型;臼齿处黏膜呈乳白色改变,且较厚,提示泄泻次数频繁,脾肾亏虚明显,病情较为严重。

5. 血液病、血热证及出血严重的患儿,上腭分线黏膜呈紫黑色改变,中柱两旁黏膜呈深紫红色改变,腭前及臼齿黏膜均呈紫色改变;罹患出血性疾病,上腭黏膜可见有紫红色小出血点,尤以中柱两侧黏膜,其出血点明显增多。

6. 风热感冒兼有食滞见症的患儿,腭前黏膜颜色常呈红色改变,分线左右黏膜呈橘黄色改变,二分线明显突出,臼齿处黏膜则为红色样改变。

7. 腭前、腭后黏膜均呈红色改变,中柱及分线黏膜呈淡黄色改变,臼齿处黏膜呈浅红色或呈干黄色改变,提示疫毒痢疾,并非是一般的泄泻见症。

8. 老年人硬腭处黏膜呈现紫色或暗紫色,提示慢性支气管炎、慢性阻塞性肺气肿、高血压症及冠心病等病症。

三、望腭的形态改变诊病

1. 上腭小动、静脉呈扩张表现,在女性,提示易罹患高血压、自主神经功能紊乱、胰腺炎、肝炎等病症;在成年人,提示易罹患扁桃体炎、咽喉炎、慢性鼻炎、肾炎、自身免疫性疾患、结缔组织疾病等病症。并为各种疾病的前期征兆。

2. 上腭与中柱黏膜呈正常色泽或呈浅黄色改变,中柱两旁出现针尖样大小的小孔,少则2~4个,多则6~8个,提示肝肾不足,在小儿易罹患遗尿症;在成人易罹患健忘、失眠症。

3. 软腭黏膜下呈现3条以上明显增粗的小静脉,呈暗红色或淡紫色,且较为弯曲,提示慢性肺源性心脏病。

4. 中柱上黏膜出现较多的褐色点条状改变,提示易罹患慢性支气管炎、高血压症、冠心病等病症。

5. 老年人中柱断裂、边缘不很清晰，上腭部黏膜见有充血、瘀血，提示罹患慢性支气管炎。

6. 上腭中柱较直，周边清晰无牵连，无弯曲断裂，中柱可见褐色斑点；硬腭部黏膜可见散在的紫褐色透明小点，硬腭黏膜以紫暗色或紫色为主，软腭部可见有小凹陷改变，提示罹患冠心病。

7. 上腭或颊黏膜生疮，局部红肿凸出，胀痛明显，且影响进食，称为"重腭"，常因外感风热邪毒或胎中有伏热，蕴积于心脾而上攻于口腔。

第十八节　望颊黏膜诊病

一、望颊黏膜的色泽改变诊病

1. 凡在颊黏膜上见及紫斑、紫筋、小瘤状改变、浅黄色硬结等，均提示可能罹患消化系统疾病，如浅表性胃炎，胃窦炎，胃、十二指肠溃疡，食管良、恶性肿瘤等。

2. 颊黏膜的瘀斑上再增生一层膜的，提示食管癌患者机体正不胜邪，抵抗力极低，使得食管之毒邪得以蒸腾上乘，提示病情进入危重阶段。

3. 颊黏膜之斑点，色呈淡青色改变，其斑形隐约可见，边缘细如缝线，提示晚期食管癌患者，证属虚寒型；舌呈青紫色改变，则更有诊断意义。

4. 颊黏膜之斑点色呈青紫色改变，提示食管癌中期，证属邪实，正邪相搏，且正气尚存，抗邪有力。

5. 食管癌患者的颊黏膜几乎都呈异常改变，若颊黏膜无异常性改变，基本上可否定食管癌的诊断。

6. 颊黏膜呈蓝黑色色素沉着斑，提示罹患慢性肾上腺皮质功能低下症、慢性脂肪痢等病症。

7. 颊黏膜出现各种出血性瘀斑，提示罹患急性细菌性心内膜炎、血友病、血小板减少性紫癜等病症。

8. 颊黏膜白斑,多见于男性老年人,并常在唇、腭、舌黏膜等处见及。在我国,它的发生率为8％左右,其中有1％～5％的患者可最终发展为癌症,并以疣状(乳头状)白斑的癌变率最高。白斑出现硬结、凸起、糜烂、溃疡,为癌变的早期先兆。在平常,不注意口腔卫生、吸烟、牙齿长得很不整齐,最易罹患白斑症。

9. 第一臼齿相对的黏膜上,见圆形紫色,如大头针样大小的斑点,或呈紫色线条状斑,提示罹患钩虫病。

10. 第二臼齿相对的颊黏膜附近,有针头样大小,极不规则的白点,周围绕以红晕,且同时伴见高热持续不退、咳嗽不止、眼红流泪,畏光等见症,提示早期麻疹。罹患风疹、水痘的患者,颊黏膜上也可见及该斑点出现,但全身症状则较轻或无。

11. 颊黏膜或舌、唇等部位,见由白色小水疱聚集而成的大小不等的片状物,溃破后形成溃疡,极像覆盖一层牛奶膜样,称为“鹅口疮”。系由于身体虚弱,复受湿热邪毒侵袭所致。常见于麻疹、百日咳、白喉等病症。

12. 颊黏膜黑斑,是指发生在颊黏膜上,其边界清晰的黑色或青蓝、灰蓝色斑,面积较小,形状极不规则,且无自觉症状(注意须与口腔黑色素沉着症区别:口腔黑色素沉着症分布范围弥散,血管瘤肿胀凸起,与黑斑在外观方面大有不同之处)。颊黏膜黑斑的发病率,男性约为女性的2倍以上。除见于颊黏膜外,在上腭和牙槽嵴等部位也可见及。颊黏膜黑斑的恶变率为30％左右,当恶变转为黑色素瘤时,黑斑面积增大,边界模糊不清,色素极不均匀或进一步加深,有时可见出血或呈卫星状结节改变。

二、望颊黏膜的形态改变诊病

1. 在臼齿(磨牙)附近的颊黏膜面上,经常性出现肿胀、出血、糜烂、溃疡等见症时,提示罹患各种类型的白血病。

2. 颊黏膜遭受齿缘的压迫出现印痕(有时甚至颊黏膜被牙齿反复咬破后凸起),称为“颊黏膜齿印”,该齿印的出现,多由寒痰湿浊停滞于脾胃,上阻于口所致。

3. 颊黏膜齿印较浅,提示寒湿痰郁见症较轻;颊黏膜齿印较深,提示寒湿痰郁见症较重。寒湿痰郁越久,则齿印越深,颜色改变越严重(常呈紫黑色改变),甚至咬成血疱。

第十九节　望咽喉诊病

咽喉,古人称为"咽嗌",位于口腔下部,食管上端,下连气管,与肺相连通,为呼吸出入之门户,食物必经之通道。咽喉上端之会厌与腭(悬雍)垂等均为咽喉所属。会厌又称为"吸门",是咽喉通向口腔之门户,其开阖主司气之出入;腭垂,俗称为"小舌",声音经此处而发出。故《灵枢·忧恚无言》曰:"咽喉者,水谷之道也;喉咙者,气之所以上下也。"

临床上通过观察咽喉的形态、色泽等的改变,可以诊断许多疾病。检查时,嘱被检者面对充足的自然光线,坐于椅子上,头部略向后仰,口尽量张大,并发出"啊"的声音,这样便可看清咽部。必要时,可用压舌板按压住被检者的舌根部,此时软腭上抬,在手电筒等的强光照明配合下,可使软腭、腭垂、软腭弓、扁桃体、咽后壁等咽部组织暴露无遗,并看得一清二楚。

一、望咽喉的形态改变诊病

1. 喉关肿胀疼痛,吞咽困难,言语含糊不清,口涎外溢不止,甚者所饮之汤水从鼻窍中流出,并见寒热见症,称为"喉关痈";小儿起病甚急,喉痛剧烈,痰涎壅盛,易于阻塞气管而致窒息,称为"里喉痈";喉关肿胀不甚明显,喉颈部疼痛剧烈,下颌肿痛明显,牙关紧闭,张口及吞咽困难,称为"颌下痈"。上述三病皆因脾胃积热与风热邪毒搏结,上循于咽喉,熏灼肌膜而致成。

2. 喉关两侧红肿胀大,形似蚕蛾般样,局部疼痛较剧,吞咽不利,每现寒热等外感病证,中医称为"风热乳蛾",此乃肺胃火热上蒸,并夹风热邪毒搏结于咽喉所致。若见红肿发生于咽之两侧,称为"双蛾"，如若红肿发生于咽之一侧，称为"单蛾"，前者病情较重，后者病情较轻；若症见喉核肿大而潮红，以物压之，每见有脓汁从陷窝口内溢出，局部或痒或痛，干燥不适，午后诸症均见明显的，称为"虚火乳蛾"，可长期反复发作，多因肺肾阴虚，虚火上炎所致；若见乳蛾常年肿大，不痛不红，称为"石蛾"，易为外邪所感，邪毒常不甚，滞留于咽喉，凝结而不消散。

3. 喉部红肿溃烂，呈点状分散，大小不一，白点周围必定分布有红晕，音哑而气急，或作寒热不适的，称为"喉疳"，可因外感风热，引动胃火，上攻于咽喉；或肾阴不足，虚火上炎；亦有因梅毒所致者，或发生在上腭，或发生在喉关，肿烂而凸起，呈凹陷状或片状改变，颜色常黄白不一，出气秽臭，可侵及耳鼻窍等处，是属难治之症。

4. 喉部长一小瘤，其形如龙眼，外有红丝相裹，顶大蒂小，表面光滑，不触不痛，吞咽不利，严重时可致音哑，呼吸困难，甚至造成窒息，称为"喉瘤"，可因肝肺郁热，气血瘀结而成。

5. 喉关两旁长一肿物，根深形如靴钉，麻痒剧痛，并见寒热等诸多见症，称为"喉疔"。其疔色红，提示病轻；其疔色紫，提示病重；其疔色黑，提示病危。此乃肺胃痰火燔结于咽喉所致。

6. 喉头部长出灰白色黄豆样大小之小蒂，其形如菜花，咽部异物感，略高而厚，日后渐见长大，坚硬疼痛，破溃后流出秽浊液体，其腥臭异常，颈项两侧多有核，称为"喉菌"，或称为"喉岩""喉癌"，此乃忧思郁怒，过食炙煿，心胃郁火内蕴，气血火毒凝结致成，实属难治之症。

7. 咽喉干痛，继则红肿溃烂，并分泌出黄色污秽之物，其形如苔藓样，咽干声嘶，口气呼出有腥臭味，称为"阴虚喉癣"，此乃阴虚火炎，肺金受灼，喉失滋养所致。

8. 口腭之中长出紫色血疱，并迅速增大，其形如黄豆，或大如桃李，胀痛剧烈，血疱破溃后，呈现糜烂状态，疼痛更加剧烈。血疱长于上腭，称为"飞扬喉"；血疱长于腭垂下端尖头处，称为"悬旗风"。皆因素嗜辛辣刺激食物，脾胃积热，上熏于口窍致成。

9. 腭垂粗大增长,直垂至舌根,咽内有异物感,寐时多闻鼾声,称为"悬雍肿",又称为"垂倒",是因肺中热毒上攻,气滞血瘀致成。

10. 见咽喉部之伪膜松厚,一擦即去而又不易复生,是属胃热上犯,其见症较轻;伪膜坚韧,不易剥脱,若作强行剥脱,则极易出血,剥脱后不久旋即又复生,是为白喉一病,属危症,多因疫毒内攻,肺胃热毒伤阴所致。

11. 见喉部生瘤,溃烂肿痛,肌骨侵蚀,咽腐腭穿,吞咽困难,称为"杨梅喉癣",又称"天白蚁",此乃杨梅毒邪蕴结于咽喉所致,多因肺肾阴虚,虚火上炎致成。

12. 见咽喉漫肿高肿,其色深红,发病迅速,此为外感邪热或火毒壅盛搏结于咽喉所致,是为实热证;见咽喉肿胀与疼痛均不明显或朝轻暮重,多为肺肾阴虚火旺所致;见咽喉长久漫肿,质硬淡红,疼痛不甚明显,则多为痰浊凝聚所致;咽喉漫肿色红暗滞而质硬,则多为阴毒结聚所致;咽喉肿痛,头项红肿,延及胸前,提示毒气攻心。

13. 咽痛干燥,喉核上长出白腐状物,其色灰白污秽,状如苔膜,呈点状或片状,剥之易见出血,旋即白膜又复生,称为"白喉",又称"白缠喉",提示阴虚肺燥,外染疫毒。该病传染迅速,极易导致疫毒内陷,阻遏肺气,深入营血心包,为极危重症。

14. 咽喉部化脓,多属实热证候,虚证者少见化脓;咽喉部红肿突起,四周红晕紧束,红肿焮热明显,且身热不退,提示正在酿脓;若触之有波动感,以物压迫有柔软凹陷,提示脓成;若见肿势散漫而不高突,周边无明显界限,其色浅淡,焮痛不甚明显,则大多无脓。脓液黄而黏稠,提示实证;脓液清稀或污秽,久流而不止,提示脾虚湿聚,正虚而不能胜邪;脓液易于排出,为正气充盛,创面愈合亦快;脓液难消除,提示正气亏虚,溃处愈合较慢。

15. 患病初起,咽喉黏膜腐烂、分散浅表,周围色红而微肿,提示热毒上攻;咽喉部溃烂连片或凹陷,提示火毒壅盛,熏灼肌膜;咽喉部溃烂微肿,其色赤黄、口秽、腹满便结,舌苔黄厚,提示胃肠积热上蒸于咽喉；久病溃烂，分散而浅表，且反复发作，提示虚火上炎；溃烂日久，疮色灰白，干而不润，其周边无红肿表现，咽部隐隐作痛，提示罹患内伤虚证；溃烂日久，疮面不平，触之质硬，状如翻花，提示气血瘀结，阴毒内生，症属难治；肌膜溃烂肿胀，以棉球揩擦疼痛较剧，症属易治；患处不觉疼痛，乃成死肉，实属难治。

16. 咽喉及乳蛾红肿疼痛剧烈，肌膜溃烂，汤水难下，颈项胸腹发出痧疹，密如沙集，宛如锦纹，中医称为"疫喉痧""烂喉丹痧"，西医称为"猩红热"，极具传染性，为外染疫毒，肺胃火热上蒸所致。若出现神昏谵语，声哑气息，滴水难入，泄泻不止，但无汗出，提示心液亏耗，邪毒内陷心包之逆证，是属危症。

二、望咽喉的色泽改变诊病

1. 正常人的咽喉淡红而润滑。咽喉部红赤，提示肺胃郁热；其色深红，提示火毒壅盛，搏结于咽喉，为实热之征兆；咽喉部红而娇嫩，提示肺肾阴虚火旺；咽喉部色白而干燥湿润，口渴而微痛，咽吞津液时，其痛加重，提示气阴不足；咽喉肿闭，其色苍白而无光彩，脉虚者，此乃神气外泄、阳气外越之危候；咽喉部色红而暗滞、漫肿，提示痰浊凝聚、气滞血瘀；咽喉部其色淡白，为虚寒证之征兆。

2. 正常咽喉不红肿疼痛，吞咽顺利。若为新病见咽喉痛痒红肿，提示外感风邪；若咽痛剧烈，提示里热壅盛；若咽痛尿赤，夜寐不宁，提示心火上炎、心肾不交；咽痛不甚明显或仅有不适感，多属虚证；咽喉干痛，朝轻而暮重，提示肺肾阴虚、虚火上炎；咽痛午前明显，多属阴虚。

3. 咽喉红肿灼痛，吞咽不利，且见寒热表证，称为"风热喉痹"，又称"红喉"。此因风热邪毒侵及咽喉，伤及肺卫；咽喉淡红而不肿，微微作痛，吞咽不顺，且见寒热头痛而无汗，称为"风寒喉痹"，临床上较为少见；若长期迁延不愈，咽喉痛痒干灼不适，常有异物感，且午后夜间表现明显，称为"虚火喉痹"。此乃肺肾阴虚火旺，灼伤黏膜而致成。

4.①咽腭及扁桃体充血且色鲜红,提示外感初起风热表证;②咽峡、咽后壁充血呈深红色,提示表热较甚或热郁入里,肺胃热盛;③整个咽部及扁桃体高度充血红赤,提示里热炽盛;④扁桃体肿大超出软腭弓,且红肿痛甚或化脓溃腐,提示热毒炽盛,上冲咽喉;⑤热性病分泌物增多而润滑,提示热未伤津,若见干燥,则为热已伤津;⑥咽部充血,呈淡红或淡白,提示虚寒证,多为肺、脾、肾虚弱;⑦虚寒证分泌物增多,如同丝状外溢,或黏稠、痰如涎状,提示痰湿内蕴;⑧咽后壁黏膜见有结节状淋巴滤泡增多,提示罹患慢性咳嗽或慢性咽炎等病症;⑨腭(悬雍)垂呈淡白色改变,提示证属虚寒;腭(悬雍)垂呈红肿改变,且有下坠表现,提示证属实热;⑩咽喉腐白,刮之即去而不复生,提示肺胃有热;白膜整齐,刮之不去,重剥则见出血,且旋复又生,大多罹患白喉一病,提示肺热阴虚。

三、望咽喉的其他改变诊病

1. 咽峡部长出粟粒样疱疹,晶莹如珠,呈紫红或黄白色改变,破后即溃烂成疮,咽痛而流涎,称为"帘珠喉",又称为"风热喉疾",提示脾胃积热上犯。

2. 语音低微,不易出喉,气短而乏力,懒于言谈,提示肺脾亏虚;气短不续,言止而又复言,此为"夺气";语言难出,呼吸气粗,喉鸣如同拽锯,提示痰阻气道之重证;言语謇涩不清,提示风痰上扰、经脉阻滞。

3. 声音重浊,如从瓮中发出,称为"声重",常因外感风寒或湿浊困阻,气道不畅所致;音哑形羸多见于痨瘵之人;新病语音不清,口出流涎,状如含物,咽喉肿痛,为喉痈已成。

4. 久病、重病之人声音突然嘶哑,提示脏气将绝;音哑或失声,咽喉不适,称为"喉喑",常有急、慢性之分。急性喉喑起病急,并见肺卫表证,多因外感风热邪毒引动肺胃之热而成;慢性喉喑常经久不愈,神萎懒言,出音费力,五心烦热,提示肺肾阴虚。

5. 妇人妊娠期间音哑,呼吸不畅,咽喉干痛,称为"子喑""胎喑",是因气血不足,肾水不能上承声门所致,待产后即可自愈;若产后音哑失声,咽喉干燥,称为"产后喑",每因心肾不足,咽喉失于调养所致;中年以上妇女,若突然失声,情志不畅,称为"脏躁症",提示肝气郁结。

6. 声音过大,言语较多,提示外感邪实;声音低微少言,提示内伤正虚;声音嘶哑,称为"音哑";发音不出,称为"失声";新病而音哑为暴哑,此乃邪毒袭肺,肺气失宣所致,亦即所谓金实不鸣之实证;久病失声为金破不鸣,此乃肺肾阴虚,虚火灼肺,津液不能上承于声门所致。

7. 咽喉干燥,疼痛而微见口渴,或兼身热恶风,提示风热袭肺;咽干而口燥,易饥嘈杂,提示胃阴不足;咽干口燥烦渴而喜饮,口泛臭味,提示胃火亢盛,上灼于口;咽部不适,微微作痛,黏膜色白,长久不愈,提示气阴不足,咽喉失养;咽喉干痒,咳嗽少痰,提示阴虚肺燥;咽干较久,且以夜间为甚,并伴腰酸膝软,提示肾阴不足;孕妇或分娩后出现咽喉干燥,出音不利,提示气血不足,肾水不能上承咽门;见咽干而口燥,欲漱水而不欲咽,提示瘀血阻滞。

8. 吞咽食物时,咽部食物下行不畅,甚至梗阻疼痛,或食入即吐,若偶然短暂性出现,一般可由痰热交阻,浊气上泛,胃失和降所致;吞咽梗塞作痛,食物日渐难进,食入即吐,形瘦便结,提示胃津亏耗,食管失于濡润;如见吞咽困难,且呈进行性加剧,并伴声音嘶哑,则须提防恶性病变。

9. 咽喉之间似有梅核梗阻的感觉,且时聚时散,吐之不出,吞之不下,但饮食下咽无梗阻表现,每遇情志不畅则加重,称为"梅核气",提示肝气郁结,痰气阻滞于咽喉。

第二十节　按压头面部穴位诊病

机体内部发生的病变在体表外的反映,有时不是那么直观明显,单凭肉眼进行观察不易发现,但若在体表相应的穴位,采用手指按压或推摸的方法,即可发现其异常反应。这些异常反应是疾病在体表的外在表现,可作为诊断疾病的依据之一。

检查时,被检者一般取坐位,检查者先选准穴位,仔细观察局部皮肤表面有无色泽、凹凸等改变,再用拇指或示(食)指的指腹部或侧面部对准穴位进行按压、摸寻或推移,注意用力要均匀、柔和。仔细领会指下的感觉,如皮肤及皮下组织的弹性、硬度及有无结节、条索或凹凸状等改变,就一般而言,高凸隆起,提示实证;凹陷低下,提示虚证。同时询问被检者是否出现酸、麻、胀、痛等的异常感觉,并将上述各种异常情况综合起来进行分析,以便对疾病做出正确诊断。

现将头面部部分穴位的按压诊病技术略做介绍如下。

1. 百会 位于头顶中央、头部正中线、入前发际 5 寸,或入后发际 7 寸处;或头部正中线与两耳尖连线的交点处。为针灸常用穴之一,用于治疗督脉与手足太阳、足少阳、阴阳维之间经气不畅所引起的头风头顶痛、卒中(中风)失语、癫狂疾走、惊悸健忘、角弓反张、鼻塞不闻、耳鸣耳聋、泻痢脱肛、阴挺、子痫、昏迷、目眩心烦。为手足三阳经和督脉之会穴,主升一切,有沟通经气,醒脑开窍,清头散风,升阳益气,清热镇惊,回阳固脱,平肝息风的功效。

按压时,根据软硬的不同可分为 3 度:Ⅰ度最硬,其硬度与按压额头时的硬度基本相同。提示属交感神经紧张型,肝阳上亢型,实证型,为高血压之征兆;Ⅲ度最软,其硬度与按压面颊时的感觉相差无几。提示属弛缓型的虚证,且多见于虚寒证患者。为低血压症、过敏性鼻炎之征兆;Ⅱ度介于Ⅰ度与Ⅲ度之间,其诊断意义不大。

2. 鼻窦穴 位于目内眦,睛明穴上 0.4 寸处,按压该穴时出现疼痛症状,提示罹患鼻窦炎。

3. 额窦穴 位于目内眦,睛明穴偏鼻根 0.5 寸处,按压该穴时出现疼痛症状,提示罹患额窦炎。

4. 上颌窦穴 位于下眼睑,瞳孔直下 0.7 寸处,按压该穴时出现疼痛症状,提示罹患上颌窦炎。

5. 散笑穴 位于迎香穴下方,鼻唇沟中点处,按压该穴时出现疼痛症状,提示罹患急性鼻炎。

6. 夹鼻穴　位于鼻部,鼻骨与侧鼻软骨的交界处,按压该穴时出现疼痛症状,提示罹患过敏性鼻炎。

7. 鼻流穴　位于鼻孔的下缘,鼻中隔与鼻翼中点处,按压该穴时出现疼痛症状,提示罹患慢性鼻炎。

8. 岩池穴　位于乳突高点与发际连线之中点处,按压该穴时出现疼痛症状,提示罹患青光眼。

9. 牵正穴　位于面颊部,耳垂前 0.5 寸处,按压该穴时出现疼痛症状,提示罹患口腔溃疡病。

第二章　躯体部诊病奇术

躯体部包括颈项、胸胁、腹、脐、肩、背、腰等部位，是人体主要脏器的位居场所，也是诊察包括五脏六腑在内的内脏疾病的重要部位之一。如颈项部是连接头颅与躯体的枢纽，内含气管、食管以及人迎脉等，又为十二经脉循行之要冲，是诊察十二经脉及其相应脏腑的要道。胸胁部包括膻中、虚里，其内藏有心肺。虚里不仅是心脏的外相，还对某些危急病变有着独特的预测价值，因为有时诸脉皆伏，惟有虚里独见。腹内藏有诸多脏腑，其上经脉、穴位密布，且有募穴通过经气与背俞相通。脐位居于人体的正中部位，是人体阴阳交会之处，它内通五脏，外达四旁，人体阴阳失衡及腹内脏器疾患皆可外露于脐部；由于人体胸腹与肩背相应，肩、背、腰也是人体的重要信息站，尤其是脊柱，此乃人体的缩影，故体内脏器及其他器官病变也可以通过肩、背、腰部反映于外。因此，诊察躯体各部对于了解机体状况，尤其是脏腑的功能情况，均有十分重要的价值。

第一节　查颈项诊病

临床上通过观察颈项部的外形改变、活动异常等可以诊断部分疾病。检查颈项部诊病由来已久，早在《内经》就有"项强""项痛"等记载，但从古至今，查颈项诊术的内容只散见于历代的医学书籍之中，缺乏系统的归类，直至《外科大成》才始列"颈项部"来进行叙述，到现代医家秦伯未等方将颈项部病症整理成章，共列有项强、项软、颈粗、颈脉跳动、颈侧结核、颈间生瘤、颈项疮毒等 7 个条目 10 余个证候。

正常、健康之人的颈项应两侧对称,气管居于中间,站立或坐下时,颈部血管不明显,躺下时较为充盈、显露,俯仰或摇转时轻松、灵活、自如,无瘘管,无肿块,皮肤颜色亦无异常改变。

做颈项部检查时,让被检者取坐位或卧位,充分显露整个颈项部及锁骨上窝部,并将颈项部肌肉尽量放松。

查颈项部诊病可分为望诊与触诊两大部分,现分述如下。

一、颈项部的望诊术

1. **颈脉跳动**　结喉两旁的足阳明经动脉称为"人迎",亦即颈动脉较为显现的部位。在中医"怔忡""哮喘""水肿"等病证中,其搏动往往明显增强。可见于现代医学中的甲状腺功能亢进症、主动脉瓣关闭不全、高血压症或严重贫血等病症。

2. **颈动不止**　即指颈项连带头面不自觉地摇动而不能自控。多因肝阳上亢、肝风上扰所致;或热病后期,津伤阴亏,筋惕肉瞤;或年老体弱,产后失血而致气血虚弱、筋脉失养;或见于卒中(中风)之后,遗留头项摇动不止。

3. **颈脉胀大**　正常、健康之人,在颈项部可隐约见及几条大血管,当情绪激动或用力持重物时,才会充盈扩张。在一般情况下,若见颈部静脉怒张,色呈青色或紫色,甚至使颈部增粗、肿胀,且其颈部和面部的皮肤一直呈紫红色改变,提示经脉瘀阻郁滞于上,往往伴见气喘、心悸等见症,同时亦常是现代医学中的充血性心力衰竭、缩窄性心包炎、心包积液和上腔静脉受压或梗阻的具体表现。

4. **颈肿**　颈部局部肿大,甚至结为肿块。

(1)瘰疬:又称为"瘰病""痰核""马刀侠瘿"等。常发生于颈侧、颊下或耳后的结核,或左或右,或两侧皆有,少者 1～2 枚,多者在 4 枚以上。急性者,可因外感风热,夹痰凝结于少阳、阳明之络;慢性者可因情志不畅,肝气挟痰火凝滞于肝胆所致。

（2）发颐：常发生于面颊下侧，起病较急，病程较短，且伴有红、肿、热、痛等症，开始时面颊一侧结肿如核，渐见肿胀延及耳之前后，溃破后脓出秽臭无比，为热毒壅滞所致。提示罹患下颌骨骨髓炎、齿槽脓肿等病症。

（3）失荣：发生于颈项部，初起时微肿，皮色不变，日渐增大，坚硬如石，固定不移；后期局部溃烂，周边呈紫斑色改变，渗流血水，形体瘦削，面容枯槁。常为情志所伤，肝郁络阻，痰火凝结所致。

颈肿包括现代医学中的颈部原发性或继发性恶性肿瘤。

5. 颈斜　即先天性斜颈，见脸面转向对侧的上方，而头则倾向患侧。如不能及时予以纠正，面部则可逐渐出现畸形，患侧面短小而平坦，对侧面拉长而隆起，两眼歪斜，鼻梁弯曲等见症。常由于单侧胸锁乳突肌挛缩所致。

6. 颈粗　是指颈部粗壮肿大，见于颌下颈前结喉两侧部位者，提示甲状腺弥漫性肿大；若再伴见食欲亢进、多汗大汗、稍动气促、心悸心烦、夜寐不安、呼吸困难、性情急躁或忧郁，则提示为甲状腺功能亢进症。颈粗而不红肿，无疼痛表现，而伴寒热往来、头晕目眩等见症，提示"气毒"；压之有握雪感，提示颈部皮下气肿。常因痰气郁结，或气血瘀结，或心肝阴虚等所致。

7. 颈疮　颈项疮毒发作之时，寒热交作，肿块形如鸡卵，漫肿热痛，逐渐形成脓肿。疮毒生于颈项部正中位置，病情最为严重，生于结喉外的称为"锁喉痈"，多因肺胃风火痰热上壅所致；生于后项正中位置，称为"对口疽"，多因过食膏粱厚味，火毒湿热内盛，复因外感风邪，以至于气血瘀阻经络而成。

8. 颈瘤　颈部生瘤，其瘤的形状极不一致。主要有如下几种：①软如绵缎，硬如馒头，不宽不紧，形如覆碗；②质地柔软，溃破后流脓或脓如脂粉样；③皮色淡红，软而不坚；④形色紫黑，坚硬如石，推之不移，紧贴于骨面；⑤色见紫红，脉络显露，软硬相兼，时有牵痛，触破后流血不止；⑥坚而色紫，青筋盘曲，形如蚯蚓状；⑦或消或长，软而不坚，皮色如常。常由七情内伤、忧恚气怒、痰湿壅滞、气血瘀阻等所致。临床包括甲状腺良、恶性肿瘤，纤维瘤，颈部

197

血管瘤、脂肪瘤等。

9. **项软** 颈项软弱，甚至头垂不能上举，称为"项软"。常见于下述几种：①小儿大病之后见颈项软弱，提示气血虚弱；②小儿先天不足，哺养不当，以致脾肾虚衰，导致小儿发育不良；③颈部外伤；④久病而见项软，多为阳气衰惫，督脉之病，称为"天柱骨倾"，病属危症，难治；⑤颈项肌软而无力，也见于进行性肌萎缩、脊髓灰质炎以及重症肌无力症。

10. **项强** 颈项强直，不能前俯后仰及左右转动，逐渐牵连背部强直，角弓反张，为"痉病"之主要见症。临床常见于：①外伤之后，伤口感染破伤风杆菌，从而出现颈项强直，四肢频频抽搐；②高热之时，如暑温、伏暑、温热病或小儿惊风等；③失血之后或大汗伤阴之时；④颈项部活动不灵活，常由"落枕"所致，亦可见于颈椎骨质增生、颈部扭伤以及颈椎骨结核等病症。

11. **蜘蛛痣** 是由皮肤间扩张的小动脉形成。其中心红点为小动脉主支，突出于皮肤表面，可见及动脉的搏动，其四周呈放射状分出许多红色的细支。若以硬物压迫其中心点时，可使整个蜘蛛痣"消失"，放开压迫后，血流又从中心点向四周分支扩散充盈。蜘蛛痣多见于颈部或面部、胸部与背上部等上腔静脉所属的范围内。临床上常见于慢性肝炎、肝硬化以及孕妇（一般在妊娠2～3个月内出现，分娩后消失）。

12. **气管不正** 气管居于颈部的中央位置，其外形看得见、摸得着。如正坐或仰卧时，见气管歪向一侧，可见于中医的"痰饮""痨疾"，现代医学中的血胸、气胸、脓胸、血气胸、胸腔积液、肺不张或胸膜增厚粘连等病症。

二、颈项部的触诊术

1. **按压结核穴**（位于第7颈椎棘突下的大椎穴旁开3.5寸处），出现压痛，提示结核病。若配肺俞穴，可提示患肺结核；若配渊腋穴，提示罹患结核性胸膜炎；若配水分穴，提示胸腔积液；若配太溪、子宫穴，提示罹患肾结核；若配次髎、带脉穴，提示罹患子宫结核;若配天枢、大肠俞穴,提示患肠结核。

2. 血压点(位于第 6 颈椎棘突下旁开 2 寸处)与神门穴(位于腕横纹尺侧端,腕屈肌腱之桡侧凹陷中)同时有压痛,提示低血压。

3. 血压点与哑门穴(位于后项正中位置,第 1、2 颈椎棘突之间的凹陷中)同时有压痛,提示脑血管痉挛。

4. 血压点与阴穴(后头部正中线偏向右侧 0.5 寸,入发际 1.7 寸处)同时有压痛,提示脑出血病。

5. 单纯血压点压痛,提示高血压。

6. 颈$_2$穴(位于第 2 颈椎旁开 2.5 寸处)压痛,提示患头痛。颈$_2$穴与通天穴(位于百会穴前 1 寸,旁开 1.5 寸处)均有压痛,提示患偏头痛。

7. 颈$_3$穴(位于第 3 颈椎旁开 2.5 寸处)压痛,提示罹患眼病。

8. 颈$_4$穴(位于第 4 颈椎旁开 2.5 寸处)压痛,提示罹患鼻病。

9. 颈$_5$穴(位于第 5 颈椎旁开 2.5 寸处)压痛,提示慢性咽炎。

10. 按压衄血穴(位于后颈部,双侧项肌之间,后发际之中点处),见有疼痛感,提示罹患鼻出血。

11. 用示指按压后颈部两侧项肌,若见一侧肌张力降低,且同时神道穴(位于第 5 胸椎棘突下的凹陷中)压痛,提示神经衰弱。

12. 颈项部左右两侧肌肉不对称,提示睡眠不好。

13. 按压华佗夹脊颈段以诊断颈椎病。华佗夹脊穴位于颈椎棘突两侧旁开 0.5～1.0 寸处。检查方法:嘱被检者取坐位,骑椅而坐,双手平扶椅背,胸背挺直,两目平视,颈肌松弛。检查者用右手拇指指腹,先舒松颈项部,然后沿颈椎体旁的华佗夹脊穴,施以均匀的压力,做上下滑动,或以双手拇指做反复仔细的对比核实,查知两侧皮下深浅的阳性特征和形态的异常变化。根据按压时的感觉,可将其分轻、中、重三度。①轻度:单纯只有压痛感觉,肌张力存在,浅表有硬度,压痛较轻,症状不很典型。做 X 线摄片显示:颈椎骨与颈椎各关节可能呈轻度病理性改变,有的则无病理性改变,一般阳性率偏低。②中度:可触及结节状物,大小如珠,深浅不一,检查时拒按,触痛明显,症状典型,有部分功能障碍。做 X

199

线摄片显示:颈椎与各关节的病理性改变明显,阳性率较高。③重度:可触及条索状物,其形状粗细不一,如弦似棒,多在深部,肌张力增高,指按时可闻及"吱吱"响声,甚至有触电样感,或颈项转动时,可闻及关节摩擦音。神经压迫症状较重,或见功能障碍表现,病程迁延而日久。做 X 线摄片显示:颈椎与各关节病理性改变尤为明显,阳性率最高。以指按华佗夹脊穴与 X 线摄片显示对比,两者阳性符合率为 96% 左右。

14. 按压天突穴,以诊断早孕。天突穴位于颈部胸骨切迹上缘的凹陷处。检查时,嘱被检者取坐位,头部稍向下垂,使颈部皮肤松弛。检查者用示指轻轻放在天突穴上,注意不要用力,若能触及动脉血管搏动,提示已经怀孕。

15. 按压甲状软骨与脊柱时所产生的摩擦感,以诊断疾病。检查时,嘱被检者头稍低下,检查者用手指捏住甲状软骨并向两侧推动,正常时会产生一种甲状软骨与颈椎骨摩擦的碎裂样感觉,如出现喉周围水肿或喉癌向后侵蚀时,则该碎裂样感觉会消失。

第二节　　查胸胁部诊病

胸胁是人体外壳的一部分,胸与胁是相互连续的两个部位,其间并无明确的界限。胸部指的是从颈下至腹上的一段,而胁部指的是两臂下垂时所夹持的部位,身躯两侧,自腋下至肋骨尽处。西医解剖学做如下描述:胸部左右两侧各有 12 根肋骨,前有胸骨,后有椎骨,共同构成一个中空的骨架组织。胸内的主要脏器是心脏和肺;还有腹腔内的肝、胆、脾脏的一部分(只是凸向于胸腔内,由横膈膜将其与心脏和肺隔开),其中肝居于右胁下,脾脏居于左胁下,胆囊依附于肝下。此外,胸壁上还有两个乳房,分别居于胸廓的两侧部位,左右对称。中医认为,胸胁内藏心、肺、肝、胆等诸脏腑,其缺盆之下、腹之上有骨之处,称为"胸",胸骨体下端剑突部,称为"鸠尾",肌肉部分,称为"膺",腋下至肋骨尽处,称为"胁",胁骨之下,软肋处,称为"季胁",左乳下,心尖搏动处,称为"虚里",详见胸胁部位分布区（图2-1）。临床上通过观察胸胁、乳房的形态，虚里的搏动，触按胸胁各部位有无压痛、肿块等，可以诊断多种疾病。

一、望胸胁部的形态改变诊病

正常健康人，胸部外形两侧对称，略呈扁平的圆柱，左右径比前后径稍大。呼吸时，活动自如，快慢适中，平稳均匀；胸廓坚满均匀，不凹不偏，无桶状（小儿可略呈桶状），肋骨微露，间隙不膨出。身体健壮者，胸围大而肌肉坚厚，丰腴而富有弹性；身体瘦削者，胸围狭小，肌肉软弱或薄弱。两侧乳房大小基本对称，乳房内可有小结数枚，但无触痛。胸胁部有弹性感，可随呼吸均匀运动，凉温不过，干湿适中，无塌陷，无触痛。

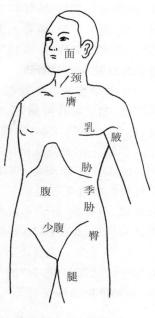

图2-1　胸胁分区

1. **胸胁凹陷**　胸廓一侧缩小，提示罹患肺炎、肺结核、肺萎缩症、肺癌等病症，致使一侧肺不张。胸廓不对称，除疾病因素外，也可由于先天畸形。临证时，应根据各项检查及病史加以区别。

2. **胸胁膨隆**　胸胁膨隆者，若胸部两侧对称，前后径增大，有时与左右径相等，肋弓的前下斜度上抬，肋间隙增宽，以致造成颈短而肩高，胸胁部浑圆，形似桶状。常由于肺胀（肺气肿）、长久咳喘等所致，多见于年龄较大的患者。胸部两侧不对称，膨隆仅见于一侧，主要表现为胸胁饱满，患侧呼吸运动减弱。多由于痰饮充盈于胸胁之间所致，多见于气胸、胸膜炎、胸腔积液、渗出性心包炎、恶性肿瘤等病症患者，并常有咳嗽、气喘、胸痛、胸闷等见症，严重者气管移向健侧。

3. **胸廓扁平**　胸廓比正常人扁平，前后径还不及左右径的一

201

半,以致锁骨突出,肋骨斜向下方,肋间隙增宽,与剑突之季肋角形成锐角,胸肌干瘪,胸骨上下窝深陷,两肩向前,甚至胸骨凹陷,称为"扁平胸",又称"麻痹胸"。大多是由于气虚体弱、营养不良及严重的肺结核等病症所致。

4. 胸骨突出　胸骨位于胸部正中位置,呈上下走向,略比两侧凹陷,如见胸骨突出,形似小山,胸胁狭小,像鸡的胸骨一样凸出,称为"鸡胸",又称"佝偻病胸"。多见于先天不足、发育不良、维生素 D 缺乏的小儿及长期哮喘的患者。

5. 肋骨下缘隆起　右侧肋骨下缘或侧腹壁上见有隆突高起,且在吸气时可见有明显下降征象,提示肝胆肿大。多见于肝脓肿、肝硬化、胆囊炎、肝胆系统恶性肿瘤等病症;左肋骨下或左腹壁上部高突隆起,提示脾大,临床多见于脾功能亢进症或久患疟疾。

6. 漏斗胸　剑突下方有漏斗状凹陷,肋骨与肋骨相互连接处有如念珠状隆起,称为"漏斗胸"。多由于先天精气不足或后天失养,长期罹患慢性疾患等所致。

二、查胸胁部的动态变化诊病

胸胁部的动态变化,主要是指人体的动静姿态,呼吸时的胸廓运动和心尖的搏动(虚里的搏动)等的改变情况。

(一)望动静变化及对应病变

中医认为,阳主动,阴主静。

1. 阳证、热证、实证之人,一般喜爱袒胸露怀;而阴证、寒证、虚证之人,则一般喜爱厚衣护胸,双手抱肩。

2. 从一般而言,寒则多屈,热则多伸;阴则多俯,阳则多仰,并可以此作为辨证论治的参考依据。

3. 常用手按压胁下或局部者,多为内有不适之感,在左侧,提示为脾、胰之患;在右侧,提示为肝、胆之患。

4. 以手扪胸,提示罹患胸痛、胸痹、肺热咳喘、惊悸、心绞痛、早期心肌梗死等病症。

5. 喜自捶胸部,且长仰首、挺胸、出长气者,提示肝郁胸闷,气机不畅。

（二）望呼吸运动的变化及对应病变

呼吸运动常有 3 种表现形式：胸式呼吸、腹式呼吸以及胸腹式（混合式）呼吸。正常女性常为胸式呼吸，正常儿童及成年男性常为腹式呼吸。正常成年女性每分钟呼吸 18～20 次，成年男性每分钟呼吸 16～18 次，5 岁以上的儿童每分钟呼吸 26 次，新生儿每分钟呼吸 40 次左右。

正常呼吸时，可见胸廓在运动，异常呼吸可见于下述几种疾病。

1. 呼吸时深时浅，时快时慢，深浅快慢相间而发作，如同潮水般往复或不时而中止，提示病情危重。

2. 呼吸呈间歇性进行，多提示心气虚脱，心功能失常。

3. 呼吸过慢（每分钟少于 10 次），提示麻醉药、安眠药中毒、卒中（中风），气厥之气血上冲于脑。

4. 呼吸次数减少，提示喉头、气管出现局部病变，或昏迷患者病情垂危。

5. 呼吸增快（每分钟超过 24 次），胸廓起伏动度大，呼吸音粗，提示罹患热病，其病属阳证、属实证；反之提示罹患寒病，其病属阴证、属虚证。

6. 呼吸频率增快，提示心肺热性病变。多见于中焦有病或腹部剧痛，或因䐜胀、横膈不能下降所致。

7. 因长期咳喘、肺炎、慢性阻塞性肺气肿、严重肺结核、胸膜炎、胸部外伤、胸壁疾病（如肋间神经痛）等病症，抑制了胸式呼吸状态，致使胸式呼吸减弱而腹式呼吸增强。

8. 因肝脾增大、顽固性腹水、腹腔巨大肿瘤、急性腹膜炎、胃肠道肿瘤、妊娠晚期，腹部功能失常，膈肌下降、运动受限，可使腹式减弱，而改以胸式呼吸为主。

9. 呼吸运动不相对称，一侧强而另一侧弱，常见于肋骨骨折、痰饮充盈于一侧胸胁或邪热壅肺而偏于一侧等病症。

10. 呼吸时，肩胛亦随之动摇，称为"息摇肩"，西医称"抬肩呼吸"，严重者可伴见张口呼吸。呼吸时头部上下点动，肩部亦见振动，此乃呼吸极度困难的标志之一，为濒死之先兆。慢而深的呼吸运动，多见于神志昏迷或肾气不足之时。

(三)望虚里(心脏)搏动的变化及对应病变

虚里搏动，从西医的角度来说，即是心脏的跳动。正常健康之人，当心脏跳动时，在胸壁上可得以反映，尤其在坐位时，由于心尖较为靠近胸壁，故心跳更为明显。但在身体特别肥胖，乳房过大以及心、肺疾病引起胸廓变形的人，其心跳则不易察见。

在正常的情况下，心脏的搏动位于胸骨左侧第4～5肋间，乳头垂线内0.5cm处。儿童及胸廓狭长者，位于第4肋间。可用手触摸或仔细观察，心脏跳动最为明显处，即为心尖部。

1. 中医认为，虚里搏动应是动而不紧，缓而不急，此为正常搏动，提示宗气充足。若虚里动之太过，称为"虚里大动"，提示宗气外泄，常见于心悸怔忡、高热咳喘、水肿等病症。就具体而言，若虚里动甚，症见高热、咳喘、心悸、气急、鼻扇，提示邪热壅肺、心气被耗、心力亢奋；若见高热腹胀、便秘谵妄、胸高气粗、虚里动甚，提示阳明火炽、邪扰心舍而致心气外逸；若血虚或心神过劳，致心悸、惊惕不安，虚里动甚，提示血虚心失其养，心气不敛；若虚里动甚，症见面白无华，形寒肢冷、唇甲青紫、冷汗淋漓，气短急促、脉疾数而散乱，或伴见心痛，提示心阳暴脱、心气欲绝之险兆。若虚里搏动微而不见提示宗气内虚；若虚里搏动微弱，常见于久泄或呕吐之后，若伴面黄而呃逆，食谷不下，提示胃气将竭；若虚里搏动欲绝，多见于久咳喘嗽后期，且兼见喘息气微，面色青灰，张口抬肩，心悸脉微，提示宗气欲绝；若虚里绝而不至，常见于怔忡心悸喘息之后，若伴面青唇紫，冷汗淋漓，气短息促，提示心气将竭之恶兆；若虚里搏动3～4至而一止，提示内有瘀滞；若虚里搏动停止，为临床死亡之征兆。若虚里搏动位置过高，提示先天性损害。

2. 虚里搏动过疾，提示中虚有热；虚里洪大急疾，弹手，提示罹患痰饮、食郁；虚里动速，提示心气虚弱；虚里动甚，则为心阳不敛之恶兆；虚里绝而不动，提示心胃气绝，病属难愈。

3. 虚里悸动，按之应手，动而不紧，缓而不急，此乃宗气积于胸中，提示无病。虚里按之动气过盛，范围过大，提示心气亏损；虚里按之搏动减弱，提示心包络病，或肺气亏虚；虚里按之其动微而不见，或跳动甚剧，气喘急促，兼有断绝见症，提示宗气内虚，病情危重；虚里按之动甚仅一时不动，不久即又恢复原样，常见于惊恐愤怒，或大醉狂奔之后；虚里按之跳动无力，不相接续，提示血行不畅；虚里按之动而涩滞不利，提示心脉郁滞；虚里按之其动已绝，其他各处脉络也已停止搏动，是为死兆。

4. 如用手指放在胸骨左缘第 1～2 肋间处，感觉出现连续性震颤，提示罹患先天性动脉导管未闭。

5. 如用手指放在心尖处，感觉出现振动感，提示罹患二尖瓣狭窄或主动脉瓣狭窄。

6. 心跳位置偏于内侧（右移），可能罹患纵隔移位，或先天性右位心，或左胸积水、积气，或肺源性心脏病，或右侧肺萎缩、纤维化，将心脏牵拉向右侧移位。

7. 心尖搏动向左移位，多数为心脏本身有病，也可能是由于妊娠、腹内肿物或腹水等腹腔内压力增高等原因，将心尖位置向上推移。

8. 心跳位置位于乳垂线外侧或偏上方，提示心脏较大，如未见有自觉症状，也应抓紧进行详细的检查。心脏扩大或肥大，提示罹患梅毒性心脏病、高血压性心脏病、风湿性心脏病，从而导致左心室肥大。

三、胸胁部穴位指压诊病

人体的胸胁部有很多的穴位可用来诊断疾病，其主要的方法就是寻找其压痛敏感点，或自我感觉疼痛的部位。胸胁部常见的压痛点取穴法主要有两种，一种是循经络取穴法，另一种是神经走向取穴法。现分别介绍如下。

（一）循经络取穴法

1. 膻中穴（位于胸部正中线上，平第 4 肋间隙，两乳头连线的中点处),是胸胁部的一个重要穴位,多种疾病可在该穴得到反映。

(1)膻中穴有结节,并伴明显压痛,提示胸胁疼痛或胸部有蚁走感。

(2)膻中穴有细条状结节或有轻微压痛,提示罹患胸闷、气短、哮喘、乳痛等病症。

(3)心肺有疾患或胃痛的患者,按压膻中时可出现反应,其病变症状也会立即减轻。

(4)膻中穴有压痛,提示气海有余,可见气满胸中,面赤,性情急躁易怒等诸症。

(5)黄疸病患者,可先用两指重按膻中穴,再将两指左右分开,其间见有血色,提示病属易治;未见血色,则病属难治。

2.气户穴(位于任脉旁4寸,乳头直上,当锁骨下缘的凹陷中)与肺俞穴同时有压痛,提示罹患支气管哮喘。

3.库房穴(位于任脉旁4寸,乳头直上,当第1肋间隙之中)与肺俞穴同时有压痛,提示罹患支气管炎。

4.乳根穴(位于任脉旁4寸,乳头直下,当第5肋间隙之中)有压痛,除可能患咳喘、胸痛等病症外,还常见于多愁善感之人。

5.玉堂穴(位于膻中直上1.6寸凹陷中)与肺俞穴、结核穴(位于第7颈椎棘突下的大椎穴旁开3.5寸处),均见有压痛,提示罹患肺门淋巴结核。

6.渊腋穴(举臂时取穴,位于腋下3寸,当第4肋间隙之中)与肺俞穴均有压痛,提示罹患干性胸膜炎;若再有水分穴(位于脐上1寸处)也见压痛,提示罹患渗出性胸膜炎;若渊腋穴、肺俞穴和足临泣穴(位于足背第4、5跖骨间隙之后端处)均有压痛,提示罹患尘肺。

7.膺窗穴(位于库房穴直下,当第3肋间隙之中)与肺门穴皆有压痛,提示罹患支气管扩张症。

8.痰喘穴(位于膺窗穴外斜上1.8寸处)与肺俞穴皆有压痛,提示罹患慢性阻塞性肺气肿。

(二)按神经走向取穴法

按神经走向取穴法是从"胸穴指压疗法"演变而来的。胸穴的分布与节段性的神经支配有关,其穴位的命名,以主治病脏腑名称或穴位所处的位置为基本原则,现将穴位定位和诊断病症的对应关系介绍于下。

1. 胸部侧面穴位

(1)胃穴:①胃$_1$穴:位于第5肋下缘,锁骨中线外一横指(以患者示指中间指关节的宽度为准,下同)处。抵压肋骨下缘(全部胃穴和腹穴取穴均同胃)。②胃$_2$穴:位于第5肋下缘与腋前线的交点处,可诊断胃痛、恶心、呕吐、膈肌痉挛、心悸等病症。③胃$_3$穴:位于第6肋下缘,锁骨中线外一横指处。④胃$_4$穴:位于第6肋下缘与腋前线的交点处。⑤胃$_5$穴:位于第6肋下缘与腋中线的交点处。上述5穴,可诊断胃痉挛、上腹部疼痛、肝区疼痛、膈肌痉挛等病症。

(2)腹穴:①腹$_1$穴:位于第7肋下缘与腋前线的交点处。②腹$_2$穴:位于第7肋下缘与腋中线的交点处。③腹$_3$穴:位于第8肋下缘与腋前线的交点处。④腹$_4$穴:位于第8肋下缘与腋中线的交点处,可诊断上腹及脐周围疼痛、肝胆疾患、腹胀、膈肌痉挛等病症。⑤腹$_5$穴:位于第9肋下缘与腋前线的交点处。⑥腹$_6$穴:位于第9肋下缘与腋中线的交点处。⑦腹$_7$穴:位于第10肋下缘与腋中线的交点处。上述7穴,可诊断腹痛(以中、下腹部疼痛为主)、腹胀、肠麻痹、肝胆疾患、女性痛经等病症。

(3)腋肋部:①腋肋$_1$穴:位于第3肋下缘与锁骨中线的交点处,抵紧肋下缘向外上方按压,可诊断胸上部及腋窝部疼痛。②腋肋$_2$穴:位于第4肋下缘与腋前线的交点处,抵达肋骨下缘。③腋肋$_3$穴:位于第4肋下缘与腋中线的交点处,取穴同腋肋$_2$穴。④腋肋$_4$穴:位于第5肋下缘与腋中线的交点处,取穴同腋肋$_2$穴。上述4穴,可诊断腋窝及腋下部疼痛。

(4)背腹穴:位于肩胛冈中点下两横指处;或将患者的手掌按在枕部,同侧肩胛区的凹陷处,即为本穴(以垂直方式按压)。可诊断胆道蛔虫引起的疼痛、腹痛、肩背疼痛、肘臂痛、落枕等病症。

（5）腰肢穴：从第 12 肋端向脊柱方向引一条水平线，该线与骶棘肌外缘的交点处，取穴方法有两种：①以手指深入骶棘肌外缘，向脊柱方向挤压，有酸胀感传导至骶部；②以手指垂直按压，其麻胀感传导至下肢外侧处。可诊断腰骶部扭伤，下肢麻木、疼痛，腹痛等病症。

（6）背胛部：①背胛$_1$穴：位于第 5 肋下缘与腋后线的交点处，抵紧肋下缘向上直压，可诊断肩胛内及背疼痛。②背胛$_2$穴：位于第 6 肋下缘与腋后线的交点处，取穴同背胛$_1$穴。③背胛$_3$穴：位于第 7 肋下缘与腋后线的交点处，取穴同背胛$_1$穴。④背胛$_4$穴：位于第 8 肋下缘与腋后线的交点处。上述 4 穴，可诊断背中、下部疼痛及软组织损伤等病症。

（7）腰腹部：①腰腹$_1$穴：位于第 9 肋下缘与腋后线的交点处，抵压肋骨下缘。②腰腹$_2$穴：位于第 10 肋下缘与腋后线的交点处，取穴同腰腹$_1$穴。③腰腹$_3$穴：位于第 11 肋下缘与腋后线的交点处，取穴同腰腹$_1$穴。④腰腹$_4$穴：位于第 11 肋下缘与肩胛内线的交点处，先抵压肌下缘，后垂直下压。上述 4 穴，可诊断腰部软组织损伤、腰骶部疼痛、腹痛、腹胀、痛经等病症。

2. 胸部正面穴位

（1）锁骨下部：①锁上$_1$穴：位于胸锁关节处，锁骨内端的上缘处，用手指按入胸骨上窝，压向锁骨端。可诊断心悸、偏头痛、耳部疾患。②锁上$_2$穴：位于锁骨上缘中点向内一横指，于锁骨的内侧面处。取穴方法有两种：一种将手指深入锁骨上窝，抵在锁骨内面，滑动手指时有细条索状物滚动，并有颞侧胀痛感，可诊断偏头痛、心悸、膈肌痉挛等病症；另一种是手指从锁骨上窝压向后下方，再向内挤压，有麻胀感传至肩胛及上肢尺侧（小指侧），可诊断肩胛及上肢疼痛、落枕等病症。

（2）肩臂部：①肩臂$_1$穴：位于锁骨下凹陷处，于锁骨中线外一横指，皮下可触及一粗大的斜行肌束。取穴方法有两种：一种在斜行肌束的上缘做垂直按压，有麻胀感传导至上肢桡侧（拇指侧）；另一种在斜行肌束的下缘做垂直按压,有麻胀感传导到上肢尺侧(小指侧),可诊断上肢麻木、疼痛,震颤、肩痛、落枕等病症。②肩臂$_2$穴:位于锁骨下方,于锁骨中点内一横指处,向第1肋骨按压,可诊断肩臂(臂后区尺侧)疼痛。③肩臂$_3$穴:位于锁骨与第1肋骨之间,在胸骨旁线上,垂直时按压,可诊断肩臂(臂后区下方桡侧)疼痛。④肩臂$_4$穴:位于第2肋下缘,锁骨中线稍外方处。抵紧肋骨下缘向外上方按压,可诊断肩臂(臂前区)疼痛。

(3)胸部:①胸$_1$穴:位于第4肋下缘,锁骨中线内侧一横指处,抵压肋骨下缘取穴。②胸$_2$穴:位于第4肋下缘,锁骨中线外侧一横指处,取穴同胸$_1$穴,可诊断胁肋及上胸部疼痛、肋间神经痛、心悸等病症。③胸$_3$穴:位于第6胸肋关节外一横指处,于肋软骨上,垂直向下按压,可诊断下胸部疼痛、肋间神经痛等病症。④胸$_4$穴:位于肋弓与胸骨旁线的交点处,用手指垂直向下按压,可诊断肋弓区和下胸部疼痛。⑤胸$_5$穴:位于肋弓与锁骨中线的交点处,用手指垂直按压,可诊断季肋区疼痛、肝区痛等病症。

(4)胸肋8穴:于第2~5胸肋关节的下角各有1穴,双侧共计8穴。手指按入肋间,向内上方抵压。可诊断肋间神经痛、胸闷、支气管炎等病症。

(5)剑突部:①剑上:胸骨剑突与胸骨体结合处,向上推压时取穴。可诊断头晕、前额痛等病症。②剑旁:剑突与肋弓的交界处,向肋弓边缘挤压时取穴。可诊断上腹部疼痛、呕吐等病症。

四、乳房的望、触诊诊病

进行乳房望诊检查时,要注意乳房的位置、大小、颜色及是否对称,乳头部有无分泌物排出。进行乳房触诊检查时,要注意乳房内有无肿块或隆起,肿块的形态、大小、光滑、软硬程度,乳房内有无压痛和粘连,乳头形状有无改变等。

检查方法:望诊时,可嘱被检者取坐位,面对自然光线充足处,检查者仔细观察乳头的颜色(如红赤、黧黑等改变),有无皲裂、凹陷,有无分泌物排出等;乳房的形状(如大小、松弛下垂等情况)等。

触诊时,可嘱被检者取坐位,但最好取卧位,充分显露两侧乳房以作比较,被检查者两臂上举或抱头,使乳房平贴于胸壁上。检查者手掌和手指的掌面,用适当的压力,轻柔地进行扪按,将乳房组织压向胸壁,并做滑动触诊。但切不可用手指抓捏乳房,以免将正常的乳房腺体误认为是乳房肿块。当扪及乳房肿块时,应注意肿块的大小、硬度、形状以及有无压痛,能否移动,肿块表面皮肤的温度等情况。如需检查乳房肿块能否移动,检查者先用两个手指按压肿块的两侧,然后用一手指向对侧推挤肿块,如能滑及另一指下时,说明肿块有移动。如需检查肿块与皮肤有无粘连时,可用示(食)指与拇指揪起肿块上面的皮肤,如无粘连,则皮肤可予揪起,而肿块仍在深处;如有粘连,则不能将皮肤揪起。如需检查肿块与深部组织有无粘连,可嘱被检者取正坐位,两上臂用力夹紧两侧胸壁,使胸大肌紧张,然后用上述方法检查肿块的移动性。如推移肿块时滑动较小,则表示肿块与深部组织有粘连。当乳房发生恶性病变时,上述 3 种移动度检查,多可出现粘连现象。

正常乳房位于胸廓两侧,左右各一,呈对称性,男女皆有。正常健康之人的乳头位置一般位于胸廓第 4 肋间隙正中。男性乳房较小,终身不发育;女性乳房在青春期逐渐长大,最后成半球形,柔软而富有弹性,乳头也同时逐渐长大,呈圆柱状。每个人乳房的大小、颜色、形态与其年龄、发育、胖瘦、高矮、妊娠、哺乳,甚至遗传因素等有关。中医认为,男人乳头属肝,乳房属肾;女性乳头属肝,乳房属胃。也有人认为,乳房之部位属脾胃,乳房之经络属肝胆。女性乳房的发育时间,热带地区较早,多在 9—12 岁;中国人发育稍迟,多在 13—18 岁。15 岁的女性儿童,其乳腺发育已较为明显。近年来,由于食物中生长激素的含量增加,乳腺发育的年龄有提前趋势。

(一)乳头溢液的鉴别诊断

1. **血性样溢液** 多为单侧自溢出的棕褐色或红色样液体,可扪及乳头或乳晕内有直径 1cm 左右的结节,无疼痛感觉,按压时有血样液体从乳头排出,随之肿块变小或消失。大部分提示罹患导管内或囊内乳头状瘤,少数为乳腺结构不良症,甚至为导管癌。

2. 浆液性或浆液血性溢液 可单侧或双侧挤压而出(也有少数为自溢)的淡黄色、淡褐色或粉红色液体,并可扪及乳房内有不规则的圆形或椭圆形肿块,界限不清晰,并随月经周期增大或缩小。

3. 脓性溢液 多为单侧乳房自溢或挤出的脓性分泌物,局部有急、慢性炎症表现,提示罹患急性乳腺炎、哺乳期慢性乳腺炎、乳房中心性脓肿和结核性脓肿破溃。

4. 水样溢液 多为单侧自行流出或挤压而出的稀薄而透明的液体,乳房内可触及不太清楚的肿块,提示罹患乳腺结构不良症,导管内或囊内乳头状瘤,甚至乳腺恶性肿瘤。

5. 凝块状溢液 多发生于单侧乳房,由挤压而出的黏稠样多种颜色分泌物。常见的为血性(呈粉红色或棕色),乳头或乳晕区同时可见有发红、烧灼样疼痛、瘙痒或肿胀等见症,提示罹患乳腺导管扩张症。若绝经期或一般接近绝经期的妇女,若溢液为血性时,也应注意发生恶性肿瘤的可能。

6. 乳样溢液 发生在双侧乳房非哺乳期或非分娩期,自溢或挤压而出,溢液如脱脂的乳汁,一般乳房外观无明显的改变。其原因有如下几种:①慢性胸腺炎、胸部带状疱疹、胸部手术、胸部外伤、药物(如地西泮、氯丙嗪、利血平、甲氧氯普胺、避孕药等)过量使用,都能直接或间接引起内分泌功能紊乱,从而导致泌乳的发生;②甲状腺功能减退症或垂体瘤,促使催乳素分泌过多,而导致泌乳;③手术、麻醉、精神刺激等影响下丘脑-垂体的功能,而间接促使乳汁的分泌。

(二)乳房内肿块的鉴别诊断

正常的乳房内是没有肿块出现的,如果发现肿块,一般来讲,都属于不正常现象。

1. 乳房内见有较小的、生长速度缓慢的肿块,且肿块平滑而富有弹性,界限清晰,多无粘连,可自由活动,多半是乳腺囊肿。

2. 乳房内出现单个或多个卵圆形结节,边缘清楚,活动度大,且生长缓慢,多位于乳房的外上方,提示罹患乳腺纤维腺瘤。

3. 乳房内见有大小不等、极不规则的团块,或质地较韧,且呈颗粒状结节,边缘不清,压痛不明显,经期出现疼痛,提示罹患乳腺结构不良症(包括乳腺组织增生与乳腺病等)。

4. 乳房内有单个或多个坚韧结节,有时较软,界限尚清晰,时大时小,可与皮肤粘连,可使乳房变形,乳房表面皮肤稍发暗,提示罹患乳房结核症,日久可形成寒性脓肿,并可合并腋窝淋巴结或肋骨结核。

5. 乳房局部呈弥漫性肿大、发红、发热、触痛明显,同侧腋窝淋巴结肿大疼痛,提示罹患急性乳腺炎,若不及时治疗,可致化脓而形成乳痈。

6. 乳房在短期内明显增大,呈弥漫性隆起、质地坚硬,有灼热感和轻度压痛,皮肤表面呈暗红色改变,腋窝淋巴结肿大,提示罹患炎性乳癌。若病情迅速恶化,患者多在半年内死亡。

7. 乳房内出现生长较快、无疼痛感、表面不平且坚硬的结节,和皮肤有粘连,并见有乳房变形,出现酒窝征,乳头高抬或内陷,皮肤呈橘皮样改变,腋窝部淋巴结肿大,无明显疼痛,为乳腺癌先兆。

8. 中、老年妇女,单侧乳头及乳晕出现红斑或糜烂面,其上覆盖一层黄褐色鳞屑样痂皮,局部皮肤发硬,界限清晰,部分患者可触及小结节状肿块,边缘不清,生长缓慢,按乳头湿疹治疗3个月无效,为乳头湿疹样癌变之先兆。

9. 乳房内有一小肿块,突然迅速增大,界限清晰,表面皮肤微发亮,筋脉显露,提示罹患乳腺肉瘤,属恶性肿瘤,虽腋窝淋巴结不见肿大,但易出现血行转移。

10. 乳晕周围触及生长缓慢、圆形、较软的小结节,界限清晰,按压肿块时可有血性分泌物溢出,随后肿块渐见变小,提示罹患乳管内或囊内乳头状瘤。

11. 初起见乳晕中央生一肿块,约如棋子般大小,呈扁圆形,质地稍硬,微痛,称为"乳疬"。多发于女性月经将行的青春发育期,偶尔也见于中、老年男性。多由冲任不调及气滞痰瘀所致。

12. 初起结块,坚硬微痛,皮色少变,逐渐肿大,疼痛加剧,身热不退,1 个月左右脓成溃破,流出黄色脓液,先稠后薄,溃孔较深,称为"乳疽"。多由肝气郁结,胃热蕴蒸,以致气血凝滞而成。

13. 乳房初起焮红漫肿疼痛,毛孔深陷,恶寒发热,2～3 日后皮肤湿烂,随即变成焦黑腐溃之病,称为"乳发"。多由火毒外侵及肝胃两经湿热蕴结于乳房致成。

14. 女性乳房有肿块,形如核桃或鸡卵,皮色不变,边缘清晰,表面光滑,活动度大,与皮肤并不粘连,称为"乳癖"。多因思虑伤脾,郁怒伤肝,以致气滞痰凝而成,亦有兼见冲任失调所致者。

15. 妇女乳房初起如同桂圆或核桃般大结块,高低不平,质地坚硬,皮核相连,推之不移,不痒不痛,不红不热。逐渐长大,经年累月之后,始觉疼痛,且痛无休止,此时肿如堆粟,或似覆碗,顶透紫色,网布血丝,先腐后溃,溃烂后根肿愈坚,时流污水,臭气难闻,疮口不齐,中间凹陷,流溢血水,称为"乳岩",又称"乳癌"。多因忧郁思虑过度,肝脾气逆,以致经络痞塞而成。

16. 初起乳中结核,形如梅李,推之可动,硬而不坚,皮色如常。数月之后,肿块增大,皮色微红,隐隐作痛,为脓已成。溃后流出稀薄白脓,疮内腐肉不脱,周围皮肤暗红,并串延胸胁腋下,称为"乳痨"。多由身体虚弱,肝气郁滞,胃经痰浊凝结,失于调治而成。

(三)望乳房表面形色改变诊病

1. 妇女左右两侧乳房不等大,一般是由于左右乳房对雌激素的反应不同所致;或是受哺乳、劳动习惯、姿势等诸多因素的影响,只要差别不大,都属正常现象。

2. 女性在生长、发育过程中,出现乳房胀痛,一般不会影响学习、生活和工作,不久后即可自行缓解,亦属正常生理现象。

3. 除正常的乳房外,少数人在腋窝、胸部,甚至于腹部见及单个或多个乳头隆起,称为"副乳",为先天异常现象。

4. 乳房白小低扁,提示子息难(即不易怀孕生育),形色大亏;乳房黑大坚硬,提示子息好,形色全。

5. 女性乳房膨胀增大,且乳头周围变成深红色,范围增宽,呈对称性改变,提示妊娠。

6. 乳头凹陷,多属气虚下陷,也可见于少数哺乳期妇女;乳头红肿、皲裂,提示肝火内扰;乳头皲裂伴乳色赤,提示肝火炽盛、热灼血络。

7. 妇女乳房宜阔大、乳头宜色黑,下垂而坠,但不宜乳房狭小、乳头色白,曲折细小,或白中带黄。因后者易罹患不孕症,或虽能生育而不能哺养。

8. 乳房大小不一,提示肝火亢盛,痰湿阻络。

9. 乳房瘪小,提示气血虚损。

10. 乳房松弛下垂,多为肝木克土,胃虚血燥,乳房失于摄养。

11. 妇女乳大,提示脾胃冲任强盛,主子女多;妇女乳小,提示脾胃冲任衰弱,主子女少。

12. 男人乳大,中医称为"乳疬",西医称为"男性乳房发育症",西医认为,多为体内雌激素分泌过多。中医认为,可由胃火炽盛壅于乳房或胃气不充,肝失涵养所致。

(四)望乳房的其他改变诊病

1. 妇女行经前见有乳痛,提示气滞血瘀;妇女经期乳痛,提示气虚肝旺;乳痛伴见乳房肿块,提示痰郁阻络;乳痛伴见出(衄)血,提示情志抑郁,多因久郁化火,肝脉受伤,藏血无权,血热妄行之故。

2. 乳胀多见于妇女情志不畅,多愁善郁,肝气不舒。哺乳期妇女乳房肿胀而无红痛表现,提示正常。若伴见红、肿、痛、皮肤焮热,拒按,口苦烦躁,便秘,为产后恣食厚味而致阳明积热,气血凝滞,乳络阻塞;妇女乳胀有结块,但无寒热,肤色正常,时痛时止,病程较长,不见发红,多不溃脓,形体消瘦,提示阴虚生热,灼津为痰;中、青年妇女乳胀,每于经前加剧,无红微痛,胸胁胀满,提示肝气郁结,气机阻滞,气血逆乱;乳房时感发胀,但无明显规律,头晕心悸,气短乏力,提示气血虚弱。男性乳胀,一侧或对称性增大,提示胃火炽盛,壅于乳房。

3. 产后乳少或无乳,多因产后气血亏虚,乳汁化源不足;或产后脾胃虚弱,脾失健运,不能化生水谷精微;或肝郁气滞,气血运行不畅,乳汁壅滞所致。

4. 乳房罹患化脓性疾患溃脓后经久不敛,形成漏管,称为"乳漏",多发生于乳房和乳晕。发生于乳房者,多因乳痈、乳发、乳疽疮口过大、过深,脓毒旁窜,伤及乳络而致成,或由于体虚乳痨,失于调养,溃久难敛而成漏;发生于乳晕者,多因乳晕部脂瘤后遗所致。

第三节　查肩臂部诊病

肩即肩膀,位于人体躯干的上部,以脊骨为分界,左右各一,下连于上肢。臂则可分为上臂和前臂,均为上肢的组成部分。

正常人两肩等高,肩臂活动灵活、自如,无畸形和异常压痛点出现。临床上可以通过观察、检查肩臂部的形态、活动情况及有无压痛、叩痛等来诊断疾病。

一、肩部望诊诊病

肩部在生理上属胸膺范围,做望诊检查时,检查者可站于受检者的背后,以比较其两侧肩峰端是否等高、肩峰间距离的长短情况以诊断疾病。

1. 肩下垂,提示内脏也有下垂;又为肺气虚衰严重,不能上举之征兆。

2. 一侧肩部抬高或下斜,可见于斜方肌瘫痪、肩锁关节脱位、锁骨骨折、脊柱侧凸、胸廓畸形、先天性肩胛抬起畸形、骨盆畸形、下肢长短不齐或一侧下肢瘫痪等。

3. 两肩不等高,排除上述局部因素致病外,为卒中(中风)病之先兆。

4. 肩窄胸狭,提示肺部罹患先天性发育不良疾患。

5. 肩胛部不适,提示罹患消化系统、呼吸系统以及生殖系统疾患。

6. 肩窄,提示易患肺结核;肩宽,提示易患慢性支气管炎;肩耸,常为哮喘之征兆。

7. 双肩随呼吸而起落,每与鼻翼扇动、张口呼吸并见,提示呼吸困难,多由肺气壅塞、气道不利而致,临床上常见于肺热咳喘、哮喘、白喉等病症。

8. 50 岁以上出现肩关节活动受限,以致手臂上举、外展困难,称为"肩凝",又称"五十肩",多为经脉不利,气血凝滞所致。

9. 左肩下垂,提示脾胃健运,消化功能佳;右肩下垂,提示脾胃虚弱,消化功能差。

10. 望肩胛骨形态表现诊病。①正常型:肩胛骨位置端正,上下一致,不见前屈,也不见后屈;②前屈型:肩胛骨两侧向前弯曲,该型人易罹患感冒、颈部淋巴结肿大、肋膜炎、肺门淋巴结肿大以及肺结核等病症;③后屈型:肩胛骨两侧向后倾,该型人易罹患胃肠、肝脏、脾脏、胰腺等消化系统病症;④左前屈型:左侧肩胛骨向前倾斜,右侧正常,该型人易罹患动脉硬化症、心脏病,易出现左肺和左心供血不足,若罹患肺结核时,其左肺易感染;⑤右前屈型:右侧肩胛骨向前倾斜,左侧正常,该型人皮肤色泽紫暗污浊,右肺和右心脏血液循环不良,易罹患静脉瘤与皮肤疾患;⑥左后屈型:左侧肩胛骨向后倾斜,该型人下半身从腰以下经常性盗汗;⑦右后屈型:右侧肩胛骨向后倾斜,该型人上半身易盗汗。

二、臂部穴位触诊诊病

1. 臂部前曲泽穴(位于肘横纹正中,曲泽穴下 1 寸处)见有压痛,提示罹患甲状腺功能亢进症。

2. 臂部静穴(位于前臂屈侧,肘横纹桡侧端与腕横纹正中连线之中点处)见有压痛,提示罹患肋间神经痛。

3. 臂部扭伤穴[阳池穴(位于腕背横纹之中点,当指总伸肌腱尺侧凹陷处)与曲池穴(位于肘窝横纹桡侧端与肱骨外上髁连线之中点处,屈肘时取穴)连线的上 1/4 与下 3/4 交界处]和肾俞穴(位于第 2 腰椎棘突下旁开 1.5 寸处)均见有压痛,提示罹患腰扭伤。

4. 扭伤穴、肾俞穴与天宗穴(位于肩背部肩胛冈下窝中央处)同时见有压痛,提示罹患上肢扭伤。

5. 孔最穴[前臂掌侧腕横纹桡侧端与太渊穴(位于腕掌横纹桡侧端,拇长展肌腱与桡侧腕屈肌腱之凹陷处)直上 7 寸处]与大肠俞(位于第 4 腰椎棘突下旁开 1.5 寸处)同时见有压痛,提示罹患痔疮。

6. 孔最穴、中府穴(任脉旁开 6 寸平第 1 肋间隙处)与肺俞穴(位于第 3 胸椎棘突下旁开 1.5 寸处)见有压痛,提示罹患呼吸系统疾患,如支气管炎、肺炎、哮喘、肺结核、咯血、盗汗、胸痛、痔疮、皮肤病等病症。

7. 温溜穴[位于腕横纹桡侧端阳溪穴(腕横纹桡侧,伸拇长、短肌腱之间的凹陷中)直上 5 寸处]与中脘穴(脐上 4 寸处)同时见有压痛,提示罹患消化道穿孔。

8. 温溜穴与大肠俞(位于第 4 腰椎棘突下旁开 1.5 寸处)同时见有压痛,提示罹患肠炎、腹泻、便秘、腰痛、痔核等病症。

9. 温溜穴、中脘穴、左承满穴(位于脐上 5 寸处,亦即上脘穴旁开 2 寸处)与右溃疡点(位于第 12 胸椎棘突下旁开 5 寸处,亦即胃仓穴旁开 2 寸处)同时见有压痛,提示罹患胃、十二指肠穿孔。

10. 便毒穴(位于前臂屈侧正中线上,腕横纹上 4 寸,掌长肌腱与桡侧腕屈肌腱之间)与天枢穴(位于脐旁开 2 寸处)同时见有压痛,提示罹患肛周脓肿。

11. 郄门穴(位于腕横纹正中,大陵穴直上 5 寸处,仰掌时取穴)、膻中穴(位于胸骨中线,平第 4 肋间隙,即两乳头连线之中点处)与厥阴俞(位于第 4 胸椎棘突下旁开 1.5 寸处)同时见有压痛,提示罹患心脏病、心动过速、胸闷、血液循环不良、神经衰弱、多梦、头顶痛、癫痫等病症。

12. 会宗穴(位于腕横纹正中 3 寸,尺侧约 0.5 寸处)、石门穴(位于脐下 2 寸处)与第 1 腰椎棘突下旁开 1.5 寸处同时见有压痛,提示罹患腹痛、遗尿、水肿、腹膜炎、胸膜炎、腰痛、小便不利、泄泻不止、耳鸣、耳聋及妇科疾病等。

13. 阳溪穴与肾俞穴(位于第 2 腰椎棘突下旁开 1.5 寸处)同时见有压痛,提示罹患舟状骨骨折。

14. 阴郄穴(位于神门穴上 0.5 寸处)、巨阙穴(位于脐上 6 寸处)与心俞穴(位于第 5 胸椎棘突下旁开 1.5 寸处)同时见有压痛表现者,提示罹患心律失常、心慌、心悸、贫血、癔症、神经衰弱、盗汗、胃痛以及呕吐等病症。

15. 养老穴(屈肘,掌心向胸部,位于尺骨小头桡侧缘上方之缝隙处)、关元穴(位于脐下 3 寸处)与小肠俞(位于第 1 骶后孔,后正中线旁开 1.5 寸处)同时见有压痛,提示罹患脐下绞痛、腹部胀痛、不孕症、带下病、遗精、疝气、腰痛、坐骨神经痛、视力减退及近视等病症。

第四节　查背腰部诊病

背部位于躯干后部,上连肩项,下连腰部,脊椎骨纵立于正中部位,以颈部直至腰骶部。腰部也位于躯干之后部,上至季肋而连于背脊,下至髂嵴而连于尻尾部。临床上通过认真观察背、腰部的皮肤、形态改变,叩、压痛以及活动改变等,可以诊断部分疾病。

检查前,嘱受检者解衣,以充分显露背、腰部,观察脊椎骨有无弯曲畸形,背、腰部有无红、肿、热、痛,腰部活动有无异常,有无叩击痛、压痛及自觉疼痛和冷、热等异常感觉。

对脊椎外形的检查,可用手指沿脊椎骨突,以适当压力从上向下划压,划压后皮肤即出现一条充血的红线,以此观察脊椎有无侧弯。检查脊椎骨前后弯曲度有无改变时,可充分显露脊椎骨,分别于立位、坐位和卧位时予以观察。严重前凸或后凸畸形者做直接观察即可显而易见,不明显者可平卧于木板床上,如见腹部前凸而形成腰部与木板床之间的空隙明显增加,为腰椎前凸过度的诊断依据。

正常人肩部两侧对称,不抬不垂,高低适中,关节活动自如。背、腰部也两侧对称,俯仰转侧自如,脊椎的颈、腰两段稍向前凸,胸、骶两段稍向后凸,整个脊椎前后弯曲呈 S 形改变,但不向两侧弯曲。背、腰部皮肤无红、肿、热、痛表现,无压痛及叩击痛等。

一、望背腰部的皮肤改变诊病

1. 肩背部长出毛发,其部位常见于背部大椎穴周围和肩胛骨之上,形似长发,不与发际相连,散在或密集分布,而不伴有前胸等部位长毛,提示罹患癌症。据统计,长毛者食管癌占 10%,胃癌占 7%,肠癌占 7%,肝癌占 6%。

2. 有头之疽生于脊背正中,称为"背疽",大者称"发背"。有上、中、下之分,皆与督脉对应,应积极治疗,否则迁延不愈。

3. "上发背",生于天柱骨(第 2～6 颈椎)之下,伤于肺,又称"脾肚发";"中发背"与心对发,伤于肝,又称"对心发";"下发背"与脐对发,伤于肾,又称"对脐发"。

4. "发背"初起皆如粟米,焮痛麻痒,伴周身拘急,寒热往来,数日后突然发肿,盖由外感风热火毒,或湿热蕴结于中,或肝郁气滞化火,致经络阻塞,气血壅滞而成患。

5. 有头之疽生于背及腰部之旁,称为"搭手"。其症初起为粟米样脓点,皮色暗红,伴寒战高热,后则渐见肿胀高起。也有上、中、下之分,属足太阳膀胱经所司。

6. "上搭手",为气郁痰热凝结所致;"中搭手"由五志过极、郁火凝结所致;"下搭手"多因房事不节,真阴耗损,相火内动而致成。

7. 小儿水痘聚生于背部,称为"聚背",为外感时气邪毒,内有湿热蕴结而成。

8. 腰间皮肤出现水样疱疹,如带状簇生,累累如珠,且伴见疼痛,西医称为"带状疱疹",中医称为"缠腰火丹""火带疮""蛇串疮"等。

9. 带状疱疹一般分干、湿两种,干者色红赤,形如云片,上起风粟,作痒发热,为心、肝二经风火所致;湿者色黄白,其水疱大小不等,溃烂流水,为脾、肺二经湿热所致。

10. 腰背部见有色泽改变、异常隆起、异常索状物或周围组织松弛,均提示内脏罹患疾病。出现在哪个部位,说明对应脏腑可能发生病变,具体操作技术见"背腰部的特殊诊查术"。

11. 腰间忽见长出一条肉痕,如带束腰,不痒不痛,称为"腰生肉痕",每因房事过度,肾经与带脉不和而成患。

12. 腰部肾俞穴出现脓性包块,强痛转侧不便,称为"肾俞虚痰",多因肾气不足,寒痰壅滞而成患。

13. 胁下近腰部束带处生痈,初起如桃,渐见红肿,称为"腰带痈",多因风热郁滞膀胱,不能渗利,壅留于肌表而为患。

14. 发于腰胯之间的包块,其形如桃李,坚硬如石,皮色不变,称为"中石疽",溃破后脓水稀薄,并有空腔形成,多由正虚体弱,湿热内蕴,邪毒固结,滞而不散,积久成形而发为病。

二、望背腰部的形态改变诊病

1. 脊椎弯曲后凸,背部高耸,屈不能伸,称为"背偻""大偻",又称"伛偻",俗称"驼背",多见于老年人,为骨质退行性改变。①多因肾虚精血不足,脊髓失养,督脉受损所致,是骨质疏松症的表现,往往从成年后开始形成,由于钙质缺乏,骨骼逐渐变得疏松,脊椎长期受压迫而变形,至老年时就表现得较为明显。②也可因湿热浸淫、脊背筋脉挛缩而成患,常见于类风湿脊椎炎。③脊椎骨结核、曲背,病位在督脉,系由于肝肾亏虚,筋骨不固,复受邪侵,着而成痰,终致骨节损坏,常见于脊椎椎体骨结核等病症。

2. 小儿胸骨前凸,脊椎弯曲后凸,形如龟背,称为"龟背",提示罹患佝偻病。①可因先天不足,后天失养,骨髓失充,致督脉虚损,脊椎骨变形。②或因小儿骨质未坚,屈背久坐,矫正失时而罹患。③初生婴儿背部遭受风寒,入于背膂,经气受阻,日久酿成。

3. 脊椎侧弯凸向一侧,形成两肩不等高,行走时向一边倾斜。①也常见于以上的先、后天因素,如先天不足,后天失养,脊髓失充或感受风寒湿热、疫疠邪毒和外伤等致成。②可由于一侧下肢较短(如先天性髋关节脱位)、椎间盘突出症、脊髓灰质炎后遗症以及儿童发育期坐位姿势不良等所致。③也可由于胸、腹腔手术之后,慢性胸膜增厚,胸膜粘连,佝偻病以及肩部畸形等所致。

4. 脊椎僵直伴活动时疼痛,多见于腰部软组织损伤、腰椎骨质增生、腰椎结核或肿瘤、脊椎骨折或脱位以及腰椎间盘突出症。

5. 背部肌肉丰满、结实,色泽明润,脊椎端正,肩宇宽大,提示内脏气血充盈坚实;反之,背部肌肉枯萎,色泽晦暗,脊椎歪曲,肩宇缩窄,提示内脏气血亏虚不实。

6. 其人肩背异常浑圆,或见腰部塌陷,提示背部将发疾患。

7. 背部的形状、厚薄、宽窄等情况,象征着肺部状况。古人曰:"肩背厚者肺坚,肩背薄者肺脆,背膺厚者肺端正,胁偏疏者肺偏倾。"临床观察,背宽肩实,肺气充足;肩窄胸薄,肺气多虚。

8. 背部肌肉消瘦,脊骨显露如同锯齿状,称为"脊疳",提示疳证后期,常因脾胃虚损,生化乏源,脊背失养所致。

9. 腰为肾之府,又为命门之居宅,故腰部最能反映肾气命门之盛衰。腰部之状况,常为肾、命门之外象。腰部狭窄而肉薄,提示肾脏禀赋不足,腰部粗壮肉实,肾气多实。第 1～3 腰椎两侧见有肥厚改变,提示罹患肾炎;腰骶部钝痛,提示子宫、输卵管疾患;而腰酸如折,则又提示肾虚。

10. 瑞典的医学专家经研究后认为,腰围与人的寿命有着一定的关系。曾对 355 例男性和 1462 例女性,分别进行了各 12 年的跟踪观察和研究。结果发现 50 岁左右的男性如果身体较为消瘦,但腰围却较粗壮,有 29％的人活不到 70 岁;而身体较胖,但腰围较细的人,却有 95％可以活到 70 岁以上。对女性来说,凡胸部和臀部都较大,肩部较宽,大腿较粗而腰围较细的人,为最理想健康的类型。该种体型的女性,在观察期内的病死率仅有 1％。反之,腰腹部脂肪过多的女性比臀部肥胖的女性,更有可能罹患糖尿病、高血压、月经失调或胆囊疾患。

11. 臀部肌肉松弛无力,为自然衰老之征兆。如见一侧臀部比另一侧高,提示两腿长短不一,长期不注意会引起跛行。

三、按压背腰部穴位诊病

1. 肺俞穴(位于第 3 胸椎棘突下旁开 1.5 寸处)与风门穴(位于第 2 胸椎棘突下旁开 1.5 寸处)有压痛,提示感冒。

2. 肺俞穴与结核穴[位于大椎穴(第 7 颈椎棘突下)旁开 3.5 寸处]有压痛,提示肺结核病。

3. 肺俞穴与银口穴(位于肩胛骨下角处)有压痛,提示咯血。

4. 食管下俞穴(位于第 8 胸椎棘突下旁开 1 寸处)与水分穴(位于脐上 1 寸处)有压痛,提示食管炎。

5. 脾俞凹陷(位于第 11 胸椎棘突下旁开 1.5 寸处)与下垂点(位于脐上 2.5 寸处)有压痛,提示胃下垂。

6. 右溃疡点(位于第 12 胸椎棘突下,旁开 5 寸,胃仓穴旁开 2 寸处)、中脘穴(位于脐上 4 寸处)与右梁门穴(中脘穴旁开 2 寸处)有压痛,提示十二指肠壶腹(球部)溃疡。

7. 右溃疡点、中脘穴与左承满穴(位于脐上 5 寸,上脘穴旁开 2 寸处)有压痛,提示胃溃疡。

8. 右溃疡点、大肠俞(位于第 4 腰椎棘突下,旁开 1.5 寸处)与天枢穴(位于脐旁 2 寸处)有压痛,提示溃疡性结肠炎。

9. 血愁穴(位于第 2 腰椎棘突下旁开 2.5 寸处)与天枢穴有压痛,提示便血。

10. 心俞穴(位于第 5 胸椎棘突下旁开 1.5 寸处)与神堂穴(位于心俞穴外侧 1.5 寸处)有压痛,提示心律失常。

11. 神堂穴与极泉穴(举臂,手掌向内。位于腋窝正中两筋间的凹陷中)有压痛,提示心肌梗死。

12. 神堂穴与督俞穴(位于第 6 胸椎棘突下旁开 1.5 寸处)有压痛,提示心内膜炎。

13. 神堂穴与谚语穴(位于督俞穴旁开 1.5 寸处)有压痛,提示心包炎。

14. 次髎穴(位于第 2 骶后孔之凹陷中)与生殖点(位于次髎穴内 0.5 寸处)有压痛,提示妇女怀孕。

15. 生殖点与滑肉门穴(位于脐上 1 寸,旁开 2 寸处)有压痛,提示妊娠呕吐。

16. 次髎穴与带脉穴(位于第 11 肋游离端直下约 1.8 寸,与脐平行处)有压痛,提示妇女子宫内膜炎;另在结核穴有压痛,提示妇女子宫结核。

17. 次髎穴、带脉穴与新大郄穴(承扶穴与委中穴连线之中点,偏外 0.5 寸,直下 0.5 寸处)均有压痛,提示妇女子宫癌。

18. 次髎穴、带脉穴与脾俞穴凹陷处均有压痛,提示妇女子宫脱垂症。

19. 鸠杞穴(位于第 2 骶椎棘突上方之凹陷中)与三阴交穴(位于内踝尖上 3 寸,胫骨后缘处)有压痛,提示妇女崩漏证。

20. 通经穴(位于髂前上棘内侧 2 寸,直上 1 寸处)与三阴交穴有压痛,提示妇女闭经。

21. 次髎穴与三阴交穴有压痛,提示妇女盆腔炎。

22. 次髎穴与积聚痞块穴(位于第 2 腰椎棘突下旁开 4 寸处)有压痛,提示妇女卵巢囊肿。

23. 第 2 胸椎棘突下凹陷中有压痛,提示精神病。

24. 肾俞穴(位于第 2 腰椎棘突下旁开 1.5 寸处)与中空穴(位于第 5 腰椎棘突下旁开 3.5 寸处)有压痛,提示腰痛。

25. 肾俞穴与生殖点有压痛,提示男性前列腺炎。

26. 肩井穴(位于肩峰与大椎穴连线之中点处)与水分穴(位于脐上 1 寸处)有压痛,提示乳腺炎。

27. 脉根穴(位于第 2 骶后孔后正中线旁开 3 寸,直下 0.5 寸处)有压痛,提示血栓性静脉炎。

28. 肾俞穴与大杼穴(位于第 1 胸椎棘突下,旁开 1.5 寸处)见有压痛,提示骨性关节炎。

29. 肾俞穴与天宗穴(位于肩背部肩胛冈下窝的中央处)有压痛,提示肩周炎;若同时在大杼穴有压痛,提示颈椎病。

四、背腰部的特殊诊查术

1. 捏诊术　检查者采用拇、示两指呈钳状捏压脊椎,以诊查棘突与椎体是否有变化。如棘突变大,明显突出,有时呈凹陷状改变,或两棘突之间的距离较正常增大,或较正常缩小,或脊椎呈 S 形改变,这种情况多见于脊椎结核性病变、神经根炎、类风湿关节炎或各内脏的病变,亦可见于全身营养障碍较为严重的患者。施行捏诊术时,若发现背、腰部各病变部位肌纤维张力升高,可以左、右侧作对比。在捏拿腰部时,两手呈钳状,且同时捏左、右两侧腰部(相当于第 1～2 腰椎水平处),由外向内缓慢捏压,如见左侧有疼痛感觉,肌张力高,或有肿胀,提示左侧肾脏、胰脏或胃部罹患疾患。若在右侧出现以上症状或体征,则提示右侧肾脏或十二指肠、升结肠有疾患,或胃幽门部有疾患。若在髂嵴稍上方之前后捏压时,患者出现疼痛感觉或肌张力升高(发硬),则提示降结肠有疾患(于左侧捏压)或坐骨神经或腰神经有疾患。做上述诊查时,检查者均应站于受检者的背面捏拿。

2. 摸诊术　检查者采用左手或右手掌的侧面或同时用两手轻轻抚摸背、腰部皮肤,比较身体左右侧皮肤的温度,或比较同侧各处之温度是否有显著差别。左右两侧身体温度有明显差别的,常见于高血压症、神经官能症、自主神经系统疾患、脑血管栓塞等病症。若局部皮肤温度发生变化时,特别是温度降低时,常提示对应的内脏有病变。若在背部迅速摸诊时皮肤发凉,稍等会儿又发热,提示罹患慢性风湿病。检查者可站或坐在受检者的背面或侧面施以摸诊术。另外,还要注意受检者的皮肤是否呈粗糙改变。

3. 敲诊术　是在推、摸诊术之前,先做敲诊术,将病变部位大致确定后,再进行推、摸诊术。在患者的背、腰部都可以施以敲诊术,但主要着重于脊椎两侧,在特定的区域敲出的声音作比较,若发现有空音或呆痹音时,说明其相应部位的器官罹患疾患。

4. 推诊术　该种诊术常与摸、捏、压诊术联合应用,是用两拇指从尾椎的两侧缓慢向上推运,并施以适当的压力,诊查各行经的位置是否有障碍物、条索状物、小结节、软性泡状物,或者是否有酸、痛、麻、木感觉和局部温度的改变以及棘突的变化(如凹陷、凸出、棘突、椎体间距的改变、脊椎弯曲等)。若发现以上改变时,依据病变的反射部位,要认定其相应脏器罹患疾患。各脏器的病变反射区如下:

(1)胸椎1~3椎体对应心。

(2)胸椎4~5椎体对应肺。

(3)胸椎6~7椎体对应胃。

(4)胸椎8~9椎体对应肝、胆、脾、胰脏。

(5)胸椎8~12椎体对应小肠、大肠。

(6)胸椎10椎体对应肾上腺、卵巢、前列腺。

(7)胸椎11~12椎体对应输尿管、肾盂、阑尾、子宫。

(8)腰椎1~2椎体对应乙状结肠。

(9)腰椎3~5椎体对应睾丸、前列腺、卵巢。

(10)骶椎1~4椎体对应膀胱、尿道、子宫、直肠。

(11)尾椎对应外生殖器、肛门。

(12)肩部(重点在右肩部)对应心、肺、肝、胆。

(13)下颌骨内侧对应胃、肠。

(14)颈外侧(乳突至锁骨外1/3)对应肺、气管、胃。

(15)肩胛下窝部对应上肢。

(16)骶骨外侧与臀外侧对应腰部、下肢。

五、脊椎诊病术

脊椎诊病术是日本学者渡边推荐的一种疾病诊断技术,他认为脊椎的异常改变与内脏疾病相对应,可预示机体内部的多种疾病。例如,有人只要一躺下就感到腰冷、疼痛,难受不适等表现,提示脊椎副脱臼,该种人一般来说,其内脏都有疾患。

(一)脊椎与内脏疾病的相互关系

脊椎骨起到保护脊髓的功能,从脊椎发出的神经分布到全身的皮肤、肌肉以及内脏的各个部位。如果内脏罹患疾病,即通过其联系的神经,在相应的皮肤与肌肉就会出现异常征兆,医学上称为海德带反射(即内脏-皮肤痛觉过敏带)。如见脊椎出现副脱臼,与此同时也会引起与其相对应内脏的有关皮肤和肌肉出现异常征兆,因为这些肌肉和皮肤与脱臼脊椎所支配的神经是一致的。因此,确定哪个脊椎有副脱臼,就能推测出哪一内脏器官有病变出现。

人的脊椎骨共有 26 块,其中颈椎 7 块、胸椎 12 块、腰椎 5 块、骶椎 1 块(5 节融合为 1 块),尾椎 1 块(4 节融合为 1 块)。有人研究了脊椎病变(副脱臼)与内脏器官的对应关系,例如:

(1)颈椎 1～4 椎体、胸椎 6～10 椎体出现副脱臼,提示头部罹患疾患。

(2)颈椎 6 椎体、胸椎 5～6 椎体出现副脱臼,提示甲状腺疾患。

(3)胸椎 1 或 2 椎体出现副脱臼,提示支气管疾患。

(4)胸椎 6 或 9 椎体出现副脱臼,提示胰脏疾患。

(5)腰椎 3 椎体出现副脱臼,在女性提示卵巢疾患;在男性提示睾丸疾患。

(二)脊椎压痛点与疾病的相互关系

人的内脏和全身所有器官都受脑脊髓神经的支配。当人的内脏患病时,与患病器官相关的脊椎就会出现异常改变,在这些异常的脊椎骨及其周围必定存在着压痛点。正因如此,通过探寻脊椎的压痛点,根据有压痛的脊椎与内脏的关系,就能确定哪一脏器患病。临床常见疾病在脊椎上的压痛点如下:

1. 胃部疾病在胸椎 4～10 椎体,脊背呈圆形弯曲或背部姿势欠佳。

2. 胃溃疡在胸椎第 10～12 椎体。

3. 心脏病在胸椎第 1～4 椎体(左侧部位)。

4. 肺部疾病在胸椎第 3～9 椎体(右侧有压痛,提示左肺患病,反之亦然)。

5. 骨盆内疾病(妇科病)在胸椎第 4～5 椎体。

6. 胆石症在胸椎 12 椎体（稍偏右侧），压痛点在发作后数小时有反应。病情严重时，压痛点移至胸椎第 4～6 椎体。

（三）脊神经与人体器官的相互关系

脊神经共有 31 对，由脊椎发出后分布于全身各组织。脊神经与内脏分布的自主神经相互连接，故从各脊椎骨出来的神经和所有内脏器官都有直接的联系。海德发现的海德过敏带证实，所有内脏疾病都要在人体相应的皮肤上产生知觉过敏带。现将脊神经、皮肤与内脏、五官的相互关系情况做如下简要介绍：

1. 颈 3 脊神经与相应的内脏、皮肤、五官为横膈膜、脑、头皮、面皮、耳、鼻、口、齿、甲状腺、心脏、肺、肝、脾、胰、胃。

2. 颈 4 相应的为脑、面部皮肤、眼、耳、鼻、横膈膜、头皮、口、齿、舌、喉头、甲状腺、心脏、肝、脾、胰、胃。

3. 胸 1 相应的为支气管、心脏、心包、眼、耳、横膈膜、肺、胸膜、肝、皮肤。

4. 胸 2 相应的为心脏、支气管、耳、眼、乳腺。

5. 胸 3 相应的为肺、心脏、耳、眼、鼻、乳腺、肋、肝等。

6. 胸 4 相应的为肝、肺、心脏、耳、乳腺、胸膜。

7. 胸 5 相应的为胃、眼、鼻、扁桃体、乳腺、胸膜、耳、肝。

8. 胸 6 相应的为横膈膜、胃、脾、胰、肝、肾、乳腺。

9. 胸 7 相应的内脏为横膈膜、胃、脾。

10. 胸 8 相应的内脏为横膈膜、胰、肝、小肠、胆囊。

11. 胸 9 相应的为脾、副肾、胰腺、胆囊、小肠、胃、横膈膜。

12. 胸 10 相应的为肾、小肠、横膈膜、胰、脾、胆囊、输尿管、卵巢、睾丸。

13. 胸 11 相应的为小肠、横膈膜、腹膜、大肠、输尿管、膀胱、子宫、睾丸、卵巢。

14. 胸 12 相应的为大肠、肾、横膈膜、腹膜、阴茎、前列腺、卵巢、睾丸、附睾、子宫、精索。

15. 腰 1 相应的为膀胱、大肠、小肠、阴茎、卵巢、前列腺、子宫、精索、腹膜。

16. 腰 2 相应的为阑尾突起、阴茎、睾丸或卵巢、附睾、精索鞘膜、子宫、腹膜、大肠、小肠。

17. 腰 3 相应的为阴茎、睾丸与卵巢、附睾、膀胱、前列腺。

18. 腰 4 相应的为阴道、膀胱、子宫、前列腺、直肠。

19. 骶 1、2 脊神经相应的内脏为膀胱。

20. 骶 3 相应的为膀胱、阴茎、阴道。

21. 骶 4 相应的为肛门、阴茎、阴道。

第五节　查腹部诊病

腹部位于机体的前部,上连于胸,下接于股,侧邻胁,后靠背,其性属阴。腹内的主要脏器有肝、胆、脾、胃、胰、大肠、小肠、肾、膀胱以及内生殖器官等。腹部为内在脏器的屏障和宫城,具有保护脏腑的功能。中医学将腹部大体上分为心下、胃脘(上腹)、大腹、小腹、少腹和鼠蹊 6 部分。胸骨剑突之下称心下,上腹部相当于胃脘。脐周为大腹,下腹部系小腹,小腹与股腿之间凹陷处(现代医学称为腹股沟)为鼠蹊。另外腹部左右侧腰的外缘部稍向内凹,称为腰窝。心下、胃脘、大腹部位又称中焦,内居脾胃;小腹、少腹部位又称下焦,内居肾、膀胱、大肠、小肠、内生殖器等脏腑。通过腹诊,可取得很多反映胸腹部脏腑、经络等病理变化的腹证,而腹证是临床各种疾病判断病因、病位、病性、转归、预后及辨证用药的重要客观指征和依据,因此腹诊对辨别人体之虚、实、强、弱大有帮助。通过观察患者腹部肌肤之肿胀、荣枯、润泽、肥瘦、弛张;触摸腹壁的软硬、压痛,了解动悸之所在和腹内状态(胃内之停水和肠管之蠕动)等,对于疾病的诊断,其实用价值较大。

一、腹部望诊术

腹部望诊术,是以眼睛观察腹部皮肤的色泽、纹理、脉络等的特征或改变,以及其形状、动态的变化,并根据其特征或变化以诊断疾病的一种方法。

腹部望诊检查时,要在自然光线充足、清洁、安静的环境下进行。望诊时,可嘱被检者取仰卧位,两手交叉置于胸前,或将两手伸直放在身体的两侧,两足合拢并屈膝,足底部着床(必要时也可两腿伸直),并嘱全身彻底放松,腹部亦尽量放松。最好让被检者的头顶对着自然光源,检查者则站在右侧。观察腹部动态时,可将腰弯下,让视线与腹部相平,以便于观察。

腹部犹如人体的炉膛,包裹肠胃并消化食物,故宜长得又长又圆,又坚又厚,姿势下垂,皮肉丰厚。正常健康之人,腹部肌肤细密润泽,颜色如常,上腹部稍低,下腹部微丰,中部微凹,两旁略微高出,常与胸骨下端至耻骨联合的连线相平,脐孔稍凹陷。小儿及肥胖者,其腹部可见稍微凸起,身体瘦弱者,可稍见凹陷。正常健康之人的腹部无膨满、紧张,心下舒适。腹部按之柔软而富有弹性,腹肌张力适中,皮肤光洁,与肌肉无分离、青筋不显露,无黄染、皮疹、溃疡、水肿、瘀斑,扪之无硬结、肿块、动悸、压痛等。

(一)望腹部色泽、筋脉与纹理的变化诊病

1. 腹部皮肤的颜色一般与躯体其他部位的颜色相差无几,黄色人种以黄白泛红色润泽为正常表现。若见有发红、发青、瘀斑、斑疹、青紫血脉等均要详细观察,查明其原因所在。

2. 腹部皮肤色红,主热证,包括实热与虚热。局部皮肤嫩红,提示罹患疮疡或内痈;全身皮色如常,惟独腹部皮肤及附近周围的皮肤发红,按之可褪色,手起则色红如故,提示火热之邪壅聚于腹部,若伴有剧烈腹痛,触痛明显甚至拒按,放手时更甚,提示胃肠穿孔。

3. 腹部皮肤发黄,全身其他皮肤也发黄,提示罹患黄疸或虫证;麻疹正出又忽然隐退,腹部皮肤色白,提示正气不足;腹部皮肤色白,又提示虚证、寒证;腹部皮肤色青,提示寒证、痛证及惊风;腹部皮肤色黑,提示寒证、痛证、劳伤及瘀血;外感时邪,腹部皮肤骤然呈青黑改变,为危重症之征兆。

4. 腹部皮肤色淡,但腰带部位褐色,多属正常现象,亦可见于肾上腺皮质功能减退之肾阳虚证。左腰部呈蓝色改变,提示腹内

出血外渗,见于急性出血性胰腺炎;脐周发蓝,提示腹内大出血,称为 Cullen 征,提示罹患急性胰腺炎、异位妊娠破裂等病症;腹部和腰部呈不规则斑片状色素沉着,提示罹患多发性神经纤维瘤;妇女妊娠之后,在脐下正中线上见有褐黑色线,常持续至分娩后才逐渐消退。

5. 久病之人腹部忽露佳象,为濒死前之危兆。

6. 腹部皮肤亮如光镜,提示虚阳外浮。

7. 在正常情况下,腹部筋脉是无法见到的。当罹患臌胀、积聚等病证时,腹壁经脉上的气血运行不畅,血脉壅滞而造成变粗、胀大,以致青筋显露,紫脉纵横,其形似龙蛇,其走向或往下行,或向上走,或以肚脐为中心,向上下左右四周扩散,均提示门静脉和上、下腔静脉受阻。

8. 孕妇分娩的前一段时间,腹中线的色泽出现暗褐色改变,可根据分布的不同而预测胎儿的性别。孕妇的腹中线,位于胸部剑突下 5～7cm,一般提示女胎;腹中线与剑突处相连,大部分都提示男胎。

9. 妊娠妇女随其怀孕月份的增加,可在少腹和小腹部位见及浅红色或淡蓝色纵行条纹;分娩后的妇女,腹部可见白色妊娠纹,且长期存在;部分肥胖的妇女,腹部亦可见及类似的条纹,此乃腹壁被妊娠或肥胖脂肪挤撑所致,并非有病表现;而罹患肾上腺皮质功能亢进症的患者,其腹纹呈蓝色或紫红色改变,则属病态表现。

10. 腹部皮肤干枯无光泽,且拘急如板样,提示内有瘀血。

(二)望腹部的形态改变诊病

腹内脏器发生病变达到一定程度时,可以导致腹部形态的改变。通过认真观察这些形态变化,可测知脏腑、经络、气血之盛衰及病变情况。

1. 肥胖者,大腹便便,全腹均匀凸起,腹部皮肤可见有较厚的皱褶,肚脐则深深下陷。

2. 腹部皮肤厚实,提示肠厚实;腹部皮肤薄弱,提示肠薄弱。腹部皮肤厚廓大,按之柔和而有力,或按之如水上浮板,有根底可应,为有神之相,主高寿;反之,腹部皮肤薄廓小,按之较硬而无弹性,或按之虚软如水上浮纸,无根底可应,为无神之相,主夭寿。

3. 孕妇腹部松弛,提示胎萎不长,或胎死腹中。

4. 妊娠5～9个月时,可见腹部隆起如釜如箕,此为胎儿正常生长发育所致,并非有病之兆。

5. 全腹膨胀隆凸,而皮肤颜色无改变,腹上青筋不显露,腹部皮肤既不变薄亦不变厚,表面光滑,叩之中空如同鼓声,放屁后即觉全身轻松,提示气胀,多由气滞所致。临床常见于肠麻痹、肠胀气、肠梗阻、吸收不良综合征等病症。

6. 全腹膨胀隆凸,初起腹部皮肤较紧,其后腹部隆起似同鼓状,腹部皮肤胀大绷急而紧张光滑,且青筋显露,脐心凸出。平卧时,腰部向外凸出,其状形似蛙状;侧卧时,腹部向一侧下部显著膨出,坐位时,下腹部明显隆起,叩之有移动性浊音,晃动腹部可有振水音,提示腹水,多由血瘀、痰湿所致。常见于肝硬化、肝癌、腹膜转移癌、心功能不全、缩窄性心包炎、肾病综合征以及结核性腹膜炎等病症。全腹膨隆,未满心窝,提示病情尚轻;已满心窝,提示病情较重。

7. 其腹上部凹陷而下部凸出呈袋状,提示内脏下垂(主要是胃下垂),为中气不足所致;腹部大而均匀凸出,皮肤有较厚的皱褶,肚脐深陷,为肥胖人之特征。

8. 上腹部或右上腹部呈凹陷样表现,且伴胃脘部剧烈疼痛,腹肌僵硬,提示胃、十二指肠穿孔。

9. 腹部凹陷低于胸骨与横骨(耻骨)水平线以下如同舟状,提示脏腑薄弱、气血虚衰;亦见于长期水谷未进而极度饥饿者,以及剧烈吐泻而致的脱水症和脏腑精气极度耗竭者。

10. 腹部严重凹陷,甚至几乎与脊柱贴近,并见脐周搏动、腹部皮肤甲错,提示罹患重度营养不良、脾胃极其虚弱或久病精血亏耗所致之极度消瘦症。故古人有"腹皮着背不出3年死"之说。

11. 腹腔内存在着巨大的肿瘤,如巨型卵巢囊肿等,可引起全腹部呈普遍性隆起,如同球形。

12. 见左上腹隆起,提示罹患脾大;见右上腹隆起,提示罹患肝肿瘤;上中腹隆起发硬,提示罹患胃癌;下中腹隆起发硬,提示为增大的子宫(如子宫肌瘤、怀孕等)或膨胀的膀胱;腹脐呈圆形隆起,仰卧位时则见消失,提示罹患脐疝;小腹部或鼠蹊部隆起,其包块可还纳,提示罹患股疝或腹股沟疝,若为不能还纳的包块,则可能罹患肿瘤(若位于腹股沟,也可能为隐睾)。

13. 腹部皮肤紧绷光亮,抚之大热,提示罹患内痈重症。

14. 小儿出现腹部膨隆凸起,腹部皮肤萎黄,皮肤干燥,腹上青筋显现,常伴毛发稀疏而枯燥或发结如同穗状,四肢瘦弱,头大颈细,发育迟缓,神疲体倦,喜欢睡卧,或惊惕胆小或烦躁不安,提示罹患疳证,多由脾胃虚弱所致。

(三)望腹部动态变化诊病

腹部整体或局部的动静改变或无意识的动作表现常能反映病情的性质。腹部局限性的搏动或蠕动常能反映脏腑阴阳的盛衰或病变的发展情况。因此,观察腹部的各种动态变化,能对部分疾病进行诊断或协助诊断。

1. 腹部动气高,提示虚证和热证;动散而不聚,为脏气大虚。

2. 腹中有动气,提示内有恶血。

3. 腹部肿块时起时无,提示虫积;腹中有积块冲起,且有头足,提示寒痛。

4. 腹部皮肤蠕动明显,提示脏腑功能紊乱。蠕动见于胃脘部分,由左胁下近处开始,缓慢地向脐的右上方移动,形成宽大的波形,一起一伏,周而复始,提示病在胃部,多为胃下口狭窄梗阻,水谷难通,可使人食入即吐,大便燥结状如羊屎,形容枯槁。若蠕动见于脐周,其形近乎平行排列,此起彼伏,状如索条形而或粗或细,腹部隆起者,提示病在肠道,多为肠中梗阻不通,常并见呕吐不已,腹中剧痛等见症。

5. 胃肠蠕动一般在腹壁上,多不能显示,只有少数腹壁薄弱而松弛者,才有时能隐约见及蠕动波,如蠕动波表现明显,就可能为病态表现。病重者可出现胃型、肠型蠕动波,腹痛时可见起伏之状,做上下冲动,多为气逆上冲或蛔虫上扰,或胃肠闭塞不通,相当于西医中的胃肠道机械性梗阻。

6. 其人蜷缩侧体而卧,且以衣被或双手按压腹部,提示罹患虚寒性腹痛;其人恶热、烦躁不安、辗转反侧、解衣掀被,其腹痛则属阳热。

7. 心下搏动,次数与脉搏相应,体瘦者可明显见及,提示罹患心脏缺损、心功能失常(如右心室三尖瓣闭锁不全等),或肝动脉、腹主动脉失常。搏动与呼吸无关,为肝动脉搏动;吸气时减弱或消失,乃腹主动脉搏动;吸气时搏动明显,范围增大,为右心室增大。

(四)查腹部其他变化诊病

查小腹右旁有凝结,提示内有蓄血;脐下甲错,提示小腹有瘀血;小腹疼痛伴见腹部皮肤甲错,提示肠痈。

二、腹部触诊术

腹部触诊术,又称为"腹部按诊术",是检查者用手直接按压、接触腹部的一种检查诊断技术,通过接触、揣摸、按压、叩敲被检者的腹部,以了解腹部肌肤凉热润燥,肌紧张的程度,疼痛的性质、部位,肿块的形态、质地及腹部脏器的情况,为进一步深入探明疾病的性质和部位,判断病情,确定治疗原则提供依据。

实施腹部触诊术时,被检者一般取仰卧位,头部枕以低枕头,两腿自然屈曲,两足底着床,使腹肌尽量处于松弛状态,双手臂沿两胁伸展,自然呼吸,检查者站于被检者的右侧。双手要暖和,室内自然光线要充足,温度要适中,检查动作要轻柔协调。由腹部中央向两侧按压,先轻后重,由浅而深。腹痛患者,应先从无疼痛感的一侧按压,最后按压疼痛点,以免引起腹肌紧张,影响腹部其他部位的检查。

(一)腹部压痛对应病症

1. 按压腹部出现疼痛,提示罹患实证;按压腹部疼痛减轻,提示罹患虚证。

2. 胃脘部胀闷,按之出现疼痛,称为"小结胸",为痰热互结所致;胸脘腹部皆见硬满疼痛,手不能近,称为"大结胸",为痰水相结所致。

3. 腹部轻按即感疼痛,提示病在表浅部位;腹部重按方才出现疼痛,提示病在深部;疼痛范围小,提示病灶局限;疼痛范围大,提示病灶范围较大,病情较重。

4. 腹部出现疼痛,按之痛甚或拒按,提示邪实内阻,如瘀血证、胃肠燥结等病症;亦主寒甚。

5. 无论是男是女,脐下至曲骨穴,见有一条筋脉如同绳索,以指按之不得解,提示淋证、癃闭。

6. 触摸少腹左侧,有条索状,并有擦过性的轻压即出现急迫性疼痛,称为"少腹急结症",该症多见于女性,提示内有瘀血。检查时要有一定的技巧。其方法是嘱受检者两腿伸直,检查者用手指尖轻轻触及少腹左侧的皮肤,然后迅速从脐旁像擦过去样移向髂窝,如患有少腹急结症,受检者就会突感疼痛而屈膝,即使是意识不清的患者,也会出现皱眉动作,并有尽量避开检查者手的表示。但须注意,若用力按压时所产生的疼痛感觉,并非少腹急结症。

7. 按压腹痛之处,若固定不移,刺痛不止,提示内有瘀血;按之胀痛,痛处按此连彼,提示病在气分,多属气逆。

8. 按压腹部,无腹直肌挛急表现,腹部软而无力,但肠管蠕动亢进,即所谓的"皮起,出见有头足,上下痛不可触近"。该体征也属腹肌拘挛或里急之证,是属虚证,即使伴有便秘等见症,也应禁用泻下药。

9. 以示(食)指轻触脐部四周,即出现压痛表现,腹直肌也多有挛急表现,脉弦紧,脐之左右两侧见有压痛,提示血瘀。

10. 脐之左方至脐下均有抵抗性压痛,提示体内有瘀血。

11. 脐之右方至脐下出现硬结,且有抵抗性压痛,提示气血瘀滞,湿热郁结于小腹部。

12. 心下处见有疼痛膨满感,立位时有压痛感,心下和左腹部有时出现硬结,提示罹患多种胃病以及肋间神经痛、胸痛、慢性胰腺炎等病症。

13. 腹痛牵引两胁,按之则软,吐水则痛减,提示水气;绕脐而痛,按之较硬,提示燥屎干结于肠内;脐腹疼痛时作时止,按之其形如同筋结,久按转移,或指下如蚯蚓蠕动,或高低凹凸,按之起伏聚散,上下往来,浮沉出没,提示虫积。

14. 腹部呈局限性肿胀,按之疼痛,提示损伤或疮疡;表皮发热、按之局部灼热烙手,且疼痛拒按,提示内痈;痛在心下脐上,硬痛拒按,按之痛甚,提示食积;痛在脐旁小腹,按之有块状应手,提示血瘀。

15. 用示(食)指和中指从腹皮下沿正中线可触及如同铅笔芯状线,称为"正中芯"。触诊时,与芯线呈垂直角度上下探摸,除医者手指有感觉外,患者并有疼痛感出现。提示罹患虚证,多为脾虚或肾虚,较为难治。

16. 腹部按之不痛,大多情况下提示常态或病情较轻,见疼痛为局部有病变,或病情危重,痛愈重者病愈重。但也有某些病患,病之初时,体壮而邪盛,正气旺盛,故疼痛剧烈;病久体羸气竭,疼痛反见减轻或无疼痛感出现,故应引起必要的注意。

(二)腹内积块对应病症

腹部触诊积块时,应注意其大小、形态、软硬、有无压痛、能否活动、表面光滑度等的一系列具体情况。

1. 腹中有积块,应手而不温,重按见移动或痛甚,提示腹背罹患癥瘕。腹有动者为积,腹内有动如弹指者为气积;按之可移动者为聚,按之不移者为积。

2. 左少腹部作痛,按之有硬块,提示肠中有宿便;若右少腹作痛,按之疼痛加重,且有反跳痛感,局部包块应手,提示肠痈。

3. 包块推之不移者为癥,可动者为瘕。固定不移之包块往往导致虚劳、腹水或胀证。

4. 肿块按之柔软,且有水鸣音,提示饮邪内聚;肿块较硬,但按之无痛感,提示罹患结核、瘰疬等病症。

5. 脐之两旁有筋脉拘急,如臂如指,为疝气所致。

6. 心之积位于脐上；脾之积位于脐中；肝之积位于脐左；肺之积位于脐右；肾之积位于脐下；胃之积以中脘穴为中心而位于脾之上；大肠之积位于左天枢穴下方处；小肠之积位于右天枢穴下方处；三焦之积以石门穴为中心，而位于脐下；膀胱之积以中极穴为中心，而位于下腹部。

7. 包块经常性存在而不消散，痛有定处，按之有形而不移者为积，病在血分；包块时聚时散，痛无定处，按之无形为聚，病在气分。

8. 腹中肿块较大，提示所患之病深重；肿块生长速度快，提示预后不良；肿块形态不规则、表面或边缘不光滑、推之不动，提示所患之病属重症，预后不良。

9. 妇女小腹部有积块，提示血瘀；男性小腹部有积块，提示疝气。

（三）腹壁的软硬程度对应病症

1. 腹壁按之柔软而重按脐腹有力，为正常人表现。

2. 腹壁薄弱而廓小，按之较硬而无弹性，或虚软如同水上浮纸，且无根底，提示病情危重。

3. 腹壁憨厚而廓大，按之柔软而有力感，或腹部按之如同水上浮板，且有根底可应，提示有神。

4. 腹壁按之坚硬，为腹肌紧张所致，提示邪实居内，多为危重症之征兆，常兼有腹痛等见症，为外科、妇科急腹症表现之一。

5. 罹患外感病，用手做腹部按压不硬，提示邪在外表，病较易治；有硬、痛表现，提示邪已入里，病较难治。

6. 做腹部检查时，在腹壁深层、脐之左右两侧可触及犹如按琴弦或木棒之感觉，称为"挛急"或"里急"，可见于腹部的多种疾病。若单独出现，则为腹肌紧张之表现，若伴有压痛，则多半为腹内有炎性病变之故。

7. 腹壁瘦薄，在脐腹部按压，见濡软无力，提示虚证；按压见陷软无力，提示脏气虚损；用手按之如指入柴灰样，提示脏腑精气衰竭；用手按压，陷凹久久不起，提示水停肌肤；在脐以下应手陷凹,提示肾虚。

8. 瘦削之人,其腹力衰弱,大便后则更为衰弱;肥胖之人,腹力旺强,大便燥结者,则腹力更为旺强。

9. 按心下如同触及木板样,提示心下痞坚,多由心脏功能障碍所致,临床表现为咳嗽、水肿、呼吸急促,甚至不能平卧。

10. 右侧腹直肌挛急,提示罹患精神失常、癫痫等疾病。

11. 小腹部感觉不敏感或有功能障碍,按之感觉无力,且有明显的空虚状,称为"小腹不仁",提示肾虚。多见于截瘫所致昏迷患者,或腹部手术后大小便功能障碍者。

12. 按压小腹部,从脐下至耻骨联合附近的腹直肌均呈疼挛状态,提示下焦虚证。其中,发病程度较轻,称为"小腹拘急";发病程度较重,称为"小腹弦急"。

13. 自觉少腹胀满膨隆,按之局部有抵抗感,称为"少腹硬满",有水证和血证之分,水证者小便不利,血证者小便通利。

14. 上腹部腹直肌挛急,胃脘部自觉有物梗阻而烦闷不舒,按之局部有紧张感,但下腹部柔软,称为"心下支结",可见于外感、杂病等多种病症。

15. 腹部胀满,按压腹壁张力较低或腹壁松弛;或腹壁紧张、发硬,但按压时,感觉无底力,提示虚证。腹壁虽较软弱,但按压时可见有底力,提示实证。

16. 将四指并拢,在心下部位做触摸探查,局部见有弹性的抵抗感,但无压痛感,称为"心下痞硬",多由胃脘疾患所致。

17. 患者自觉胸胁苦满,医者拇指自其季肋下向内上方按压,出现明显抵抗感,且同时患者感觉气短、痛苦加重,可出现于单侧或双侧。见于右侧,提示罹患肝胆疾患;仅有轻度胸胁苦满和脐之左侧出现轻微的抵抗压痛感,提示肝郁血虚。

18. 酗酒者,鸠尾穴下如同板状,左右更甚,提示酒气甚而血液凝滞。见此者,3～5年内多吐黑血。

(四)腹部皮肤的润燥变化对应病症

1. 腹部皮肤润泽,提示元气充足,外感邪热虽重,但热易退;

腹部皮肤枯燥无润泽,提示元气不足、阴分衰弱;虚火亢盛,提示病重而难愈。

2. 腹部局部皮肤甲错,或无毛之处突生毳毛,按之拘急或如板硬,提示瘀血或癥瘕。

3. 脐下甲错,提示小腹内有瘀血。

4. 腹部皮肤润滑,提示津液未伤;腹部皮肤干涩,手心扪之有明显的枯燥感,提示津液已伤;常见于久病血瘀、大便干结等病症。

5. 腹部皮肤腻滑且有光泽,提示血气旺盛;腹部皮肤枯燥,提示血虚。

(五)腹部皮肤温度变化对应病症

1. 腹部皮肤按之发热或热灼炙手,提示罹患热证;腹部皮肤喜冷而拒按,提示罹患实热证;心下动而腹部皮肤热灼炙手,提示热势更重。

2. 腹部皮肤按之发凉,提示罹患寒证;腹部皮肤发凉而拒按,提示罹患寒实证;若以暖手按压感觉舒适,提示罹患虚寒证;脐下寒,提示肾阳不足;脐周发凉,提示脾胃虚冷;脐上发凉,提示心肺阳虚;两胁腹部发凉,提示肝胆生发之气不足。

3. 初按即感灼手,提示脾胃有热而实火内充;若久按灼手,提示脾虚而阴火内伏。

4. 罹患危重症,见少腹冰凉,提示阳气欲绝;经有效治疗后,脐下转温,提示阳气回复。

5. 重按腹部而热气灼手,提示伏热,且其热不易除去;初按不觉有热,久按热气灼手,提示湿遏热伏于内;初按热甚,久按则热更甚,邪热炽盛于里。

6. 身热退后,腹部按之仍有热,提示热未尽解。

7. 脉候有热,而腹部不见热,或自感手足热,按压胸腹不见热,或初按觉得有热,但久按则减退,此乃表热之征兆。

8. 孕妇脐下发冷,提示胎死母腹之中。

9. 小儿肚腹胀满,按之有热,提示宿食。

(六)采用时钟定位法进行鉴别急腹症

以脐部为中心点,作为时钟的针轴,将12点钟位置处朝上,与6点钟位置处画一条垂直线,且与腹中线重叠在一起,这样腹部各部位的疼痛即可在钟面上定出位置来。

1点钟位置处　提示脾破裂,左侧胸膜炎、肺炎。

2点钟位置处　提示急性胰腺炎。

3点钟位置处　提示溃疡性结肠炎。

4点钟位置处　左侧输尿管结石、梅克尔憩室炎。

5点钟位置处　左侧宫外孕(女性)、左侧急性盆腔炎(女性)、左侧卵巢囊肿扭转(女性);左侧附睾或睾丸炎(男性)、左侧腹股沟嵌顿疝或绞窄疝(男性)。

6点钟位置处　急性前列腺炎(男性)、痛经(女性)、急性膀胱炎(女性多于男性)。

7点钟位置处　所患疾病同5点钟位置处,但部位在右侧。

8点钟位置处　右侧输卵管结石、梅克尔憩室炎、急性阑尾炎等病症。

9点钟位置处　局限性肠炎(克罗恩病)。

10点钟位置处　肝脓肿、急性肝炎。

11点钟位置处　胆道蛔虫症、急性胆囊炎、急性化脓性胆管炎、肝破裂、右侧胸膜炎、右侧肺炎。

12点钟位置处　心绞痛、急性胃炎、胃溃疡穿孔。

中心处或全钟面　急性肠炎、肠道蛔虫症、肠套叠、急性机械性肠梗阻、急性腹膜炎、肠系膜血管血栓形成等。

三、腹部穴位按压诊病

1. 中脘穴(位于脐上4寸处)与左承满穴(位于脐上5寸,上脘穴左侧旁开2寸处)有压痛,提示胃炎。

2. 中脘穴与右承满穴(位于脐上5寸,上脘穴右侧旁开2寸处)有压痛,提示胃窦炎。

3. 中脘穴与水上穴(位于脐上1.5寸处)有压痛,提示胃酸过多症。

4. 中脘穴与左商曲穴(位于脐上 2 寸,下脘穴旁开 0.5 寸处)有压痛,提示胃神经痛。

5. 脾俞穴凹陷处(位于第 11 胸椎棘突下旁开 1.5 寸处)和其下垂点(位于脐上 2.5 寸处)有压痛,提示胃下垂。

6. 中脘穴、水分穴(位于脐上 1 寸处)与右梁门穴(位于中脘穴旁开 2 寸处)有压痛,提示十二指肠炎。

7. 中脘穴、右梁门穴、右溃疡点(位于第 12 胸椎棘突下旁开 5 寸,胃仓穴旁开 2 寸处)与温溜穴[位于腕横纹桡侧端(阳溪穴)直上 5 寸处],有压痛,提示十二指肠穿孔。

8. 中脘穴与呃逆穴(位于乳头直下,第 7～8 肋间隙之中处)有压痛,提示膈肌痉挛。

9. 中脘穴与食关穴(位于脐下 2.5 寸处)有压痛,提示消化不良。

10. 中脘穴与止泻穴(位于脐下 2.5 寸处)有压痛,提示过敏性结肠炎。

11. 天枢穴(位于脐旁开 2 寸处)与魂舍穴(位于脐旁开 1 寸处)有压痛,提示痢疾。

12. 天枢穴与腹泻穴(位于脐下 0.5 寸处)有压痛,提示腹泻。

13. 天枢穴与通便穴(位于脐旁开 3 寸处)有压痛,提示便秘。

14. 天枢穴与气中穴(位于脐下 1.5 寸,气海穴旁开 1.5 寸处)有压痛,提示肠胀气。

15. 子宫穴(位于脐下 4 寸,中极穴旁开 3 寸处)与肾俞穴(位于第 2 腰椎棘突下旁开 1.5 寸处)有压痛,提示肾盂肾炎。

16. 肓俞穴(位于脐旁开 1 寸处)与肾俞穴有压痛,提示输尿管炎。

17. 遗精穴(位于脐下 3 寸,关元穴旁开 1 寸处)与肾俞穴有压痛,提示神经衰弱。

18. 中极穴(位于脐下 4 寸处)与玉泉穴(位于男性阴茎根部正中点处)有压痛,提示膀胱麻痹。

19. 中极穴与夜尿穴(位于脐下 4.5 寸旁开 1 寸处)有压痛，提示尿失禁。

20. 中极穴与尿血穴(位于第 7 胸椎棘突下旁开 5 寸,肩胛下角外 0.5 寸处)有压痛,提示尿血。

21. 外陵穴(位于阴交穴旁开 2 寸处)与三阴交穴(位于骨踝尖上 3 寸,胫骨后缘处)有压痛,在女性提示痛经。

22. 阴交穴(位于脐下 1 寸处)与三阴交穴有压痛,在女性提示带下病。

23. 中极穴与大巨穴(位于脐下 2 寸,石门穴旁开 2 寸处)有压痛,提示膀胱炎。

24. 天枢穴、水分穴与疰市穴(位于侧胸部,腋窝直下方第 7~8 肋间隙)有压痛,提示急性腹膜炎。

第六节　查脐部诊病

古人曰:"人之寿夭,相脐可知,疾之浅深,按脐可察,故诊腹之要,以脐为先,盖人身之肚脐,犹天之北辰拱斗,故名曰天枢,又名曰神阙。"

通过观察肚脐的形状、颜色分泌物及其性状,切按脐之软硬和脐部动气等情况来进行诊断疾病的技术方法,称为"查脐部诊病术"。

在正常的情况下,脐部位于腹部的中央位置,脐至剑突的距离和脐至耻骨联合的距离相等。正常、健康之人的脐大多呈半球形,或稍凸出于腹部表面或稍凹陷于腹壁之下。肥胖者,其脐凹陷较深,消瘦者,其脐亦较浅。脐诊术虽可属于腹诊术的范畴,临床应用时,常与腹诊术同步进行,但由于肚脐又是人体中的一个独特的组织,因而有其特殊性,故单独作一介绍。

一、脐部望诊术

(一)望脐部的色泽变化诊病

1. 脐色呈红黑改变,提示妇女妊娠。

2. 脐色呈红赤改变,甚至出现疮疖,提示心火亢盛,热毒内蕴,或心火下移于小肠,热积腹中,或腑气不通,阳明热毒内蕴。

3. 小儿撮口、脐黑,提示气绝于中。

4. 小儿脐部青硬,为脐风之死兆。

5. 脐色白而无华,提示肺气虚,或心阳不足,或血虚,常与脐部下陷、腹部冰凉等并见。

6. 脐中呈紫色改变,其色泽晦枯,或见蓝色瘀斑,提示急腹症合并有出血,内有瘀血,如罹患腹腔癥积和盆腔肿瘤等。

7. 脐部呈黑色改变,提示肾阳衰微,命门相火败绝,主凶。

8. 脐部发黄,并有油脂样分泌物渗出,发痒,提示湿热蕴结于脾胃或肝胆湿热。

9. 脐部呈青色或蓝色改变,提示内有寒积、水饮,或风寒内伏,或为痛证。

10. 脐边呈青黑色改变,脐突腹紧,角弓反张,提示脐风险兆。

(二)望脐部的形态变化诊病

1. 男人肚脐呈圆形,下半部丰满而朝上,提示血压正常且精力充沛、精神饱满,内脏一切皆正常。

2. 女性肚脐呈满月形,丰盈而充实,下腹部且有弹性,提示卵巢功能良好,生育能力较强,身心皆健康。

3. 肚脐轮廓坚实、刚盈,状如烟管头,提示肾气充实,即使罹患大病也易治愈;肚脐轮廓边缘如同虫蚀样,不很整齐,为脐根绝症,提示气血耗虚。

4. 肚脐向上放开、延长,几乎成三角形,提示胃肠、胆囊、胰腺等消化器官不良。

5. 肚脐向下放开,提示罹患胃下垂、便秘等病症;且同时可能罹患慢性肠胃病和妇科疾病。

6. 肚脐偏向右方,提示易罹患肝炎,胃、十二指肠溃疡等病症。

7. 肚脐偏向左方,提示胃肠功能不良,易罹患便秘和大肠黏膜病患。

8. 肚脐呈浅小型改变,提示身体较为虚弱,易罹患内分泌失调症,常浑身乏力,不胜劳苦。

9. 全腹隆起,若为胃肠道胀气所致,肚脐多无明显改变;若为水肿所致,肚脐常向里凹;见不凹而反凸出,为元气欲脱之凶兆;若为臌胀(腹水)所致,其脐眼多向外凸出,甚至状如覆杯。

10. 脐凸出可能为胃气衰败所致,也可能为脐痈内脓酿成。

11. 小儿脐凸,可能为疳积、肠痈或脐疝所致;若为多啼而见肚脐凸出,提示气逆于内。

12. 新生儿肚脐凸出红肿,称为"积热脐突"。此乃小儿在胞胎之中受热,热蕴于腹中,冲入脐中所致。

13. 新生儿肚脐忽见肿胀,但不见红赤,称为"寒湿脐突"。此乃婴儿着凉受寒,寒湿侵袭脾胃,气机郁滞,郁于脐中而形成。

14. 小儿脐部呈半球状或囊状凸出,大如胡桃,按压可回缩腹中,哭闹时又复凸出,称为"脐疝"。此乃婴儿腹壁嫩薄松弛,小肠脂膜突入脐中所致。

15. 罹患某些疾病若见脐凸,乃病情危重之表现:如见于肿胀患者,提示脾肾衰败,为不治之恶兆;见于慢性肺胀喘咳患者,提示肺肾之气将绝;哮喘患者见脐凸发黑,提示心阳欲绝。另外,在臌胀、阳明腑实证等病证中也可见及脐凸。

16. 肚脐凹陷,提示气血亏虚。

17. 肚脐深陷,称为"脐陷",多为体质虚弱及慢性虚性疾病的表现,如泄泻、久泻久痢,元气将脱、暴吐之后以及慢性消耗性疾病的后期等。

18. 肚脐突然内陷,提示正虚邪闭,多见于小儿瘟疫之毒邪内陷之证候。

19. 患病之人,若见肚脐翻出,是为死兆;水肿之人,若见肚脐凸出,亦为死兆。

20. 积聚肿胀之人,若见肚脐无凸出,其病可治;若见肚脐凸出,则不可治。

21. 肚脐至剑突的距离大于肚脐至耻骨联合的距离时,提示其上腹部罹患病变;相反,病变则位于下腹部。

(三)试臟法

取食盐 120g,炒热后,以布绢包扎,置于肚脐之上。若为水臟者,盐则化为水;若为食臟,盐则变成红色;若为血臟,其盐变成紫色;若为气臟,其盐变成黑色;若为气虚中满,其盐色不变,以此作为鉴别。

二、脐部触诊术

脐部触诊术与腹部触诊术基本相似。具体检查方法:先嘱受检者取仰卧位,两腿伸直,两手置于身体的两侧,以使脐动脉处于自然伸展状态。检查者立于受检者一侧,以其手指触按脐部,检查脐部之软硬状态,有无肿块、压痛以及脐动脉之动势情况。就一般而言,脐部的触诊术在其部位上,当分脐部及其脐周围;于气势之上,当分缓、急、粗、细、深藏与浮露等的改变。

(一)查脐部的动态变化诊病

查脐部的动态变化,主要是诊查脐间之动气,又称诊查冲任。此乃了解肾中精气充盈与否的重要手段之一。诊查时,将三指密排,以按脐之上下左右。

1. 凡见动气和缓有力,一息 4 至,绕脐充实,提示肾气充盛;若一息 6 至,提示冲任伏热;若一息 7~8 至以上,则多属病兆。

2. 冲任脉动高,既主虚,又主热;动微者亦主虚。其应手不浮泛,重按则沉实而小,主实证。

3. 按之热燥,其动细数,上及中脘,提示阴虚气冲;若按之分散,一息 1 至,提示元气虚败;按之不动,而指如入柴灰中,提示冲任空竭。

4. 脐环中幽深,轮廓平整,徐徐按之有力,其气应手,提示内有神气固守。

5. 外感病内有积热时,可见冲任脉动高;若见动低,提示其热尚轻;动而高,提示热甚重;邪热退后,冲任脉动渐微,为佳兆。

6. 冲肝上逆,脐动在当脐或左旁,或上冲脘中,其势如新张弓弦,按之弦劲而搏指,提示水亏木旺,冲阳上冒;若按脐部跳动筑筑,其势充满搏指,腹肌灼热,满腹虚胀而不拒按,提示肠热蕴结、阳明气逆。

7. 肾虚冲逆,动气在脐下,提示肾阳虚惫,阴寒内盛;动气在脐中,提示脾肾虚寒、命门火衰;动气在脐上,提示病久而虚损,或阳伤及气,阴伤及血,相火失守,虚阳浮越。

8. 脐中大动,或提示痰火壅盛、气滞火郁;或提示吐血(衄),皮肤必见壮热。

9. 冲任脉动气之势过强达于心下鸠尾,真阴绝而浮阳上冲,提示病重;臌胀动气波及鸠尾,提示病危;脐下动气高,动气上冲,提示预后不良。

10. 按冲任脉动而热,热而灼手,症见寒战咬牙,肢厥下利,提示真热而假寒;按腹之两旁虽热,然冲任久按无热而冷,症见面红口渴,脉数舌赤,提示真寒而假热。

11. 久泻、久利而冲任脉动跃震手,提示亡阴;手下虚冷,冲任脉动沉微,提示命门不足;冲任脉动甚,兼虚里脉亦见动跃,或并见心胁皆振动,提示天一无根,为真阴失守,大虚。

(二)查脐部的静态变化诊病

1. 正常健康之脐部深而紧缩;患病之脐部,浅而松动。脐部活动自如,提示胃肠虚弱、浑身无力,多属虚寒证,对于老年人来说,则提示精力衰弱。

2. 按压脐部及其周围,上下调和无痞块可见,为常人之征兆;脐周软硬不一,似如树枝装在布袋之中,呈高低不平状,虽暂时尚未患病,但不日即可发病。

3. 脐部以深大而坚固,左右上下推之不动,轮廓约束者,为真神安全之征兆,即使罹患大病也可调治,但罹患暴病,则不在此列。

4. 腹部胀满初起,按脐旁,应手如胀起而坚,提示全身将出现水肿。

5. 脐部按之无力,提示元气虚惫;脐部表里俱见有力,提示元气充实;脐部凝坚而似有力,并非为气实,而是气闭塞之征兆,大多见于大病之后或罹患痢疾之人。

第三章　四肢诊病奇术

　　四肢,即上肢与下肢,亦即手和足部。其内虽未包含脏腑等重要脏器,但由于手、足乃人体十二经脉必经之地,手指端与足趾端乃人体阴阳交会之处,故手、足部是反映人体阴阳失调与否的重要部位之一。俗话说:"十指连心",足可见手、足与人体的内脏息息相关。全息生物学认为,其完整的手臂、手背、手掌、第2掌骨侧、指(趾)甲、足背、足心、小腿、大腿等均是人体全身脏腑、器官之缩影,人体各组织器官的病变,均可在手、足的上述部位体现出来。另外,手掌的指纹和掌纹、足心上的趾纹和跖纹,均包含着许多生命信息,对了解体质之寿夭和遗传性疾病均有独特的诊断价值。小儿示(食)指络脉的观察在被称为"哑科"的小儿疾病的诊断上有着重要的意义,是小儿疾病预报的窗口。虽然手、足与脑并非毗邻之居,但却因为手、足与大脑之间存在着特殊的信息线,其间有"唇亡齿寒"之关系,故手心、足心与人体生命信息悠悠相联。

第一节　望四肢诊病

　　临床上通过观察四肢的形态、色泽、疼痛、麻木、温凉等感觉以诊断疾病的方法技术,称为"望四肢诊病奇术"。在通常情况下,指甲诊病术、指纹诊病术、皮纹诊病术、第2掌骨侧按压诊病术、足部诊病术等均属于该诊术之范围。但由于上述诊病术有其一定的特殊性,且研究也较为深入,故本书将另立章、节分别予以介绍,单独进行讨论。

望四肢诊病时,嘱受检者挽起袖、裤,必要时予以解衣脱裤,充分显露四肢部位,以观察四肢部位有无瘦削、肿大、痿软、瘫痪、强直、拘急、抽搐、颤动、青筋有无突起、内翻或外转、手掌的形态与色泽有无改变等,详细询问四肢有无疼痛、麻木、酸楚、乏力、郁闭等改变,触摸四肢温凉等情况,按压四肢有无水肿、疼痛等异常改变。

正常、健康之人的四肢肌肉丰实,骨骼坚固,筋腱柔韧,运动协调,活动自如,无关节肿大、瘫痪、拘急、疼痛等病理改变,亦无左右粗细或长短不匀称及畸形,肌力适中。肘关节伸直时,上臂与前臂之间有一个 5°～15°的外翻角;两腿直立并拢时,两膝关节靠拢。

一、望四肢形态改变诊病

1. 肘关节伸直时,上臂与前臂之间的外翻角增大,称为"肘外翻";外翻角缩小,称为"肘内翻"。下肢直立位,两足并拢时,两膝关节不能靠拢,且向外弓出,以致两腿呈"O"形,称为"膝外翻",又称"O"形腿;直立位,两膝靠拢时,两小腿斜向外方,踝关节不能靠拢,两下肢呈"X"形腿,均统称为"四肢畸形"。其中膝内、外翻多由肾精不足、骨失充养所致。多见于佝偻病患儿。膝、肘变形亦可见于外感热病,热极动风,筋脉拘急或外伤之后遗症。外伤后四肢或关节剧烈疼痛,伴有四肢位置异常,关节畸形,活动受阻,大多提示脱臼或骨折。

2. 上、下肢肌肉萎缩,枯瘦如柴,称为"四肢瘦削",常提示痿证、鹤膝风,多由脾胃虚弱、气血亏虚所致。四肢瘦削以肩、臀部最为明显,上肢无力,下肢行走如同鸭步,且伴纳差倦怠等见症,提示脾胃虚弱;四肢瘦削,且伴头晕目眩,心悸气短等见症,提示气血亏虚;素体虚弱,或久病之后,出现四肢枯瘦,且伴四肢无力而颤抖,腰膝酸软,五心烦热,提示肝肾阴虚。若伴见形寒肢冷,溲清便溏,阳痿遗精,提示脾肾阳虚。该见症若发生于小儿,则多由于先天不足,后天失养,以致肾精不足,髓海失充,筋骨肌肉失荣而致,每伴有五迟、五软之见症。

3. 四肢关节(如膝、踝、髋、肘、腕、指等关节)肿大变形,且伴有酸痛、红肿,活动不利等见症,提示风寒、湿热等诸邪所致痹证,或由于痹证日久,气血不足或肝肾亏虚,邪气积聚于关节。

4. 腿胫消瘦,独有膝部肿大,形如鹤膝,皮色不变,称为"鹤膝风"。多因足三阴亏损,风寒湿邪乘袭,痹阻于膝所致。若为小儿,则大多为先天禀赋不足,阴寒凝聚于膝而成。

5. 四肢关节逐渐肿胀变粗,疼痛不止,活动受限,肌肉萎缩,俗称"柳拐子病""算盘子病"。多发生于山区及丘陵地带。多因水土中某种微量元素缺乏,以致正气亏虚,复感风寒而致成。

6. 关节肿大,焮红热痛,溃破流脓,提示罹患关节痈症。多因邪毒结聚,营卫不和,气血壅滞而致。

7. 下肢筋脉怒张突起,称为"筋瘤"。多发于小腿内侧或后侧,呈青紫色蚯蚓状或带状或树枝状弯曲、怒张,常伴有酸胀重感,站立时更为明显,好发于久立工作或担负重物的体力劳动者或妊娠妇女。大多是由于湿热或寒湿瘀滞,或气虚血瘀致络道受阻,积久而成病。下肢青筋突起,且伴下肢红肿,灼热疼痛,肢体酸困,提示湿热瘀滞;若伴见下肢肿重,麻木冷痛,阴寒天气加重,提示寒湿瘀滞;若伴见下肢重胀,劳累后加重,提示气虚血瘀。

8. 四肢水肿常有水肿和气肿之分。四肢肌肤肿胀而有水色,按之凹陷可起,或不易起,或不起,称为"水肿"。可由风水泛滥,或水湿浸渍,或湿热下注,或寒湿下注,或脾阳不振,或肾阳衰微而致。肢肿出现于头面或眼睑水肿之后,按之凹陷易起,来势迅速,提示风水泛滥;四肢水肿,按之没指,且伴见全身水肿,肢体困重,提示风湿浸渍;两足水肿,按之凹陷,皮色光亮,提示湿热下注;两足胫肿大,按之凹陷不起,下肢重着无力,提示罹患脚气病,多因寒湿下注,或由于脾阳不振,水湿之邪侵袭经络,壅遏气血,不得疏通而致;下肢水肿,按之凹陷不易恢复,伴见纳差便溏,神倦肢冷,提示脾阳不振;下肢水肿,按之凹陷不起,伴腰部冷痛酸重,心悸,气促,提示肾阳衰微。

(1)妇女妊娠晚期出现足部水肿,渐及下肢,延至周身头面,皮薄而光亮,且压痕不易起,称为"子肿",又称"脆脚"。多因平素脾肾阳虚,复因胎体渐长,气机不畅,运化敷布失职,水湿泛滥,流于四肢而成。若于产后出现四肢水肿,按之凹陷而不易复起,提示气虚血亏,或气滞血瘀,或脾肾阳虚,或湿热下注。

(2)四肢肤肿而郁胀,按之即起,皮色不变,称为"气肿",提示气滞湿郁。一侧或两侧下肢剧肿,且表面肥厚粗糙,其状如象皮,称为"象皮肿",提示感染丝虫,罹患丝虫病。

(3)四肢外伤骨折之后,患处肿胀,且皮色不变,或有暗红或青紫之瘀斑,提示经脉损伤,营血离经,瘀滞于肌肤,阻碍津液运行。

9.足胫枯燥,皮肤粗糙,且伴见挚痛麻木,食欲减退,大便秘结,小便黄赤,时作干呕,称为"干脚气"。乃由风热偏盛,损伤津血所致。

二、望四肢色泽改变诊病

下肢红色成片,微肿作痛,按之灼热,称为"流火",西医称为"丹毒",此乃肾火内蕴,湿热下注所致。轻者一般7日可退,重者常伴见寒热头痛,胸闷呕恶,便秘溲赤等见症。

三、望四肢其他改变诊病

1.四肢筋脉弛缓,软弱无力,甚时则出现手不能握物,肘、腕、膝、踝等关节如觉脱失,肌肉萎缩,称为"四肢痿软",多见于痿证,且以下肢痿软最为多见,故亦称为"痿躄"。常因肺热伤津,或湿热浸淫,或脾胃虚弱,或肝肾亏虚,或外伤瘀血阻滞所致。

2.足腿软弱无力、麻木、酸痛,或拘急,或肿胀,或枯萎,或胫部红肿发热者,称为"脚气",又称"脚弱"。多因外感湿邪风毒,或饮食厚味所伤,积湿生热,流注于足,或壅阻经络,耗损津血所致。

3.小儿见四肢痿软,称为"软脚瘟""软风""痿疫"。一般多见于5岁以下的小儿,以1-2岁者发病率最高,具有明显的传染性和季节性(夏秋季节)之发病特点,该病常于发热之后出现。提示湿热阻络,气虚血瘀。至于小儿软瘫,又称为"弱症""软症"中的手足软,多由胎禀不足,或后天失养而致成。

4. 表现轻者手足虽能运动,但肢节缓弱,必须扶持尚能走动;重者则四肢痿废,完全不能走动,称为"四肢瘫痪"。可由痿证发展而来。多因肝肾亏虚,气血不足,风、寒、湿、热、痰等外邪乘袭而致,也可因肝郁血虚或外伤血瘀而成患。若患者多愁善感,喜悲伤欲哭,一遇激怒则突发四肢瘫痪,然四肢肌肉虽久病亦多不消瘦,且肌肤润泽,则为肝郁血虚所致。

(1)左侧或右侧上、下肢痿废而不用,称为"偏枯",又称"半身不遂""半肢风"等,且常伴见瘫痪侧的面部口眼㖞斜,日久可见患肢枯瘦,麻木不仁,提示卒中(中风)后遗症。多由气虚血滞,或肝阳上亢致脉络瘀阻而成。

(2)两下肢重着无力,难于行动,或兼麻木、串痛,但上肢一般则表现正常,称为"截瘫",是属风痱一类,因外伤及脊椎病变所致。

5. 四肢筋肉强硬,伸直而不能屈曲;或四肢关节僵硬,不能屈伸之病变,称为"四肢强直",多由外邪阻络,或肝阳化风所致。四肢强直,且伴见头项强硬,发热恶寒,提示风邪入侵,肢节强直,不得屈伸,或串痛,或冷痛,或热痛,或酸痛,为风寒热痹阻于肢节,日久致成;上、下肢过伸而强直,但手腕掌屈曲,手指并拢,或半身不遂,神志不清,且兼见头晕、头痛、耳鸣、目眩,提示肝阳化风,多因遇忤激发而骤致。

(1)年老体衰,或久病之后,渐见四肢强直,且伴见头晕目眩,耳鸣如蝉,神情呆滞,提示肝肾阴虚;若伴见手足厥冷,昏不识人,二便失禁,提示阳气虚衰。

(2)外伤(如头部外伤、胎产受伤等)或中毒后出现四肢强直,不能屈曲,神志不清,二便失禁,日久肌肤甲错,提示血瘀气滞。

6. 四肢筋脉拘紧挛急,屈伸不利,称为"四肢拘急"。多因风寒外袭,或湿热浸淫,或寒湿蕴结,或热盛伤阴,或肝血亏虚,以致经气不利,筋脉失养而致成。根据病变之不同,又可分为:

(1)肢体筋脉牵掣拘急,如扭转急痛,时常出现于小腿部,甚则牵及阴囊与腹部,称为"转筋",俗称"抽筋"。多由气血不足,风冷或寒湿侵袭而致成。该症若见于霍乱之上吐下泻之后,又称为"吊脚瘟",多提示阳亡液脱重症。

(2)手指挛急,不能伸直,但腕部以上则活动如常,俗称"鸡爪风"。多由阴血不足,筋失所养而致成。手指挛急卒发,且手指剧痛,提示寒凝脉急;手指挛急呈间歇性出现,且常随情志状态的改善而缓解,提示情志异常、气机失畅。

7. 四肢不自主的频频伸缩、抽动不已,俗称"抽风"。常见于痉证、痫证、破伤风、惊风等病证,多提示风动,凡外风、内风皆可致之。四肢抽搐,且伴发热恶寒,项背强急等见症,多由风邪闭阻经络,气血运行不利;或于创伤之际,风毒入侵,营卫不得宣通而致;四肢抽搐,伴见壮热烦渴,神昏谵语,角弓反张,提示热极生风;若伴眩晕欲仆,头痛如掣,提示肝阳化风;若伴腰膝酸软,五心烦热,颧红盗汗,提示阴(血)虚生风。此外,中毒也可致四肢抽搐,但应有药物或化学品等的接触中毒史。

8. 小儿四肢抽搐有力,提示急惊风。多因感受邪热,化火生风;或痰热内盛,引动肝风;或卒受惊恐,神志不宁而致。小儿四肢抽搐缓慢无力,提示慢惊风。常因热病伤阴,肝肾不足,阴亏风动;或因脾胃虚弱,肝木侮土,脾虚生风而致。

9. 婴儿手足搐搦,发作较为频繁,但缓解之后即一如常人,称为"婴儿手足搐搦症"。多发于春季,常因外感与惊恐而诱发,主要由于先天禀赋不足,后天喂养失当,以致脾肾双亏,生化乏源,筋脉失于濡养,复感风邪而致成。

10. 妇女抽搐,经行即发,经后即愈,称为"经行抽搐"。多为血虚不能养筋所致。

11. 突然昏倒后出现四肢抽搐,伴见口吐涎沫,两目上视,牙关紧急,或口中发出类似猪羊的叫声,移动时苏醒,苏醒后除感觉疲劳外,其他则一如常人,且时有复发,称为"痫证",又称"胎病""癫痫""羊癫风"等。多因惊恐或情志失调,饮食不节,劳累过度,伤及肝、脾、肾三经,使风痰随气上逆所致。

12. 四肢抽搐发于妊娠妇女临产前或临产之时,称为"子痫",又称"妊娠风痉""儿风""子冒"等。多因平素肝肾阴虚,怀孕之后阴血养胎而愈虚弱，阴虚而阳亢，致肝风内扰，虚火上炎，引动心火，风火相扇而致成。

13. 四肢抽搐，兼见项背强直，甚或角弓反张，称为"痉证"。多由邪壅经络，或热盛伤阴，或阴血亏虚，或瘀血阻滞所致。若出现痉兆，并见颜面肌肉痉挛而呈苦笑面容，且反复发作，称为"破伤风"，又称"金创痉"。多为创伤之后，风毒之邪乘袭于肌腠经脉，致使营卫不得宣通所致。若其痉发于产后，则每因产后血虚，复感风寒或不洁邪毒，阻于经络而致成。

14. 手或足部震摇颤动或蠕动，称为"四肢震颤"。临床上以手颤最为多见，足颤常伴发于手颤。多由肝阳化风，或风痰阻络，或风寒湿侵，或脾虚、血虚、阴虚而引动内风所致。四肢震颤多发于成年之人，也可偶见于小儿，多表现为手颤不已，平举时更甚，其状如同怵惧，每因惊恐伤肾，累及于肝，筋脉失养而致成。此外，常饮冷酒之人，多患手颤之症，主要是由于酒能致生湿热，冷饮又伤脾胃，滋生寒湿、寒热搏结于手部，致筋脉失去约束而致成。

15. 四肢某一部位的筋肉不由自主地跳动，且时作时止，称为"筋惕肉瞤"。多由发汗太过，气液耗伤；或素虚、亡血，营血不足；或寒湿伤阳，水气不化等诸多因素，致筋脉失于滋润温煦而致成。

16. 两手撒开，连手臂也无法动弹，称为"撒手"，提示卒中（中风）脱证；两手握固成拳，称为"握拳"，提示卒中（中风）闭证。

17. 两手向空捉物，称为"撮空"；两手相引，如拈丝线，称为"引线"；手抚衣被，如有所见，称为"循衣"；手常摸床，似欲取物，称为"摸床"。上述动作均为患者在神志昏迷时出现的上肢无意识反应，皆由热邪内陷心包，或痰浊蒙蔽心窍等原因所致；亦可见于精神涣散，虚阳浮越之病证。均提示失神。

18. 上肢或下肢，或上下肢筋脉、肌肉、关节皆疼痛，称为"四肢疼痛"。多因风、寒、湿、热等诸邪杂合侵犯经络、肌肉、关节部位，阻碍气血运行而致，提示罹患痹证。四肢关节走注疼痛，游走不定，称为"风痹"，又称"行痹"；四肢关节酸痛，重着不移，称为"湿痹"，又称"著痹"；四肢关节疼痛较剧，痛处不移，遇寒疼痛加重，称为"寒痹",又称"痛痹";四肢关节剧痛而不可摸触,局部灼热红肿,称为"热痹";四肢关节疼痛彻骨,肿大而变形,不得屈伸,痿弱履艰,不仅膝、肘等大关节肿痛,且其腕、指、踝、趾等小关节也见出现对称性肿痛,称为"尰";肢节疼痛较剧,如同虎啮,历节走注不定,称为"白虎历节风",又称"痛风"。为风寒痹阻关节,气血不畅所致。

另外,气血亏虚与肝肾不足也可导致四肢疼痛。肢节酸痛,劳累后加重,且伴肌肉消瘦,畏风自汗,头晕心悸,提示气血亏虚;四肢热痛喜凉,骨痛夜甚,筋脉拘急,提示肝肾不足。疼痛独见于四肢局部,或以某一局部疼痛为主,则其对应病证也各有不同。

(1)臂痛:即肩以下,腕以上部位之疼痛。提示痹证。多由风、寒、湿邪侵袭臂部而致成。且痰湿流注及外伤等病症,也可导致臂痛的发生。

(2)膝痛:亦即膝部肌肉、经脉或骨节作痛。多由风、寒、湿邪痹阻,或肝肾亏虚而致。另外,膝部两侧肿痛而不可近,兼见恶寒壮热,提示膝眼毒;仅见膝盖肿痛,且发寒热,提示膝痈;一膝引痛,上下不甚肿而微红,提示膝游风。

19. 四肢肌肤知觉消失,不知痛痒,称为"四肢麻木"。可由风寒入络,或风痰阻络,或湿热郁阻,或肝风内动,或气血亏虚,或气滞血瘀等所致。四肢麻木,伴恶风畏寒肢冷,提示风寒入络;伴目眩呕恶,肩背沉重,提示风痰阻络;下肢麻木而有灼热感,且伴肢困乏力,提示湿热郁阻;四肢麻木且震颤,并伴头晕目眩,烦躁易怒,提示肝风内动;四肢麻木,无力抬举,提示气血亏虚;四肢麻木且郁胀,按之则舒,提示气滞血瘀。一侧肢体麻木,或麻木始自环指,次传中指,再传其他三指,并渐及手臂,提示卒中(中风)。

20. 四肢肌肉酸楚而不适,且绵绵不已,称为"四肢酸楚"。可因风湿侵袭,或因湿热阻络,或寒湿蕴结,或气血亏虚,或肝肾阴虚,或劳损而致。四肢酸楚,且游走不定,提示风湿侵袭;四肢酸楚郁胀,身热肢困,提示湿热阻络;四肢酸楚冷重,且阴雨天加剧,提示寒湿蕴结;四肢酸楚,劳累后加重,伴头晕心悸,少气懒言,提示气血亏虚;胫膝酸楚,如有风吹样凉感,提示肾气虚弱;胫膝酸软无力,且有热感,提示肝肾阴虚。四肢某一部位酸楚不适,每因劳累而加重,经休息后仍不能明显减轻,全身可无其他明显不适,提示劳损。

21. 四肢懈怠,疲乏无力,称为"四肢乏力"。多由脾虚湿困,或气血两虚,或暑热伤气所致。四肢疲乏而困重,提示脾虚湿困;四肢倦怠,且伴头晕心悸,少气懒言,提示气血两虚;盛夏酷暑之际,出现四肢懈怠,疲乏不堪,伴身热汗出,少气懒言,提示暑热伤气。另外,四肢乏力还可见于诸多病证之中,但大多不作为主症出现,故在此不讨论。

22. 四肢肌肤自觉郁滞,胀满不舒,称为"四肢郁胀"。可由气滞湿郁,或气虚血瘀,或风痰阻络而致。四肢郁胀,皮厚色苍,提示气滞湿郁;四肢郁胀,劳累后加重,或可见下肢青筋突起,提示气虚血瘀;四肢郁胀,麻木或震颤,提示风痰阻络;四肢郁胀且肿痛,肌肤灼热,皮色发红、发亮,提示湿热蕴结;四肢郁胀且冷痛,水肿困重,提示寒湿凝滞。

23. 四肢出现温凉感觉,称为"四肢温凉"。①凡见疾病初起而手足俱凉,提示阳虚寒盛;手足俱热,提示阳热炽盛。手足俱凉,且伴身热面赤,烦躁不安,大便秘结,称为"热厥证",多因内热郁结,阳气不能直达四肢而致;伴胸脘满闷,喉间痰声辘辘,或呕吐痰涎,称为"痰厥证",多因痰湿内盛,痹阻胸阳而致成;若伴见上腹部阵阵绞痛,呕吐清水或吐蛔虫,称为"蛔厥证",多因蛔虫中扰,气机逆乱所致;一侧手掌汗出,另一侧手掌不见出汗,提示气血痹阻,经络不畅。②手足温热,手足背较热,提示外感发热;手足心较热,提示内伤发热。额上热甚于手心热,提示外感发热;手心热甚于额上热,提示内伤发热。③阳虚患者,若四肢犹温,提示阳气尚存;若四肢厥冷,提示阳气衰亡。④小儿足心热,提示热证;小儿足胫凉,提示寒证。小儿手指尖冷,提示惊厥;小儿中指独热,提示外感风寒;小儿中指尖独冷,提示麻疹将发;小儿手足心俱热,提示疳积、脾虚或血虚阴亏。

24. 手足心常见出汗，至冬天寒冷季节尤甚，提示湿热内淫，阳胜其阴。妇人两手皮肤皲裂，掌面红热，汗出淋漓，且伴月经不调，多为失血久病，耗伤阴血所致，提示心肝阴血亏虚。手足及全身发热，同时见手足濈然汗出，提示邪在阳明；手足汗出，提示阳明燥热或燥实，津液受蒸而外出。

第二节　手部叩按诊病

一、叩指诊病

叩指诊病术，是指采用他物敲击手指，然后根据指头感觉恢复的情况来推测手指对应脏腑病变的一种方法技术。具体操作过程如下：受检者手掌向下，五指伸直置于桌面之上，检查者用橡皮小锤在其右手五个手指尖上做逐一敲击，用力相当，敲击次数相同，可反复进行数次，然后再耐心候其恢复常态。

经敲击后，出现恢复较慢的指头（1 或 2、3 个指头）即代表其所属的经脉有病患。就一般来说，拇指归属于手太阴肺经，示（食）指归属于手阳明大肠经，中指归属于手厥阴心包经，环（无名）指归属于手少阳三焦经，小指归属于手少阴心经和手太阳小肠经。再根据各条经络在指头上的起止及其所属经络的内在衔接联系，各指头上的不同反应即可推测出疾病所属的脏腑，并结合四诊合参，就能做出正确的诊断。

若出现麻木感觉而最后恢复正常的手指，一般多属阳证、热证、腑证，主气、主表；若有疼痛感觉的，则多属阴证、寒证、脏证，主血、主里；先痛而后麻，与单纯麻相同；先麻后痛，与单纯痛相同。手少阳三焦经与足少阳胆经相衔接，并联络足太阳膀胱经从肾上行至肝，故上述无直接所属指的脏、腑组织可以从环（无名）指上的反应来进行分析。若见有咽干、口苦、胸胁疼痛等见症，再根据环（无名）指的痛或麻反应区别属肝或属胆；若见有善恐、腰痛、小便失常等见症，亦可根据上述技术方法区分其属肾或膀胱。

二、指叩诊病

指叩诊病术,是指运用手指的指力有节律地叩击其桌面等物体,若能按照其指令叩击者,属正常之人。

在临床上,罹患特殊的诵读困难的患儿,就是反复给予非常易懂的指导性语言进行训练,然而仍然无法按照其指导性语言,有节奏地在桌面上用手指进行叩击活动,无法与最简单的指导性语言保持同步。究其出现问题的原因,是由于脑内处理语词、语言的部位与处理音乐能力的部位不能相互协调之故。因此,可以此来判别是否罹患诵读困难症。

另外,罹患小儿多动症(脑功能轻度障碍综合征)者,也可出现叩指无节奏现象。

三、触指(侧)诊病

采用触指(侧)诊断术可以用来诊断早孕。其具体操作方法是:检查者用右手拇指或示(食)指在受检者左手中指两侧自下而上反复推拿 10～40 次,推拿后若受检者手指、腕部、肘部之间出现酸、麻、胀或沉重感为妊娠。该技术经临床反复验证,其准确率均在 95% 以上。

四、第 2 掌骨侧按压诊病

第 2 掌骨侧按压诊病术,是指通过按压第 2 掌骨侧的不同部位,以不同部位出现明显的酸、麻、重、胀等感觉来进行疾病诊断的一种诊病奇术。具体操作过程如下:首先让检查者与受检者相对而坐,检查者用右手托住受检者的右手,受检者右手如捡握鸡蛋状,肌肉自然放松,虎口朝上,示(食)指尖与拇指尖相距 3cm 左右(图 3-1)。检查者用左手拇指尖在受检者右手第 2 指桡侧与第 2 掌骨长径平行处轻轻按压,即可觉得有一浅凹槽,第 2 掌骨侧的穴位即分布在此浅凹槽内。反之亦然,如检查左手,则检查者的左手托着受检者的左手,用右手拇指进行按压。根据第 2 掌骨侧的穴位分布图（图 3-2），在第 2 掌骨侧从头穴到足穴，用拇指尖以大小适中且相等的压力顺序按压 1 或 2 次。如果在某穴按压时，受检者有明显的酸麻重胀感觉反应，或在该穴稍加用力按压，受检者就会因不可忍受而发生躲避、抽手等压痛反应，则该穴所对应的整体上的同名部位及这一部位所处的横截面就必然有病。这称为部位对应原则。

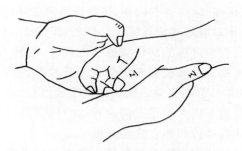

图 3-1　第 2 掌骨侧按压诊术

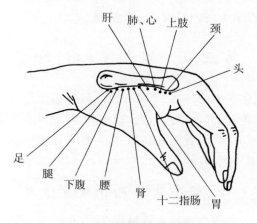

图 3-2　第 2 掌骨侧穴位分布

若右手第2掌骨侧穴位压痛反应较左手的同名穴强,则表明人体右侧病重或病在右侧;若左手第2掌骨侧相应穴位压痛反应较右手同名穴强,则表明人体左侧病重或病在左侧,这称为同侧对应原则。并可推断与压痛点所在穴位的对应脏腑密切相关的部位有病,如肺穴有压痛除说明肺本身有病外,还可以推断与其对应的牙齿、皮肤有患病的可能;肝穴有压痛,则肝区有病,另外还对应眼有病;胃穴有压痛,除脾胃有病外,还对应肌肉有病;肾穴有压痛除肾区有病外,还对应耳或骨有病等。总之,其病变部位遵循着由中医学所揭示的脏腑对应的部位或器官的规律,这称为脏腑对应原则。如果遇有在多个部位有疾病症状的受检者,检查者可根据第2掌侧最敏感的压痛点来确定疾病的最主要部位,以分清主次,对主要疾病部位给予优先和重点的治疗,也可随时应用该术简便地了解本人身体各部位和器官的健康状况。

凡是疾病部位在身体上的位置比较明确的疾病,该术的诊断准确率就较高;而在全身疾病定位不够明确的疾病,则压痛穴位时亦不确定,其准确率亦低。另外,该术只能确定有无疾病及病的部位,但不能提示为何种疾病是一大缺憾。

第三节 查手掌(指)诊病

通过观察手掌的形态、色泽以及掌纹等的变化,能够诊断出机体内部及其他部位的各种疾患。观察前,嘱受检者先洗净双手,并自然分开,掌心向上,置于光亮地方,男性者先观察左手,后观察右手,女性其顺序则相反。

一、望手掌的色泽改变诊病

正常人的手掌呈淡红色或粉红色,气色均匀,明润光泽。此种人大多性格较为爽朗和颜悦色,遇事总是心平气和,和任何人都能相处和睦。掌色过深或过浅,甚至出现其他颜色,则多提示异常。但必须排除年龄、职业、理化和精神因素的刺激以及掌部黑色素沉着等情况,此乃望诊术中必须注意之事。

(一)望手掌正常颜色之变色

1. 在一般的情况下,女性手掌的颜色相对较为浅淡,男人手掌的颜色相对较为深浓。且由于女性皮肤较为娇嫩,又常施用化妆品之类,故作左右手对照检查时,必须仔细分辨才能找出不同之处。

2. 工作的性质不同,其手掌的颜色也常有不同。如工人、农民、机械操作者,手掌上大多见有手茧出现,其色泽也不尽相同,就不能认为是疾病所致。有的人全手掌各处都有老茧出现,一般也不能认为是疾病所致。

3. 一个人所处的地理环境不同,其手掌的颜色也会有较大的差异。如在高原条件下工作、生活的人,手掌的颜色常呈紫红色改变;在我国北方工作、生活的人,手掌的颜色常较淡;而在我国南方工作、生活的人,手掌的颜色则较红。

4. 季节、气候之不同,手掌的颜色也会出现相应的变化。如春季其掌色一般偏青,夏季则一般偏红,秋季一般偏白,冬季一般偏暗黑。

5. 长期吸烟的人,手部颜色常呈黄色改变;手上佩戴金饰品过多的人,有时掌色亦呈黄色改变。

6. 某些人由于罹患皮肤病,整个手掌颜色常呈潮红色改变,虽然是病理性改变,但却将反映内脏病变的色泽掩盖在内,难以显露。

(二)望手掌的病理性变色诊病

1. 手掌出现红色病理变色,主要提示罹患下述疾患

(1)手掌发红,提示为多血质之人,性格热情而又豪放,但情绪不稳定,性情暴躁,遇事易着急。

(2)手掌出现浅红色改变,提示见有低热和脏器功能较差。手掌的心部反应区呈浅红色改变,提示心功能衰弱。对于内脏来说,提示阳虚证,或为患病的初期阶段,或久病将愈之时。

(3)出现鲜红色改变,一般提示机体有正在出血之部位。如手

掌胃区见有鲜红色之斑点,提示罹患胃出血。但须注意排除朱砂痣。

(4)出现深红色改变,一般提示炎症较重,如见手掌支气管区、肺区出现深红色斑点,提示肺部有感染,甚至形成肺脓肿。

(5)出现棕红色,色泽偏深,提示其病已愈,但恢复时间不长或手术后切口已经愈合;色泽偏浅,提示病已痊愈。

(6)红色变暗,提示心脏功能欠佳,并随病情的进一步加重,其暗红色可演变成暗紫色;呼吸困难时亦可见及。

(7)出现暗红色,一般提示伤口部位开始出现愈合。出现紫红色,提示血液有瘀滞,血液循环不佳。

(8)肝病患者,红色掌色转变成暗紫色,提示病情迁延或肝细胞损伤严重。

(9)手掌大小鱼际部位(亦即手掌左右两侧的凸起部位,拇指侧称为大鱼际,小指侧称为小鱼际)及指端腹面肤色鲜红,或红、白交错,似花岗石样斑点状,按之色退,皮肤变薄,称为"朱砂掌",提示瘀血郁阻肝脏;两手掌青络较多,则多提示阳虚阴寒内盛。常见于肝脏有病之人,如肝炎、肝硬化患者,且易罹患疲劳症。

(10)原有高血压病,手掌突变为茶红色,提示脑出血。

(11)整个手掌呈朱红色改变,提示系统性红斑狼疮。

(12)掌面毛细血管呈红色网状改变,以手握其手腕时更为明显,甚至出现小的出血点,提示罹患维生素 C 缺乏症。

(13)手掌呈红斑点状改变,提示罹患维生素 C 缺乏症或肺结核,小部分见于孕妇或正常人。

(14)一手上举,一手下垂,但两手掌均呈桃红色改变,提示罹患麻风病(正常人手上举时掌色变淡)。

(15)掌面呈红色改变,提示有内热或瘀热;掌面呈鲜红色改变,提示有出血或创伤;掌面呈绛色改变,提示心火旺盛。

(16)手掌呈偏红色改变,还提示过食小豆和苹果酱。

(17)肝病患者,黄疸已退,但其红色仍未退,提示臌胀(肝腹水)。

2. **手掌出现黄色病理变色，主要提示罹患下述疾患**

（1）手掌局部发黄，提示对应脏器罹患慢性病变。

（2）仅见示（食）指端和中指端呈黄色或黄褐色改变，提示好嗜烟。

（3）手掌和面部均呈橘红色改变，提示胡萝卜血症，因多食了胡萝卜、柑橘、豆腐皮等。

（4）手掌面不见发黄，但手指与手指之间的分叉处呈黄色改变，提示体内胆固醇和中性脂肪均过高。

（5）手掌颜色呈土黄色改变，而无光泽，提示罹患癌症。

（6）手掌呈黄色改变，提示属胆汁型体质，肝脏易罹患疾患。

（7）手掌呈金黄色改变，且伴见眼球发黄，提示罹患黄疸型肝炎，或胆汁淤滞日久。

3. **手掌出现青色病理变色，主要提示罹患下述疾患**

（1）中医学认为，手掌色青，主寒、主痛或主气滞血瘀。

（2）掌色呈暗青色改变，伴掌心凹陷，提示肝郁、诸郁。

（3）手掌呈青绿色改变，一般提示血液循环不良，或心脏传导系统欠佳。

（4）手掌大鱼际处呈青绿色改变，提示平素活动量太小，但须排除深部组织物理性损伤。

（5）手掌呈青蓝色改变，提示肠道功能障碍。

（6）手掌呈现青砂色改变，提示应用金、银制剂过量。

（7）手掌呈青色改变，提示罹患肾病或贫血。

4. **手掌出现白色病理变色，主要提示罹患下述疾患**

（1）中医学认为，白色提示气虚或气郁，还提示寒证。

（2）整个手掌呈白色改变，提示罹患营养不良症、贫血症、瘀血症、慢性隐性出血症、心脏病、高血压症、低血压症、雷诺现象或痛风等病症。手掌中三大主线亦呈白色改变，则诊断价值更高。

（3）掌面呈局限性白色斑点改变，提示体内有慢性疼痛性炎症；见红、白相间，提示炎症重，极有可能罹患化脓性感染。

5. **手掌出现黑色或深黑色病理变色，主要提示罹患下述疾患**

261

（1）手掌呈暗褐色改变，提示罹患肾病；手掌呈全黑色改变，提示罹患肝脏疾患；手掌中间呈黑褐色改变，提示罹患肠胃病。

（2）手掌呈黑色改变，提示罹患恶性疾病。常见于恶性肿瘤经放、化疗治疗后；另外，恶性肿瘤后期患者出现手掌指呈黧黑改变，提示毒素已弥漫至四肢末梢，为晚期邪毒浸淫之征兆。

（3）全部手掌和手指均被一层黑气覆盖，提示血脂过高，同时也提示运动较少，新陈代谢减慢，体内产物瘀滞无法排出，易得疲劳症。

（4）从手腕部至小鱼际部均呈黑色或紫暗色改变，且在足内踝侧也呈该种颜色改变，提示罹患风湿性腰痛以及风湿性关节炎等疾患。

（5）平素烟瘾很大之人，一旦罹患心脏病，即会在掌面上出现烟灰状斑点；但过量食用绿色蔬菜之人，也可使手掌呈灰色改变。

（6）手掌呈绿色改变，提示罹患贫血症或脾胃病。

（7）手掌呈紫色改变，提示罹患发绀症，表明血液循环不良。

（8）暗色（如暗青色、暗灰色等）在一般的情况下，均在表浅部位出现，提示身体内部浊气太多。手掌呈暗紫色改变，提示机体罹患阴虚证，其病在里、在内；手掌呈暗灰色改变，提示血液中的含氧量过少，特别是在皮肤区以及供血不足区皮下较深之处，表现最为明显，提示罹患血小板减少症或因毛细血管脆性增加，皮下易致出血，或血液中酸性物质较高而引起的皮肤病；其暗咖啡色改变，提示罹患风湿性疼痛症。

（9）手指或趾指皮肤颜色呈紫黑色改变，破口后形成溃疡，疼痛剧烈，奇臭难闻，可导致指（趾）坏死脱落，称为"脱疽"，多由寒湿、湿毒或阴虚火旺造成。

（10）手掌鱼际肌肤红赤，提示热邪入里，罹患部位可能在胃；鱼际肌肤呈青色改变，提示脾胃虚寒；鱼际肌肤呈青、黑、赤色改变，并相继出现，提示寒热往来相兼；鱼际肌肤色青短小，提示元气衰少；鱼际色黑，提示瘀血或气虚；鱼际脉络呈赤色改变，且忽变暗红色或近黑色，提示痹证。

(三)望手掌的色泽改变及对应肿瘤与其他疾患

梁秀清老中医对手掌的色泽改变及对应肿瘤及其他疾患有独到的造诣,现摘要介绍如下:

检查前,在手掌心内用显影药水(具体配方及制法见附后)涂抹,稍等 5～20 分钟后,再予观察掌心色泽及皮肤的变化,可以见及手掌内血管的具体变化,而且要从密集处来观察形色改变。通过这种检查技术,一般都可以诊断出肿瘤之大小、病情之轻重,良性抑或是恶性,早期抑或是晚期。观察时,首先以中指往下至总筋来进行分解。

检查时,五脏属色分别是:心以红色为正色,肝以青色为正色,脾以黄色为正色,肺以白色为正色,肾以黑色为正色。手指的五脏分属分别是:中指分属心脏,示(食)指分属肝脏,拇指分属脾脏,环(无名)指分属肺脏,小指分属肾脏。各指呈现各脏色属正常,否则为异常征兆,应通过观察色泽予以分解。

1. 红色　红色内有淡白色改变,提示心脏较为虚弱,白色点较多,提示贫血;红色中夹淡紫色,提示心有实热;红色中夹褐色,提示肿瘤病后期。

2. 黄色　见淡灰色,提示脾胃虚弱;见淡紫色,提示脾脏实热;见黄色内加灰色点在其旁,提示脾脏罹患肿瘤;见灰色在上,提示肺癌转移,毒素入脾;见淡紫色内加粉红色改变,提示肝癌转移脾胃;见黄色周围呈乳黄色改变,提示晚期肝癌。

3. 青色　见青色内有淡白点,提示肝虚。见色淡紫,且有青色加褐色点,提示肝有实热,为肝癌中期之征兆;见褐色点多,肝大,提示肝癌后期;见褐色点内加灰边,提示肝硬化;见褐色多且大,提示肝癌后期。

4. 白色　见白色加灰小点,提示肺脏虚弱;见灰色小点位于环(无名)指中心,提示肺部肿瘤;见白色内加紫色小点,提示肺有实热;见白色内加有褐色,提示肺癌晚期。

5. 黑色　见黑色内有灰点,提示肾虚;见黑色内有淡紫色改变,提示肾有实热;见黑色有褐色边,提示肾病后期或肺癌转移;见黑色有灰边,提示肾癌转移膀胱。

附:显影水的配方、制作方法及用法

1. 显影水的配方及制作方法　　配方一:无名异、白石英、紫石英各 500g(分别煅烧后,再以米醋淬 2 次,各研为细末),真磁石(能吸铁)1000g(先煅烧,再以米醋淬 3 次,研为细末),另取米醋 100ml,乙醇 500ml,60 度白酒 1500ml,雪水 7500ml,同上味药末混合在一起,放入水缸内搅匀,称为"大八仙水",去药渣后,备用。配方二:蜈蚣头 50 个,蝼蛄 30 条,白花蛇 5 条,大将军(野烟)头 10 个,用白酒 1000ml 浸泡 40 日,去药渣后,备用。配方三:红花 300g,丹参 100g,白蒺藜 30g,苍耳刺 100g,60 度白酒 500ml,冰块水 3500ml。以上药物经浸泡 30 日,去渣后,备用。

配方二(虫类 4 味药物)与配方三(草类 4 味药物)所制成的药水,称为"小八仙水",大八仙水与小八仙水以 2∶1 调配后,称为"双八仙水"。

2. 用法　　将药水倒于杯或碗等容器内,患者以手指蘸取药水涂抹于掌心(包括手指头),等 5～20 分钟后,医者即可观察手掌上的色泽改变,分析、诊断疾病。

二、望手掌的形态改变诊病

1. 理想的手掌应该是软硬度适中,厚薄恰到好处。

2. 手掌肌肉丰厚,富有弹性,提示精力充沛,充满活力。

3. 手掌肌肉柔软细薄,提示精力不足,神疲体倦,虚弱多病。

4. 手掌瘦而坚硬,提示消化功能较为薄弱;且易患抑郁症。

5. 手掌水肿,并伴手指麻木,提示心脏疾患。

6. 手掌小鱼际和小指边缘肌肉下陷,皮肤无光泽,提示体液不足,每见慢性腹泻或慢性下痢等疾患。

7. 大、小鱼际隆起部或掌心,甚至手指间出现点状、直径为 1～3mm,黄色珍珠样或肉色、半透明的表皮角化丘疹,高出于皮肤表面,其中大部分为环状鳞片样,小部分为中心凹陷,称为"手掌角化症",俗称"手茧",多见于膀胱癌。经研究发现,手掌角化症的发生率随其年龄增大而增加。见突然发生于大、小鱼际处的手掌角化症,应高度警惕罹患癌症的可能。

8. 手掌指间距狭窄,提示罹患十二指肠溃疡病、结核病、抑郁症等病症;手掌指间距较宽,提示易罹患高脂血症、肥胖症,以及心、脑血管疾病等病症。

9. 手掌某一区域范围,出现较其周围皮肤凸起的点状改变,一般提示病程较久;且还表明,其机体内部脏器呈增生、肿大或肥大性改变等。必须注意,病理性凸起与老茧的不同之处为:病理性凸起范围很小,往往只是一个"点",而老茧的范围相对较大。

10. 手掌上凸起带尖的浅黄色斑点,其中间色重,呈点状改变或其周围边缘不清,应考虑罹患肿瘤之可能。若为咖啡色或暗青色发亮,更应引起高度注意,应及时做进一步检查,以排除罹患恶性肿瘤之可能。

11. 手掌的某一区域范围内,见较周围皮肤稍微凹陷的点状改变,一般提示机体脏器萎缩或功能减退,或术后瘢痕所致。

12. 气色斑点显现的位置位于皮肤表浅处,提示病在其表,亦即表证。一般表示病在初起阶段,提示病情较轻,易治,且其预后较好;气色斑点显现的位置位于皮肤深处,提示病属其里,亦即里证,一般表示罹患慢性疾病,且其病情较重,较为难治。

13. 气色浅淡,提示正气虚弱;气色深浓,提示邪气太盛。

14. 手掌上的气色斑点由浮变沉,提示病情正在进一步加重;相反,手掌上的气色斑点由沉变浮,提示病情正在减轻、趋愈。

15. 手掌上的气色斑点在具体区域范围内密集存在,提示病情较重或由轻逐渐转重;手掌上的气色斑点在具体区域范围内松散存在,提示病情较轻或接近恢复正常。

三、望手掌的静脉变化诊病

1. 手掌之中见及明显的青筋(亦即手掌部表浅静脉),甚至浅显至连手指节间都能见及,提示肠道有宿便、燥屎积滞,大多罹患习惯性便秘或静脉瘤、痔等病症。经改变排便习惯和适当治疗后,其浅显的青筋即逐渐浅淡甚至消失。并可根据青筋浮显的部位以判断宿便停滞之部位。其中，右手掌对应盲肠部；左手掌对应乙状结肠部；沿第一线（又称心脏线、天纹线、感情线、直观线、远心横曲纹等）分布之部位青筋浮显，提示横结肠有宿便停滞；右手指青筋浮显，提示升结肠有宿便停滞；左手指青筋浮显，提示降结肠有宿便停滞；但沿第三线（又称生命线、地纹线、肾脏线、本能线、大鱼际抛物线、大鱼际曲线等）分布之青筋，则见于正常人。

2. 手心满布青紫色青筋，提示血脂过高，也提示血液中酸性物质含量过高，血液易凝结而形成血块，临床常见于脑血管闭塞、脑血栓形成、脑栓塞等病症。

3. 鱼际处脉络色青，提示胃中有寒；青黑主痛证，青而短小，为少气，提示虚证；青黑不消，提示久痹不愈。鱼际部脉络色赤，提示胃中有热；鱼际部色红赤甚，提示罹患慢性肝炎、肝硬化、胆囊炎和胆石症等病症。

四、望手掌各部位形色变化诊病

1. 心区　拇指根部与手掌相交处，称为"心区"。若见有一块凸出之鼓包的，为主动脉区，从鼓包的中点向掌根的中点作连线，将大鱼际分为左右两半部，靠近拇指根部的外半边为左心区，内半边为右心区；上 2/5 部分为心房，下 3/5 部分为心室，心房、心室交界处，为心瓣区；外侧为二尖瓣区，内侧为三尖瓣区。

（1）大鱼际部颜色呈青色或紫色改变，或见有较大一片之白色或红白青紫相间之点状改变，提示心肌缺氧，或罹患心肌炎。

（2）大鱼际部大而饱满，皮肤菲薄，极似皮下有层水样，提示心脏肥大。若大鱼际局部见及上述征兆，提示心脏局部肥大或肿大。

（3）大鱼际之左侧，为心脏传导系统之手诊部位。此处见有青色血管的同时伴有红色斑点，或单纯局部发红，提示罹患心动过速或伴有期前收缩；此处见有青色小血管，其底色斑点呈暗青色或单纯局部呈暗青色改变，提示罹患心动过缓或伴有心搏间歇；此处见色暗严重，则极有可能罹患心脏传导阻滞等病症。

（4）主动脉区有血管凸出于皮肤表面，对于青年人来说，提示主动脉弯曲；对于老年人来说，提示主动脉硬化症。

（5）在左心室区域范围内见及似水肿一片，但较水肿色白而鲜明，且其表面有散在红点出现，提示心力衰竭。

（6）心区之左心室区域范围内，见有一个圆形或椭圆形，颜色呈枯黄色或暗棕色斑点出现，提示患者有陈旧性心肌梗死病灶；上述区域范围呈灰白色改变，提示急性心肌梗死。

（7）心区拇指平分线中段之左侧见有青色斑点出现，提示患者多有心慌感觉；拇指平分线中段之两侧见有红色斑点出现，提示患者有心烦症状。

（8）拇指根部中间凸起处，其皮下见及一条青色络脉（小静脉血管）经过，提示主动脉过细。常伴头痛、头晕、头脑发胀、偏头痛等病症出现。

（9）拇指根部中间凸起处之血管迂曲突起且有发硬表现，提示罹患冠状动脉硬化症。但长期从事脑力劳动、伏案工作者，也可见及该手征。

（10）拇指根部与第三线上端之间平行线以上之三角区域内出现青色、青紫色或暗黄色、暗红色，纹理较乱、凹凸不平，提示罹患胸痛症；若在上述区域范围见有黄白色之斑点，提示胸闷。

（11）胸痛区域范围内，见暗红色、青色或紫色改变，且呈凹凸不平，提示罹患心绞痛；该胸痛区域范围内，不仅呈暗紫色改变，且见发青，提示心绞痛将现；该胸痛区域范围内，呈老茧样之棕黄色凸起，提示病程较长。

（12）二尖瓣区见有暗红色或暗青色凸起之斑点，在风湿区呈暗青色改变，提示风湿性心脏病。

2. 水肿区　心区外侧和偏掌根部位，称为"水肿区"。该区域范围内，呈白色或花白色改变，或呈发白、肿胀改变，均提示体内水液循环不良，临床可见有水肿表现。

3. 气虚区　心区向上，拇指靠近手掌的第 1 节之侧面，沿皮肤黑白分明之交界线，称为"气虚区"。若在该区范围内见及白中带红相杂,提示气虚、气短,常有叹气之见症。整个气虚区域均呈白色改变,提示中气不足。

4. 多梦区　在示指近掌节之两侧区域范围,称为"多梦区"。

(1)该区域呈花白或全白色,提示罹患多梦症。

(2)示指根节之外侧见有黑痣或色素沉着之瘊子,肯定夜间睡觉易做梦。

5. 失眠区　其区域范围与多梦区相同。

(1)失眠区常呈白色改变,有时也会出现鼓起的白色或花白色结节。

(2)其白色呈发亮改变时,提示失眠已较严重,甚至可能罹患精神分裂症。

(3)整个示指根第 1 节均呈白色或花白色改变,提示失眠。

6. 疲劳区　在示(食)指近掌节的掌上对应位置之区域范围,称为"疲劳区"。

(1)该区域范围呈花白色改变,提示睡眠过多,全身乏力。

(2)该区域范围呈红色改变,且向上一直延续至示(食)指尖部均呈红色改变,提示暴躁,肝火旺盛。

(3)并可参照示(食)指根节进行判断,若出现失眠或多梦见症,提示睡眠效率不高,伴见失眠症,提示罹患神经衰弱。该区域范围呈红色或粉红色改变,颜色较周围重,提示肝火旺盛,性情急躁,情绪不稳。

7. 泌尿区　在第三线(又称生命线等)下 1/4 所形成的弧形区域范围内,称为"泌尿区"。示(食)指与中指缝向下的延伸线与大鱼际左右分界线的交点,为膀胱区之中点处。尿道、膀胱等泌尿系统疾患均可在该区域范围得以反映。

(1)泌尿区见及白点密集,且发亮,形成圆形或椭圆形区域范围,提示急性膀胱炎。

(2)泌尿区见及白色或花白色改变,并向上凸起,提示罹患初期膀胱炎,小便黄且气味较大,证属湿热下注型。

(3)泌尿区呈凹陷形改变,一般提示曾罹患膀胱炎,膀胱功能较弱,黏膜肌肉萎缩或呈硬化改变,临床可出现尿频或小便无力、残尿感等见症。

(4)泌尿区见呈网状,且较大的凸起之斑点,其色偏黄或呈暗红色,部分呈白色改变,提示罹患慢性膀胱炎或慢性泌尿系感染。

(5)泌尿区呈红色改变,提示膀胱正在发炎、充血,可有小便热痛等见症,为明显的泌尿系感染患者。

(6)泌尿区见有边缘不清、形状极不规则的凸起硬结,其色呈暗青或暗紫或咖啡色改变,似有光泽,提示膀胱内有占位性病变,如膀胱癌、膀胱息肉等病症。

(7)泌尿区见有凸起的、极不规则的、像沙砾样斑点改变,提示罹患膀胱结石;泌尿区见呈圆形或椭圆形或呈放射状凸起之斑点,且根部清晰,提示膀胱结石较大;该区域范围斑点色泽呈黄色改变,提示膀胱结石病程较长。

(8)泌尿区皮下出现浅咖啡色斑点,提示膀胱曾经有过外伤或做过膀胱手术,或曾有血尿史。

8. 血压高区　中指近掌第1节拇指侧的带状区域范围,称为"血压高区"。

(1)血压高区呈淡白而散之斑点,提示血压偏高,症状不重,为早期高血压症患者。该区域范围呈白色一片,提示血压高为气郁所致,多因情绪、睡眠不佳造成。

(2)该区域颜色偏红或发黄,提示血压较高。

(3)该区域均呈暗红色改变,提示肾功能不良,其血压高是由于血中毒素较多所致。

(4)该区域呈红红的一片,甚至漫及指中间掌上对应部位,且与中指其他部分有明显之分界,此乃肝阳上亢所致高血压,特别要注意提防卒中(中风)之危险。

(5)该区域范围之下半区呈暗红色改变,提示左侧偏头痛或头晕;该区域范围之上半区呈暗红色改变,提示右侧偏头痛或头晕。

9. 血压低区　中指近掌第1节小指侧之带状区域范围,称为"血压低区"。该区域范围呈现白白的一片,其皮下颜色呈发亮表现,且不鼓出于皮肤表面,提示低血压。

10. 头痛区　手掌中指近掌节上端及两侧线状之区域范围,称为"头痛区"。

(1)该区域呈现白色一片或局部范围呈现白色一片,提示前额部头痛或太阳穴头痛。

(2)白色偏于左侧,提示左侧偏头痛;白色偏于右侧,提示右侧偏头痛;整个区域范围均呈白色改变,提示全头痛。

(3)该区域斑点呈浅白色改变,形态浮而淡,其鼻部或咽部之手诊部位也有类似之征兆,提示"外感性头痛"。

(4)该区域斑点呈白色改变,且有点发青,鼻区呈黄色凸起,提示鼻炎所致头痛。

(5)若同时伴见高血压之手诊部位呈白色或暗红色改变,提示高血压所致头痛。

(6)若同时伴见脑动脉之手诊部位呈偏青色之改变,提示脑血管受压迫或牵拉所致头痛。

(7)若同时伴见眼之手诊部位呈发青、发暗,提示青光眼所致头痛。

(8)该区域出现鼓包或黄色带尖中间呈放射状之咖啡色,并参考拇指后侧之征象,提示可能患脑瘤。

(9)该区域出现鲜红色之点状改变(朱砂痣须除外),提示脑出血。若面积较大,提示头部受伤正在出血。

(10)该区域皮下出现咖啡色或鼓起一块,且呈黄色改变,一般提示曾经受过外伤,也有可能在相应部位生痣。

(11)该区域出现一片暗青色或暗灰色改变,提示脑部缺氧。临床上可有头晕、头昏、头痛等表现,提示脑血栓、脑出血后未完全恢复。

(12)该区域血管凸出表皮层,提示脑动脉硬化;见血管上鼓起一个明显之瘀血疙瘩,且呈暗咖啡色改变,提示脑血管瘤。

(13)该区域出现青色血管,或见出现紫红色血管,且部位较为表浅,提示因脑血管狭窄造成脑血流不畅,其血管偏于哪侧,则哪侧脑血流不畅。

11. 头晕区　手掌中指近掌节上端之中点处,称为"头晕区"。

(1)若由中指往上数1、2指节间,第1节之上半部见有黄褐色或像老茧样之凸起,提示罹患经常性头晕;若环(无名)指同样区域范围亦见此征兆,提示曾经休克晕倒过,也有可能做过全身麻醉手术,或一氧化碳(俗称"煤气")中毒昏迷过。

(2)该区域呈现红色一片,提示由于血液上冲而引起头晕,且同时伴见头部胀痛。

(3)该区域均呈暗色一片,则提示经常性头晕、头昏,此乃气虚阴盛所致。故蹲下站起时就会感觉头晕目眩,甚至眼前会冒金花。

12. 鼻区　位于头痛区向下之竖直分线上,亦即中指及手掌交界线中点之略下方处。

(1)该区域呈凸起之白色、棕色斑点,颜色均匀一致,边缘清晰,提示罹患良性肿瘤;该区域范围颜色既暗又黄且鼓起,或见凸起发暗青色或青红色,且呈放射状,提示罹患恶性肿瘤。

(2)该区域有血管通过,提示鼻中血管较粗,故鼻子经常容易出血。

(3)该区域出现浅浮的、淡白色之斑点,或红白相间之斑点,无明显之凹凸改变,大多在咽喉部手诊部位见有类似手征,提示急性鼻炎。

(4)该区域出现暗黄色、暗棕色凸起之斑点,提示罹患慢性鼻炎;暗黄色、暗棕色凸起之斑点出现白色或红白相间之斑点,提示慢性鼻炎急性发作;凸起之暗黄色,其纹理粗乱,提示慢性肥厚性鼻炎。

(5)该区域呈青色斑点,提示过敏性鼻炎;该区域在青色之上又有白或红点,提示罹患季节性过敏性鼻炎;该区域呈暗青色一片,提示罹患常年性过敏性鼻炎或萎缩性鼻炎。

(6)该区域出现黄色鼓起或呈浅咖啡色鼓包,提示鼻炎曾经动过手术或鼻子受过外伤或穿刺过。

13. 眼区　在头痛区下,鼻区左右,分别称为"左、右眼区"。

左眼区位于头痛区下,向左不超过中指与示(食)指的交缝;右眼区在头痛区下,向右不超过中指与环(无名)指的交缝。

(1)该区域皮下有血管,提示眼底供血不佳。该区域范围鼓起一块,且皮下有水肿,提示眼内亦有水肿。

(2)该区域出现白色或稍凸起之斑点,提示眼部罹患慢性炎症,如沙眼、慢性结膜炎等。

(3)该区域出现红色之斑点,提示眼部罹患急性炎症,如急性结膜炎、角膜炎等,为心火过旺或肺火旺盛之故。

(4)该区域出现发亮之白色斑点及红点,提示罹患眼底视网膜出血;红点鲜红,提示正在出血之中;红点呈暗红色改变,或为黄色或淡咖啡色带尖小点,提示眼底视网膜曾经出过血。

(5)该区域呈暗灰色改变,或看上去灰蒙蒙一片,提示眼功能不佳,视物模糊、散光、花眼或近视;该区域范围见有轻微之一点点凹陷,提示近视度数较高。

(6)该区域呈暗黄或暗青紫之斑点,提示罹患青光眼;该区域范围色斑处见有凹陷表现,提示可能罹患视神经萎缩,可有视力减退、色觉障碍等见症。

上述各种征兆,若偏向哪侧,则哪侧眼部可能有病。

14. 口 区 在鼻区下,竖直平分线与感情线交点周围处,称为"口区",牙齿、口腔、舌、咽部等部位均在该区得以表现。具体划分如下:牙齿位置偏上,咽部位置偏下,并以正中分界线为界,左侧为左侧牙、左腮;右侧为右侧牙、右腮,紧挨口区内天纹为下牙部分,示(食)指与中指交线向下延伸与天纹的交点向右平行于中指指根线部分为上牙区。

(1)牙区呈现黄色或黄棕色凸起的点,多为拔牙后之征兆。具体究竟是口腔上侧或下侧哪边第几颗牙齿被拔掉,则要靠经验积累多了就能做出准确的判断。

(2)牙区出现红白相间或白色的点,提示牙龈炎。与牙髓炎之不同区别,牙龈炎的点色偏白,牙髓炎的点色偏红。就一般情况来说,白点较多,一般提示牙龈正在炎症期间,牙齿疼痛难受;点色偏黄,通常提示慢性牙龈炎。

（3）牙区呈形状不规则之白点,提示龋齿。其白点呈似有似无状,较小,则患者一般可无症状;其白点较大,且白中偏红,或呈青白色改变,提示炎症较为明显,甚至伴有疼痛见症或伴发牙髓炎。

（4）咽区出现暗黄色或带有咖啡色改变,提示长期吸烟或长期咽部罹患疾患或咽部做过手术。见有咖啡色凸起,提示咽部长有肿物或慢性咽炎,时间较长,有滤泡增生表现。

（5）咽区出现红白相间之斑点,提示炎症已化脓,或咽部出现许多水疱。白色改变提示正在发炎,且伴有化脓性疼痛。

（6）咽区出现浅红色改变,提示咽炎炎症较轻;咽区出现红色改变,提示炎症较重,炎症多是由于火毒、热证、局部干燥、充血等造成。

（7）口腔内的各种病变,如舌头的病变、复发性口疮以及颊黏膜的异常改变等,均可在口区得以反映,临床上只要通过仔细观察,积累经验,就能做出正确的诊断。

15. 食管区　口咽区以下,第一线（又称感情线等）与第二线（又称头脑线、智慧线等）之间,沿竖直平分线之分布区范围,称为"食管区"。

（1）该区域某点见呈棕黄色、深咖啡色、暗红色、青紫色或白色,边缘不清晰,且呈放射状凸起之斑点,提示食管癌。也见有少数食管癌患者食管区可无此征兆出现,但其手大多气色发暗,枯槁而无光泽。

（2）该区域见有一个白色、粉红色、黄色或暗黄色之圆轮状斑点,且偏离中指竖直平分线之位置,提示罹患食管憩室。

（3）该区域见有凸起改变,提示罹患食管水肿;该区域范围出现稍微凸起呈淡白色一片改变,且肝区发暗,提示罹患食管神经官能症;从咽部至胃区内见有明显一条白色条索状鼓起,提示胃内有停水、胃寒。

（4）该区域见有分布稀疏、颜色较浅之白色斑点,可能罹患脉管炎;其斑点位于局部小范围内,提示食管局部有炎症性表现;该区域见有红白相间或以红色为主之斑点,提示炎症较重;其底色微微发白,且有黄色凸起,提示病程较长,并可有自觉症状出现;呈黄色,且呈干枯状改变,提示可能无自觉症状出现。

16. **胃区** 中指根纹至掌根纹竖直平分线之中点上,亦即掌的中心部一个较大的范围,称为"胃区"。

(1)整个该区域凹陷,同时伴见白色而发亮之颜色改变,提示胃虚寒,胃的功能欠佳,食欲缺乏,消化不良。

(2)该区域有局部的红色斑块或斑点出现,提示胃的局部有充血表现;整个区域呈红色改变,此乃饮酒后整个胃部充血,或见于嗜辣之人,或是由于胃热、胃酸过高,伴见口臭等症状。浅咖啡色斑点在皮下,提示曾经胃出血。

(3)该区域凸出一块或呈一条白色改变,提示胃寒积滞;凸出物呈红白相间,提示胃胀;局部呈白色一块改变,有时带点青色,提示胃痛,若白色消失,胃痛也就痊愈。

(4)该区域的某个局部见有浅红色的圈,一般提示胃憩室。

(5)该区域见有大片暗色或咖啡色凹陷,或见有条状凸起之光滑瘢痕,提示胃部曾经做过切除术。

(6)该区域有一至数个棕黄色或暗青色带尖形态的,或不规则的、边缘不清晰的凸起之斑点,可能罹患胃癌。

(7)该区域见有稍凸起,似皮肤水肿样、发亮的白色或红白相间之斑点,提示急性胃炎;该区域范围见局部出现表浅的白色斑点,其白点很淡,不很清晰,须要仔细辨认才能看出。位于中间,不是太浮显,也不会太低沉。浓度不是很大,无明显的凹凸变化,提示慢性浅表性胃炎。

(8)该区域呈一片暗青、暗黄色或紫暗色,且其皮肤干枯,部分还见有凹陷(但须与出生以来其手心就较为凹陷之生理现象相鉴别),提示罹患慢性萎缩性胃炎;该区域范围有黄色或黄白色之凸起,似老茧新生,皮肤纹理粗乱,或见该区域范围呈白色偏红,极像稍微出汗之脸面样,提示肥厚性胃炎。

(9)该区域见有一或数个白色、暗棕色或红棕色的圆形或椭圆形之斑点,提示胃溃疡;圆形之斑点中间呈鲜红之小点,则可能罹患溃疡性出血;该区域见有暗色之凸起,提示慢性溃疡病;若上述颜色之斑点出现在该区的下部偏右处,环指竖直平分线与第二线(又称头脑线、智慧线等)的交点处,一般提示十二指肠溃疡。

17. 肾区 胃区中点至掌根纹的竖直平分线之中点处,亦即掌中线下 1/4 处之区域范围,称为"肾区",其中线两侧为左、右肾分布。

(1)该区域整个呈白色一片,提示肾气虚弱;若为浅红色,提示肾阳虚;若为暗红色或暗紫色,提示肾阴虚。

(2)初患慢性肾炎或其症状较轻,该区域范围呈现较淡的、白色的点(部分罹患腰痛症,而肾脏正常之人,也有可能见有此类手征出现);病程较长或症状较重之人,该区域范围色泽暗黄或有凸起之老茧,则往往亦见伴有水肿之手征。

(3)该区域红白相间,色白偏红,提示尿液欠佳;该区域范围白色严重,提示身体素质较差,且呈虚弱状态;该区域范围色呈紫红时,提示尿毒症。

(4)该区域单侧或双侧呈暗青色、暗红色或暗紫色斑点,或呈白亮色斑点,可能罹患慢性肾盂肾炎,可伴见腰痛、水肿、高血压症等相应手诊区域的改变。

(5)该区域除见有慢性肾炎的手征外,在血压高区并见有白点,一般提示高血压型慢性肾炎。该种类型患者一般均有持久性的高血压症状;在高血压手诊部位见有白点,头部手诊部位色泽偏暗红而黄,手掌色泽呈暗青色改变,一般提示肾病型慢性肾炎,此类型患者症状较重,预后不良。

(6)该区域中间局部出现白色斑点,提示肾功能欠佳,肾上腺素分泌不足,经常无精打采,无精力,易感疲劳。

(7)中医学认为"肾无实证",故在该区域一般可不见其凸起表现,但局部区域可能因结石或多囊肾而见有凸起之斑块出现。该区域见有沙砾状的,不规则颜色发暗或发亮的凸起之斑点,提示肾结石。

18. 生殖区　肾区中点至掌根纹的竖直平分线的中点处,亦即生殖区之中点处,男性的前列腺,女性的子宫、阴道、输卵管、卵巢等病症均可在此处得以反映。具体来说,卵巢和输卵管的手诊区域位于生殖区中点之两旁处,而子宫和阴道的反应点位于手掌根部中间,阴道区位于子宫区之上方处。

(1)男性在该区域见有黄棕色、青紫色或黑色,形状不规则的凸起之斑点,提示可能患前列腺癌。

(2)男性在该区域中点见有颜色较淡、发亮、分布稀疏的凸起白点,提示前列腺炎初期;其白点分布较为密集,且花白相间或带暗色、红色,提示前列腺炎症较重;该区域有呈黄色圆形之斑点,提示慢性前列腺炎。后者与前列腺增生、肥大之手征相似,但可从年龄上予以区别,前列腺炎多见于中、青年,而前列腺增生、肥大多见于老年人。

(3)老年男性在该区域中间见有呈鼓起的、带有暗色或圆形、椭圆形暗红色或黄棕色斑点,提示前列腺增生、肥大。

(4)女性子宫区之位置相当于男性前列腺区之位置。在该区域范围呈现白色或黄色之凸起之斑点,且呈圆形,边界清晰,可能罹患子宫肌瘤;该区域范围见及黄色凸起之斑点,或棕黄色、暗青色、青紫色之不规则的凸起之斑点,则有可能患子宫颈癌,应予引起高度警惕。

(5)子宫区域见有小米样大小呈黄色带尖之斑点,提示罹患子宫息肉;见红色改变,提示局部充血或炎症。

(6)子宫区域见出现一暗色的且有规则的环形凸起,或凸起之四周还可见有红白相间之点,一般提示子宫内放置有避孕环。若未放环,则为长期子宫内膜炎所致。

(7)该区域出现凹陷一块,且凹陷皮肤呈平滑改变,提示其生殖系统器官曾经做过切除手术。

(8)卵巢和输卵管之手诊见有白色的点,提示病情较轻的附件炎;该区域见有白色偏红、红白相间或潮红色之斑块,提示急性附件炎;有白色或黄色的凸起,提示附件炎症较重;有亮白色水肿样凸起,罹患卵巢囊肿;见有暗紫色或黑色的、不规则的凸起之斑点,为卵巢癌之先兆;上述各种输卵管疾患,其异常手征出现在左侧,则提示左侧附件有疾患,反之亦然。

(9)在阴道区见有白色或红白相间、较为密集的、形状较大的斑点,提示阴道炎。

(10)在阴道区中间之区域见有淡白色之斑点,提示子宫颈轻微炎症;斑点较为密集而发亮,提示子宫颈炎症较重;该区域出现湿疹样斑块,提示典型的宫颈糜烂;见较为明显之环状斑点,其色偏白,提示患一般性子宫糜烂;其斑点色呈暗红、白色或黄色的圆形改变,提示慢性子宫颈炎。

19. 气管区 手掌环(无名)指和小指缝之间竖直向下至第一线(又称感情线、天线等)为止的区域范围,称为"气管区"。其竖直向下的中线,是气管竖直方向的中线,在中线中、下段交界处两侧为支气管区,反映气管、支气管、肺门等部位的病变情况。

(1)气管、支气管区见有出现白色凸起改变,提示虚寒型气管炎,痰液较多,且呈白色泡沫样痰,其证属寒,也有可能为过敏所致的气管炎,且其大气管有水肿出现;见其凸起呈红色改变,其证属热,临床见干咳无痰;见其呈红白相间,提示炎症较重,常吐黄痰、结块痰。

(2)气管、支气管区见有浅白色、浮散发亮之斑点改变,提示轻度急性支气管炎;该区域范围见有浓白、发亮、红白相间、偏红或潮红之斑点出现,提示病情较重的急性支气管炎。

(3)气管、支气管区出现皮肤纹理增粗、增厚、发黄,且呈暗棕色、凸起之斑点,提示慢性支气管炎。有时可见该区域凸起范围相对较大,有时甚至可见整个支气管区凸起。在上述手征之上,呈现花白或潮红颜色,但不太重,易被黄色遮盖,提示慢性支气管炎急性发作。

(4)在支气管区见呈暗红色、黄棕色凸起之斑点,提示罹患支气管扩张症;该区域之斑点呈鲜红色改变,提示咯血;支气管区域中心部位呈暗青色,凹凸不明显,则可能患支气管哮喘。若感染严重时,也可出现与支气管炎相类似之手征。

(5)支气管区出现带咖啡色、发暗、发紫带尖的,皮下又有咖啡色放射状絮状物,提示罹患支气管癌瘤;若无放射状,提示罹患支气管结核。

20. 胸(肺)区　位于气管区范围,向左不超过环(无名)指,向右不超过小指,向上不超过指根线,向下不超过第一线(又称感情线、天线等)之区域范围,称为胸(肺)区,胸部、胸膜、胁肋、肺部、乳腺、背部之疾患均可在该区得以反映。

(1)两胸(肺)区外侧,胸膜部位呈单侧或双侧见有条索状的白色或红白色斑点出现,可能罹患胸膜炎;黄斑呈凸起状改变,乃胸膜炎痊愈后遗留之痕迹;有时在局部皮下呈暗色改变,也属胸膜炎、肋膜炎等炎症性病灶所遗留之痕迹。

(2)该区域局部呈凸起改变,颜色常呈暗色,一般提示为结核病或局部遭受过外伤,或乳腺曾做过手术,亦有可能罹患乳腺肿瘤。该区域范围呈白色小斑点改变,对于妇人来说,可能罹患乳腺小叶增生;并在肝区见发白、发青暗色改变,提示相应部位有可能出现疼痛症状。

(3)整个肺区呈凹陷改变,提示肺气虚,肺功能较弱;肺纹理粗乱,很有可能是肺被切除;整个肺区呈红色改变,亦常见于肺热干咳;整个肺区呈红白相间改变,提示病情加重,黏膜呈水肿改变,开始咳吐黄痰;整个肺区有鲜红色小点出现,提示正处于吐血阶段;整个肺区见有白色凹陷,提示肺气虚弱或罹患肺痿证。

(4)肺区有一或数个白色的、边缘清晰的圆形或椭圆形斑点,提示罹患早期肺结核;斑点呈灰色或红白色改变,提示罹患活动性肺结核;在气色斑点之中,再见有一灰色的圆形区域,提示肺结核已形成空洞;见有陈旧的、橘黄色的、老茧似的圆形或椭圆形凸起,提示结核已形成钙化点。就一般来说,肺结核的手部斑点较肺炎斑点色浓而密集,呈沙砾状改变。肺区出现鲜红色似针扎过的斑点,提示患者有咯血表现;有暗红色斑点出现,提示患者有咯血病史。

（5）支气管区呈现凸起黄色斑点，且同时两侧肺区见有稍凸起较乱的皮肤纹理，并呈暗青色改变，提示罹患肺气肿；若除此之外，心脏区也出现异常改变，则可能罹患肺源性心脏病。

（6）肺区出现凸起的白色、黄色、黄棕色、咖啡色、暗青色或紫黑色，边缘不清晰之斑点，且无光泽，提示肺癌，应予高度警惕。上述斑点，若出现在肺区环（无名）指下，提示左肺有疾患；见出现在肺区小指下，提示右肺有疾患。

（7）鼻、咽等区出现白色较浮显斑点，在肺区见有散在的白色斑点或红白相间、棕色偏红的完整性斑点，且其周围界限清晰，区域轮廓鲜明，一般只在某一侧出现，提示罹患大叶性肺炎；其白色斑点相继呈浓白色、红白相间色以至暗红色改变，提示肺炎病情正进一步加重；肺区呈黄棕色、凹凸不平之大片状斑点改变，提示大叶性肺炎病变已经痊愈。

（8）鼻、咽等区呈白色较浮显之斑点，气管、支气管区之下 1/2 段，有按支气管"走向"分布的，呈散在性的白色或花白色的密集斑点，肺区（常见于下部）见有散在的，以白色为主的，红白相间的斑点出现，提示小叶性肺炎。

21. 腰区　气管竖直平分线向下与第一线（又称感情线、天线等）的交点范围，称为"腰眼"，腰眼之左侧，环（无名）指下方处，称为"左腰区"；腰眼之右侧小指下方处，称为"右腰区"。

（1）腰区范围出现老茧样凸起，提示慢性腰痛；出现红白相间区域，且同时伴有腰痛，提示腰痛是由于腰肌发炎所致，临床常见于腰肌纤维组织炎；其斑点颜色呈黄色且发暗，提示腰肌劳损时间很长，腰痛也较严重。

（2）在第一线（又称感情线、天线等）之腰区段上见有明显的小凸起，提示腰部有外伤或腰椎有变形；上述纹线段见有白色出现，提示有腰病，哪侧征兆明显，哪侧的腰就痛得厉害。

22. 肝区　手掌大鱼际上部第三线（又称生命线、地线等）与第二线（又称头脑线、智慧线等）之夹角区域范围，称为"肝区"。

（1）该区域呈白色一片，提示肝气虚、肝气郁滞；整个区域呈暗灰色改变,提示心情不舒畅,情绪欠佳。

(2)该区域呈暗红色、暗紫色改变,并伴见凸起之微小血管显露,个别患者可见有"肝掌"(亦即手掌有许多红色小血管呈星状突起),提示可能患肝硬化;若肝、脾、胃、肾、生殖区均呈白白的平滑一片,同时见有点发亮,亦有可能罹患肝硬化。

(3)该区域呈凸起状改变,提示罹患肝大;若凸起无明显的色泽变化,则提示为生理性肝大;该区域范围呈明显凸起,且又伴见全手掌其他部位均呈红色或深古铜色之斑点,提示脂肪肝。

(4)该区域呈白色改变,且见边缘清晰的凸起之斑点,提示肝良性肿瘤,如血管瘤、良性腺瘤、肝囊肿等;该区域呈暗青色、青紫色、黑色或深咖啡色改变的,且边缘不清晰凸起之斑点,整个肝的手诊部位颜色呈发暗改变,提示肝脏可能患恶性肿瘤,如肉瘤、肝癌等。从肝区凸起的斑点来看,良性肝肿瘤的手征看上去好像无根基似的,而恶性的肝肿瘤看上去好像有根基似的,这是一个鉴别要点。

(5)该区域有分布密集的红白相间的斑点出现,提示罹患急性肝炎,有时还可伴有黄疸出现,较好辨认;该区域分布密集的暗红色、暗紫色斑点,提示慢性肝炎;若出现暗黄色或黄褐色改变,提示慢性肝炎已获痊愈。

(6)该区域皮下见有血管出现,提示肝血流不畅;出现鼓起之血管,提示肝血管已呈硬化性改变;鼓起之血管向食管区、口区延伸,提示门静脉高压或曲张。

23. 脾区　手掌第一线(又称感情线、天线等)与第二线(又称头脑线、智慧线等)之间,对应于环(无名)指下的部分范围,称为"脾区"。

(1)该区域呈凹陷状改变,并带有白色之斑块,提示脾虚,脾的功能薄弱。

(2)该区域凸起,并呈黄色或浅咖啡色改变,提示脾久虚和脾大。

(3)该区域白亮,而暗色在皮下深处,提示脾切除或脾萎缩。

24.胆区　　有两个部位,其一位于手掌大鱼际旁第三线(又称生命线、地线等)上 1/3 左侧处,称为"胆区 1";其二位于脾区之稍低一点偏右之位置处,称为"胆区 2"。

(1)胆区 1 呈发暗的白色、白中带红色或黄色之斑点,有的呈沙砾状斑点,提示可能罹患慢性胆囊炎。

(2)胆区 1 呈白色或红白相间的、边缘稍不规则的、发亮似的水肿,圆形或椭圆形之斑点,且较为密集,提示可能罹患急性胆囊炎;其斑点呈白色改变,患者只有单纯疼痛表现,问题一般不会很大;颜色呈偏红色改变,提示病变正处于感染时期。

(3)胆区 2 呈圆红色改变,并有明显的边缘,提示胆腑有热、充血或有炎症存在,若呈凹陷状改变,提示胆囊、胆管萎缩或曾做过胆囊切除手术。

(4)胆区 2 呈白色或黄色的沙砾样之斑点或凸起之硬结,且呈不规则的松散状,提示罹患胆石症。

25.腹区　　可分为上、中、下三腹。第二线(又称智慧线、心线等)切线之延长线与气管区向下的延长线的交点,是上腹区的中点,由此点向掌根纹方向做小鱼际的平分线,从上腹中点向掌根做小鱼际平分线的三等份线,定出上、中、下在腹区的中心点。其中结肠区在腹区第一线(又称感情线、天线等)的下方,小鱼际的上端处;阑尾区在腹区小鱼际下 1/3 中点处。腹部的各种疾患,如胰腺、腹膜、结肠、小肠、阑尾、胃和后背的疾患均可在此处得到反映。总之,整个手掌内侧小鱼际部分的特点为"无头无尾",从颈部以下至小腹阴部的病变情况都能得以表现出来。

(1)上腹区见有红白相间之凸起,提示胃部胀满;其他腹区见有该征兆,也提示其对应腹部胀满。

(2)整个上腹区均呈白色改变,且同时又与腰区疼痛的白色区域相连成一体,提示背酸、背痛等症。

(3)腹区呈现红色、深红色斑点,且数目众多,提示腹内有积热。多见于各种热性炎症、充血性炎症、大便干燥、过食辛辣刺激性食物等。

（4）结肠区见有点状凸起，略偏红色，边缘清晰，提示结肠息肉；点状凸起，红色偏重，提示结肠息肉合并有感染。

（5）结肠区见有白色或暗青色之斑点，提示过敏性结肠炎。

（6）结肠区见有凸起的呈棕红色、棕黄色或暗紫色的，且呈放射状的、极不规则的、边缘不清的或呈锯齿样的斑点，提示结肠癌。

（7）结肠区见有多个白色的或红白相间的斑点，或在整个区域范围均见红色的斑点，提示慢性非特异性溃疡性结肠炎。

（8）阑尾区见有黄色凸起，提示可能罹患慢性阑尾炎；阑尾区见有一凸起的呈暗棕色条状瘢痕，提示阑尾已被切除。

（9）阑尾区见有白色或红白相间之斑点，提示罹患急性阑尾炎；见局部纹理较为混乱，较虚之白色斑点，提示罹患急性阑尾炎初期；见红白相间之斑点，提示急性阑尾炎中期；见斑点呈红色改变，甚至呈潮红改变，提示急性阑尾炎已开始化脓。

26. 皮肤区　从血压高区竖直向下与大鱼际部相交之边缘处开始，邻近手掌第三线（又称生命线、地线等）中端内侧的长条状区域范围，称为"皮肤区"。多种皮肤病，如过敏性皮炎、湿疹、象皮病、皮肤紫癜、皮下出血、贫血等均可在该区域范围得以反映。

（1）该区域皮下白亮，表面光滑，提示罹患老年性瘙痒症，由贫血、糖尿病等病症所致之皮肤瘙痒。

（2）该区域见一条条并列凸起之横条，提示脚气病。

（3）该区域呈现黄色斑点，提示罹患慢性皮肤病，如神经性皮炎等；见呈浅咖啡色或暗色之凸起成片提示湿疹性皮炎等皮肤病。

（4）该区域见呈暗青色、紫色或浅暗紫色改变位于皮下深处，提示血小板计数减少或末梢毛细血管脆弱，皮下易致出血。

（5）该区域范围见呈白色或呈白色凸起改变，提示罹患皮肤瘙痒症或麻疹。出现红白相间斑点，提示罹患皮炎、荨麻疹或其他皮肤过敏症；见黄中带暗，提示皮肤过敏。

27. 风湿区　位于大鱼际底部，亦即大鱼际外侧靠掌根方向之区域范围，称为"风湿区"。身体罹患风湿病，包括全身受寒、湿邪侵袭等均可在该区域范围得以反映。

（1）该区域斑点青暗明显，提示罹患寒痹证；该区域范围斑点呈青红改变，提示热痹证。

（2）该区域出现青暗色斑点，若累及各器官，则可出现相应器官手诊变化征兆。见出现脊柱炎手征变化，提示罹患风湿性脊柱炎；见出现心脏二尖瓣受损害手征变化，提示罹患风湿性心脏病。

28. 糖尿病区　在手掌小鱼际处之腹区阑尾手诊部位的下方处，称为"糖尿病区"。

（1）该区域见有异常改变，提示糖尿病。

（2）该区域呈暗黄色改变，提示多尿；该区域范围见呈白色改变，提示多饮；该区域范围见呈一片红色改变，提示多食。

29. 肛门、直肠区　在拇指指腹面近指甲的区域范围，称为"肛门、直肠区"。其中，肛门区位于拇指指尖至指甲缝之间的整个曲面；直肠区位于拇指指尖至拇指指腹之间的整个曲面。

（1）肛门区域出现暗色条状或圆形偏凹陷斑点，或呈暗青色改变，提示罹患肛裂；皮下呈暗红或暗紫色改变，也有可能肛裂曾做过手术。

（2）肛门区域见暗青色凸起改变，提示痔疮；有白色发亮之凸起，提示痔出血不多；呈红色改变或红白相间以红色为主之凸起，提示痔出血较多；出现枯黄凸起，提示痔疮已痊愈。

（3）肛门、直肠区出现凸起的呈咖啡色或黄棕色之硬结，提示罹患直肠息肉或直肠恶性肿瘤；其硬结边缘及根部界限不清，或有发暗的紫黑色，呈放射状，边缘不清晰的凸起，则直肠癌的可能性更大。

（4）拇指呈凹陷改变，或用手按压，要待很长时间才能恢复原状（肌肉弹性较差），提示直肠气虚，直肠功能薄弱，易罹患直肠癌。

（5）直肠区域呈凸起改变，红色或红白相间之斑块，提示直肠有炎症存在或直肠有热；见凸起发亮，且皮下像水肿样，提示直肠水肿。

30. 肩臂区　在手掌上部之两侧，示指根纹下方，拇指侧至第三线(又称生命线、地线等)起点之间的整个区域范围,称为"左肩臂区";小指根纹下方掌边侧至第一线(感情线、天线等)起点之间的整个区域范围,称为"右肩臂区"。左肩臂区与疲劳区重合,右肩臂区与右肺区重合,检查时,应予注意鉴别。肩臂区主要反映肩膀和手臂的各种疾患。左肩臂区反映左肩臂所罹患疾患;右肩臂区反映右肩臂所罹患疾患。

(1)该区域范围见有白色、花白色斑点,提示罹患肩关节周围炎,且肩部疼痛症状较轻。

(2)该区域范围见有红色、暗红色斑点,提示罹患肩关节周围炎,且症状较重,疼痛明显。

(3)该区域范围见有皱纹状的黄色斑点,或者黄得发暗、发紫,提示肩关节周围炎病程较长。

(4)该区域见有浅黄色凸起改变或出现硬块,提示肩部受过外伤或有长期肩痛病史。

(5)该区域皮下有青筋(静脉)通过,提示肩部血液流通不畅,影响了上肢的功能,容易产生麻木、无力、酸痛等症状。

31. 供血不足区　为大鱼际内侧与手掌交界的一个凹陷区域范围,称为"供血不足区"。心、脑供血不足,心绞痛,各种贫血、失眠等病症,均可在该区域范围得以反映。

(1)该区域见色暗而呈凸起性改变,提示过去曾有心绞痛病史,或由于长期心脏供血不足,易引起胸闷憋痛等症状。

(2)该区域呈白色改变,对于老年人来说,提示罹患心绞痛;对于青年人来说,提示心、脑供血不足。

(3)该区域范围见凹陷明显,则心脏迟早会出现供血不足症状。

32. 后头区　又称"枕骨区",位于拇指背(后)面1~2指关节拐弯处。整个后头的疾患均可在该区域范围得以反映。

(1)该区域见有凹陷改变,提示后头部曾经受过较重外伤。

(2)该区域以及头痛区均见有凸起改变,提示脑瘤。

(3)该区域范围见出现斜或竖的纹理改变,提示头部浅表层受过轻微外伤,但已痊愈。

33. 脊椎区　是指手背中指下对应的一条筋腱,具体划分可分为颈椎区、胸椎区和腰椎区。颈椎区位于第一掌指关节处;胸椎区位于颈椎区下肌腱的上 2/5 处;腰椎区位于中指下肌腱的下 2/5 处。颈椎区可反映颈椎、左右肩部的各种疾患;胸椎区可反映胸椎、左右后脊背的各种疾患;腰椎区可反映腰部、腰肌以及腰骶椎的病变情况。

(1)颈椎区见有 3 个凸起(左右两侧各一个,另一个位于肌腱位置处)改变,且局部皮肤色泽发暗,或见呈老年斑似的暗黄色、黄褐色色素沉着斑,提示罹患骨质增生症;若呈暗咖啡色改变,提示颈肩背部因受风寒侵袭而引起疼痛。

(2)胸椎或腰椎区域见有凸起改变,且局部皮肤色泽加深,或出现深黄色、黄褐色之斑点,提示其相应区域之对应部位出现骨质增生改变。若单纯在腰椎区见有褐色色素沉着斑点,排列于肌腱两侧,提示腰肌劳损。

(3)脊椎手诊部位,见有深色的色素沉着点,且其整个肌腱触摸时感觉凹凸不平,同时其手掌风湿区呈暗青色改变,则基本可判定风湿性或类风湿脊椎炎。

(4)脊椎区肌腱平直、光顺,视为正常人脊椎,出现弯曲,则其对应的脊椎部位也见有弯曲改变。出现凸起,提示其对应的脊椎部位骨质增生;出现凹陷,则其对应部位脊椎也同样会出现凹陷。

(5)肌腱上触摸为伞状样或中间见分叉,提示先天性脊椎裂。

(6)手背上见及老年斑或色素沉着斑愈多、愈深,则腰背疼痛得就愈厉害。色斑偏向哪侧,哪侧就痛得厉害,颜色改变愈深,其疼痛也就愈重。肌腱凸起,提示罹患骨质增生,但由于未压迫神经,就不会产生疼痛感觉,如见有暗咖啡色改变,则提示有神经压迫,临床就会出现疼痛症状。

五、查手掌(指)的温度变化诊病

1. 正常、健康之人的掌心夏凉而冬暖。

2. 小指比其他各指皆冷,提示血液循环不佳及心脏衰弱。

3. 手心热,提示属阴虚证、肝肾阴虚证、血虚证、骨蒸劳热;手背热,提示属阳盛证。

4. 手掌温度比正常、健康之人的手掌要温暖许多,提示可能罹患甲状腺功能亢进症(甲亢症)、高血压症、脑桥出血、糖尿病、类风湿关节炎、红细胞增多症、肝肾阴虚证、阴虚劳热证、血虚证以及消化不良等病症。

5. 手掌温度比正常、健康之人要冰凉许多,提示可能罹患甲状腺功能低下症(甲减症)、休克、主动脉炎、脊髓空洞症、硬皮病、皮肌炎、播散性红斑狼疮、雷诺现象、动脉阻塞、心功能不全、手足发绀症、风寒型感冒、脾肾阳虚证、阳虚衰弱证等病症。

六、查手掌的出汗情况诊病

1. 手掌常出冷汗,且其手足不温,提示气虚或阳虚。

2. 手掌经常性出汗,且伴手足心发热,提示血虚。

3. 手掌汗出,且发热不退,提示内热。

4. 手掌汗出如珠,淋漓不断,且四肢厥冷,提示气虚阳脱。

5. 一侧手掌汗出,另一侧则无汗出,提示气血痹阻,经络不畅。

七、望手掌的类型诊病

1. 原始型手型 外形较一般手型肥厚,指爪短而弯曲,指节如同树根一样厚硬粗糙,掌面厚而坚硬,尤其是掌的下部特别粗厚。掌纹极为简单而粗犷。指背三约纹(指头伸直,指背关节处之皱纹)深而杂乱,掌背青筋浮露,皮肤色泽较深[图3-3(1)]。

此种手型之人,提示体质较好,即使有病亦较轻微,但易患高血压及呼吸系统方面的疾患。

2. 四方形手型 外形直而方,手颈及掌指均很广畅,指甲缩短而呈方形,拇指发育刚直,拇指球非常发达,筋骨厚而坚实且富有弹性,除手指之外,手腕部也接近四方形,手背三约纹较为平淡

[图 3-3(2)]。

此种手型之人,提示体力较好,精力充沛,全身发育良好,但有一部分人成年以后易罹患心、脑血管疾患。

3. 竹节形手型 又称为"结节形手型",具有该种手型之人,外形修长,骨关节较高,各指瘦削节露,指端介于方、尖形之间,指甲较长,拇指刚直长大。手背三约纹较为明显,皮肤颜色较深,手背筋肉和血管呈隆起表现[图 3-3(3)]。

此种手型之人,提示呼吸、泌尿、生殖等系统功能可能较为薄弱,易罹患上述系统方面的疾患。

4. 圆锥形手型 此种手型较"尖头型"稍短而阔,手型与指型均较细长,指头较尖,纤细而柔软,掌向上部渐见狭窄,指根较粗,尖端呈圆锥状改变,指甲较长,掌肉肥厚,肤色较白,指背三约纹较淡,青筋隐而不见显露,肌肉柔软而富有弹性[图 3-3(4)]。

此种手型之人,脾胃功能较差,易罹患消化系统疾患;中、晚年易发生风湿痹痛等疾患。

5. 汤匙形手型 又称"台形掌",具有该种手型之人,手腕多见较为粗大,指根处也较粗大,其指尖并不像一般人由粗而渐见变细,反见粗大如同汤匙一般,指甲圆厚而大且硬,筋骨结实而有力,掌指厚而呈方正改变[图 3-3(5)]。

此种手型之人,身体健康状况良好,但到达一定年龄,易罹患衰老症。若伴见掌背青筋粗浮,易罹患高血压症、糖尿病等疾患。

6. 鼓槌形手型 因长期患病以后,指尖逐渐粗大,指根相对较小,手掌相对较为薄弱所致[图 3-3(6)]。

此种手型之人,提示罹患先天性心脏病以及由心脏病引起的循环系统疾患和肺结核后期。

7. 柔弱型手型 又称"尖头型"手型,具有该种手型之人,手指柔弱无力,指、掌薄而略带弯曲,指端较尖,皮肤较白,青筋显露较为明显[图 3-3(7)]。

此种手型之人,提示健康状况较差,泌尿、生殖系统功能较为薄弱,易罹患神经衰弱,呼吸系统以及泌尿、生殖系统疾病。

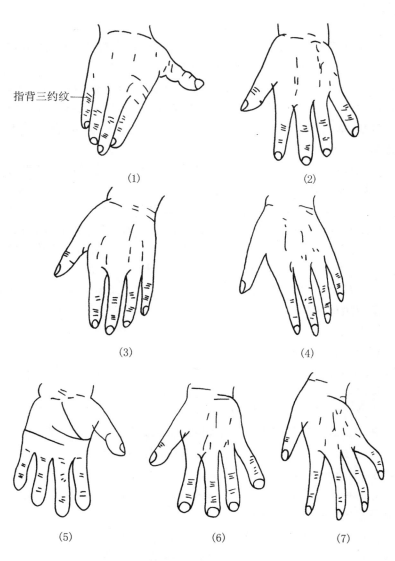

指背三约纹——

(1)

(2)

(3)

(4)

(5)

(6)

(7)

图 3-3 手掌类型诊病

注:(1)原始型手;(2)四方形手;(3)竹节形手;(4)圆锥形手;(5)汤匙形手;(6)鼓槌形手;(7)柔弱型手

八、常见的异常掌纹

只有手掌上出现异常纹理，才具有诊断意义。不同的地域、不同的民族、不同的国家、不同的人种，其生活状态、遗传基因不同，其所患疾病以及人的体质、抗病能力、病程的长短、病程中各种因素的变化也有所不同，故反映到手掌上的异常纹理也必定是多种多样，各不相同的。现将临床上常见的几种异常掌纹介绍于下：

1."十"状纹　是由两条短线或一长一短两线经交叉后，组成"十"状形者。其正"十"状纹之含义比斜"十"状纹的含义要大。"十"状纹的出现，提示机体某个脏器功能失调，某部位正处于炎症时期。预示之病情，较"米"状纹为轻，且处于疾病的早期阶段，或预示病情有好转，其病将愈。

2."井"状纹　是由4条短线互相相交在一起，构成"井"状形者。此种纹理若继续发展下去，会演变成"米"状纹或"井"状纹与"米"状纹同存。"井"状纹的出现，一般与慢性炎症有关，提示炎症时间较长，但变化缓慢，不会发生实质性变化，如见出现于胆区，提示胆囊有炎症，但无结石形成。

3. 方形纹　是由4条短线围成一个较为规矩的长方形或正方形者。方形纹的出现，为机体各种瘢痕（如外伤、手术等所致）在掌纹的具体表现。

4."米"状纹　是由3～4条短纹组成"米"状纹或"米"状变形。"米"状纹表明某一脏器存在着气滞血瘀征象。若出现于胆区，提示罹患胆石症；若出现于心区，提示心绞痛，并表明病程较长，病情较重。

5. 三角纹　是由2条或3条短线与主线相交后而形成。三角纹的出现，提示机体存在着冠心病的隐患，并表明病情要比"米"状纹轻，但比"十"状纹重，有向"米"状纹发展趋势。

6. 岛纹　是由两条弧线之两端相互连接后构成。其纹线如岛，其范围可大亦可小，可独立，可连续，可相套，应予细心辨别。岛纹的出现，一般提示机体有肿瘤或炎症性肿块存在，其岛纹越小,则临床意义越大。过大的岛纹只提示所在的区域代表的脏器较为虚弱。

7. 环形纹　其掌纹如同环状,其环心中多见有杂纹相间。属少见纹种,需从总体上观察才能发现其存在。环形纹的出现,提示机体曾经遭受外伤,当机体遭受较重之外伤时,一般可在手掌上保留下环形纹。

8. 星状纹　是由数条短线相互交叉于一点而构成,呈五角星状,这种纹很少见。这种纹多提示缺血性脑血管病变,一般常见于50－60岁之人,出现偏瘫的概率极高。但预后较好,死亡率较低。

有的人手掌上可能上述 8 种异常纹并存,也有可能只有 1 或 2 种者,但在临床上多见的是多种纹的混合出现,且相互粘连,相互交错,相互套合在一起。如在环形纹中可见及"米"状纹及"井"状纹;岛纹中可见及"米"状纹、"十"状纹;方形纹中可见及"十"状纹等,观察时要做到仔细、认真,分清主次之不同。其分清主次的原则是,取深纹而不取浅纹,取整体而不取局部,取大而不取小,重在看消长趋势。这是因为,纹理显露而清晰者,为病已形成,一般不易治愈;纹理深而细微者,提示疾病初起,或患者尚无自觉症状。若见纹理由清晰变成浅淡,近于消失者,提示旧病对身体的损害正在消失,或提示过去曾经罹患过某些疾患。纹理由浅淡变清晰,或见异常纹理增多、变长、变深,均提示疾病正在发展之中,如在心脏区见及"十"状纹,且周围有杂纹生成时,应考虑"十"状纹将发展成"米"状纹,病情会向心绞痛发展,此时应予高度警惕,以防患于未然。

九、以五行定方位望掌色诊病

仰起手掌,手心向上,手背朝下,手指向前平伸,其前为南方,掌根处为北方,左侧为东方,右侧为西方,即谓坐北面南取向。其掌心中央为脾胃,属土;东方为肝,属木;西方为肺,属金;北方为肾,属水;南方为心,属火。详见图3-4。

望手诊病时,要注意色泽呈现的部位与所对应的脏腑五行属

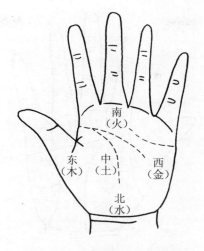

图3-4 五行各方方位分布

性是否相称,并依生克乘侮的关系来进行考虑,还应参考各种色泽所代表的病变性质,以便得出正确的诊断。如脾位呈现青色改变,则示木乘土,为脾病,且病重;若肺位呈现红色改变为火刑金,为肺病,痰火互结等,依此类推。

十、望五行星丘掌纹形态诊病

仰起手掌,手心向上,手指平伸,大鱼际靠近虎口部位,称为第一火星丘;靠近掌根侧部位,称为金星丘;示(食)指根下部位,称为木星丘;中指根下部位,称为土星丘;环(无名)指根下部位称为太阳丘;小指根下部位,称为水星丘;小鱼际靠近水星丘侧,称为第二火星丘;靠近掌根侧,称为月丘;掌根部位正中位置处,称为地丘,掌心部位,称为火星平原,详见图3-5。

五行星丘方位是近代国外学者,结合宇宙中太阳系的星体,根据"天人合一"之理论,以划分手掌区域位置的一种新方法。

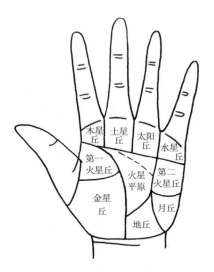

图 3-5　按五行星丘方位划分手掌

1. 第一火星丘

(1) 该处隆起高耸,颜色红活滋润,提示体质健壮,神经、精神正常,肾功能良好。

(2) 该处纹理散乱,提示易罹患泌尿、生殖系统疾患。

(3) 该处苍白而无力,肉坚硬或薄弱,第三线(又称生命线、大鱼际曲线等)包围之区域狭窄,提示易罹患生殖功能失调症及内分泌功能失调症。

(4) 该处纹理散乱不整齐,且多毛状线、交叉、星纹等,提示易造成精神高度紧张,生活规律失调,易罹患神经官能症。

2. 金星丘

(1) 该处下方出现如云一般之青黑色,提示消化系统功能较差。

(2) 该处出现羽毛状纹,提示易患神经、精神方面之病变。

(3) 该处出现青筋浮起,且位置低陷、薄而无肉明显,提示脾胃功能欠佳。

（4）该处纹理散乱、皮肤粗糙而有椭圆形的暗色呈现，提示脾胃功能欠佳或罹患胃病。

3. 木星丘

（1）该处高耸隆起，颜色呈粉红色改变，提示肝胆功能良好；相反，若见该处呈浅灰黑色改变，提示先天性胃肠虚弱。

（2）该处见有一纹自第二线（又称头脑线、智慧线等）向上升，走向示、中指缝中，并向上切断第一线（又称心脏线、感情线等），提示易患肠胃病。

（3）该处出现水肿，且纹线杂乱，提示易患心、血管系统疾患。

（4）该处纹线散乱，且皮肤粗糙而颜色较暗，提示肝功能欠佳，肝脏功能衰弱。

4. 土星丘

（1）该处高耸隆起，颜色粉红且无乱纹出现，提示心脏功能健全，视力较佳。

（2）该处过于低陷，且青筋浮起，提示心火亢盛或心力衰竭。

（3）该处纹线散乱，颜色发暗，提示心脏功能欠佳。

（4）该处有一星状纹出现，或同时在月丘处也见有一星状纹，提示易患高血压，其发生脑血管意外之可能性逐年增加。

（5）该处有数条细纹横切而过，且接近中指根部，提示胸部有疾患。

（6）该处有一纹自第一线（又称心脏线、感情线等）上方走向中指根部的指屈纹，该纹又被横纹——切过，提示素体虚弱。

（7）该处水肿，纹线杂乱，提示易罹患神经系统疾患以及痔疮、耳疾、齿疾、麻痹等病症。

5. 太阳丘

（1）该处呈枯叶色，面积较大，并伴第四纹（又称健康线）粗大，提示易罹患乳腺癌。

（2）见该处纹线杂乱，提示易罹患神经衰弱、视神经衰弱、动脉瘤等疾患。

（3）该处或与第一线（又称心脏线、感情线等）对应位置出现岛纹，提示视力欠佳、较差。

6. 水星丘

（1）该处隆起而颜色红润，提示胃肠、泌尿、生殖系统功能正常、健康。

（2）该处位置低陷，筋浮骨露，肤色枯白而无血色，提示生殖功能衰弱，宫寒而不孕。

（3）该处纹线散乱，皮肤粗糙而颜色较暗，提示大、小肠及泌尿功能较弱。

7. 第二火星丘

（1）该处高耸隆起，皮肤颜色红润，提示身体正常、健康。

（2）该处出现"井"状纹，且同时月丘部位也出现"井"状纹，提示大肠功能较弱，易患腹泻、肠炎等病症。

（3）见该处有较重的横纹切过，或横纹又分叉出现支纹，或见有2～3条以上横切而过，提示呼吸功能较差。

（4）该处出现圆形纹线，提示易发生视力障碍。

（5）见该处数条直线纵切而下，提示呼吸功能欠佳，易罹患呼吸系统疾病，如呼吸道感染等病症。

（6）见该处位置低陷，筋浮骨露，肤色较为枯白，提示罹患呼吸系统感染、慢性阻塞性肺气肿等疾患。

（7）该处纹理散乱，皮肤粗糙而颜色较暗，提示呼吸功能较差。

8. 月丘

（1）见该处隆起凸突，呈鲜艳改变，提示心理健康。

（2）见该处位置低陷，筋浮骨露，肤色枯白，提示呼吸系统衰弱，易罹患呼吸系统疾患。

（3）该处下方出现星状纹，提示易发生泌尿系统疾患。尤其是中年以上者，易患糖尿病。

（4）该处中央部位或下方出现纵横纹，且构成散乱的格子纹，提示易罹患肾病或糖尿病;若为女性,则多罹患生殖系统方面的疾患,特别是子宫病。

(5)该处出现零星黑点,提示消化功能欠佳,易患消化系统方面的疾患。

(6)该处呈发黑改变,第三线(又称生命线、地线等)靠近手腕位置呈暗黑色改变,提示慢性痢疾或慢性肠炎等。

(7)该处有深、粗、重的"十"状纹呈交叉出现,第一线(又称感情线、天线等)在示指下方形成双条并进改变,提示痛风。

(8)该处出现长而深的纵纹垂直而下,且该纹又被一横纹切过,提示易罹患足部痹痛疾患。

(9)该处纹理散乱,皮肤粗糙而色暗,提示七情郁滞,易罹患神经官能症等病症。

(10)该处纹理散乱,提示易罹患肾、膀胱病变,或结石、视力减退、痛风、贫血及妇科疾患等。

(11)第二火星丘至月丘这一段均呈暗红色一片,提示易罹患脑卒中。

9. 地丘

(1)该处呈隆起状改变,且肉软而有光泽出现,提示泌尿、生殖系统功能良好。

(2)该处位置低陷,青筋浮起,薄而无肉,提示内分泌、泌尿、生殖系统功能衰弱,易罹患这三大系统之病症。

(3)该处有青筋(手腕部静脉)由手颈纹向上——贯穿而过,提示泌尿、生殖系统功能衰弱,易罹患泌尿、生殖系统疾患。

(4)第三线(又称生命线等)下方,有斜纹向地丘横断,提示生殖功能较为衰弱,或罹患不孕、不育症。

(5)该处纹理散乱,提示遗传素质较差,或罹患心、血管方面的疾患。

(6)该处缺陷过于严重,提示易罹患不孕、不育症。

(7)该处手颈纹散乱而不完整,提示肾功能欠佳。

(8)该处乱纹丛生,皮肤粗糙而色暗,提示幼年营养不良,体质薄弱,体力较差。成年后易感疲劳。

10. 火星平原

(1)该处陷进而周围肉堆拱起,且其中纹理清晰可见,提示身体正常、健康,情绪稳定,心情愉快。

(2)掌心冰凉,手掌干枯而呈苍白改变,提示循环系统、消化系统功能衰弱,内分泌功能低下;或火气不足,或脾肾阳虚,易患上述3大系统疾患。

(3)该处纹理散乱,多因七情困扰,心情忧郁,以至失眠、身体虚弱;特别是明堂气色青暗的人,提示近期即将发病。

十一、望掌纹的动态变化

掌纹的动态变化可以简洁地用 4 个字来进行表述,即浮、沉、消、长。

(一)浮纹

浮纹,亦即浅纹。临床所见一般的浅纹,大多提示病情较轻,且尚处于疾病的早期,或处于良好的痊愈期。但"浮纹"还要看其发展,若向消失发展,则其病消失,若向深处发展,则提示病情进展,应予以高度的重视。

一般的主纹和辅纹在其末端均应比始端浮,此乃正常表现。但若始端呈现浮则为不好之征兆;若其末端向深度发展,此乃趋好之征兆。起点浮现,到末端浮浅消失,为体质较差;特别是第三线,浮则生变,唯有第四纹以浮浅最佳。

(二)沉纹

沉纹,亦即深纹。第一、二、三主纹线是所见之中最粗、最深之纹线。正常之人第一线、第三线之粗深大于第二线;每条纹线的起始端又深粗于其末端,如见应该深沉的纹线而变成浅淡纹线,应该浅淡的纹线而变成深沉的纹线,均提示机体内部起着某种变化。当一条辅助纹线接近或深过一二三主纹线时,要意识到这条辅助纹线所提示的体内脏器已经发生变异。但这些变化并非全都是疾病所致,也可提示预后变化,预后变化其纹线可变深,也可变浅,均要予以分别对待。如见第三线（又称生命线等）末端变深，提示生命力增强，若过于深并有枝杈出现或呈岛纹改变，则又可提示此乃正邪相抗之时，或提示病情较重。第二线过于深沉的人，多罹患头痛症，而过于浅淡者，也常常罹患头痛症，所以，纹线的深浅要有适度，其粗细要适中，过量或不足都是机体内部变异之反映。又如，手术后病理的"米"状纹外围会形成方形纹，其方形纹深沉时，提示手术后其瘢痕正在生成，经一段时间后，若见方形纹变浅甚至消失，则提示手术愈合情况良好；若仍持续加深，则提示局部有粘连或旧病已有复发。所以，"深沉"只提示纹线之动态，千万不可片面以"深沉"而断凶吉。

（三）消纹

消纹，亦即隐于手掌上的纹在一定的条件下是可以消失的，而其线则一旦生成，一般就不易消失，"消"只指纹而已，而非指线。手掌上细小的纹，时隐时现，隐后即消失，提示所患之病已获痊愈。临床上对部分胆石症掌纹的长期观察，发现当"米"状纹退隐为"井"状纹，其"十"状纹消失不见时，经临床证实，其症状已有减轻或痊愈。

（四）长纹

长纹，亦即新生纹或增长纹。纹是可以新生、增长的，当一个人长期处于心情不稳定或过于劳累时，其手掌中可新生出许多细小的纹，这些细小的纹长出后，可以随病情的好转或痊愈得以消失，也可因疾患长期未治愈而长久留存。并且，各主纹、辅纹也会增长或各线之间会长出枝杈，使其连接起来。如第二线中断后，可分裂成两段，在两段之间处可长出枝杈，使其连接起来。较小的纹也可经长时间的生长，也会变成较原来浅的纹。

临床上诊察手掌的纹线，主要是观察其浮、沉、消、长之动态及发展之趋势。根据有关的动态变化及发展趋势，以判断疾病的缓急、轻重以及预后的变化。

十二、掌纹诊病的基本要领

要充分掌握观察掌纹变化，以诊断疾病的基本要领，首先要准确、熟练地区分各脏腑在手掌上的对应区域之常态与变态、常色与变色的区别，运用所掌握的异常纹线所代表的病理意义，娴熟巧妙地将其所获得的基本要素综合进行分析，以正确诊断疾病。

(一)方位区域的划分

在掌部区域划分中，首先要定出大的方位图。总的来说，手指尖为上部，靠近手腕处为下部；纹线的起端处为上部，纹线的终端处为下部；拇指方属左部，小指方属右部。这样的划分，就可以初步区分病灶在身体上下左右的位置所在。

(二)酸碱区的划分

1. 酸性区　手掌中第三线所包容的区域，通常定为酸性区；如见这一部位大而充实饱满，提示体质偏于酸性。偏酸性体质者，提示易患高血压、动脉硬化、脑栓塞、脑出血、糖尿病等病症。

2. 碱性区　从第二线以上至小指根部的区域，通常定为碱性区，其中碱性区越大，体质也就越偏碱性。碱性区狭小，其体质则偏酸性。偏碱性体质者，提示易患低血压、气喘病、胃下垂或癌症等病。

(三)掌部的常用名称、术语

为了临床应用的方便，为了便于把握手掌诊断图谱的定位，常将腕横纹端称为"近端""下端""阴端"；将指尖端称为"远端""上端""阳端"；将拇指侧称为"桡侧""左侧""阳侧"；将小指侧称为"尺侧""右侧""阴侧"。将小指根下横曲线起始点与大鱼际抛物线起始点相连，假设成立的线段，称为"掌面上横纹"；过拇指根掌指横纹的上端作掌面上横线的平行线，称为"掌面中横纹"；过拇指根掌指纹正侧端点，作掌面上横线的平行线，称为"掌面下横纹"。

对于指节的称呼，现有的医籍文献中极不统一，有的将末节称为第一指节，中节称为第二指节，近节称为第三指节。有的则相反。为避免造成混乱,现统一以末节、中节、近节称之。详见图 3-6。

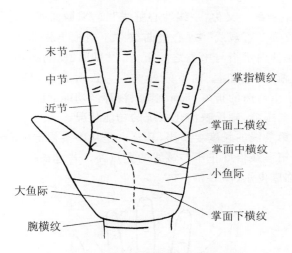

末节
中节
近节
大鱼际
腕横纹
掌指横纹
掌面上横纹
掌面中横纹
小鱼际
掌面下横纹

图 3-6　掌面横纹区域划分及指节称谓

(四)异常纹理的位置及病理意义

　　手诊时,首先要观察各部位的肌肤色泽是否红润,肌肉是否充实、饱满,有无凹陷、凸起,有无各色斑点出现,有无青筋穿越,然后再观察有无异常纹理出现。一般若出现"十"状纹、三角纹者,提示多为轻症;若出现"井"状纹、"米"状纹者,提示病情严重;若出现环形纹、方形纹者,多为慢性病或久病或有瘢痕形成,也可为该部位脏器做过切除手术;若出现岛纹,提示罹患炎性包块或肿瘤。

　　部分遗传性疾病的纹理,多于左手掌出现,在观察掌纹颜色时,以采用"男左女右"取法。双手的纹理与内脏的位置有关,如心脏和胃部的疾患,以其左手掌纹准确,而肝胆疾患,则多以右手掌纹为准。身体是否罹患某种疾病,若其双手均同时出现病纹的话,则就确诊无疑的了。在左、右手上,又分为左、右两侧,以拇指为左侧,小指为右侧来判断疾病,有时可准确推断出病在人体的哪个位置,如哪侧脑部、哪侧输尿管、哪侧肺部等。

十三、望掌纹诊病

1. 第一线　又称"一线""心脏线""远端横曲线""感情线""天线""天纹线""直观线""远心横曲纹""小指根下横曲线"等。从手掌的尺侧伸向示指与中指之间下方，以弧形、反向抛物状呈现，以深长、明晰、颜色红润、向下的分支少为正常表现，是中指、环（无名）指、小指弯曲的折痕，提示心脏、视神经功能、性功能，若走向进入示、中二指缝，则反映消化系统的功能状况。

（1）第一线的长度要适当，其标准是从中指根部中心向下设一条直线，第一线恰好止于与该线的交点处。若过长过短，则各有其不同的临床提示（图3-7）。

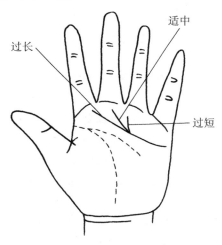

图3-7　第一线正常、异常表现

（2）第一线过长，延伸至示指和中指之间，一般提示心脏功能强健，但第一线本身必须没有瑕疵或黑点等出现，且曲线要美观。第一线长，提示性格固执，可能罹患先天性心脏病、也易患神经性肠胃病。第一线长达示指下方，提示患高血压。见第一线延伸至木星丘（示指外侧处），提示血压极不稳定，一会儿高，一会儿又低。

（3）第一线很长，通过全手掌，提示肾炎、尿频。若并见颧骨呈黑色改变，其临床意义较大；若并见腮部较宽，则有罹患肾病之倾向。

（4）第一线过短，提示循环系统不良。

（5）第一线光滑，提示心脏功能良好。

（6）第一线寸断，或见纹线零乱，或呈链条状和波浪状改变者，提示易患心、脑血管疾患。第一线单纯呈链状改变，提示幼年时体质较差，经常患病，成年后易罹患神经衰弱、视力障碍［图 3-8(1)；图 3-8(2)；图 3-8(3)]。

（7）第一线在中指或环指下方出现断裂，且断口较大，提示较易患循环系统或呼吸系统疾病［图 3-8(4)]。

（8）第一线在小指下方处出现断裂，其断口距离较远，提示易患肝病［图 3-8(4)]。

（9）第一线末端出现三叉纹，其中有一条叉纹上可见有小岛纹或方形纹，提示进入老年期可能易患脑卒中（中风）［图 3-8(5)]。

（10）第一线延伸至示、中指缝间，提示长期罹患脾胃病［图 3-8(6)]。

（11）第一线延伸至示、中指缝间，末端呈羽毛状纹改变，提示操劳过度，易患鼻炎、咽炎等病症［图 3-8(7)]。

（12）第一线见有岛纹，提示患视神经病变、静脉瘤；亦常见于神经衰弱症，如烦躁、失眠、头晕、头昏、健忘等症状。

（13）在第一线见有岛纹位于中指下方，提示易患心肌梗死［图 3-8(8)]。

（14）在第一线见有岛纹位于环指下方，提示患眼疾［图 3-8(8)]。

（15）在第一线上出现许多小纵纹，提示心气虚、心血虚、失眠、惊悸、心律失常［图 3-8(9)]。

（16）在第一线见有较长红色斑点，为脑卒中之先兆，提示心脏功能薄弱；第一线见有两个黑点出现，提示以前有两次脑出血病史。

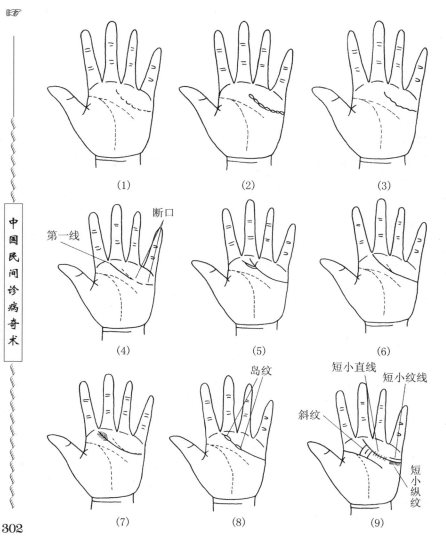

(1)　　　　　　　(2)　　　　　　　(3)

断口

第一线

(4)　　　　　　　(5)　　　　　　　(6)

岛纹

(7)　　　　　　　(8)

短小直线　　短小纹线

斜纹

短小纵纹

(9)

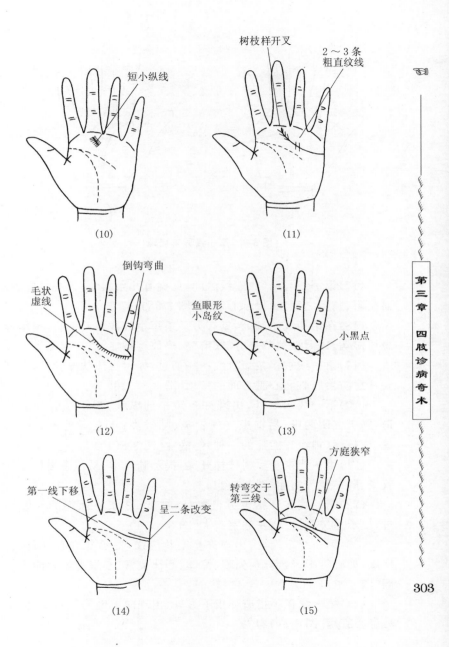

(10)

短小纵线

(11)

树枝样开叉

2～3条
粗直纹线

(12)

毛状
虚线

倒钩弯曲

(13)

鱼眼形
小岛纹

小黑点

(14)

第一线下移

呈二条改变

(15)

方庭狭窄

转弯交于
第三线

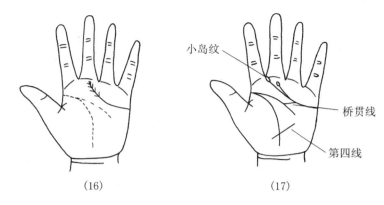

（16）　　　　　　　　　（17）

图 3-8　第一线异常表现（一）

（17）第一线与第二、三线之间，见夹有几条斜纹，为心气虚、心血瘀阻、胸闷之征兆，提示心脏病［图 3-8（9）］。

（18）在第一线始端处，见有另一条短小纹线与其平行，提示罹患风湿病、风湿性关节炎、风寒痹痛、痛风等病症［图 3-8（9）］。

（19）第一线被多条短直线一一切过，提示身体状况较差，尤其要注意防治肝脏和心脏方面的疾患［图 3-8（9）］。

（20）第一线末端处，出现许多短小的纵线，提示呼吸功能减退，肺脏气阴两虚，易罹患支气管炎、咽喉炎；年老者易罹患喉头癌、梅核气（神经官能症的一种）等病症［图 3-8（10）］。

（21）第一线末端呈树枝样开叉，提示肺气虚，易罹患慢性支气管炎、肺结核等病症［图 3-8（11）］。

（22）第一线在环指下方位置处，被 2～3 条直而粗的纹线切过，提示易患高血压、左心室肥大［图 3-8（11）］。

（23）第一线下端处，出现许多毛状虚线，提示易患心、脑血管疾患，如心气虚、气血虚、失眠、惊悸、心律失常、心脏神经官能症等病［图 3-8（12）］。

（24）第一线在小指或环指下方处，出现向上倒钩弯曲纹，提示易患心脏病［图 3-8（12）］。

（25）第一线上出现鱼眼形小岛纹。提示易患神经衰弱症，常见出现烦躁不安、头晕、失眠、健忘等症状［图 3-8(13)］。

（26）第一线上出现黑点，提示心脏较为衰弱，易患心律失常等病症［图 3-8(13)］。

（27）第一线纹理紊乱，且隐现晦色，提示吸烟过度或为一氧化碳中毒所致的心脏疾患。

（28）第一线呈赤红色改变，且皮肤较为干燥，提示易患高血压或脑血管疾患。

（29）第一线呈淡白色改变，提示患心血不足、心气虚、贫血、神经衰弱等病症。

（30）第一线呈青紫色改变，提示易患冠心病、肺心病等，常见于心血瘀阻证。

（31）第一线呈灰色且干枯改变，提示肝脏已罹患病变。

（32）第一线中部皮肤变黑，并时常有疼痛感觉，提示罹患冠心病、心包炎、心肌炎等，常见于心脉瘀阻证。

（33）若第一线呈两条改变，且出现晦暗色，常为耳病与肾病之先兆［图 3-8(14)］。

（34）第一线下移，接近第二线，两线之间呈狭窄改变，提示临床易出现胸闷等见症［图 3-8(14)］。

（35）第一线下移，第二线上移，两线之间形成狭窄方庭，第四线（又称健康线）细而弯曲，提示肺活量较小，易罹患肺心病、支气管炎等病症。银屑病（牛皮癣）患者，亦常见此纹线［图 3-8(15)］。

（36）第一线延伸至示指下转弯交于第三线，提示易罹患神经衰弱症［图 3-8(15)］。

（37）第一线较短，线头平齐，提示大脑易于疲劳。

（38）双手第一线末端呈穗状改变，提示罹患胸膜炎［图 3-8(16)］。

（39）桥贯线在环（无名）指下长出，将第一线与第二线相互连接，且同时第四线（健康线）又交于第三线，提示进入老龄期时，易患脑卒中、高血压、心脏病等病症［图 3-8(17)］。

（40）第一线末端出现岛纹，提示颈、胸部易罹患肿瘤；若在中指之下第一线上见有圆形小岛纹，为心肌梗死之先兆［图 3-8（17）］。

（41）第一线变粗，且呈黑褐色改变，提示罹患梅毒［图 3-9（1）］。

（42）第一线起端（水星丘）上方有 3 条向上之小细线，提示罹患泌尿系感染；若 3 条小细线变长，提示足部有外伤史，或足易困乏无力［图 3-9（1）］。

（43）第一线起端处，纹线向上卷曲而行，提示一侧足部疾患［图 3-9（2）］。

（44）第一线在小指下方呈双条改变，且小指、环指又弯曲不能伸直，提示风湿病［图 3-9（3）］。

（45）环指下第一线上见有几条干扰线剪切第一线，且颧骨上见有毛细血管扩张，提示易患肺炎、支气管扩张等病症［图 3-9（3）］；十指指甲呈筒状改变，提示患有遗传性支气管炎。

（46）环指下第一线上出现倒“8”字纹，提示视力异常，罹患高度近视［图 3-9（4）］。

（47）在环指下第一线上见有小岛纹，环指根下、第二火星丘处均见有小岛纹出现，提示视力异常，且罹患遗传性心脏病［图 3-9（4）］。

（48）第一线起点处见大分叉纹，提示幼年时期曾经患过危及生命的脑炎、肝炎等病症［图 3-9（5）］。

（49）环指下方见有两条竖线切过第一线，提示血压不很稳定［图 3-9（5）］。

（50）小指下第一线上见有小岛纹出现，提示耳鸣［图 3-9（5）］。

（51）环（无名）指下第一线上出现长形岛纹，提示幼年时期曾经患过中耳炎、泪囊炎、肝炎或有食物中毒史，待进入老年后，须提防发生突发性脑出血［图 3-9（6）］。

（52）双手第一线在中指下方呈断裂改变，提示患肺炎或血管

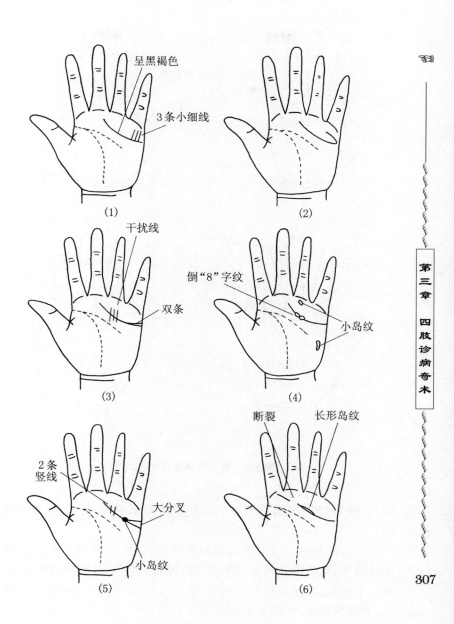

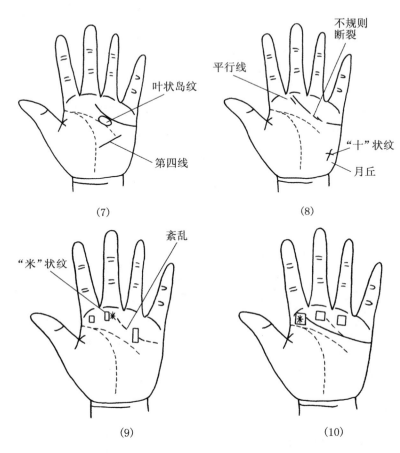

（7）　　　　　　　　　　　　　　（8）

（9）　　　　　　　　　　　　　　（10）

图 3-9　第一线异常表现（二）

瘤；若断裂处呈黑褐色改变，应警惕肺有恶性病变可能[图 3-9（6）]。

　　（53）环指第一线下出现倾斜的叶状岛纹，提示妇人罹患乳腺小叶增生；见有双重叶状岛纹出现，提示同时患有腋窝部淋巴结炎。太阳丘、土星丘呈灰色改变，第四线（又称健康线）比第一线粗大，为乳腺癌先兆[图 3-9（7）]。

（54）见第一线在环指下方呈不规则断裂，提示幼年时罹患大病。双手均见此征兆，则临床意义更大［图3-9(8)］。

（55）第一线末端下方处出现较短的平行线，且月丘处见有明显的"十"状纹，提示痛风［图3-9(8)］。

（56）第一线紊乱，提示心脏功能衰竭；若在中指下方出现"米"状纹，提示冠心病［图3-9(9)］。

（57）第一线示指下方处，见及出现方形纹，提示肺尖部炎症已感染较久；其方形纹在环指下出现，提示肺底部炎症性病变；若方形纹在中指下出现，则不能只是考虑肺结核、肺钙化点，还应结合问诊，如吞咽食物时有无梗阻感等，以排除食管癌可能［图3-9(9)］。

（58）右手第一线末端的木星丘处（示指根底部范围）出现方形纹，提示胆囊炎；方形纹内见有"米"状纹或"十"状纹者，提示罹患胆石症；未见方形纹，仅见有"十"状纹，提示胆石症病情较轻；见该纹纹线变浅，提示胆石症经手术后情况良好。若见此处光滑明亮，提示胆囊已切除；若在短时间内见该纹呈加深改变，提示旧病有复发。左手第一线末端的木星丘处出现"田"状纹，提示脾胃病［图3-9(10)］。

（59）第一线末端木星丘处（示指根底部范围）出现小岛纹，提示肝功能障碍；若岛纹如黄豆粒大小，提示脂肪肝。该手纹若出现于右手，则临床意义更大［图3-10(1)］。

（60）在第一线末端木星丘处（示指根底部范围）出现菱形纹，提示罹患肝炎，或在该纹见有小岛纹，提示肝硬化。该手纹若出现于右手，则临床意义更大［图3-10(1)］。

（61）第一线紊乱，其中段出现方形纹，拇指、环指指甲变薄、弯曲，并有横沟，小指、环指关节处见有明显的血管浮露，提示肺结核或肺部出现钙化点［图3-10(2)］。

（62）第一线小指下出现方形纹，提示肺的下部有胸膜粘连，或提示肺结核已转移至腹腔脏器［图3-10(2)］。

（63）第一线在小指下方呈断裂改变；或链状第一线在小指下

出现断裂,又有干扰线由断裂处穿过,提示易患肝病[图 3-10(3)]。

(64)出现双条第一线,提示身体正常、健康,感情丰富[图 3-10(4)]。

(65)左手第一线被无数条干扰线干扰,提示习惯于夜间工作,且提示易患肝病、肺心病[图 3-10(4)]。若同时在口周、额头、两面颊处见有黄褐色肝斑,提示有慢性肝炎病史。

(66)第一线上见及明显的大"十"状纹,提示易罹患心脏病[图 3-10(4)]。

(67)第一线呈毛边状改变,提示正罹患急性细菌性肺炎,待其病治愈后,毛状纹会慢慢消失[图 3-10(5)]。

(68)第一线起始端如同羽毛状,提示生殖功能正常、健康,性功能强[图 3-10(5)]。

(69)双手第一线起始端呈光滑改变,提示肾虚、生殖功能较弱[图 3-10(6)]。

(70)第一线在环指下呈分叉走向,提示心脏病、眼疾[图 3-10(6)]。

(71)第一线下劳宫穴处见有一大的岛纹相切第一线与第二线,提示肝胃同病[图 3-10(6)]。

(72)第一线末端见有分叉纹,并有干扰线干扰分叉纹,或末端呈羽毛状纹改变,提示肺尖部有炎症性感染;方庭变宽,方庭内有"十"状纹出现,提示肺气肿[图 3-10(7)]。

(73)第一线呈链状改变,其掌面上有块状黑团出现,提示肺部、呼吸系统因受烟尘污染严重,易引起心脏病变[图 3-10(8)]。

(74)第一线上方木星丘、水星丘处,各见几条小竖纹,提示脾胃病[图 3-10(9)]。

(75)第一线上方环指下见有几条平行线,提示泌尿系感染[图 3-10(9)]。

(76)第一线下面长出数条小垂线,提示心脏功能欠佳;水星丘(小鱼际侧)第一线上见长出一条小线,且向手掌外侧卷行,提示右心房肥大[图 3-10(10)]。

(77)第一线上方示指与中指缝间,中指与环指缝下分别出现"人"状纹、"Y"状纹,提示心脏病、鼻炎等病症[图 3-10(10)];若伴见右手拇指甲中央有黑色斑块出现,提示鼻癌。

(78)第一线与第五线(又称命运线、玉柱线)相交处呈小链状纹,且呈晦暗改变;或第二线与第五线相交处见有环状纹出现,均提示心脏病、卒中(中风)等[图 3-10(10)]。

(79)第一线靠近下方,提示易患抑郁症[图 3-10(11)]。

(80)第一线呈标准型,但离位处出现三角纹,提示易患心脏病[图 3-10(11)]。

(81)小指下方处第一线呈断裂改变,提示罹患肝病、心脏病[图 3-10(11)]。

(82)左手第一线从环指下方起始处下弯,然后再正常发展[图 3-10(12)];或见右手第一线从小指与环指指缝下方长出,行至示中两指指缝下再向下弯[图 3-10(13)],均提示较重的肺病。

(83)第一线环指下方处,出现两条小垂线,为脑卒中之征兆[图 3-10(14)]。

(84)第二线起始端与第一线末端长出一条贯桥线,提示罹患心血管病、肺病;亦为脑瘤之先兆[图 3-10(14)]。

(85)有几条较长的干扰线贯穿三条主线,提示易患心脏病[图 3-10(14)]。

(86)第五线于手掌正中央处中断,第一线环指下长出一条小支线行至第五线上,提示有罹患大病之可能[图 3-10(15)]。

(87)第一线起点与第二线末端在打击缘处相汇合,提示有罹患大病之可能[图 3-10(16)]。

(88)金星环趋向下垂,并相交于第一线,提示慢性肺结核[图 3-10(17)]。

(89)第一线下方又长出一线,且行至环指与中指缝下处,提示幼年体质差,或遭受过大的精神打击[图 3-10(17)]。

(90)第一线延伸至第五线而终止的女性,提示情绪极易波动;

中国民间诊病奇术

小岛纹

菱形纹

(1)

方形纹

第一线
紊乱

(2)

干扰线

链状改变

(3)

双条

"十"状纹

(4)

毛边状

羽毛状

(5)

分叉纹

大岛纹

(6)

(7)

(8)

小竖纹

较长的
干扰线

平行线

(9)

"人"状纹
"Y"状纹

环状纹

第五线

小链
状线

小卷线

小垂线

(10)

三角纹

断裂

(11)

(12)

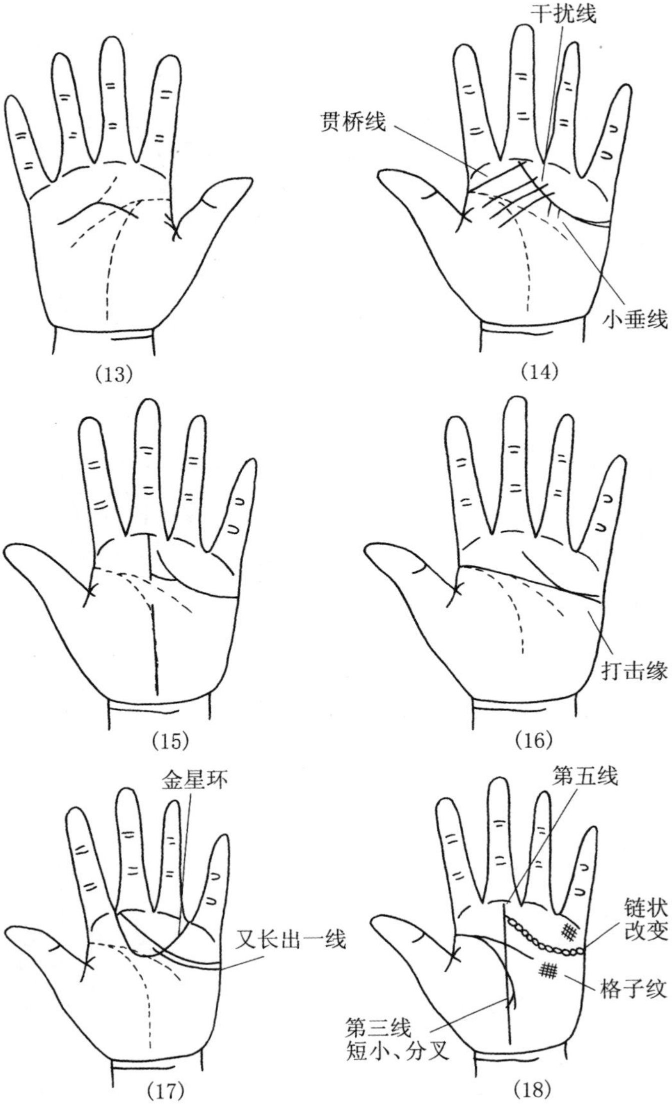

（13）

（14）

（15）

（16）

（17）

（18）

图 3-10　第一线异常表现（三）

并须注意提防感染性疾病的发生［图 3-10（18）］。

（91）第一线呈链状，第二线末端见有数条小线形成格子纹；且第三线短小，末端又见分叉纹；小指下纵纹线散乱，提示患膀胱炎、膀胱结石等病［图 3-10（18）］。

2. 第二线　又称"二线""近端横曲线""小鱼际抛物线""智慧线""心线"，因与大脑及神经系统功能密切相关，故又称"脑线"或"头脑线"（图 3-11）。该线所提示的病患，偏重于精神、神经系统以及心血管系统。

正常的第二线，抛物线的最高点位于手掌中央，起于示指近节关节腔的边缘处，向小鱼际方向抛行，止于环指中线。它粗深而长，明晰不断，颜色红润，略微下垂，弯曲成优美的弧形，弧线末端止于环指对应的垂线处，可见有分支。大凡具备标准型第二线者，提示身体正常、健康，充满活力，大脑发达，精力充沛。

（1）第二线低垂至月丘位置，提示中气不足（图 3-11）。

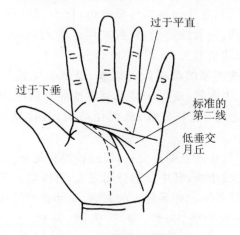

图 3-11　第二线正常、异常表现

（2）第二线过度弯曲，末端与第三线相连，提示易患抑郁症［图 3-12（1）］。

（3）第二线过短，提示精力不足；亦易罹患五官科疾患，如假性近视、白内障、结膜炎、鼻炎、中耳炎等；第二线短小而浅淡，提示消化系统欠佳；第二线短小，且在中指下方消失，提示可能患脑瘤[图3-12(1)]。

（4）第二线过长者，提示精神很不安定，常有超出常规之行为[图3-12(2)]。

（5）第二线过于衰弱，并附着于第三线而下行，提示机体活力不足，易患头痛、头晕[图3-12(3)]。

（6）第二线下垂至月丘或地丘位置，并与第三线合流太长，且纹线较为细小而无力，提示神经、精神状况较差，常因多疑多虑而出现幻听、幻视等[图3-12(4)]。

（7）第二线呈明显的波浪状纹，提示易患神经系统疾患，思维混乱，精力不集中，甚至出现精神症状。吸烟过度，生活无规律，也可见该掌纹出现[图3-12(4)]。

（8）第二线从起端一直延伸至掌边，称为"悉尼线"，提示先天性风疹、白血病、先天性愚型，儿童发育迟缓，学习成绩欠佳，行为异常。并与癌症也有关系[图3-12(4)]。

（9）第二线由断续的线段所组成，提示心理紧张而致神经衰弱，易患头痛、失眠等；或提示脑震荡后遗症等病症；或罹患头晕、头痛，易出现恶心、呕吐等症，将大便疏通，其症状即可缓解[图3-12(5)]。

（10）第二线中断且明显交错，提示神经官能症[图3-12(6)]。

（11）第二线中断，其中断部分间隔大，可能陷入严重的神经质或妄想症，或经受不起外界较大的刺激，头部及四肢神经易发生麻痹等障碍。易致头痛、头晕、健忘、失眠、倦怠、乏力等病症[图3-12(7)]。

（12）第二线多处中断，且第一线见延长，提示易患癔症[图3-12(7)]。

（13）第二线连续中断且现浅黑色改变，提示有妄想症。

（14）第二线与第三线相交处出现一个较为明显的岛纹，提示少年生长发育期因某种原因所致的营养不良症［图 3-12(7)］。

（15）第二线上有岛纹出现在示指根下方，提示先天性脑神经功能障碍［图 3-12(8)］。

（16）第二线上有岛纹出现在中指下方，但未触及第五线，提示多由心力交瘁引起的神经衰弱症，或因用脑过度，极度疲劳而引起脑神经疾患［图 3-12(8)］。

（17）第二线上有岛纹出现在环指下方，提示劳心过度，视神经较为衰弱，视力有过度疲劳表现，易患青光眼、老年性白内障等病症［图 3-12(8)］。

（18）第二线终止于环指的下方，并在该处出现一个大的岛纹，提示大脑有病变［图 3-12(9)］。

（19）第二线细小，并下垂至地丘处，且末端有一岛纹，提示易患精神类疾病［图 3-12(10)］。

（20）第二线上见有岛纹出现，并分出一条支线向第一线延伸，提示易罹患重度神经衰弱，或严重的脑病，其身心易见疲劳，缺乏耐力，注意力难以集中，有丧失记忆力之危险［图 3-12(10)］。

（21）第二线在岛纹出现后呈断裂状改变，提示神经系统较为薄弱，易罹患脑卒中，或因脑出血引起的神经麻痹，且同时可因脑病而引起生命危险［图 3-13(1)］。

（22）第二线上有白色或红色的斑点以及岛纹出现，提示大脑脆弱，较易遭受创伤［图 3-13(1)］。

（23）第二线上出现 2～3 个岛纹，提示精神紧张、疲劳，易罹患消化性溃疡。要区别溃疡部位，还得观察第三线，若见该线下部出现岛纹及异色，则可能患十二指肠溃疡；若在该线上部见有岛纹及异色，则可能患胃溃疡［图 3-13(1)］。

（24）第二线形成一连串的链状纹，提示大脑神经不健全，缺乏坚韧性、耐性，或提示头痛或为脑瘤之先兆［图 3-13(2)］。

（25）第二线形成链状纹，并上升横贯手掌左右两端，提示易罹患头痛病。若见有反抗线上延而横切第二线，提示神经质的倾向更加强烈，会罹患严重的偏头痛［图 3-13(2)］。

土星环

第二线短小

第二线过度
弯曲，且与
第三线相连

(1)

(2)

第二线
平直

第二线过
于衰弱

(3)

第二线呈波
浪状改变

"悉尼"线

第二线下垂至月
丘或地丘位置

(4)

断续线

(5)

中断交错

(6)

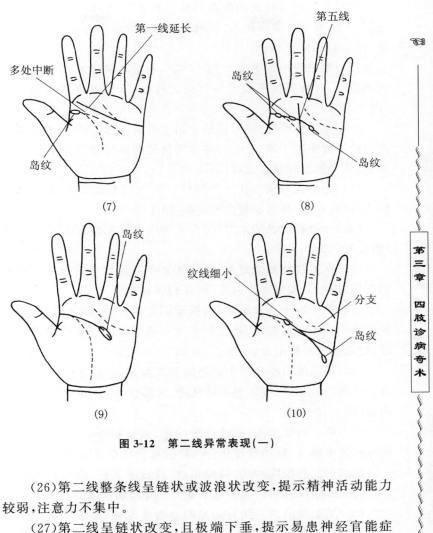

图 3-12　第二线异常表现(一)

(26)第二线整条线呈链状或波浪状改变,提示精神活动能力较弱,注意力不集中。

(27)第二线呈链状改变,且极端下垂,提示易患神经官能症[图 3-13(2)]。

(28)第二线呈链状改变,且同时伴有第三线的前端有数条障碍横线切过,提示呼吸功能较差,肺活量小[图 3-13(3)]。

（29）见有许多短而细的纵斜线切断第二线，提示神经系统很脆弱，大脑常处于紧张状态，且因失眠等原因而引起头痛等脑部疾患[图3-13(4)]。

（30）第二线出现明显的"十"状纹，不论其纹线大小，均提示心理不稳定，时常恐惧不安或头部受过外伤；女性则易患妇科疾患[图3-13(4)]。

（31）第二线断裂，线路纵横交错重叠在一起，同时见有一条长而粗的纹线横断于第二线上，提示用脑过度导致智力下降，记忆力衰退，并易罹患神经官能症[图3-13(5)]。

（32）第一线与第三线上均同样分生出羽毛状纹线，提示体能较差，韧性不足，易出现疲劳等症状[图3-13(5)]。

（33）年龄较大者的第二线，在末端出现较大的岛纹，提示秃发[图3-13(5)]。

（34）掌中纹线复杂错乱，且出现多条障碍纹线跨越第二线和第三线，提示儿童罹患夜尿症[图3-13(6)]。

（35）第二线上见有星状纹，提示妇女难怀孕，即使有孕，也易发生难产。出现第四线，且在第二线和第四线的交叉处出现星状纹，提示易患妊娠中毒症[图3-13(7)]。

（36）第二线沿小鱼际中间处向下延伸，中途出现断裂，并长出许多纤细的线条纹，提示易患膀胱炎、尿路感染、肾虚腰酸、淋浊等病症[图3-13(7)]。

（37）第二线粗细不一，或纹线细小，或呈断断续续改变，提示脑神经发生病变、脑动脉硬化、头痛、脑血管痉挛及脑出血等病。

（38）第二线隐隐约约、模糊不清、纹线不明显，提示智力发育不良，脑功能轻微障碍，智力低下或大脑神经功能障碍。

（39）第二线向第三线方向呈明显弯曲改变，提示罹患神经官能症、精神分裂症等，常出现烦躁不安、惊悸、失眠、头痛、头晕等病症[图3-13(8)]。

（40）第二线出现赤红颜色，且呈干燥表现，提示罹患高血压，并为脑出血之先兆。

(41)第二线被一条红色的长而粗的纹线切断,且整个手掌呈红色改变,提示易患心肌梗死[图 3-13(8)]。

(42)第二线呈青白色改变,提示气虚体弱,易患脑缺血。

(43)第二线上出现黑点或污点,或为暗红色斑点,提示罹患神经衰弱、脑动脉痉挛、脑供血不足、头痛、头晕及脑部肿瘤等病症。

(44)第二线颜色苍白,且有黑色出现,第三线起点又见叉纹向上延伸,提示易罹患头痛、脑血管病变。

(45)第二线与第四线同时呈波浪状纹改变,提示易罹患脑部疾病,精神活动衰弱[图 3-13(9)]。

(46)第二线与第一线合而为一变成一条线,称为"猿猴纹",又称"断掌",提示有先天发育缺陷或遗传性疾病。若见手纹断续而不相连,提示健康状况较差,或情绪易激动[图 3-13(9)]。

(47)第二线在中途分叉走行,提示继承了父母双方的遗传信息,这种类型的人大多具有父母双方的优良基因[图 3-13(9)]。

(48)第一线、第二线、第三线这三大主线同时起源于一点上,且第二线短小,其末端终止于星状纹,此乃暴病之先兆,提示随时都有可能发生病理性突变[图 3-13(10)]。

(49)第一线与第二线间狭窄,而第四线呈波浪状改变,提示正气不足,易患感染性疾病[图 3-14(1)]。

(50)第二线较其他线深,且其末端见有几条细线向上走行,提示神经系统易于疲劳,易见头痛[图 3-14(2)]。

(51)第二线表浅,提示脑供血不足,易患头痛。

(52)双手均无第二线出现,提示罹患先天性脑病或肠内有顽固性宿便。

(53)第二线起点散乱,提示 20 岁前身体较虚弱[图 3-14(3)]。

(54)第二线短细,其起始端反转朝金星丘方向行走,提示神经、精神有异常[图 3-14(3)]。

(55)第二线短浅,其目光呆滞而不敏锐,提示幼年时因高热而引起智力减退,或因精神错乱而易发生夭折。

(56)第二线线条紊乱,其中间处见有数个黑色斑点出现,提示

（1）

（2）

（3）

（4）

（5）

（6）

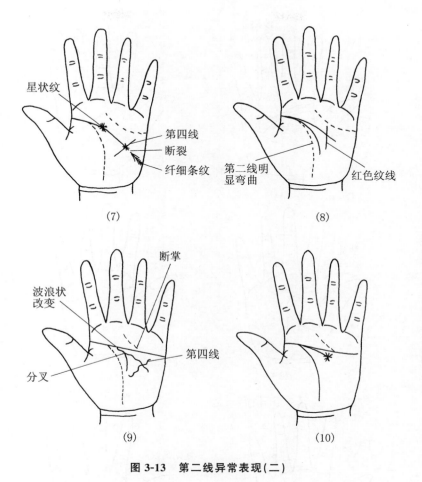

星状纹

第四线

断裂

纤细条纹

第二线明显弯曲

红色纹线

（7）

（8）

断掌

波浪状改变

第四线

分叉

（9）

（10）

图 3-13　第二线异常表现（二）

患脑瘤、头痛、脑供血不足等。

　　（57）第二线由第三线中指下方长出，且呈平直表现，提示罹患脑瘤的可能性较大［图 3-14（4）］。

　　（58）第二线在环指下中断，或中指与环指之间出现小岛纹，提示视觉障碍，易患屈光不正［图 3-14（5）］。

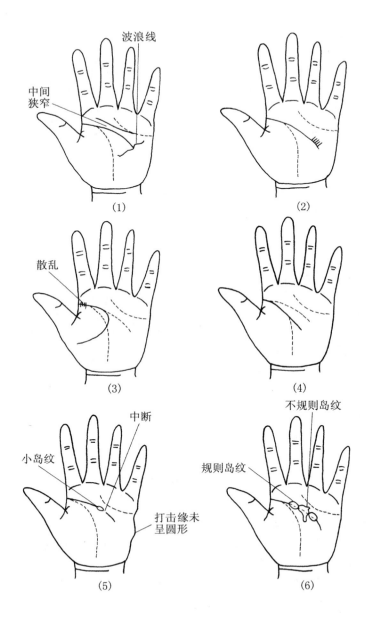

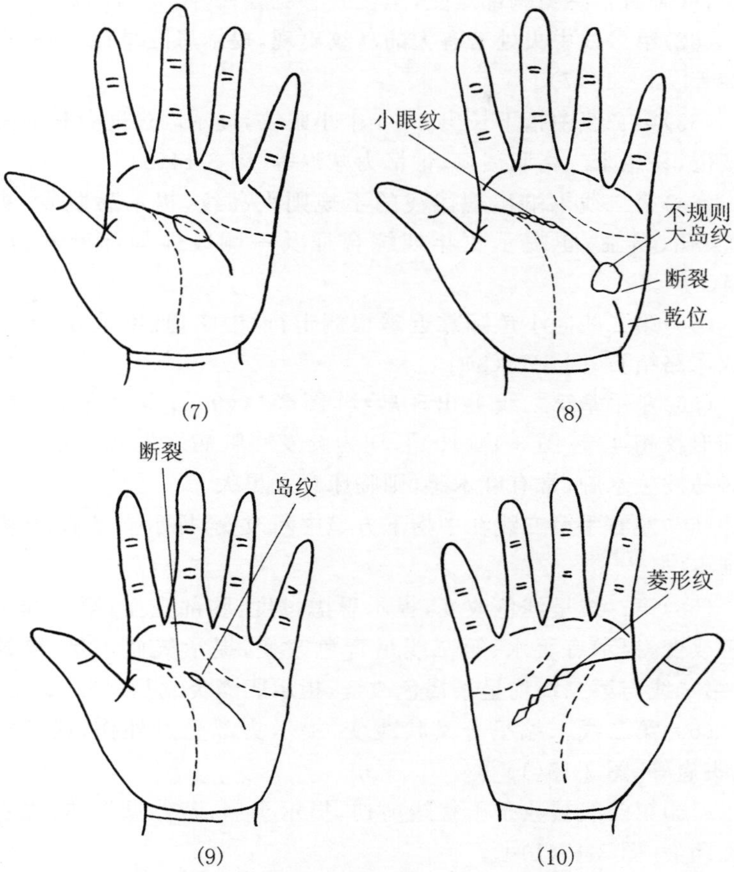

小眼纹

不规则
大岛纹

断裂

乾位

(7)　　　　　　　　　　(8)

断裂

岛纹

菱形纹

(9)　　　　　　　　　　(10)

图 3-14　第二线异常表现(三)

　　(59)第二线短小,其打击缘处未呈圆形,出现在左手掌,提示身体左侧风湿病;出现在右手掌,提示右侧风湿病[图 3-14(5)]。

　　(60)第二线中指下或环指下出现不规则的大岛纹,提示患眩晕症[图 3-14(6)]。

(61)第二线在中指或环指下出现规则的大岛纹,提示左心房疾患,仰卧时常感觉胸部难受,坐位时感觉轻松[图 3-14(6)]。

(62)第二线中央处若有大的岛纹出现,提示患眩晕症、神经官能症等[图 3-14(7)]。

(63)第二线中指下长出 3～4 个小眼纹,提示因过度劳累而感觉疲倦,易患十二指肠溃疡,记忆力减退等[图 3-14(8)]。

(64)第二线末端出现浅浅的不规则大岛纹,提示易脱发、头晕、头痛、贫血;也提示更年期综合征及一侧肢体局部麻木[图 3-14(8)]。

(65)第二线向小鱼际靠近掌根侧走行,中断,且不重叠,提示肾或尿路结石[图 3-14(8)]。

(66)左手掌第二线上出现岛纹[图 3-14(9)];右手掌第二线有菱形纹相连接[图 3-14(10)],均为突发心脏病之先兆。若双手平时易发生水肿,常有麻木感,则临床意义更大。

(67)左右手第二线在中指下方呈中断改变,提示罹患脑瘤[图 3-14(9)]。

(68)第二线呈红色改变,提示思虑过度、脑部充血;第二线呈黑色改变,提示有腹水;第二线呈青色改变,提示气血不足、脑缺血;第二线与第三线均呈茶褐色改变,提示胆囊炎、胆石症。

(69)第二线末端呈分叉状改变,提示头部受过外伤,或脑出血、头痛等[图 3-15(1)]。

(70)第二线被数条干扰线剪切,提示头痛;若伴见发热,提示罹患脑炎[图 3-15(1)]。

(71)第二线在中指下形成分支,且向上走行至小指的下方,提示善于思考,大脑灵活[图 3-15(2)]。

(72)第二线呈弧形上行,且与金星带构成似"二"状,指甲呈卷席筒改变,提示支气管扩张症,经常咳嗽[图 3-15(3)]。

(73)第二线与第四线相交,形成大"十"状纹,提示因忧虑而出现胃病[图 3-15(4)]。

(74)第二线走行至月丘处,与干扰线相交形成小"十"状纹,提示易患头痛、感冒等病症[图3-15(4)]。

（75）第二线上见有大"米"状纹出现,提示剧烈性头痛[图3-15(4)]。

（76）第二线长短标准,但过于浅淡,提示记忆力减退、脑缺血、头痛等病症。

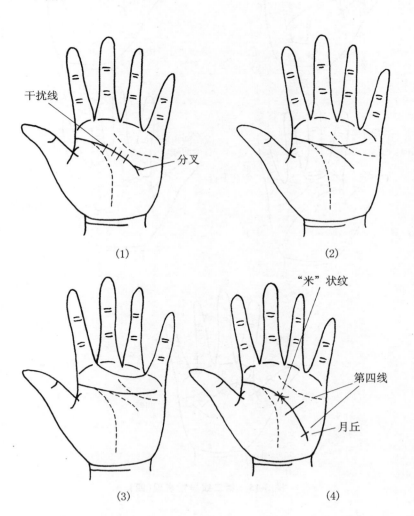

（1）

（2）

（3）

（4）

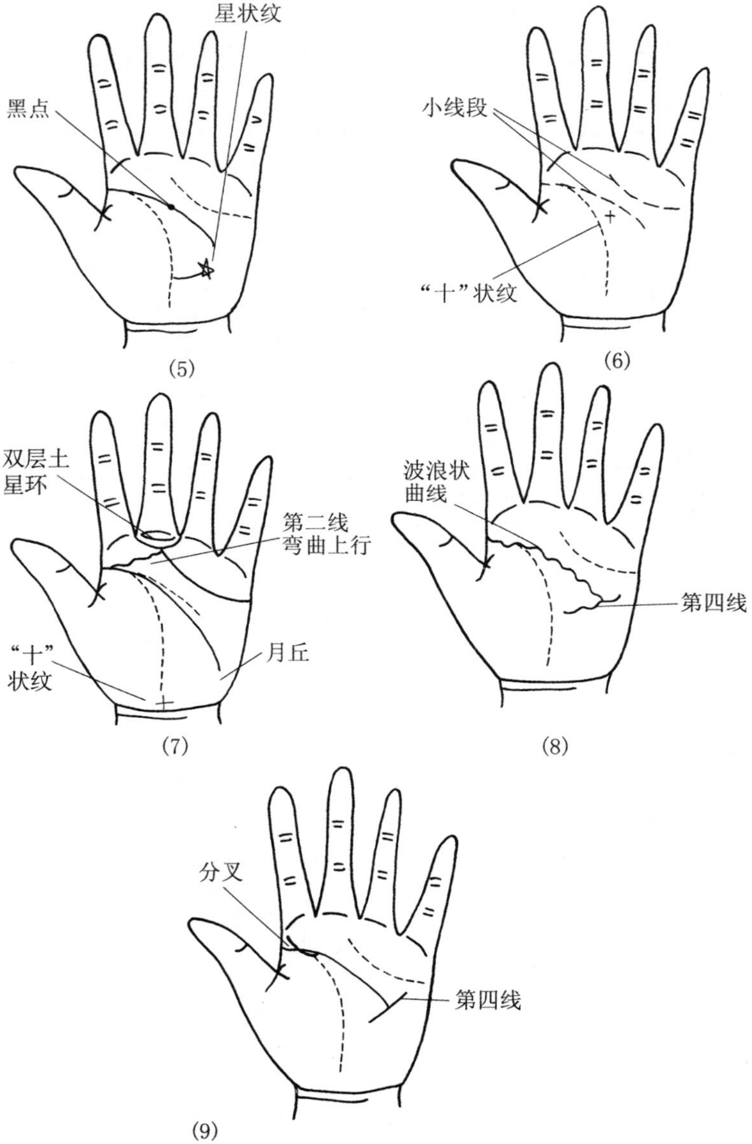

図中文字：

（5）
星状纹
黑点

（6）
小线段
"十"状纹

（7）
双层土星环
第二线弯曲上行
"十"状纹
月丘

（8）
波浪状曲线
第四线

（9）
分叉
第四线

图 3-15　第二线异常表现（四）

(77)第二线上见有黑点出现；且第四线较为短小，其顶端见有星状纹，提示头痛[图 3-15(5)]。

(78)第一线与第二线均分成几个小线段，提示头痛严重[图 3-15(6)]。

(79)第二线与第三线之间的区域范围内见出现"十"状纹，提示患癫痫，或有病史[图 3-15(6)]。

(80)第二线延伸至月丘处，同时出现双层土星环，其手腕部见有"十"状纹，十指指甲宽短，提示长期患癫痫[图 3-15(7)]。

(81)第二线弯曲上行，且与第一线相互吻合，提示思维杂乱，易罹患精神病[图 3-15(7)]。

(82)第二线、第四线呈波浪状曲线，提示罹患脑炎[图 3-15(8)]。

(88)第二线末端与第四线相互吻合，第三线起始端长出分叉纹，提示罹患脑炎、狂躁症或抑郁症[图 3-15(9)]。

(84)第二线呈下垂改变，提示罹患癌瘤[图 3-16(1)]。

(85)第二线与第三线交织地走行至示、中二指缝垂线处又分道而行，其分叉处又见方形纹出现，提示胃病[图 3-16(2)]。

(86)第二线与第一线有桥贯线相连，提示心脏功能异常改变；掌心方庭处见"十"状纹，提示心律失常[图 3-16(3)]。

(87)第二线延伸至月丘，示指中节有星状纹出现，提示易患神经性疾病或精神分裂症[图 3-16(3)]。

(88)第二线之叉纹向上方弯曲而走行，且交于第一线，第二线末端又与第四线相互吻合，提示中、老年后易患高血压、脑卒中等[图 3-16(4)]。

(89)第二线末端处见出现岛纹，且与第四线相互吻合，提示罹患脑血管病、神经官能症等[图 3-16(5)]。

(90)第二线在中指下出现分叉纹，其叉纹呈下垂状，提示易患头痛症。十指的末节指节横纹为光滑的一条，提示大脑易疲劳[图 3-16(6)]。

(91)第二线过度下垂，且附着于第三线走行，提示易患神经衰

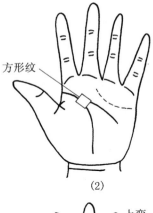

碱区增大

下垂

(1)

方形纹

(2)

星状纹

桥贯线

"十"状纹

月丘

(3)

上弯

第四线

(4)

岛纹

第四线

(5)

叉纹下垂

一条光滑横纹

(6)

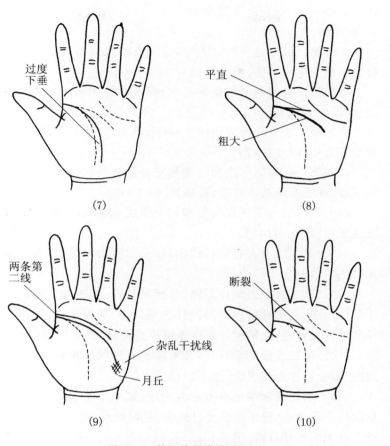

图 3-16 第二线异常表现(五)

弱、头痛、胃病等病症[图 3-16(7)]。

(92)第二线过于平直,提示易患脑疾;第二线比第一线粗大,提示心脏负荷较大[图 3-16(8)]。

(93)第二线延伸至月丘,月丘又有杂乱的干扰线出现,提示神经衰弱,经常失眠[图 3-16(9)]。

(94)第二线在中指下方呈断裂改变,提示罹患先天性或风湿性心脏病。若见十指指腹呈深红色改变,则临床意义更大[图3-16(10)]。

(95)第二线中途呈断裂改变,且又有纹线连接,提示头痛,应警惕脑病发生的可能[图3-17(1)]。

(96)第二线两侧出现倒羽状纹,提示心情忧郁而导致神经官能症[图3-17(2)]。

(97)第二线末端上方出现2~3条小支线,提示思虑过度,易罹患脾胃病[图3-17(2)]。

(98)第二线与第三线起始端相交处见链条状纹,提示幼年营养不良,呼吸系统功能较差,易感冒[图3-17(3)]。

(99)第二线与第三线起始端相交织成菱状纹线,提示幼儿易患遗尿症[图3-17(4)]。

(100)第二线上方有平行线出现,提示听力不佳,常有耳鸣出现[图3-17(4)]。

(101)第二线如刀刻样深细,并延至月丘,其末端有小岛纹或小叉纹出现,提示有精神暴力发狂之倾向,可能发生过激行为,且易罹患神经官能症、精神分裂症等精神类疾病[图3-17(4)]。

(102)第二线延伸至月丘,其末端见有星状纹出现,提示性格内向、多虑而罹患脾胃病[图3-17(4)]。

(103)第二线末端见有方形纹出现,提示下半身有手术史;方形纹位于手掌心,提示头部受过外伤;见回形纹,提示有精神病史,或受过大的精神打击[图3-17(5)]。

(104)第二线行至中指下突然反折转向下行延伸,提示罹患脾胃病[图3-17(5)]。

(105)第二线上端见有大岛纹出现。眼睛上视时,额部也不能皱起,且其眼球外凸,提示记忆力减退,易罹患头晕、脑病、甲状腺功能亢进等病症[图3-17(5)]。

(106)第二线下侧长出短小的细线,提示步入中年后易患头痛[图3-17(6)]。

(107)第二线上有"十"状纹出现,掌心方庭内见有"丰"状纹,

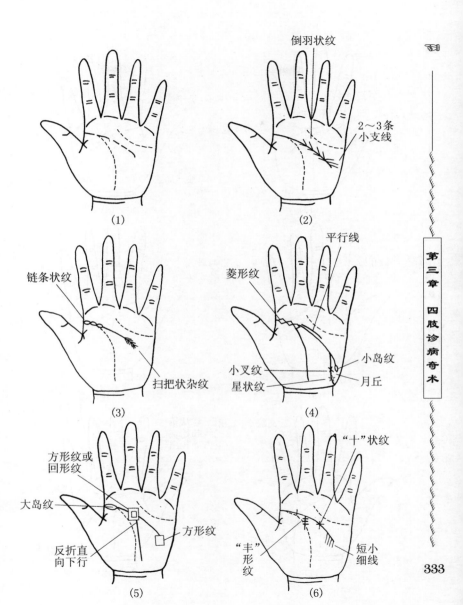

（1）

倒羽状纹

2～3条
小支线

（2）

链条状纹

扫把状杂纹

（3）

平行线

菱形纹

小岛纹

小叉纹
星状纹

月丘

（4）

方形纹或
回形纹

大岛纹

反折直
向下行

方形纹

（5）

"十"状纹

"丰"
形纹

短小
细线

（6）

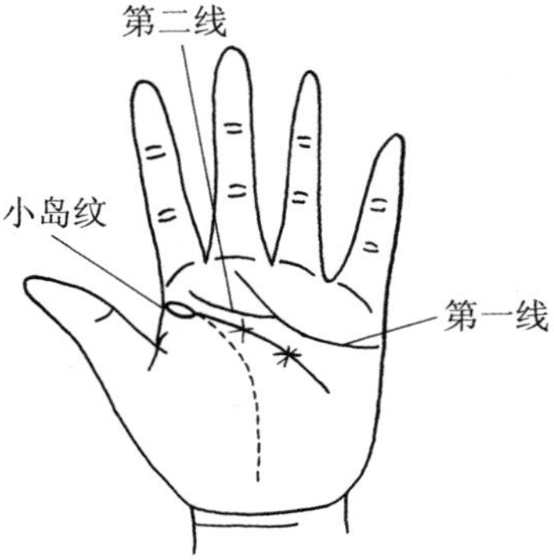

第二线

小岛纹

第一线

（7）

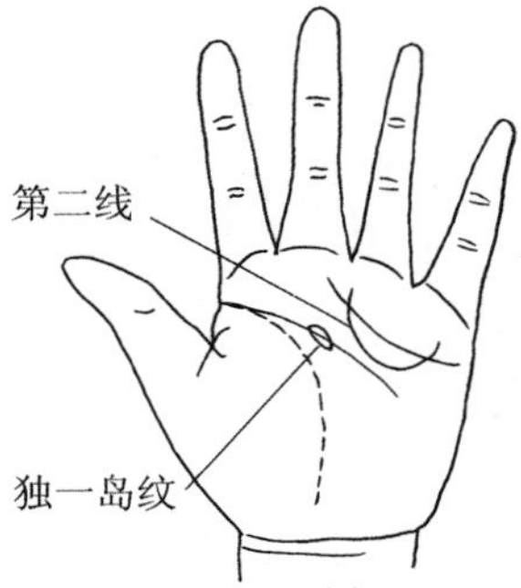

第二线

独一岛纹

（8）

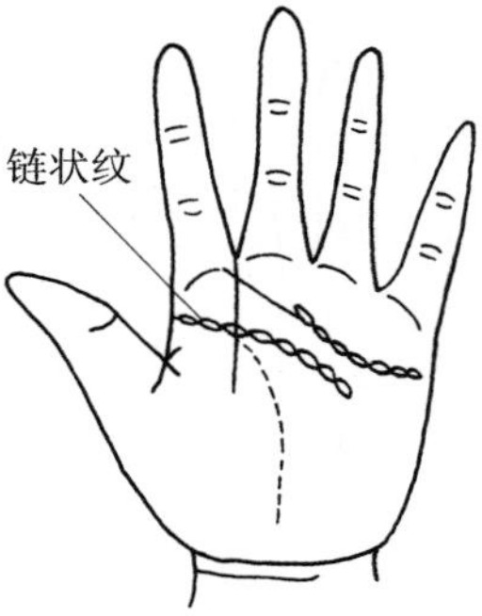

链状纹

（9）

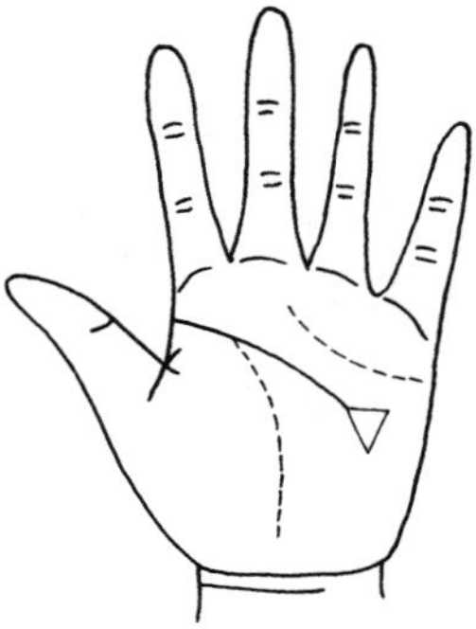

（10）

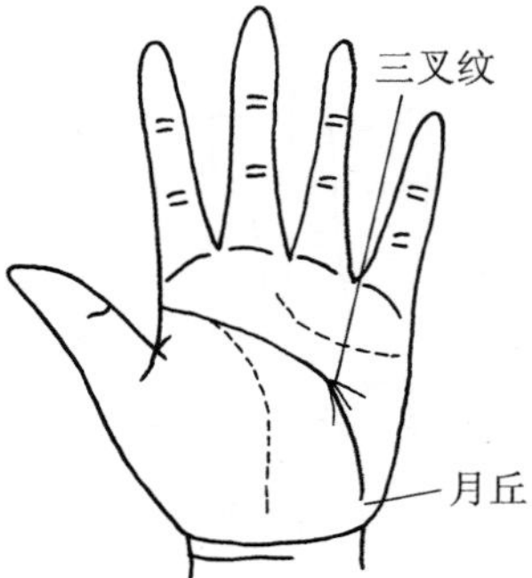

三叉纹

月丘

（11）

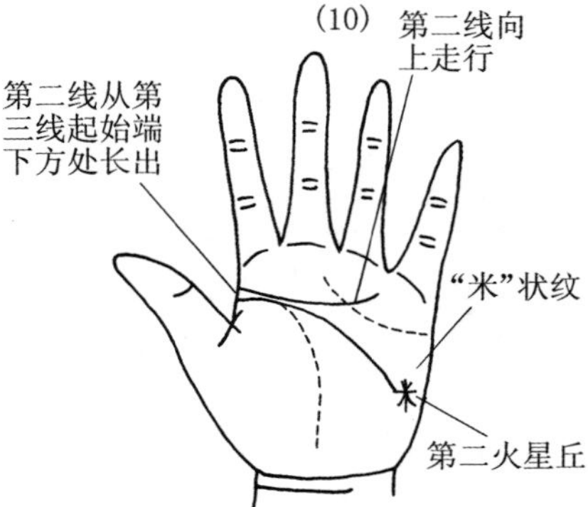

第二线向上走行

第二线从第三线起始端下方处长出

"米"状纹

第二火星丘

（12）

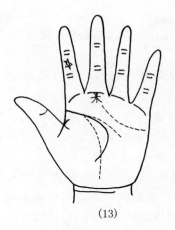

（13）

图 3-17 第二线异常表现（六）

为冠心病之先兆［图 3-17(6)］。

（108）第二线上见有"十"状纹出现，提示血管神经性头痛；若同时出现"十"状纹、"米"状纹，提示患心绞痛［图 3-17(7)］。

（109）第二线起始端见有小岛纹出现，提示心肌梗死［图 3-17(7)］。

（110）第二线上见有独一岛纹出现，提示年龄区操劳过度，易罹患脑病［图 3-17(8)］。

（111）女人第二线与第一线均呈链状改变，提示性功能强；若在手掌正中央处见有红点出现，示、中两指指缝的下垂线与第一线相交处有搏动感，无论发生在左、右手掌，均为妊娠之征兆［图 3-17(9)］。

（112）第二线尾端出现三角纹改变，提示神经衰弱、脱发［图 3-17(10)］。

（113）第二线末端呈三叉状纹，提示心血管功能减退［图 3-17(11)］。

（114）第二线呈流苏状流入月丘，提示生理功能失调，中气不足[图 3-17(11)]。

(115)第二线向上走行,提示身心健康,但易患支气管炎[图 3-17(12)]。

(116)第二线从第三线起始端下方长出,提示神经衰弱、抑郁症[图 3-17(12)]。

(117)第二线中途向第三线上走行,示指中节间出现大的星状纹,中指下方见有"米"状纹或星状纹出现,提示易患精神病[图 3-17(13)]。

3. 第三线　又称"三线""大鱼际曲线""大鱼际抛物线""生命线""地线""地纹线""肾脏线""本能线""鱼际横曲纹"等。第三线包绕整个拇指球,形成独特的区域,它可以反映人的体质、活力、能力、健康状况及疾病情况等。第三线的起始端,在正常情况下位于示指指根线与拇指指根线的中间,为木星丘与第一火星丘的分界线,终止于手腕部横纹附近(图 3-18)。

(1)第三线包绕整个拇指,显示体内储备碱的情况。若见第一线纹理浅淡,提示体液偏酸性;第一线深刻,拇指握力强,该种人副交感神经功能完善,体内储备碱充分,能有效预防各种疾病的发生,并能消除精神方面的抑制状态。

(2)第三线深刻而长,清晰而不断,包绕区域宽大,气色红润,无斑点、凹凸,圆弧形曲线中央延伸至以中指中央为直线的中心线上,提示身心健康。

(3)第三线浅淡,所包绕的圆弧面积较小,提示体质虚弱,血压较低,无论男女性功能较差,易罹患不孕、不育症。

(4)第三线起始端位置正常,起始于示指指根线与拇指指根线中间,提示阴阳平衡,身心健康(图 3-18)。

(5)第三线起始端位置偏高,提示胆气偏刚,肝木偏旺,身心基本健康,富于决断力,所患之病为肝木克土或胆囊炎或肝气犯胃(图 3-18)。

(6)第三线起始端位置偏低,提示精力不足,脾土虚弱,欠缺活力(图 3-18)。

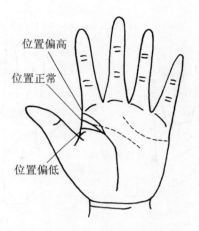

位置偏高

位置正常

位置偏低

图 3-18　第三线正常、异常表现

（7）第三线行至中途时，偏向月丘走行，提示体质虚弱，精力、活力欠缺；妇女则易罹患妇科病，如子宫发育不良、不孕等病［图3-19(1)］。

（8）第三线粗大深刻，末端却突然截断，消失不见，提示随其年龄的增长，易罹患脑卒中［图3-19(1)］。

（9）第三线中间断裂，特别是双手掌同一对应位置呈断裂改变，提示身心可能受到疾病的威胁［图3-19(1)］。

（10）第三线中间断裂处见有另一纹线接续，且与原纹线有部分重叠，提示所患之病较轻［图3-19(2)］。

（11）第三线朝向内侧方向上翘，且呈中断改变，提示或有重病［图3-19(3)］。

（12）第三线整条线呈连续中断改变，为体弱多病之征兆［图3-19(4)］。

（13）双手掌第三线中断处，被一条横纹线挡住且切断，为急病之先兆［图3-19(4)］。

（14）第三线中断处出现星状纹，为突发疾患之先兆［图3-19

突然断截

裂口

月丘

(1)

(2)

上翘

裂口

(3)

横纹线

星状纹

(4)

(5)

多条障碍线

月丘处见
有格子纹

小支纹重叠交错

(6)

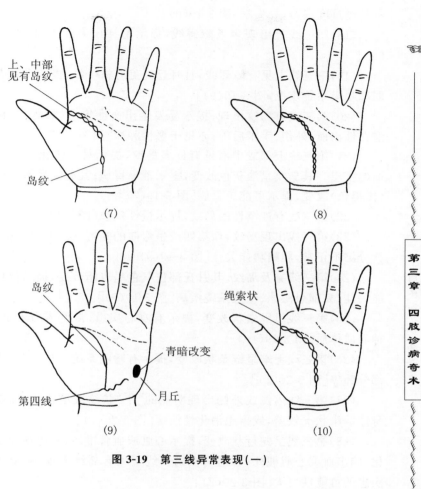

图 3-19　第三线异常表现(一)

(4)]。

(15)第三线上长出许多支纹,为便秘之征[图 3-19(5)]。

(16)第三线中途处长出数条向下的支纹,提示将要出现不利于身体健康的病理变化[图 3-19(6)]。

(17)第三线的末端周围,见有多条支纹重叠交错发生,提示属于神经易兴奋;若浅细而分支复杂和第一线末端变成浓黑灰色,提示神经过度兴奋,易失眠[图 3-19(6)]。

(18)第三线上出现多条障碍线,提示精神压力巨大[图 3-19(6)]。

(19)第三线上见有障碍线,且月丘处见有格子纹,提示肾脏虚弱和呼吸系统疾患[图 3-19(6)]。

(20)第三线有岛纹出现,提示易发生出血性疾患,如痔,各种潜在性出血,外伤、手术后等;亦见于恶性肿瘤[图 3-19(7)]。

(21)第三线上部或中部见有许多岛纹,提示易患消化系统方面的疾患。其岛纹呈淡灰色改变,提示罹患胃病;其岛纹呈深褐色(黑褐色)改变,提示可能患胃癌[图 3-19(7)]。

(22)第三线有连续性的岛纹,提示慢性疾患[图 3-19(8)]。

(23)第三线出现岛纹,而第四线呈弯曲的蛇行状改变,提示胆汁分泌不正常,胆腑功能欠佳[图 3-19(9)]。

(24)第三线见及岛纹,其月丘部位气色呈青暗改变,提示肾功能欠佳,易罹患泌尿、生殖系统疾病[图 3-19(9)]。

(25)第三线呈绳索状改变,提示有身心疾患,常见体力不足,神经质体质[图 3-19(10)]。

(26)第三线上端呈链条状改变,提示有呼吸系统疾患,亦见于部分肺癌[图 3-20(1)]。

(27)第三线内侧或外侧出现明显的"十"状纹或星状纹,提示身体健康状况较差,或罹患消化性溃疡[图 3-20(1)]。

(28)第三线呈蛇行状改变,提示心脏或血管虚弱,易患动脉硬化、脑出血或心肌梗死;若同时在第一线上见有岛纹出现,则上述疾患的可能性更大[图 3-20(2)]。

(29)第三线内侧见有一条与之平行走向的纹线,称为辅助线或护线,该线的出现提示正气充足,身心健康,对病痛有惊人的忍耐力[图 3-20(3)]。

(30)第三线呈链条状改变,且其线中又见出现星状纹,提示小儿禀赋不足,易罹患皮肤病[图 3-20(4)]。

(31)第三线下方分叉出另一条纹线斜向上方走行,并延伸至第二线的交点处,形成一个星状纹,提示生殖功能衰弱。妇女如果怀孕,要经常做妊娠检查,以避免发生流产或难产[图 3-20(4)]。

(32)第三线与第四线相互连接,提示中年人易患心、脑血管病[图 3-20(5)]。

(33)第三线上出现星状纹,且同时第一线上亦出现星状纹,提示易患呼吸系统疾病[图 3-20(5)]。

(34)第三线上的任何一段出现"十"状纹黏附其上,提示抵抗力较差,随时可能罹患疾病[图 3-20(6)]。

(35)第三线下端近手掌位置处,被散乱的三角纹包绕,提示老年人易患心脑血管疾病[图 3-20(6)]。

(36)第三线下端处,出现如同箭尾样羽毛状纹,或单边毛状纹,提示七情郁结,思虑烦恼太过,体质虚弱易疲劳[图 3-20(7)]。

(37)第三线两侧出现许多小斑点,提示精力减退,体力活动相应减弱,身体将要出现不正常反应。斑点明显,呈红色改变,提示患热性疾患;呈绿色改变,提示罹患急性肺炎;呈黑色改变,为寄生虫病导致之营养不良症[图 3-20(7)]。

(38)第三线呈现过分艳丽之绛红色改变,提示肝火旺盛,功能亢进。

(39)第三线呈紫色改变,提示病邪已侵及血液;或患感染性疾病或梅毒。

(40)第三线起端处呈浅黑色改变,提示患胃病,如胃炎、胃溃疡等病症。

(41)第三线呈青色或白色改变,提示体质欠佳,有贫血或瘀血等见症出现;青色还提示消化、吸收、营养不良。

(42)第三线下半段呈暗黑色改变,提示寄生虫病。

(43)第三线纹线变浅和颜色变淡、纹线变宽而较为松弛,提示脑动脉硬化、脑血管痉挛、脑血栓形成及脑出血等脑血管疾病。

(44)第三线变宽,提示罹患慢性腹泻、慢性痢疾、营养不良症;中医的脾虚证、气血不足证等病。

(45)第三线不构成弧形,而是以直线的方式向下方延伸,或呈

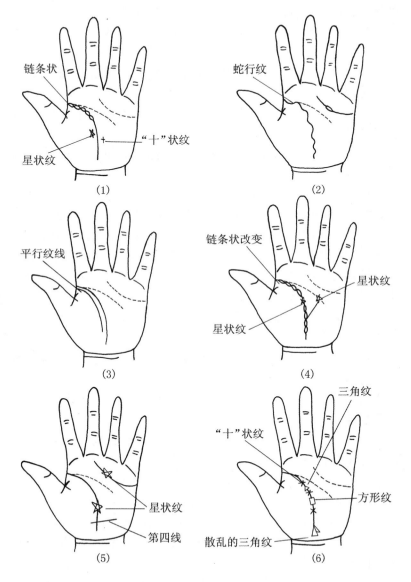

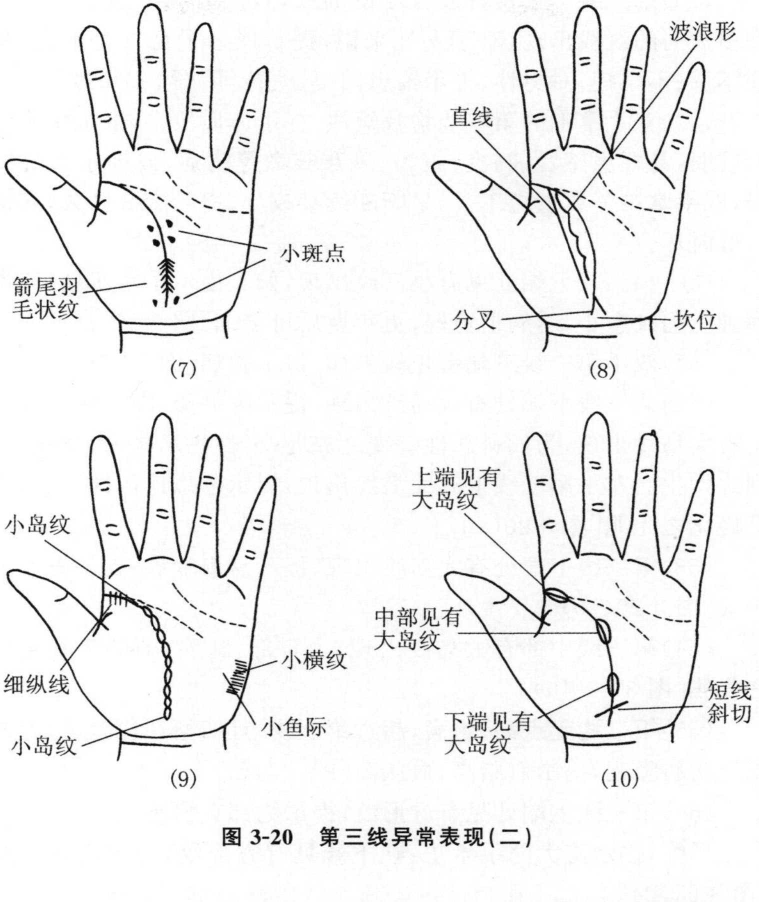

图 3-20　第三线异常表现(二)

波浪纹形,提示脾胃虚弱,常患有糖尿病、内分泌紊乱等病症[图 3-20(8)]。

(46)第三线末端处被分成两条纹线,且开口较宽、较大,提示罹患风湿重症、风寒湿痹、关节屈伸不灵活、行走困难、风湿性关节炎或类风湿关节炎等病症[图 3-20(8)]。

(47)第三线起始端被许多细小的纵线切断,提示肺虚,易罹患慢性支气管炎、感冒、肺结核等病症[图 3-20(9)]。

（48）第三线上见及许多较小的岛纹，且同时在小鱼际处见有许多横向的纹线出现，对于女性来说，提示罹患子宫发育不良、月经不调、不孕症；对男性，提示罹患阳痿、遗精等［图3-20(9)］。

（49）双手掌上的第三线均较短浅，提示体质较差，抵抗疾病能力较弱，易罹患感冒、肠炎、腹泻、风寒咳嗽等病症，或提示久病缠身；双手掌第三线长短不一，呈断断续续改变，提示患病已久，病情时好时坏。

（50）第三线下端处见有小岛纹出现，妇女提示子宫肌瘤、卵巢囊肿。岛纹愈小，示病情愈轻，更年期后可萎缩［图3-20(9)］。

（51）双手第三线下端有短线斜切，提示腰痛［图3-20(10)］。

（52）第三线下端处有大岛纹出现，提示附件炎、腿痛病。双手均有大岛纹出现，为妇科恶性病变之先兆；男性提示腰痛、肾病、前列腺增生。左手第三线上有大岛纹出现，提示罹患遗传性肝病，为肝硬化之先兆［图3-20(10)］。

（53）第三线上端处有大岛纹出现，提示易患喉癌、支气管癌等癌症［图3-20(10)］。

（54）第三线中部有大岛纹出现，为胃部、乳腺、肺部将发癌症之先兆［图3-20(10)］。

（55）第三线起点高、饱满，超过第五线，且四指并拢时，指根处见有脂肪隆起，提示血脂高、血压高［图3-21(1)］。

（56）第三线上端处见有方形纹，提示胸部有痛感；在稍上方见有方形纹，提示有大的手术史；在下端见有方形纹，为重病之先兆［图3-21(2)］。

（57）第三线内侧长出分支细纹，提示某一脏腑组织衰老，有老化倾向，易疲劳、乏力。阳痿患者多见该纹线［图3-21(2)］。

（58）第三线起始端有岛纹出现，并见有金星线，提示肝功能较差，又为血管瘤之先兆［图3-21(3)］。

（59）第三线末端处有星状纹出现，提示罹患糖尿病、心绞痛等病症［图3-21(3)］。

（60）第三线上见朱砂点，且全手掌出现较多的红、白、紫3种色点,提示患肝病[图 3-21(3)]。

(61)第三线粗而短,应提防突发性脑出血[图 3-21(4)]。

(62)两手掌第三线、第二线交叉处呈菱形纹改变,提示胃病
[图 3-21(5)]。

(63)第三线末端处呈中断状改变,为脑卒中先兆[图 3-21
(5)]。

(64)第三线内侧见有狭细的长岛纹,或第二线起始端见有细
小的支纹,提示慢性肠炎[图 3-21(6)]。

(65)第三线下端处见有细长岛纹,提示体质较差,易患神经性
疲劳症[图 3-21(6)]。

(66)第三线呈直线状行向腕部,提示长期糖尿病[图 3-21
(7)]。

(67)第三线短,其末端处出现"十"状纹,身体有罹患大病之隐
患[图 3-21(7)]。

(68)第三线出现"米"状纹,提示心血管功能下降,易罹患心肌
炎、心绞痛等病症;其下端见有三角纹出现,乃进入老年后,为心、
脑血管疾病多发时期之先兆[图 3-21(8)]。

(69)第三线起始端见有明显的"十"状纹,为罹患大病之征兆。
若第三线末端处出现"十"状纹,提示其病愈后体质仍然较差,有反
复复发之可能[图 3-21(8)]。

(70)第三线中部有横线切过,提示肝火旺盛,多因生气而动
怒,以致肝胃同病[图 3-21(8)]。

(71)第三线突然中断,其下端处见有黑点出现,提示身体有罹
患大病之隐患[图 3-21(9)]。

(72)第三线 50 岁年龄区若见褐斑,右手掌木星丘处亦见有褐
斑,小指下第二火星丘处同时见有褐斑,为肝癌之先兆[图 3-21
(9)]。

(73)第三线突然中断或第三线突然消失,其旁边却有许多细
小的短纹平行排列,提示易患脑卒中[图 3-21(10)]。

(74)第三线中央(手掌正中央)见有正方形纹理,且紧靠第三

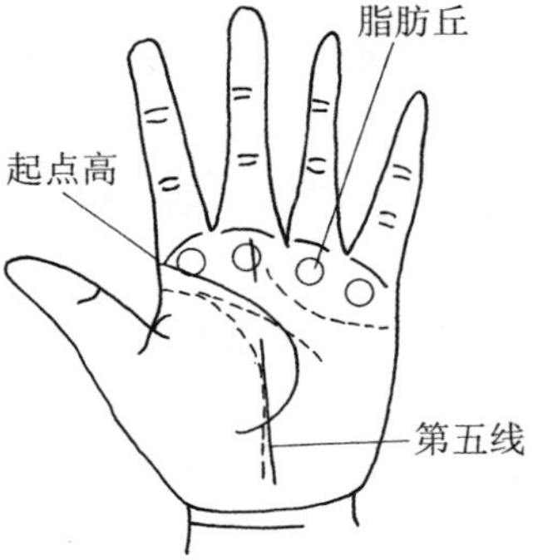

（1）

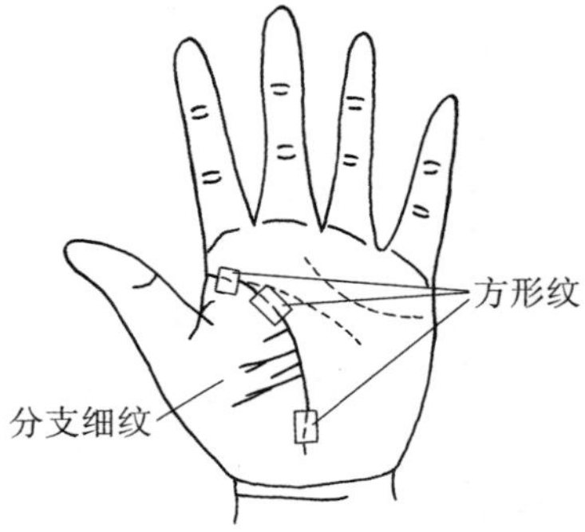

脂肪丘
起点高
第五线

（2）

方形纹
分支细纹

（3）

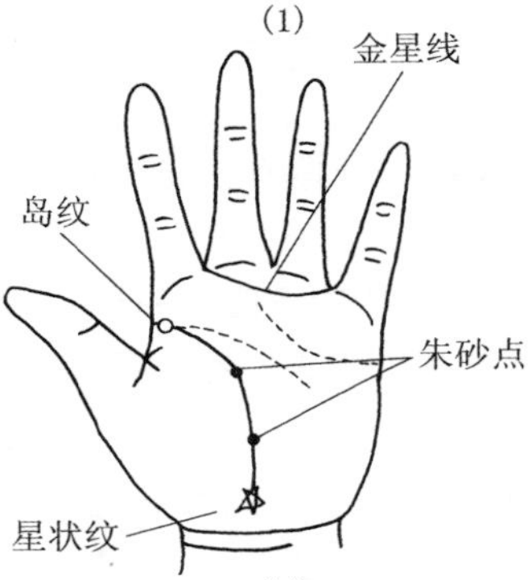

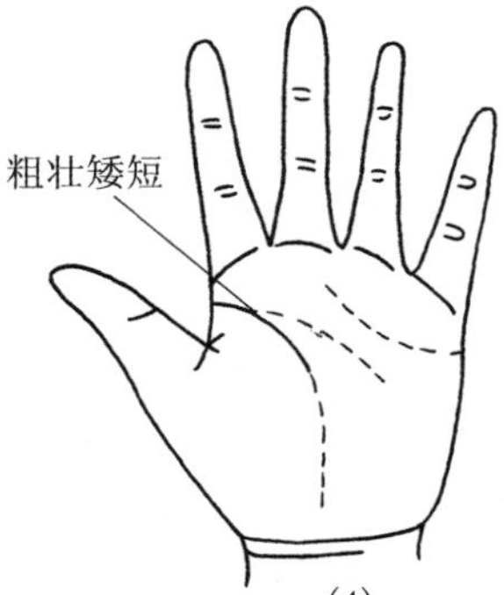

金星线
岛纹
朱砂点
星状纹

（4）

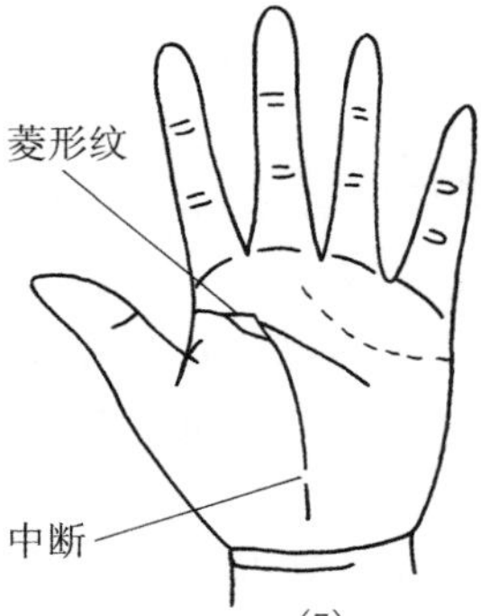

粗壮矮短

（5）

菱形纹
中断

（6）

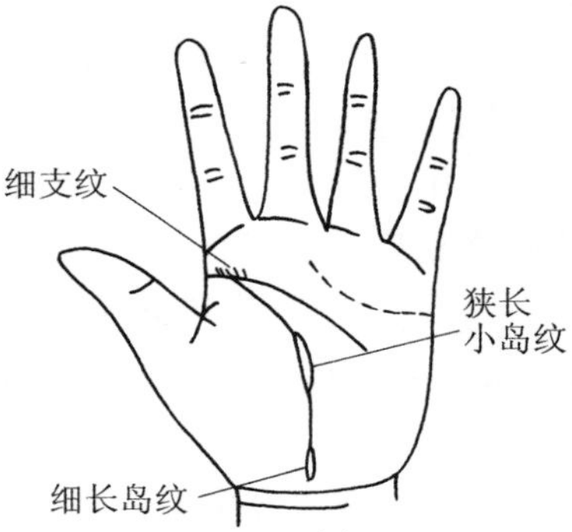

细支纹
狭长
小岛纹
细长岛纹

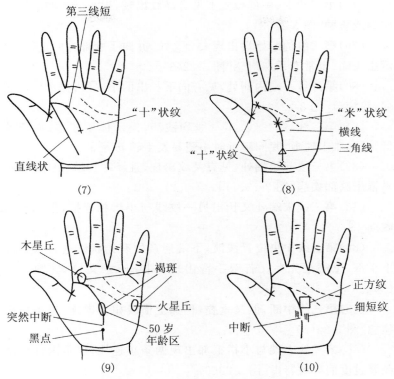

图 3-21　第三线异常表现(三)

线,提示易患神经衰弱[图 3-21(10)]。

(75)第三线某处呈链状岛纹,提示健康状况欠佳,易得疾病,且多为头痛[图 3-22(1)]。

(76)第三线延伸至月丘处,其末端两边又长出许多细支纹,在男性,提示有严重的手淫史,易患阳痿、早泄;在女性多为痛经、生殖系统疾患[图 3-22(1)]。

(77)第三线中央处有大的方形纹出现,提示肺结核、胸膜炎等病症[图 3-22(2)]。

(78)第三线上、中部位置上见有岛纹出现,提示肝脾两脏罹患肿瘤或囊肿[图3-22(2)]。

(79)第三线的起始端出现大分叉纹,并向手腕部方向走行,提示患头痛,也常有手麻痹感[图3-22(3)]。

(80)第三线下端内侧处,见有向下长出的小支纹,提示体质较弱,易疲劳[图3-22(3)]。

(81)第三线、第二线、第一线均浅淡,提示体质较差,血压偏低,患病难求速愈,晚间睡觉时小腿易发生转筋等症。

(82)第三线起始端处,见有叉纹出现,且经常头晕、呕吐,提示易罹患脑部疾病[图3-22(4)]。

(83)第三线末端处又长出另一纹线与小指相连接,提示易患癫痫[图3-22(4)]。

(84)第三线中央位置浅淡,下端连接处有钩状纹进入大鱼际下半部,急病之先兆。若双手皆出现,则临床意义更大[图3-22(5)]。

(85)第三线中断,但又重叠,再加上横线相互串连,提示病已痊愈[图3-22(6)]。

(86)第三线末端与小指根部出现两条小连线,提示因性生活频繁过度而导致肾虚[图3-22(6)]。

(87)第三线起始端呈寸断改变,示指指甲呈杓状改变,提示肺结核、肠癌[图3-22(7)]。

(88)第三线紧紧包住金星丘,其线纹中央又见有小岛纹出现,提示罹患消化系统疾病;若小岛纹明显,且第一火星丘处有"井"状纹被方形纹框住,提示罹患胃溃疡、十二指肠溃疡;若见小岛纹呈褐色改变,为胃癌之先兆[图3-22(8)]。

(89)第三线中央处出现菱形纹,呈褐色改变,木星丘处出现边界不规则的浓褐色斑块,为胃癌之先兆;第三线末端内侧处呈网状黑色改变,为胃癌之征兆,若掌心皮下见有硬结节,其临床意义更大[图3-22(8)]。

(90)第三线起始端呈褐色改变,第一火星丘处出现硬结,提示

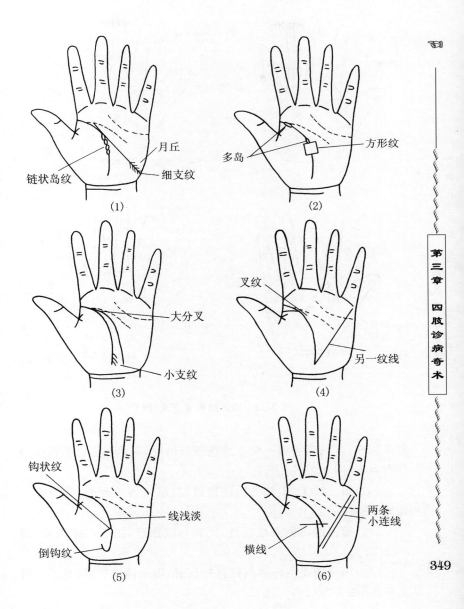

链状岛纹　　　月丘　　　细支纹

多岛　　　方形纹

大分叉　　　小支纹

叉纹　　　另一纹线

钩状纹　　　线浅淡　　　倒钩纹

横线　　　两条小连线

（1）　（2）　（3）　（4）　（5）　（6）

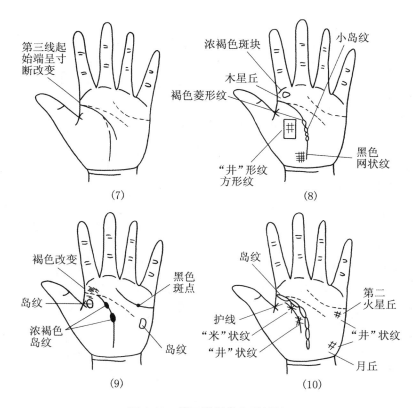

图 3-22　第三线异常表现(四)

罹患胃癌;若见两手第一线有黑色斑点出现,提示肝癌已扩散而合并有胃癌[图3-22(9)]。

　　(91)第三线上、中部处出现岛纹,且呈浓褐色改变,为胃癌之先兆[图3-22(9)]。

　　(92)第三线内侧火星丘处,见有岛纹出现,提示心律失常[图3-22(9)]。

　　(93)第三线是由许多岛纹连接而成,提示体质较差,易患呼吸道疾病[图3-22(10)]。

（94）第三线护线上出现异常的"米"状纹、"井"状纹，且在月丘、第二火星丘处同时见有"井"状纹，提示慢性肠炎、慢性溃疡性结肠炎［图 3-22(10)］。

（95）第三线短矮，其他纹线正常清晰，提示易罹患疾病，如肾结石等病［图 3-23(1)］。

（96）第三线起始端紊乱，提示易患支气管炎、哮喘［图 3-23(1)］。

（97）第三线起始端有许多横纹切过，指甲呈贝壳状，为肺结核之征兆；第三线中央处出现大岛纹，提示患肺结核［图 3-23(2)］。

（98）第三线起始端被诸多细纹交切而过，且接近掌心处的第三线上出现许多小眼岛纹，提示患肺结核［图 3-23(3)］。

（99）第三线末端处呈穗状纹线改变，且有一纹线延伸入月丘处，乃维生素 C 缺乏症之征兆；十指指节纹仅有一条光滑清晰的横纹，提示患痴呆症［图 3-23(4)］。

（100）第三线在走行中途时突然流向月丘处，且又突然中止，为子宫癌之先兆［图 3-23(4)］。

（101）第三线中央处一段变细狭窄，提示容易疲劳，应注意避免过分劳累而发生心肌梗死［图 3-23(5)］。

（102）第三线内侧处有一条与其平行之纹线，提示拇指无力，手有麻痹感，且易患胃病［图 3-23(5)］。

（103）第三线的起始端下方，见有许多小疙瘩，提示淋巴结肿大，应警惕梅毒、结核病的发生［图 3-23(5)］。

（104）第三线宽大，提示体质虚弱，易患痢疾、胃病及感冒等病症［图 3-23(6)］。

（105）第三线末端内侧金星丘处有络脉（静脉）突起，提示便秘，易患痔疮等病症；若出现片状黑团，提示脾胃不和或近期内有腹泻等症［图 3-23(6)］。

（106）第三线上出现点状黑点，提示皮下或体内寄生虫病［图 3-23(7)］。

（107）第三线呈寸断性改变，中指根部见有众多横皱纹出现，

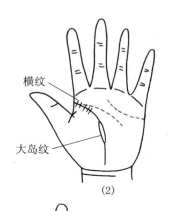

第三线起
始端紊乱

第三线短矮

（1）

横纹

大岛纹

（2）

细纹

小眼岛纹

（3）

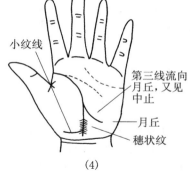

小纹线

第三线流向
月丘，又见
中止

月丘

穗状纹

（4）

小疙瘩

平行线

变细

（5）

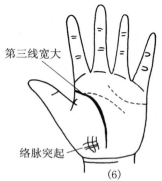

第三线宽大

络脉突起

（6）

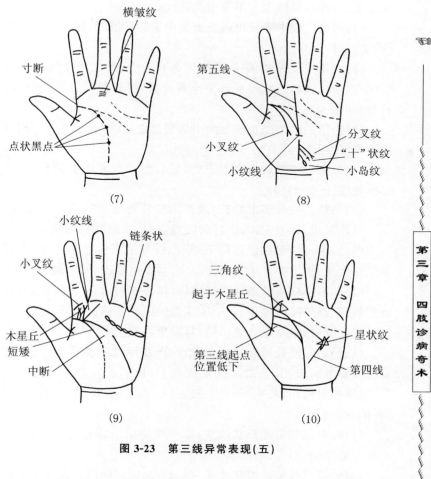

图 3-23　第三线异常表现(五)

提示体质较差,易罹患疾病[图 3-23(7)]。

(108)第三线较为短矮,或末端处有小纹线切过,提示易罹患突发性脑出血。若青、少年双手掌第三线较为短小,末端处出现小叉纹,提示有家族性心、脑血管病,肝腹水,肝硬化等病史[图 3-23(8)]。

(109)第三线上的流苏线有岛纹出现,或其末端见有"十"状纹或分叉纹,提示易因水土不服而患病[图 3-23(8)]。

(110)第三线中央长出向上走至中指的第五线,提示身体健康[图 3-23(8)]。

(111)第三线短矮,第一线呈链条状改变,第二线中间处呈中断改变,第二线的后续线又延伸至月丘处,提示膀胱结石、尿路结石等病[图 3-23(9)]。

(112)第三线上部长出走向中指根部之纹线,提示身体向健康方面发展[图 3-23(9)]。

(113)第三线起始端之上方处,见有小叉纹伸向木星丘,提示身体健康[图 3-23(9)]。

(114)第三线起于木星丘,或在木星丘处见有明显的三角纹,提示身体健康,精力充沛,但肝火旺盛,每易动怒[图 3-23(10)]。

(115)第三线起点位置低下,第二线与第四线之交点处,见有星状纹出现,提示妇女子宫发育不全,易发生难产[图 3-23(10)]。

(116)第一线呈链条状改变,提示体质虚弱,易罹患胃病,并常罹患精神、神经障碍性疾病,一生常为健康而苦恼。当第二线也呈链条状改变时,提示进入老年期,易发生心脏疾患[图 3-24(1)]。

(117)第三线起始端呈链条状改变,提示幼年体质较差,并可有支气管炎病史;其下端呈链条状改变,提示进入老年后体质较差,易罹患疾病;若儿童第三线呈链条状改变,提示遗传性虚弱体质[图 3-24(1)]。

(118)第三线呈蛇行状改变,第一线与第二线有岛纹出现,提示罹患心脏病[图 3-24(2)]。

(119)第三线呈波浪状改变,提示罹患糖尿病以及循环系统病变[图 3-24(2)]。

(120)第三线与第二线被干扰线连接,第一线末端处又见有小分叉支线,提示头痛、头晕症,并应提防肺病的发生[图 3-24(3)]。

(121)第三线与第二线起点端距离拉大,提示易患胃病;女性则自幼年起易患妇科炎症性疾病[图 3-24(3)]。

(122)第三线与第二线起点端微微分开,提示身体健康[图

3-24(4)]。

(123)第三线上有异常纹线出现,提示罹患疾患的可能;若异常纹线消失,提示其病已愈[图 3-24(4)]。

(124)第三线侧有副第三线出现,且短而中断,提示体质较差,易患病[图 3-24(5)]。

(125)第三线中部,见有一小细纹线流向月丘处,提示易患胃病、肠炎。临床证实,经常出差、旅行或工作经常变动,大多见有该纹线出现[图 3-24(5)]。

(126)第三线与第二线之间隔增阔者,提示易患头痛[图 3-24(6)]。

(127)第三线纹理、走向正常,无异常纹线出现,其指节间出现多条深而明显的竖状纹,提示体质健壮。进入老年期后出现该纹,为长寿之征兆。小指正中有纹线贯通,则健康长寿的意义更大[图 3-24(7)]。

(128)第三线末端处之外侧,呈羽毛状纹线改变,提示体质较差,易疲劳;易罹患胃肠病、便秘等病症[图 3-24(7)]。

(129)左手掌第三线末端处,见有菱状纹出现,内侧方又见出现岛纹,为罹患肝病之征兆[图 3-24(7)]。

(130)两手掌第三线起始端分别向外延长,或末端变得深而明显,提示老年时体质健壮[图 3-24(8)]。

(131)第三线的两端处有岛纹出现,提示进入老年期后体质虚弱,有罹患大病之可能[图 3-24(9)]。

(132)第三线呈分叉走行,提示罹患头痛、心脏病[图 3-24(10)]。

(133)第三线末端处,见有小纹线横切,提示女性患不排卵症[图 3-24(10)]。

(134)第三线的第一火星丘处,见有平行线出现,无论男女,均提示肾虚,且应注意提防感染性疾病的发生[图 3-24(10)]。

(135)第三线的中途处,有圆状纹出现,提示眼疾或肝胆疾患[图 3-24(10)]。

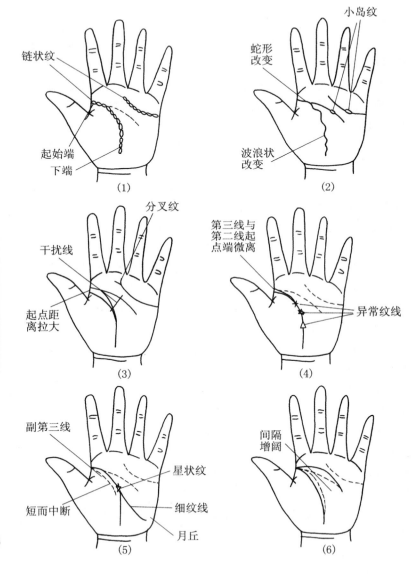

链状纹

起始端

下端

（1）

蛇形
改变

小岛纹

波浪状
改变

（2）

干扰线

分叉纹

起点距
离拉大

（3）

第三线与
第二线起
点端微离

异常纹线

（4）

副第三线

短而中断

星状纹

细纹线

月丘

（5）

间隔
增阔

（6）

中国民间诊病奇术

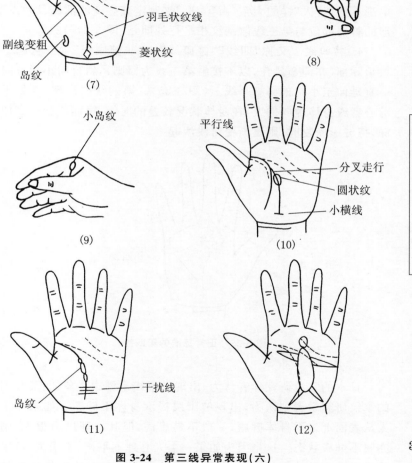

竖状纹

纹线贯通

羽毛状纹线

副线变粗

菱状纹

岛纹

（7）

第三线起始端向外延长

（8）

小岛纹

（9）

平行线

分叉走行

圆状纹

小横线

（10）

干扰线

岛纹

（11）

（12）

图 3-24　第三线异常表现（六）

(136)第三线中央处有岛纹出现,为胸部、胃部恶性病变之先兆。右手掌见及该纹线,则诊断肿瘤的意义更大[图 3-24(11)]。

(137)第三线被几条横直的干扰线交切而过,提示易罹患大病[图 3-24(11)]。

(138)第三线中部纹路散乱不整齐,为肺癌、胃癌之先兆;女性第三线下端纹路散乱,为子宫内膜增生、子宫颈癌之征兆;在手掌中画一形似"人"样的大字,由"人形"来测定其癌变的部位,即"人"形的脏器部位与第三线散乱纹相平行处即是[图 3-24(12)]。

4. 第四线 又称"四线""健康线"或"非健康线"等。它起于大鱼际部(亦即金星丘,以不接触第三线为原则),斜行向小指方向一直延伸至小指根部第一线上(图 3-25)。第四线的出现,常见于劳心者或身体虚弱的人,在身体状况较差的时候,第四线会一直加深,待健康恢复时,则逐渐变得浅淡起来。

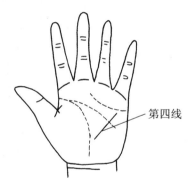

第四线

图 3-25　正常标准的第四线

日本的掌纹研究学者认为,出现健康线是健康之象征;而我国的掌纹研究学者则认为,出现健康线提示身体不健康。如果一个人从表面上来看身体健康,一般不易患病,但其心理压力很大,则亦属不健康状态。这是因为如果一个人心理不平衡,不乐观,就很难适应当今的社会环境。所以,健康状态也受到七情内伤之精神因素的制约。

（1）第四线与第三线相互接触，提示心、血管疾患已经发生［图3-26(1)］。

（2）第四线穿过第三线，且与第三线相互交叉，提示脏腑功能衰弱，特别是心脏功能衰弱［图3-26(2)］。

（3）与第三线交叉的第四线粗而明显，或其颜色呈黑色改变，提示可能患危及生命之大病。

（4）第四线上出现红色或黑色斑点，提示机体即将发热；特别是红色斑点或红色浮胀，提示随时暴发急性病症。

（5）第四线下端处，见有岛纹出现，或其岛纹附近出现杂乱的纹线，提示罹患呼吸系统疾病［图3-26(3)］。

（6）第四线下端处，见有岛纹由褐色转变成黑色时，提示可能罹患消化系统癌症，特别是岛纹若出现在第二线的下方，接近第三线的那一段第四线，则罹患消化系统癌症的可能性更大；第三线的中央处，亦出现暗褐色的岛纹，其手掌颜色转变为土色，则罹患癌症的可能性更大［图3-26(3)］。

（7）第四线与第二线的交叉处见有岛纹出现，提示患神经官能症［图3-26(3)］。

（8）第四线的上部呈分叉改变，且与第一线围绕成一个大岛纹，提示易罹患呼吸系统方面的疾病，如气管、支气管、肺、喉头、鼻等部位的炎症［图3-26(4)］。

（9）第四线在手掌边上形成许多的杂乱纹，提示生活无规律，体质虚弱，精力不足［图3-26(4)］。

（10）第四线呈链条状改变，其上端接近第一线的部位出现岛纹，提示罹患呼吸系统疾病，亦可能患肺结核［图3-26(5)］。

（11）第四线柔弱，呈连续中断性改变，提示消化系统功能虚弱，易患消化系统疾病［图3-26(6)］。

（12）第四线柔弱，且呈连续中断性改变；并见第三线起始端呈晦暗色改变，出现有单个岛纹或连续性岛纹（如同链状），提示胃肠功能虚弱［图3-26(6)］。

（13）第四线是由一些小碎片状裂纹构成，提示罹患慢性胃肠病[图3-26（7）]。

（14）原先清晰的第四线，逐渐变得模糊不清或断断续续，提示罹患慢性消耗性疾病。第四线若从断续不连而变得纹路清晰，提示身体已恢复健康。

（15）原有的第四线变得模糊不清或出现中断，多为肝炎早期，或抗病能力下降。

（16）第四线短而深刻，且切过第一线与第二线，提示罹患大脑方面的疾病，过度脑力劳动者也可见此掌纹[图3-26（7）]。

（17）一条相当深刻的第四线将第一线与第二线几乎相互连接，为脑部疾患之征兆；若同时第四线上见及出现岛纹，则诊断意义更大[图3-26（8）]。

（18）手掌中央处出现短矮的第四线，且其纹线本身或附近颜色欠佳，如呈浅黑灰色（晦暗色）、暗红色、褐色、红色等改变，提示消化系统疾患。除见上述第四线外，且在第三线中央部位处见有晦暗色岛纹，提示所患病症有所加重，有转变成慢性之可能[图3-26（8）]。

（19）第四线相当长，对着月丘下部或金星丘下部延伸，在该位置处呈变细而中断改变，在妇人提示阳气虚衰、子宫寒冷、性欲淡漠[图3-26（8）]。

（20）第四线与第二线的交叉点附近处出现方形纹，提示曾经做过外科手术[图3-26（9）]。

（21）第四线弯弯曲曲呈蛇行状改变，提示饮酒过度而伤及肝脏；若其蛇行状第四线呈黄色改变时，乃肝脏罹患严重病变之先兆；若其蛇行状第四线同时伴见第二线柔弱碎断，提示消化系统疾患[图3-26（10）]。

（22）第四线呈蛇行状改变，且同时见示指与环指中指节较长，提示体内钙质吸收不良，骨骼与牙齿有早坏倾向[图3-26（10）]。

（23）第四线呈蛇行状改变，并直下与第三线合并，且第三线上

（1）

第四线

（2）

交叉

（3）

第四线
岛纹
杂乱纹线

（4）

三角纹
分叉
第四线
杂乱纹

（5）

岛纹
第四线
呈链条
状改变

（6）

晦暗色
改变
第四线柔
弱而中断

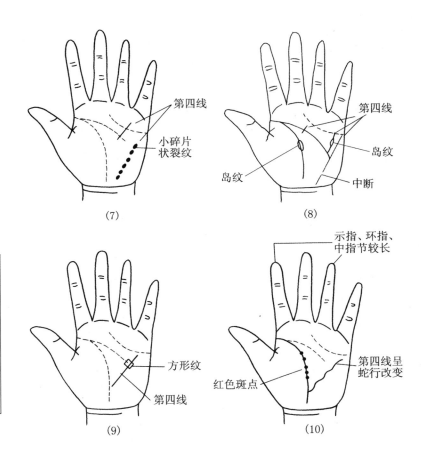

图 3-26　第四线异常表现(一)

见有红色斑点,提示罹患心脏病[图 3-26(10)]。

　　(24)第四线与第一线的交点处呈红色改变,提示极有可能罹患心脏病[图 3-27(1)]。

　　(25)第四线整条线全呈红色改变,提示常有神经质,无论是男是女,极易患癔症。该种第四线若在第二线末端下侧有一条小短线平行,称为"悲观线",其神经质会更加强烈,心神不安,情绪激昂,动辄嗔怒,提示易患身心性疾病[图 3-27(1)]。

(26)第四线寸断而柔弱,且三大主线(第一、第二、第三线)表浅瘦弱,第三线末端下方处见有羽毛状纹线下垂,提示体质相当虚弱,易患慢性消耗性疾病[图 3-27(2)]。

(27)第四线柔弱寸断,而第一线与第二线距离狭窄,称为"方庭"狭窄,见此改变,提示因气管或支气管遭受感染而频发气喘等症[图 3-27(3)]。

(28)第四线细小,且呈蓝黑色改变,提示循环系统的疾患。

(29)第四线与第三线末端处交切,且第二火星丘(打击缘)处肤色呈白色改变,肺癌患者可见此掌纹出现[图 3-27(3)]。

(30)第四线上端见有光滑的小岛纹出现。提示肝脏肿瘤;若岛纹呈黑色改变,提示消化系统有恶性病变;若第四线中部有小岛纹出现,提示躯体中部脏器罹患肿瘤;若第四线的下部有小岛纹出现,提示腹部有病变[图 3-27(4)]。

(31)第四线的一端连接第一线,另一端与下垂的第二线相连接,提示罹患脑炎[图 3-27(5)]。

(32)第四线同其主线一样深刻而明晰,与第一火星丘处横深纹构成倒"八"状纹,提示因肝炎引起肝硬化或因肝病而引起高血压,或消化道有出血倾向;若木星丘处见有络脉(静脉)浮显走向示指,则诊断肝病的意义更大[图 3-27(5)]。

(33)出现双条平行的第四线,且手指均向小指方向倾斜弯曲,提示肝胆功能欠佳,常患胃病、头痛等病症[图 3-27(6)]。

(34)双手掌第一火星丘处呈凹陷样改变,且横纹深长,提示罹患萎缩性胃炎[图 3-27(6)]。

(35)第四线呈弯曲改变,手掌颜色红、白、紫三色呈交错显现,为肝病之先兆[图 3-27(6)]。

(36)从地丘行至月丘的纹线,亦可视作第四线,若第四线上见有数个小星状纹,提示有习惯性冻疮史,或易患疮疡[图 3-27(7)]。

(37)第四线在月丘处呈"S"状走向,提示由于血压的变化而

红色改变

小短线

第四线

（1）

第四线

羽毛状纹线

（2）

方庭狭窄

第二火星丘

第四线

（3）

小岛纹

（4）

络脉

第一火星丘

木星丘

第四线

（5）

第一火星丘

弯曲第四线

横纹

双条第四线

（6）

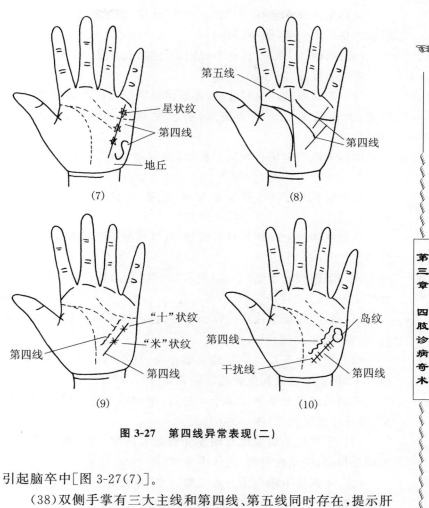

图 3-27 第四线异常表现(二)

引起脑卒中[图 3-27(7)]。

(38)双侧手掌有三大主线和第四线、第五线同时存在,提示肝病、呼吸系统疾患[图 3-27(8)]。

(39)第四线从第二线末端处长出,直行至小指下端处,提示中午易见疲倦,而夜间精神振奋[图 3-27(8)]。

(40)第四线呈波浪状断裂改变,提示罹患脾胃病,体质差,易疲倦,易感冒。若见掌薄而指疏,则诊断意义更大[图 3-27(9)]。

(41)第四线上见有"十"状纹、"米"状纹,提示呼吸道、消化道、肝脏等易罹患病变[图 3-27(9)]。

(42)第四线上端处见有不规则的岛纹,且其指甲呈鹰爪样,提示肺源性心脏病[图 3-27(10)]。

(43)第四线呈波浪状改变,提示因长期服药而引起肝、肾两脏病变;第四线上见有色素斑点,提示发热或急性病症[图 3-27(10)]。

(44)第四线上见有数条干扰线,提示神经痛、风湿病[图 3-27(10)]。

(45)第四线、第二线呈极短改变,提示胆囊炎、胆石症[图 3-28(1)]。

(46)第四线上端靠近打击缘侧,其纹线呈羽毛状改变,提示脾胃病[图 3-28(1)]。

(47)第四线起始端(下端)见有"米"状纹出现,提示肝病和心血管疾患[图 3-28(1)]。

(48)第四线呈串珠状(链状)改变,提示肝脾功能不良,且易肺病、肾病[图 3-28(2)]。

(49)第四线下端与第三线末端相交,且第四线的上端走向小指根下,提示心脏及其他脏腑功能衰弱[图 3-28(2)]。

(50)第四线上见出现多个小岛纹,第四线与第一线起始端相交,提示呼吸道疾患[图 3-28(2)]。

(51)第四线上端处见有明显光滑的大岛纹,其下端与第三线末端处相交,提示血管瘤,或体内囊肿[图 3-28(3)]。

(52)第四线下端由第三线末端长出,并相交于第一线,且走行至小指根下,提示下半身疾患[图 3-28(3)]。

(53)第四线与第一线在小指下的相交点呈红色改变,提示心脏病[图 3-28(3)]。

(54)双手掌第三线下端见有岛纹出现,且第四线穿越岛纹而过,提示体质极差,体内有肿瘤,并已达到难以抵抗的地步[图 3-28(3)]。

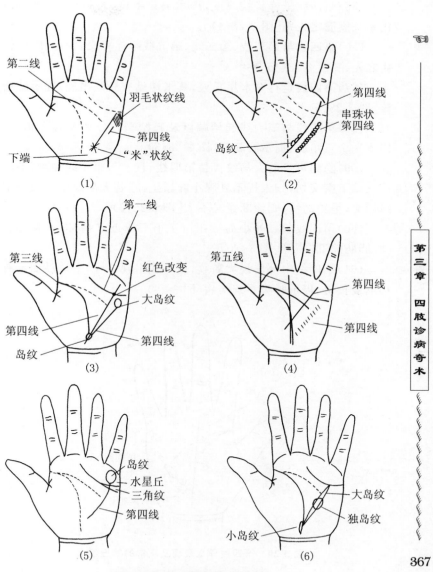

图 3-28 第四线异常表现(三)

（55）第四线呈梯状纹改变，提示消化不良、大肠炎；亦可为消化系统癌瘤之先兆［图3-28（4）］。

（56）第四线与第三线、第二线、第五线串连相交，为心、脑血管病之先兆［图3-28（4）］。

（57）第四线走行至水星丘处，其末端见有岛纹出现，提示肺结核［图3-28（5）］。

（58）第四线与第一线起始端以及起始端之分叉纹与之相交，构成一个三角纹，提示腰腿痛［图3-28（5）］。

（59）隐约可见的大岛纹代替第四线，且上与第一线接触，下与第三线下端交切，妇人提示乳腺小叶增生症；若大岛纹未与两条主线切交，呈独岛纹，则诊断意义不大［图3-28（6）］。

（60）第四线起点处小岛纹相切于第三线近末端，提示腹部囊肿、脂肪瘤、肿瘤等［图3-28（6）］。

（61）第四线中部出现大岛纹，或一端出现岛纹，下端岛周见有小细线长出，提示呼吸系统疾病（图3-29）。

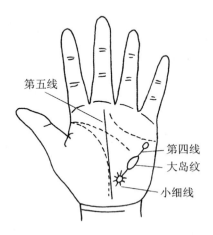

第五线

第四线
大岛纹
小细线

图3-29　第四线异常表现及正常的第五线

5. 第五线　又称"五线""玉柱线""命运线"等。是一条从手掌的下方近腕部起始,通过手掌的中心位置——掌心直达中指下方的纹线(图3-29)。该线和第一、第二、第三线所不同的是不能太粗,最好是浅淡而细小,笔直而上,明晰而不断,颜色呈粉红色。第五线并非人人皆有,与遗传因素有关。该纹线的变化与健康状况有关,其线愈长(延伸至中指下),健康状况愈不好,主要表现在青少年时期健康状况差。第五线所代表的慢性疾患主要是心、肺功能减退以及人的精力盛衰情况,部分身体自我感觉良好的人,当出现第五线时,提示已出现隐患,中、老年时期可能罹患心、脑血管疾病。

(1)第五线起始端靠近第三线,并依附于第三线而上行,提示青少年时期心理与体质发育较为迟缓,心理上倾向于保守与依赖性状态(图3-29)。

(2)第五线从手掌下的月丘位置起始,斜行延伸至示指,终止于第一线,提示生活无规律而造成身体损伤[图3-30(1)]。

(3)第五线呈波浪状改变,提示心理状况不佳,情志不舒,情绪不稳,精神上遭受刺激[图3-30(1)]。

(4)第五线起自地丘附近,上升至近掌心处即见中途消失,提示中老年健康状态逐渐减弱[图3-30(2)]。

(5)第五线起自掌心,并直上延伸至土星丘处,提示中年以前体质较差,但中年以后,则体质逐渐有所恢复[图3-30(2)]。

(6)第五线仅有掌心中一段,上下位置均未见出现,提示中年及壮年时期身体状况较好,青年及老年时期身体状况较差[图3-30(2)]。

(7)第五线起自金星丘,斜向上升至土星丘处,提示心理上为七情所困扰,致使精神、体能消耗过多而影响身体健康[图3-30(3)]。

(8)第五线起自月丘处,斜向上升至土星丘位置,提示精神、神经脆弱,特别是第五线上见有多条障碍线出现,提示易患神经官能症[图3-30(3)]。

（9）第五线的一端起自金星丘处，另一端起自月丘处，两条线斜行上升至掌心处汇合成一条线而直上土星丘处，提示心理异常，易患七情内伤类疾病[图3-30（3）]。

（10）第五线起自地丘附近处，且一直上升至土星丘处，并在土星丘位置处由第五线向两侧各分出一条支线，其状如同三叉形，提示体质较佳，心理平衡，脏腑阴阳气血协调[图3-30（4）]。

（11）第五线形成的三叉纹位置，不是位于土星丘处，而是位于地丘处，提示体质较好，情绪稳定，精力充沛[图3-30（4）]。

（12）第五线起自第二火星丘处，在第二线与第一线之间呈弧形上升。若第二火星丘饱满，提示体质较好，精力充沛；若第二火星丘瘦薄，提示体质较差，精力不足[图3-30（4）]。

（13）第五线与第二线一起被第六线（障碍线）横切而过，同时见第四线呈寸断状纹，提示胃、十二指肠溃疡[图3-30（5）]。

（14）第五线上有多条第六线出现，且第四线呈细弱断续状改变，又见掌心方庭狭窄，中指与环指间见有弧线出现，并被2~3条深刻的第六线纵切而过，提示慢性胃炎[图3-30（6）]。

（15）第五线上被横短线断断续续切过，提示有神经质倾向，体力较差，大多有慢性疾患。

（16）第五线与第三线，其纹线同样出现断断续续改变，提示长期遭受慢性疾病的折磨，且在短时间内不易康复[图3-30（7）]。

（17）第五线起自第二线内，或第三线内，且斜行上升至土星丘处，提示中年以前的体质欠佳，而进入老年时期反见好转[图3-30（8）]。

（18）第五线起自第一火星丘位置，且斜行上升至土星丘处，提示精力与体能不足，且易动肝火而发生暴怒[图3-30（8）]。

（19）第五线的分支线下方处，见有小岛纹出现，提示有神经衰弱之倾向[图3-30（9）]。

（20）第五线上，见出现呈"8"状纹的岛纹，提示有精神失调症或梦游症[图3-30（9）]。

（21）第五线由地丘附近上升至土星丘之间出现岛纹，提示先

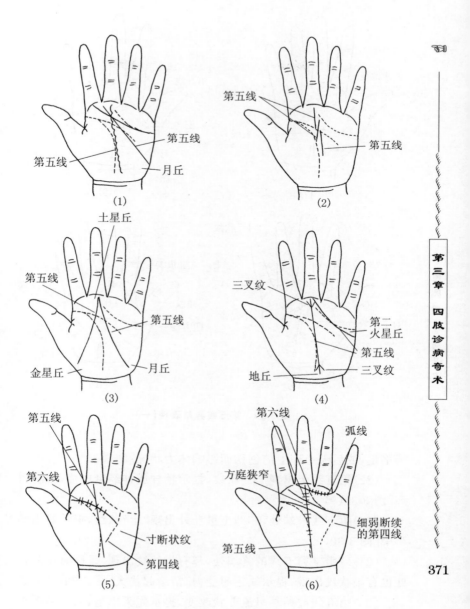

（1）

第五线
第五线
月丘

（2）

第五线
第五线

（3）

土星丘
第五线
第五线
金星丘
月丘

（4）

三叉纹
第二火星丘
第五线
地丘
三叉纹

（5）

第五线
第六线
寸断状纹
第四线

（6）

第六线
弧线
方庭狭窄
细弱断续的第四线
第五线

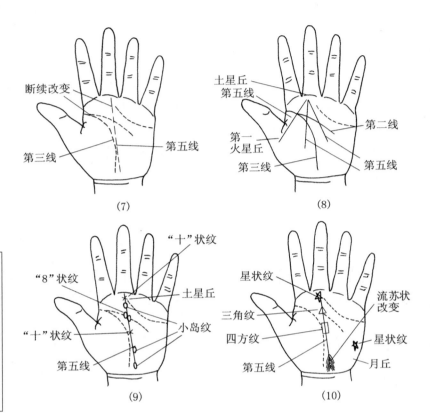

断续改变

第三线

第五线

(7)

土星丘
第五线

第一
火星丘

第三线

第二线

第五线

(8)

"十"状纹

"8"状纹

土星丘

"十"状纹

小岛纹

第五线

(9)

星状纹

三角纹

四方纹

第五线

流苏状
改变

星状纹

月丘

(10)

图 3-30　第五线异常表现(一)

天不足,或后天心理上的创伤而影响体力状况[图 3-30(9)]。

(22)第五线上出现"十"状纹,提示精神或神经衰弱症,或脾胃病[图 3-30(9)]。

(23)第五线末端处,亦即土星丘处出现"十"状纹,提示易患脑卒中[图 3-30(9)]。

(24)双手掌第五线的终端处,都有星状纹出现,且同时在月丘处也有星状纹出现,提示缺乏耐受力,情绪起伏大[图 3-30(10)]。

(25)第五线起始端呈流苏状改变,提示先天不足,妇人易患不孕症［图 3-30（10）］。

（26）第五线上出现三角纹或四方纹，提示对疾病的康复有利，即便患各种慢性疾病，尚存抵抗力与修复能力，预后较好［图 3-30（10）］。

（27）第五线呈短矮改变，提示体质较差；第五线既短矮又杂乱，鼻呈黄色改变，提示便秘［图 3-31（1）］。

（28）第五线与第二线交叉处呈"8"状纹改变，提示视力障碍［图 3-31（1）］。

（29）第五线从第一线上长出，提示进入老年期后身心健康［图 3-31（2）］。

（30）第五线从第二线上长出，提示脾胃病［图 3-31（2）］。

（31）劳宫穴（掌心）处，见有隐约的圆形纹扣在第五线上，提示心血管功能性疾患。若见有一曲线穿过中指，提示宿便严重而引起脑血管病［图 3-31（3）］。

（32）劳宫穴（掌心）处，见有方形纹扣在第五线上，其方框内见有"十"状纹或"米"状纹，提示脾胃病［图 3-31（4）］。

（33）第五线下端（起始端）处，见有竖长状小岛纹出现，提示因长期便秘而引发内痔［图 3-31（4）］。

（34）第五线呈斜行走向行至环指根底下，提示眼疾［图 3-31（5）］。

（35）正常位置的第五线上端，见有竖长小岛纹出现，提示胃下垂［图 3-31（6）］。

（36）第五线变移，且呈两条改变，提示精力充沛，性生活常无节制［图 3-31（7）］。

（37）第五线顶端离位处，有"米"状纹或方形纹出现；或中指末节出现"十"状纹；或手掌小鱼际月丘、水星丘见过分凸起，均提示精神易错乱［图 3-31（8）］。

（38）第五线上见有数条第六线（干扰线）出现，提示具有神经质倾向，体质较差，经常性罹患小疾［图 3-31（8）］。

（39）第五线下端处，出现明显、横行的第六线，提示受外界压

"8"状纹

第五线

短矮改变

（1）

第五线

第一线

第五线

第二线

（2）

曲线

隐约的圆形纹

第五线

（3）

方形纹内见有"十"状纹或"米"状纹

竖长状小岛纹

第五线

（4）

第五线

（5）

竖长小岛纹

第五线

（6）

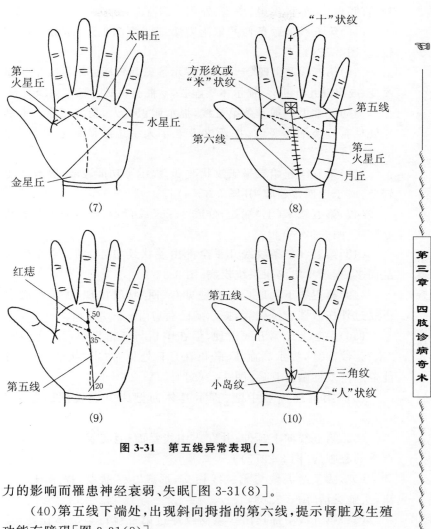

图 3-31　第五线异常表现(二)

力的影响而罹患神经衰弱、失眠[图 3-31(8)]。

　　(40)第五线下端处,出现斜向拇指的第六线,提示肾脏及生殖功能有障碍[图 3-31(8)]。

　　(41)第五线上见有红痣出现,提示心脑血管疾患[图 3-31(9)]。

　　(42)第五线的起始端见有小岛纹、三角纹、"人"状纹,提示膀胱、直肠疾患、妇科疾患、痔疮、外阴疾患[图 3-31(10)]。

(43)第五线如藤条似的依附着第三线而向上延伸,提示体质较差[图 3-32(1)]。

(44)第五线上出现"十"状纹,提示罹患脾胃病。第五线呈弯曲改变,或出现几处断裂,提示体质虚弱,易罹患疾病[图 3-32(2)]。

(45)手掌上出现 3 条第五线,提示胆识过人,精力充沛。木星丘处见有数条细小竖纹,提示进入老年人易患肺源性心脏病[图 3-32(3)]。

(46)第五线起始端呈皱纹状改变,提示肾功能较弱,吸收功能较差,或于近期曾经腹泻[图 3-32(4)]。

(47)第五线末(上)端处,分成 3 条叉纹行走,提示易患肺源性心脏病[图 3-32(4)]。

(48)第五线整条纹线几乎全部由菱状纹串连而成,金星带杂乱而多,提示易患泌尿系统疾病[图 3-32(5)]。

(49)第五线下端地丘位置处见有"回"状纹出现,提示小腹以下受过外伤或罹患过疾病,提示病已获愈[图 3-32(5)]。

(50)手掌上无第五线出现,但在中指与环指指根部位置见有"米"状纹出现,提示高血压;若再在月丘处见有"米"状纹,提示可能罹患突发性脑血管病[图 3-32(6)]。

(51)第五线突然中断,提示身体向健康方向发展[图 3-32(7)]。

(52)第五线向上延伸,并穿入中指掌面,且见又深又红,提示严重的心脏病[图 3-32(7)]。

(53)两条第五线与第二线相交,形成"女"状纹,提示身体健康,头脑灵活[图 3-32(8)]。

(54)第五线中部长出一条支纹穿过第三线行至金星丘处,其支纹末端又见小岛纹出现,提示腰痛,易患肾虚、尿道感染。若为男性则诊断意义更大[图 3-32(9)]。

(55)第五线下端呈羽毛状改变,提示缺乏身体锻炼,体质较差[图 3-32(9)]。

(1) 第五线

(2) 第五线 弯曲变 断裂变 "十"状纹

(3) 第五线 细小竖纹

(4) 三叉纹 皱纹改变 第五线

(5) 金星丘杂乱 菱形第五线

(6) 土星丘 "米"状纹 月丘

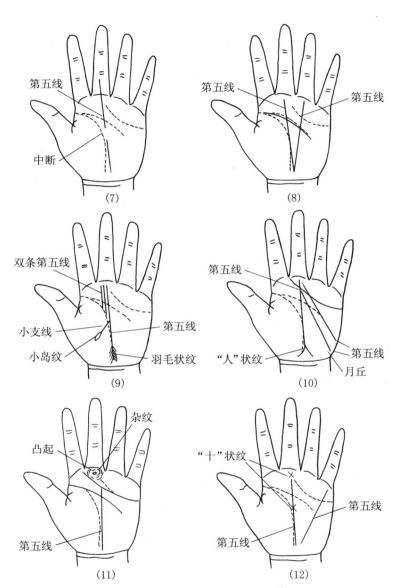

图 3-32　第五线异常表现(三)

（56）第五线从第三线中途长出，提示身体健康，即便患病也能很快治愈。若左右手掌均有出现，或呈现双条第五线，则诊断价值更大［图 3-32(9)］。

（57）第五线下端处，呈"人"状纹改变，提示不易患病［图 3-32(10)］。

（58）第五线由月丘处长出，且行至中指下第一线上而被终止，提示高血压、心脏病［图 3-32(10)］。

（59）第五线是由月丘处长出，且一直上行至中指根底下处，提示心律失常、头痛［图 3-32(10)］。

（60）第五线行至第一线上而终止，与第二线共同构成"干"状纹，其中指下呈凸起状改变，或离位处杂纹众多，提示神经衰弱［图 3-32(11)］。

（61）第五线顶端处出现"十"状纹，提示易罹患脑血管病；晚年有发生脑卒中之可能［图 3-32(12)］。

6. 第六线　又称"六线""障碍线""干扰线"等。手掌上所有横切各主线或某些辅助线的不正常纹线，都可称为第六线。第六线的位置并非固定不变（图 3-33）。

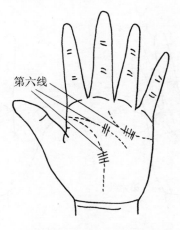

第六线

图 3-33　正常标准的第六线

若大鱼际部出现较深,且其长度超过 1cm、切入第三线的第六线,提示在其相应年龄段患过较重的疾病。其判断方法是,从各指缝间画一条与拇指根至示指根桡侧连接相等距离的弧线与第三线相交,每两弦线间为一个年龄区。当第六线出现在哪区时,即可判断出几岁时罹患过疾病。第六线要以深、长(超过 1cm)时才有诊断价值,细小、短浅则诊断意义不大。

　　(1)切断第三线的第六线位于环指下方,或延伸至第一线,提示心脏病;若同时在第一线正对第六线的末端处有岛纹或斑点出现,则诊断意义更大[图 3-34(1)]。

　　(2)第六线呈弓形改变,且横跨第二线与第三线,将其连接起来,提示因饮食不节而引起肠胃病,或转变成慢性,使消化吸收功能发生障碍[图 3-34(1)]。

　　(3)从拇指根部向手掌中心呈放射状延伸的第六线,提示有七情内伤,常因操劳与烦恼过度给身体造成病理性变化,第六线出现愈多,则愈有诊断意义[图 3-34(1)]。

　　(4)第一线与第二线相距较近,形成狭窄方庭,且同时有第六线止于第二线,提示肺部及气管病变。方庭狭窄,说明肺活量不足[图 3-34(2)]。

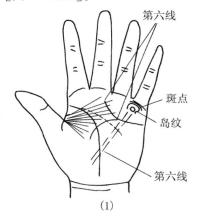

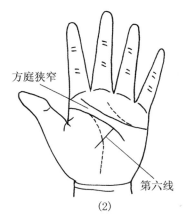

图 3-34　第六线异常表现

（5）第六线在第二线处见有深重的横线出现,且一直延伸至第三线,提示肠胃病有加重的趋势(图 3-35)。

（6）月丘下方处出现格子纹或"十"状纹,且同时第三线上有与其纹相对的第六线出现,提示肾病或妇科病(图 3-35)。

（7）第三线有明显的第六线出现,为糖尿病之先兆(图 3-35)。

（8）第六线在月丘处形成双"十"状纹,提示家族性(遗传性)糖尿病;若见出现单个"十"状纹,提示易患痛风(图 3-35)。

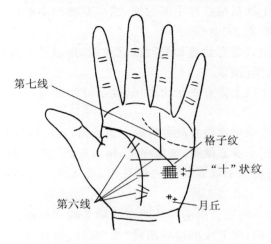

图 3-35　第六线异常表现及第七线

7. 第七线　又称"七线""太阳线""第二命运线",也是第五线的副线。它位于环指下,比第五线短小,这种纹线临床上较为少见(图 3-35)。

第七线与人的气质、精神状态有关,与人的智能、艺术上的成功有关。

（1）第七线端细明了,起自地丘旁而直至太阳丘(环指根处),提示身心健康、思维活跃[图 3-36(1)]。

（2）第七线上升至太阳丘(环指根处),其末端处分出三叉纹,提示中、老年时期体力较好,衰老延缓出现[图 3-36(1)]。

（3）第七线旁边长出两条短纵线，且出现在小指与环指中间，提示衰老较晚[图3-36（2）]。

（4）第七线上见有岛纹出现，提示罹患眼疾；亦可因七情内伤而损害健康。岛纹愈大，愈有诊断价值[图3-36（3）]。

（5）第七线上端见有星状纹出现，提示有神经质倾向，且易罹患脑血管病，如眩晕、脑卒中等。若双手均出现星状纹，则诊断意义更大[图3-36（3）]。

（6）第七线呈衔接性中断改变，或呈截然性中断改变，提示已经罹患某病[图3-36（4）]。

（7）第七线弯弯曲曲如同波浪状纹线，提示易患抑郁症、神经衰弱症和失眠[图3-36（4）]。

（8）第七线上见有菱状纹出现，提示可能突发心脏病[图3-36（5）]。

（9）第五线中途位置处见有第七线长出，且呈斜行走向到达环指根底下，提示身心健康，情绪稳定，精力充沛[图3-36（5）]。

（10）若见第七线是由第三线长出，提示易患心脏病[图3-36（5）]。

（11）由手腕处长出的一条明晰的第七线直达环指根底下，提示气管易患病；第七线中途处出现"米"状纹、星状纹，提示易患心脏病[图3-36（6）]。

（12）第七线前端处呈分叉纹改变，提示视力障碍、血压不稳定；第七线上见有三角纹或岛纹长出，提示视力下降[图3-36（7）]。

（13）第七线起自于第一线上，提示进入老年期后身心健康，50岁以前则常神经衰弱、全身乏力等[图3-36（8）]。

（14）第七线短小、浅淡，未从第一线上长出，提示视力较差、血压偏低，易出现"老花眼"[图3-36（8）]。

（15）第七线从第二火星丘处呈弧形长出，提示因过分劳累、熬夜，而易罹患肝病、胃病、腰腿痛等病症[图3-36（8）]。

（16）出现多条第七线，且参差不齐，但掌色正常，提示心脏功

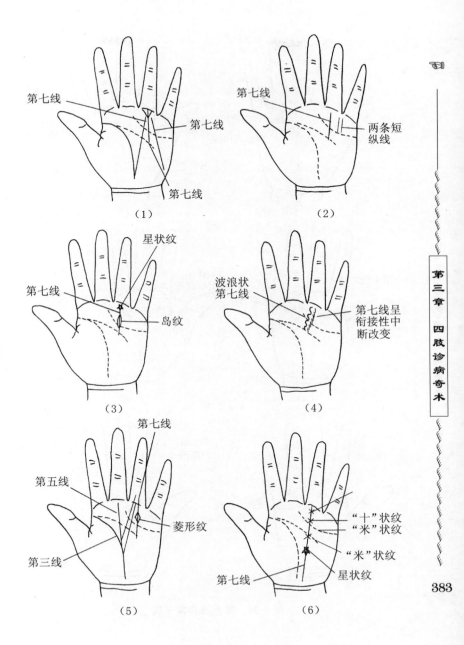

第七线 ······ 第七线

（1）

第七线 ······ 两条短纵线

（2）

星状纹

第七线 ······ 岛纹

（3）

波浪状第七线 ······ 第七线呈衔接性中断改变

（4）

第七线

第五线

菱形纹

第三线

（5）

"十"状纹
"米"状纹
"米"状纹
星状纹

第七线

（6）

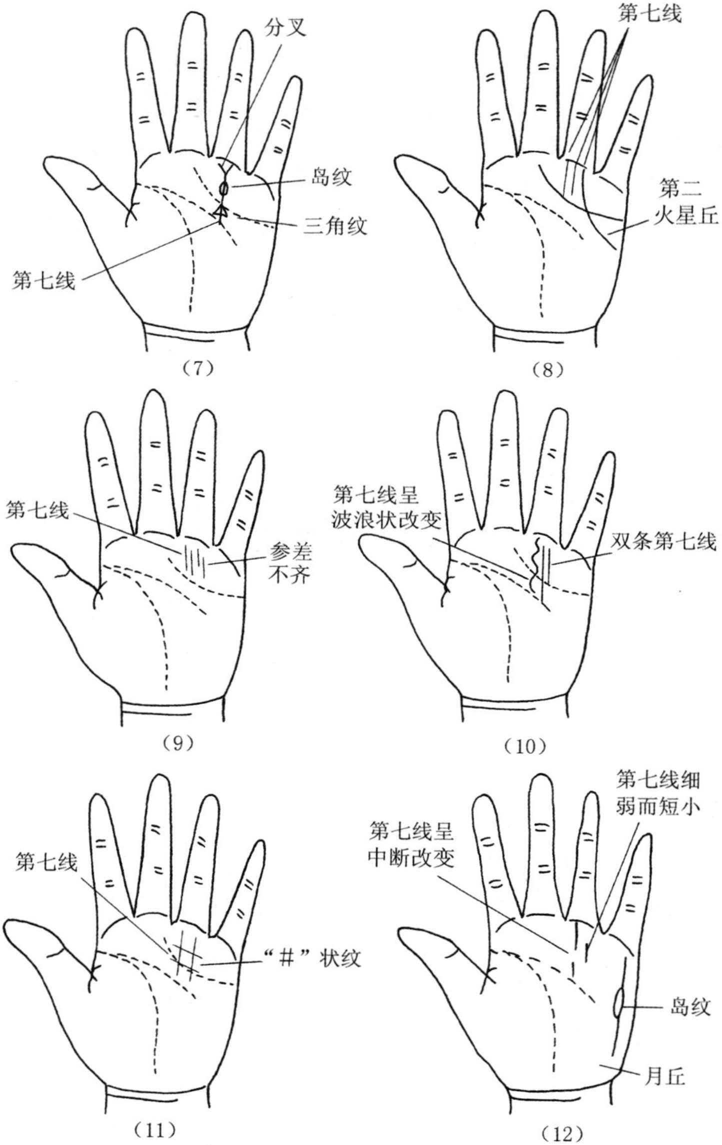

（7）

（8）

（9）

（10）

（11）

（12）

图 3-36　第七线异常表现

384

能尚佳,精力充沛[图 3-36(9)]。

(17)第七线呈波浪状改变,提示精神、注意力不够集中,易罹患神经衰弱、失眠症[图 3-36(10)]。

(18)出现双条第七线,且靠近拇指侧者较为长些,提示肠胃病[图 3-36(10)]。

(19)双条第七线被两条横线横切而过,构成"井"状纹,提示血压偏低[图 3-36(11)]。

(20)第七线呈中断改变,提示易产生心理压力而导致疾病的发生[图 3-36(12)]。

(21)第七线细弱而短小,提示近视眼[图 3-36(12)]。

(22)小指下至月丘处见有一条竖线出现,其线上可见有岛纹,这种线不能作为第七线看待[图 3-36(12)]。若并见中指指甲半月形白环呈粉红色改变,提示精神常处于紧张状态,易多梦。若在梦中胡言乱语,舌尖呈红色改变,提示心火旺盛;若口苦、咽干、肋下胀痛,提示胆腑蕴热。

(23)第七线上见有第六(干扰)线出现,提示呼吸系统疾患(图 3-37)。

(24)第三线上长出一条或多条第七线,提示易患屈光不正、呼吸系统疾患以及颈椎病等(图 3-37)。

8. 第八线 又称"八线""放纵线""副健康线"等。第八线的位置在月丘下方稍低处(亦即月丘处)生出,其纹线粗长而丑陋,并向第三线方向延伸的不规则之横线(图 3-37)。

(1)正常人的手掌上一般无法见及第八线。第八线的出现,提示生活无规律,工作长期熬夜,心力交瘁,体力消耗过度或性生活过度,酗酒,长期服用安眠药、麻醉品(毒品)等。临床上若有此纹线出现,应劝其改掉不良的生活习惯。

(2)小儿若有第八线出现,提示睡眠不足,闹夜或俯卧睡觉。

(3)第八线上有岛纹出现,提示因酒色过度,严重损伤了身体的健康而引起精神萎靡不振[图 3-38(1)]。

(4)第八线上有方形纹出现,提示因过度吸烟、酗酒或过服安

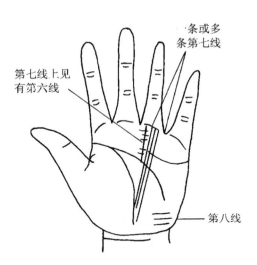

条或多条第七线

第七线上见有第六线

第八线

图 3-37 第七线异常表现及第八线

眠药而伤害了自己的身体健康,并已达到成瘾的地步[图 3-38(1)]。

(5)第八线上有星状纹或"十"状纹出现,提示因吸烟、酗酒或过服药物等,造成毒素侵犯身体,并损害了神经系统的功能[图 3-38(1)]。

(6)第八线从月丘下部开始,呈弧形一直延伸至第三线的末端,常见于饮酒无度、吸毒,以及长期遭受各种慢性消耗性疾病折磨[图 3-38(2)]。

(7)第八线上见有"米"状纹与"十"状纹,提示性生活无节制,易罹患泌尿系感染等疾病[图 3-38(2)]。

(8)第八线向手腕方向呈弯曲改变,或出现岛纹,提示因房事过度而造成身体伤害[图 3-38(3)]。

(9)第八线呈笔直状,提示因暴食而伤了胃气或营养过剩[图 3-38(4)]。

(10)第八线呈断续状改变,提示经常多梦、盗汗[图 3-38

中国民间诊病奇术

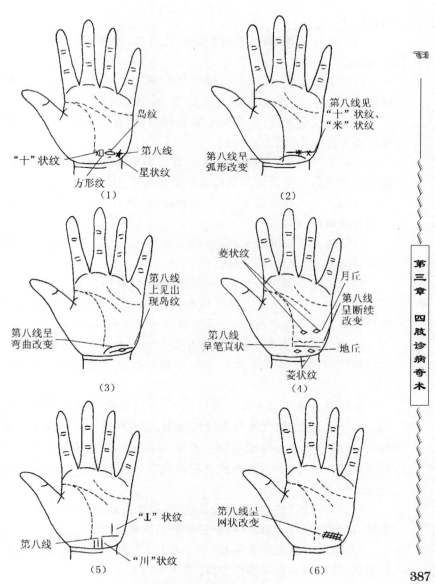

图 3-38　第八线异常表现

（4）]。

（11）地丘位置处,见有两个菱状纹出现,提示膀胱炎、尿道炎等疾患[图3-38（4）]。

（12）青年女性,在地丘位置处见有菱状纹出现,提示子宫、卵巢疾患;长年手足冰凉,提示子宫虚寒,易患不孕症[图3-38（4）]。

（13）月丘位置处,见有两个菱状纹出现,提示支气管炎、肺炎等呼吸系统疾患[图3-38（4）]。

（14）第八线上,见向上长出一条细小的纹线,构成"T"状纹,提示男女均因性生活无节制而造成身体伤害[图3-38（5）]。

（15）在第八线位置之下,手掌地丘处,见有"川"状纹出现,提示妇人易难产[图3-38（5）]。

（16）第八线呈网状改变,且眉毛杂乱,妇人提示月经不调;男人则易滑精、肾虚腰痛等疾患[图3-38（6）]。

（17）出现3条第八线,提示家族性糖尿病（图3-39）。

（18）弯曲的第八线与第三线相交切过,提示体质较差;若同时伴见十指肚腹呈红色改变,提示为典型的糖尿病（图3-39）。

9. 第九线　又称"九线""金星线""金星环"等。是指一条从示指与中指的指缝下缘向环指与小指的指缝下连接的弧线（图3-39）。

出现第九线的人大多为过敏体质,并与肠胃功能及性功能有关。近年来,出现第九线的人逐年增多,这说明由于药品或空气被污染,过敏体质的人逐渐增加。若在不孕症的夫妻双方手掌上均有第九线出现时,男人则要检查精液或女人检查卵子是否有抗体产生。

（1）第九线完整,且弧形线条优美,很少有断裂改变,提示感觉敏锐,富有艺术性;亦提示脑神经中枢功能健全（图3-39）。

（2）第九线呈点断性连接,提示泌尿、生殖系统功能衰弱而容易患病;并提示具有过敏性体质[图3-40（1）]。

（3）第九线上有斑点出现,提示泌尿系统疾患[图3-40（1）]。

（4）第九线呈过长改变,延伸至小指根底下,甚至小指根外侧

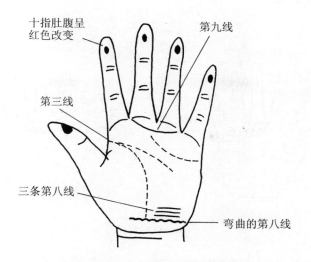

十指肚腹呈
红色改变

第九线

第三线

三条第八线

弯曲的第八线

图 3-39　第八线异常表现及第九线

底下,并出现裂缝,或呈双重零散改变,提示极易患精神分裂症,亦常见于麻醉药中毒或酒精中毒者[图 3-40(1)]。

　　(5)在手掌上同时见有 2～3 条第九线,其中间夹有星状纹,提示患性病并很严重[图 3-40(2)]。

　　(6)有 3 条第九线重叠在一起,分别组成 3 层,且均呈间断裂开改变,提示神经衰弱[图 3-40(3)]。

　　(7)第九线中断而又复续,提示由外物触动感情时,易患癔症(歇斯底里症),即表现为有时十分热心,全力以赴,转瞬间则冷若冰霜[图 3-40(4)]。

　　(8)两条第九线重叠在一起,构成二层;或只见及一条第九线,但很粗壮,均提示过敏性疾患[图 3-40(4)]。

　　(9)瘦削之人第九线上见有岛纹出现,提示易患甲状腺功能亢进症(甲亢症)[图 3-40(5)]。

　　(10)第九线呈波浪状改变,提示易激动而导致心脏病发生[图3-40(5)]。

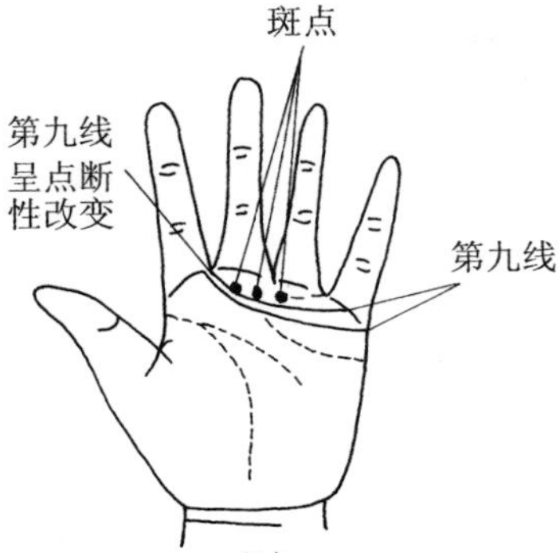

中国民间诊病奇术

斑点

第九线
呈点断
性改变

第九线

（1）

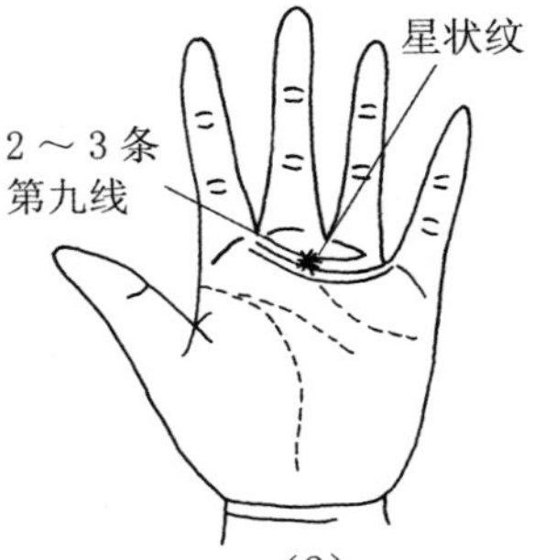

星状纹

2～3条
第九线

（2）

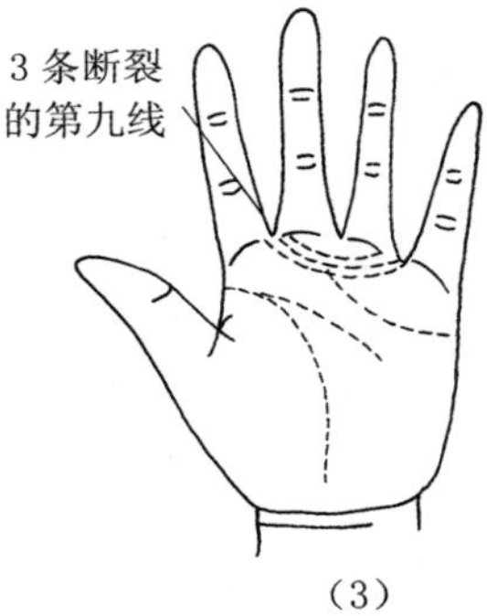

3条断裂
的第九线

（3）

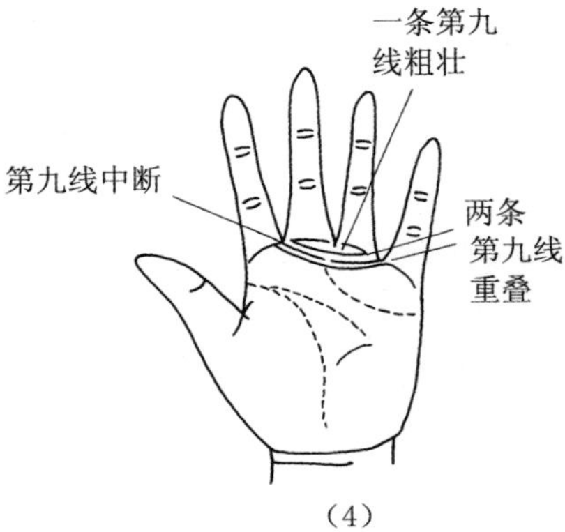

一条第九
线粗壮

第九线中断

两条
第九线
重叠

（4）

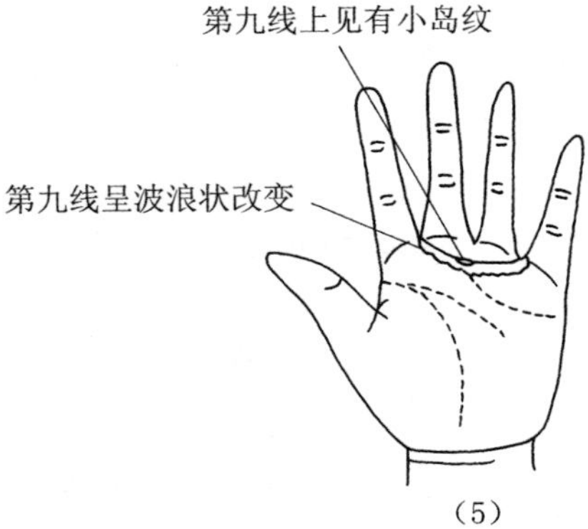

第九线上见有小岛纹

第九线呈波浪状改变

（5）

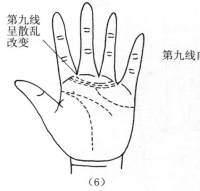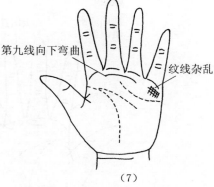

第九线
呈散乱
改变

第九线向下弯曲

纹线杂乱

（6）　　　　　　　　　（7）

图 3-40　第九线异常表现

（11）第九线呈散乱改变,提示性功能强[图 3-40(6)]。

（12）未婚女人,若见第九线呈向下弯曲改变,其水星丘纹线杂乱,提示月经不调[图 3-40(7)]。

10. 第十线　又称"十线""土星线""土星环"等。第十线位于中指基底部,为一弧形半月圆形线。第十线的出现,提示肝气不疏,且还与近视眼的家族史有关。

（1）双手掌均有第十线出现,提示长期心情欠佳、抑郁、肝气不疏,对妇人排卵有抑制作用,可影响妊娠(图 3-41)。

（2）第十线移至木星丘(示指根底下)处,扣住示指,提示身心健康。若木星丘处又见有第六线(干扰线)出现,提示肝气亢盛,每易动怒(图 3-41)。

（3）第十线内呈凹陷性改变,提示严重肝气不疏;第十线内出现青筋浮显,提示脑、心衰弱,极易罹患神经官能症、心律失常、头晕等病症;第十线内呈晦暗改变,提示心脏病(图 3-41)。

（4）第十线上见有"十"状纹、"米"状纹出现,提示青光眼、眼底出血、高度近视等眼疾(图 3-42)。

（5）第十线细小,且呈白色改变,提示近期肝气不疏。

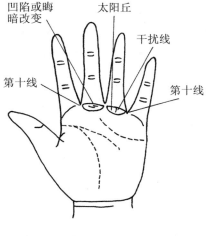

图 3-41　第十线正常、异常表现

11. 第十一线　又称"十一线""性线""结合线"等。它位于小指根部(水星丘外缘),第一线之上方的短线,其长度约近小指根1/2处(图3-42)。在我国,多数人拥有2~3条第十一线。第十一线应以深平练直,明晰不断,颜色呈浅红色为佳,多提示泌尿、生殖功能健康、正常。

(1)第十一线短小,或无或只见浅浮一条,模糊不清,形短色淡,甚至隐而不显,提示肾气偏虚,性功能减退。就具体病症来说,男性提示罹患少精症、无精症、死精症、阳痿等病症;女性提示月经不调、子宫发育不良、不孕症等病症[图3-43(1)]。

(2)第十一线见深刻、弯曲改变,提示泌尿系感染[图3-43(1)]。

(3)有一条明显的第十一线延伸至小指与环指缝下,无论是男是女,均易罹患不育、不孕症[图3-43(2)]。

(4)第十一线呈紊乱改变,妇人提示有流产和滑胎史[图3-43(3)]。

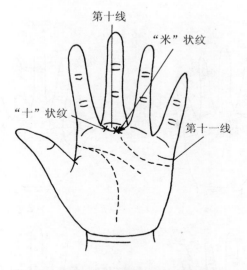

第十线

"米"状纹

"十"状纹

第十一线

图 3-42　第十线异常表现及第十一线

（5）第十一线末端见出现"十"状纹，提示性功能障碍隐患［图3-43（2）］。

（6）第十一线延长，且向下方弯曲，并与第七线相交，提示肾虚、腰痛［图3-43（3）］。

（7）第十一线与第七线相交，提示性功能强［图3-43（4）］。

（8）第十一线末端分叉，提示性功能衰退［图3-43（5）］。

（9）第十一线前端分叉，且又有第六线干扰，紊乱，小指呈弯曲而短拙，男人提示阳痿、不育［图3-43（5）］。

（10）第十一线被第六线干扰竖切，提示夫妻性生活障碍［图3-43（5）］。

（11）第十一线呈链状改变，男人提示性欲强；女人提示性冷淡［图3-43（6）］。

（12）第十一线向上方弯曲，提示个性强。在生殖功能方面，女人可能出现难产，其剖宫产的概率较大；男性提示性功能障碍［图

393

（1）第十一线深刻、弯曲　第十一线短小、浅浮

（2）"十"状纹　第十一线呈紊乱改变　明显的第十一线

（3）第十一线延长下弯　第七线

（4）两条第十一线　第七线　第六线

（5）第十一线呈分叉改变　第六线　第十一线前端分叉，并见第六线干扰

（6）第十一线向上方弯曲　第十一线呈链状改变

中国民间诊病奇术

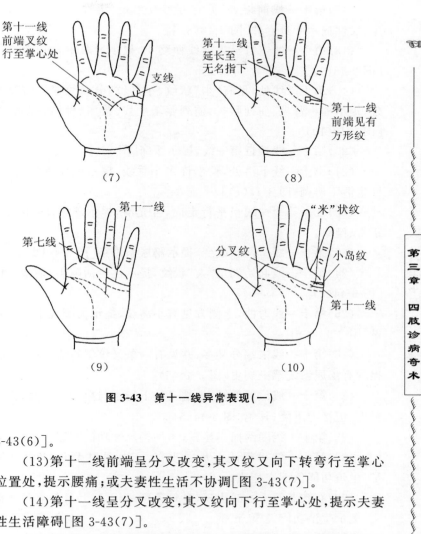

图 3-43　第十一线异常表现(一)

3-43(6)]。

(13)第十一线前端呈分叉改变,其叉纹又向下转弯行至掌心位置处,提示腰痛;或夫妻性生活不协调[图 3-43(7)]。

(14)第十一线呈分叉改变,其叉纹向下行至掌心处,提示夫妻性生活障碍[图 3-43(7)]。

(15)第十一线上侧生出 1 条支线,且向上行至小指根部,提示生殖功能正常[图 3-43(7)]。

(16)第十一线向前方延伸,通过小指直达环指根底处,提示易患肾炎、前列腺炎、前列腺增生等病症[图 3-43(8)]。

（17）第十一线前端处，见有方形纹出现，男性提示前列腺增生；女性提示卵巢囊肿[图3-43(8)]。

（18）第十一线走行至第七线而终止，提示肝脏解毒功能不佳[图3-43(9)]。

（19）第十一线处，见有"米"状纹、小岛纹、分叉纹等异常纹出现，提示罹患肾炎、前列腺炎、前列腺增生症、腰痛、肾结石等病症[图3-43(10)]。

（20）第十一线接近第一线，提示腰痛[图3-44(1)]。

（21）第十一线下沿处，长出许多小垂线，提示配偶患病，导致性生活不协调[图3-44(1)]。

（22）几条第十一线呈平行走向，且光滑，提示泌尿、生殖系统正常、健康。

（23）第十一线呈网状改变，提示泌尿系感染[图3-44(2)]。

（24）第十一线起始端呈"人"状纹，提示性生活障碍，情绪不佳[图3-44(3)]。

（25）第十一线弯曲，上侧方见有小岛纹，提示夫妻性生活不和谐[图3-44(4)]。

（26）第十一线末端分叉多，并见有一条叉纹斜行流入第一线，提示有泌尿系统感染病史[图3-44(5)]。

（27）第十一线位置低矮，末端又往下行走与第一线接触，提示肾虚、记忆力下降、耳鸣[图3-44(5)]。

（28）第十一线隐约而不显露，男性提示性功能减退。

（29）第十一线呈粗浅而灰白改变，或微弱而无力，乃肾气不足，生殖功能低下之征兆。

（30）有数条第十一线出现，且每条距离相等，乃肾气充足之征兆，提示生殖功能健康、正常。

（31）第十一线明朗直长，且在该线上下又见1～3条小支线向上方长出，延伸到小指根底部，提示老年时期肾气不衰，性生活正常[图3-44(6)]。

（32）第十一线中途见有小岛纹出现，提示肾气强健[图3-44

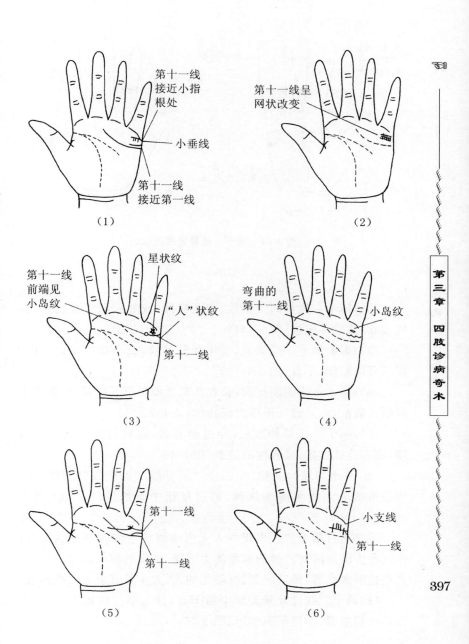

第十一线
接近小指
根处

小垂线

第十一线
接近第一线

（1）

第十一线呈
网状改变

（2）

第十一线
前端见
小岛纹

星状纹

"人"状纹

第十一线

（3）

弯曲的
第十一线

小岛纹

（4）

第十一线

第十一线

（5）

小支线

第十一线

（6）

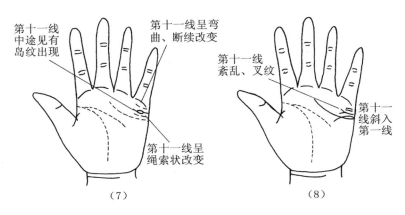

第十一线中途见有岛纹出现

第十一线呈弯曲、断续改变

第十一线索乱、叉纹

第十一线斜入第一线

第十一线呈绳索状改变

（7）

（8）

图 3-44　第十一线异常表现（二）

（7）]。

（33）第十一线如同波浪状、弯曲断续，或如同绳索状，提示肾气偏旺，性欲多亢进[图 3-44（7）]。

（34）男人第十一线索乱，或出现分叉纹，或小指短小而弯曲，提示可能阳痿、不育[图 3-44（8）]。

（35）第十一线明朗直长，长者甚至就要与第五线接触，但不出现断续散乱，此乃肾气平衡之征兆（图 3-45）。

（36）第十一线延伸直长，穿过第五线，提示可能出现两种极端，或者性欲过盛，或者性欲减退（图 3-45）。

12. 第十二线　又称"十二线""肝分线""肝病线""酒线"等。它是由第十一线向前端延伸，超过环指中垂线的一条线（图 3-45）。

手掌上有第十二线出现的人大多嗜酒或不能饮酒一饮即醉，而这些人的肝脏对乙醇的解毒能力下降，易患酒精中毒性肝硬化。某些接触毒品者、慢性肝炎、肝硬化的人，大多见有第十二线出现。

（1）第十二线过分延伸至中指下方，且与第一线相交，提示患慢性酒精中毒，亦提示患痛风（图 3-46）。

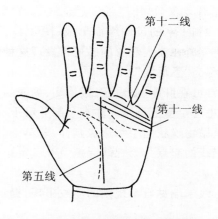

图 3-45 第十一线异常表现及正常第十二线

（2）第十二线上见有不规则的岛纹出现，提示酗酒过度，从而导致肝功能下降（图 3-46）。

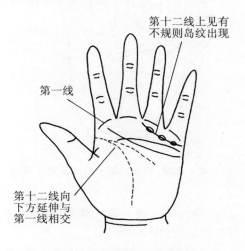

图 3-46 第十二线异常表现

13. 第十三线　又称"十三线""悉尼线"。它实际上是第二线的变异一直延伸到手掌的尺侧缘而形成（图 3-47）。在 1970 年前后，有位掌纹研究者在澳大利亚的悉尼市发现这种特异的掌屈线，故有人将该线称为"悉尼线"。

第十三线常可在肝癌、血液病、银屑病、糖尿病、妇科癌症等免疫功能异常的患者手掌上见及。亦有一部分第十三线是由后天形成的，第二线呈抛物线状向手掌边缘延伸，若第十三线上见有岛纹出现，或第十三线的起点与第三线起点空开一定距离，则更有诊断意义。

（1）第十三线末端见有不规则的岛纹出现，提示有癌瘤的可能（图 3-47）。

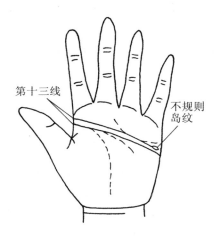

图 3-47　正常、标准的第十三线及异常表现

（2）第十三线中断，第二线与第三线距离拉大，提示有患癌瘤的可能，且诊断价值较大［图 3-48(1)］。

（3）第十三线与倒"八"状纹同时出现，提示肝、胃恶性病变［图 3-48(2)］。

（4）第十三线末端出现分叉纹，提示血小板减少症；男性儿童若见该纹线,提示过敏性紫癜;中老年人见及该纹,为肿瘤之先兆[图 3-48(2)]。

(5)双侧手掌在第十三线与第三线上,均见有岛纹出现,提示某脏腑癌症[图 3-48(3)]。

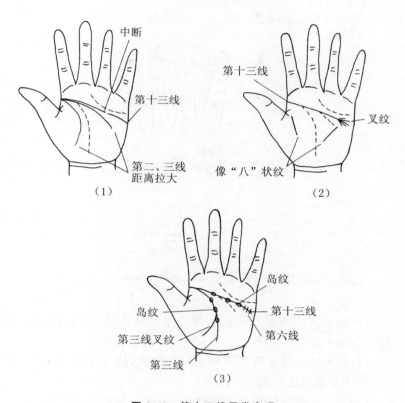

（1）

（2）

（3）

图 3-48　第十三线异常表现

(6)第十三线末端出现第六线,提示贫血[图 3-48(3)]。

(7)若出现第十三线,且第三线出现大叉纹,提示体质较差;且为大病之先兆[图 3-48(3)]。

14. 第十四线　又称"十四线""通贯掌线""断掌线""转道纹""猿猴纹"等。当第一线消失,第二线与第三线合并在一起,于手掌上出现时,称为"第十四线"(图 3-49)。

该线的出现与遗传有关,即其体质、智商、疾病的发展状况,均与父母情况接近。第十四线的出现,提示人体特征的遗传倾向极强,也提示有头痛病症。

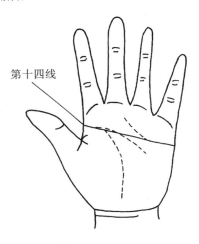

图 3-49　正常、标准的第十四线

(1)第十四线与第三线起始端处呈链状改变,提示智商低下[图 3-50(1)]。

(2)第十四线位于环指下出现有小岛纹,提示在心脏、大脑或视力等诸方面易患疾病[图 3-50(1)]。

(3)第十四线下长出一条小纹线,不能单独看成是第十四线。若在长出的小纹线上见有异常纹线时,提示身体素质较差,易疲倦;易患头痛[图 3-50(1)]。

(4)第十四线靠近小指下,长出一条流苏线向下斜行进入打击缘处,提示幼年患过肝病[图 3-50(1)]。

(5)第十四线靠近示指下方处长出一条第二线,第二线末端处又呈分叉纹改变,且见第一线细小、浅淡,提示易罹患心律失常等病症[图 3-50(2)]。

（6）出现第十四线,且其小鱼际曲线粗细不匀,并呈断裂改变,提示突发性脑出血[图 3-50(2)]。

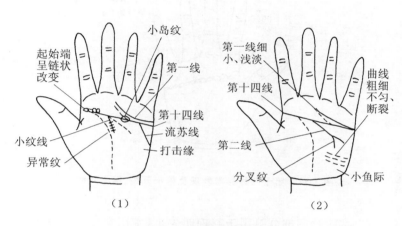

图 3-50　第十四线异常表现

（7）第十四线整条呈链状改变,提示习惯性头痛（图 3-51）。

15. 第十五线　又称"拇腹线""拇腹纹""拇腹横线"等。是指大拇指的腹部出现1～2条横贯指腹的横线（图 3-51）。见此手线,提示患有顽固性隐匿型胆系功能不全综合征。若见大拇指的腹部出现不很规则,不很明显、不横贯全指腹的条纹,提示患有慢性胆系炎症;若其条纹上出现1～2个圆形岛纹（图 3-51）,则是胆道结石之征兆。见有第十五线,且耳部肿瘤区又有阳性电信号,亦提示胆道结石症。

16. 第十六线　又称"小指横线""小指横纹"等。是指小指上出现的横线。小指上的横线多或少一条,小指有变形,指节粗细不匀称,有的向环指方向弯曲（图 3-51）,提示肾功能不佳。男性可罹患前列腺炎、前列腺增生症、肾结石、不育症等;女性 30 岁以上易罹患肾盂肾炎、卵巢囊肿、子宫肌瘤等。见出现上述指线及征象,且手掌的小鱼际处有紫红色斑块、凹陷(图 3-51),提示泌尿系感染。

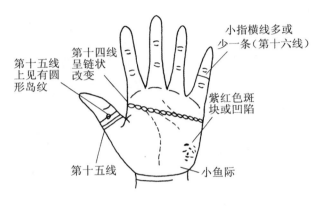

图 3-51　第十四线异常表现及第十五线、第十六线

（上述手诊图部分引用于赵理明先生《实用掌纹诊病技术》一书,特此致谢!）

十四、望手的动态变化诊病

1. 两手震摇颤动,无法进行写字、握物,称为"手颤",常与头摇并见。多由肝阳化风,或风痰阻络,或风寒湿侵,或脾虚、血虚、阴虚而引动内风所致。手颤多见于成年人,也偶见于小儿,多表现为手颤不已,平举时更甚,其状若怯惧,每因惊恐而伤肾,累及肝脏,致筋脉失养而为患。中医学认为:常饮冷酒之人,多罹患手颤,主要是由于酒能生湿热,冷饮又损伤脾胃,滋生寒湿,寒热搏结于手部,致使筋脉失却约束形成。

2. 两手撒开,连手臂也无法动弹,皆不知人,称为"撒手",为脑卒中(中风)病脱证之一。

3. 两手握固成拳,手指不能伸展,且昏不识人,称为"握拳",为脑卒中(中风)病闭证之一。若无昏迷,为脑卒中(中风)后遗症。

4. 两手向空中抓物，称为"撮空"。为神昏见症之一。多见于温病热邪陷入心包，神志不清，目视昏花所致，为失神之表现。

5. 两手相引，如拈丝线，称为"引线"，为昏迷之见症。

6. 手抚衣被，如有所见，称为"循衣"，为肝热昏迷之见症。

7. 以手摸床，似欲取物，称为"摸床"，多由热结阳明所致，为昏迷之见症。

十五、望手指诊病

手指乃人体上肢最末端，气血循环至此而复回，通过观察手指，可诊断脏腑之盛衰、虚实情况以及有关病症。

（一）望手指的形态变化诊病

正常健康之人的五个手指均见圆润、丰满、有力，长短比例得当，五指当中若见任何一指比例不当或指形改变，都提示其相关脏腑罹患疾病。五个手指的正常健康标准是：拇指应圆大、强壮；示（食）指、环（无名）指长短等齐；中指应比示指、环指长出半个指节；小指长度应达到环指末节横纹线上，各指均应配合得当。反之，则属病态表现。

1. 拇指应以圆大强壮，其指节长度达示指近节与中节之间为佳。拇指特别瘦削，反映幼年时期体质欠佳；拇指过分粗壮，提示肝火亢盛；拇指指节矮短且过于坚硬，不易弯曲，提示罹患高血压、心脏病；拇指过于扁平瘦薄，提示罹患神经质。

2. 示指应以圆秀挺直，三个指节由下而上见逐节缩短为佳。示指过分瘦削，提示青年时期体质欠佳，并提示肝胆功能较差，精神萎靡不振，易见疲劳；示指末节指节过长，提示健康状况较差；示指中节指节过粗，提示钙质吸收不良，骨骼、牙齿较早出现损坏征象，如罹患骨质疏松症、骨关节退行性病变以及牙髓炎等病症；示指近节指节过短，提示易罹患神经系统疾患；示指指头偏曲、指节缝隙增大，提示脾胃功能失常。

3. 中指应以圆长健壮，三个指节长短一致，指形刚直无偏曲为佳。中指细小、苍白而瘦弱，提示壮年时期体质不佳，心血管功能不良;中指指头偏曲、指节间漏缝,提示小肠功能较为薄弱;中指中节指节特别长,提示钙质代谢功能不良,极易罹患骨骼及牙齿疾患;中指偏短,提示易罹患肺、肾疾病;中指偏长,提示易罹患心、脑血管系统疾患。

4. 环指应以圆秀健壮,各指节长短较为一致,指形挺直而不偏曲,其长度达中指末节指节的一半略多为佳。环指苍白瘦弱,提示中年时期体质欠佳,并提示肾与生殖系统功能较差;环指偏曲,指节间漏缝,提示易罹患泌尿系统疾患或神经衰弱症;环指中节指节过长,提示骨骼、牙齿均较为脆弱。

5. 小指应以细小明直,指节长短较为平均一致,其长度与环指末节指节横纹线等齐或略微超过一点为佳。小指苍白瘦弱,提示老年时期身体状况欠佳或罹患消化系统疾患;小指偏曲,指节间漏缝太大,提示肺活量小。

(二)各种指形与疾病的对应关系

1. 指尖与指甲呈四方形改变,指背指纹较淡,称为"方状指"。该指形的出现,一般提示身体健康,但易罹患结石症、神经衰弱症。

2. 指尖呈汤匙状,指厚而方,称为"汤匙状指"。该指形的出现,一般提示身体健康,多为酸性体质,易罹患心、脑血管疾患,高血压以及糖尿病等。

3. 其指细长,指骨节大,状如竹节,称为"竹节状指"。该指形的出现,一般提示体质较差,易罹患呼吸系统以及消化系统疾患(该指形与类风湿关节炎患者指关节增大有着本质的不同)。

4. 其指圆长、尖细,形似圆锥状,称为"圆锥状指"。该指形的出现,提示健康状况尚可,亦有人易患胸肋部的疾患;也有人易罹患消化系统的疾患;瘿瘤病患者,则多见于拇指、示指和中指呈圆锥状改变。

5. 五个手指形态各不相同,称为"混合型指"。该指形的出现,提示对疾病的抵抗力强,在一般的情况下不易罹患疾病。

6. 指根相对较细,掌肌瘦弱,与汤匙状指的最大区别在于后者指色发暗,指根较粗,称为"杵状指",又称为"鼓槌状指"。该指形的出现,多提示罹患先天性心脏病、血液循环系统和呼吸系统慢性疾患以及肿瘤等。该指形中有80%左右的患者,起因于呼吸系统疾患,如慢性支气管炎、支气管扩张症、慢性阻塞性肺气肿、重症肺结核、脓胸及肺部肿瘤等疾患;约有15%是由其他疾患所致,如慢性溃疡性结肠炎、胆汁性肝硬化、慢性肾炎、甲状腺功能亢进症、垂体病变所致肢端肥大症等病症。也有人认为,所患疾病的不同,其杵状指发生的指头也各不相同。如痛风病患者,独见于两手拇指;肠结核、肠癌患者,多见于拇指与示指;心脏病患者,多见于拇指和中指;胃病、子宫病、肝癌患者,多见于中指上。

(三)手指的局部形色改变及对应疾病

1. 拇指出现硬块,且呈紫色瘀血状,提示呼吸系统疾患。

2. 示指出现硬块,且呈紫色瘀血状,提示消化系统疾患。

3. 中指出现疼痛、硬块,且呈紫色瘀血状,提示神经系统疾患。

4. 环指出现僵硬,动作迟缓,提示肝胆功能失调。

5. 小指出现硬块,呈紫色瘀血改变,提示心脏及泌尿、生殖系统疾患。

(四)望手指的综合改变及对应疾病

手指关节增粗,呈梭形,且伴疼痛,提示风湿痹证;若同时出现鱼际至腕呈黑色或暗紫色条状肌肤,多兼有腰痛。指端粗大,指甲甲板增宽,并向手指尖弯曲,为气虚血瘀,提示罹患咳喘、痰饮或心阳虚、积聚、癥瘕等病。小指与环指关节处见有青筋暴起,为胸阳失宣,气机闭阻,脉络不通之胸痹之征兆。若手掌水肿无纹,或手背肿至手腕,手冰冷麻木者,为心阳衰微或阳虚气结之征兆。

十六、望小儿示指络脉诊病

望小儿示指络脉诊病术,原称望小儿指纹诊病术,但为了避免与一般习称之"指纹"概念相混淆,全国高等医学院校教材《中医诊断学》依据其实质,将其改称为望小儿示指络脉。在《四诊抉微》以及《医宗金鉴·儿科心法要诀》两部医书中,则皆称为"虎口三关脉纹"。虽将其称为指纹,实指手太阴之络脉,故将其改称为脉纹较为贴切。

望小儿示指络脉诊病术源自《内经》一书,是《内经》诊鱼际术的进一步发挥。据《景岳全书》记载,该诊术最早出现于唐代王超的《仙人水镜图诀》(该书已佚),其后宋代成书的《幼幼新书》《普济本事方》等,均对该诊术有较为详细的记载。此后,宋代陈文中、元代滑伯仁、明代王肯堂、清代陈飞霞等医家都对望小儿示指络脉诊病术有所发挥,使其内容逐渐充实起来。

小儿示指络脉的分布与显露表现,可分为风、气、命三关。示指近节横纹,即掐指法寅的部位,称为"风关",其部位当是从掌指关节横纹算起,至中节横纹之间处;中节横纹是卯的部位,称为"气关",即中节横纹至末节横纹之间处;末节横纹为辰的部位,称为"命关",即末节横纹至末端处(图3-52)。示指络脉定三关,对3岁以内的小儿均较适用。

观察小儿示指络脉时,自然光线宜充足,嘱家长抱小儿向着光线处,检查者用左手握住小儿示指,以右手拇指从命关向气关、风关直推,用力要适中,经推按数次后,络脉会愈推愈明显,便可进行

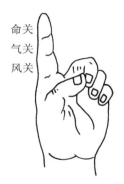

图3-52 小儿指纹三关

观察,主要是观察络脉的色泽、形态、淡滞、隐露等的改变。病情较重的患儿,络脉非常明显,不经推按即可进行观察。但推按却别有临床意义,可观察其气血是否灵活与凝滞情况。《四诊抉微·审虎口三关法》认为男孩先看左手,女孩先看右手;《医宗金鉴·幼科心法要诀》也有此主张,其原理虽可用左为阳、右为阴加以阐释,但有牵强附会之意,可存此疑点以待考证。

正常、健康的小儿示指络脉,应呈浅红色,红黄相兼,或略微带青,不浮不沉,隐现于风关之内,大多不很明显,多呈斜行、单支出现,其粗细适中,但粗细改变也与气候寒热有关,热则变粗增长,寒

命关
气关
风关

中国民间诊病奇术

则变细缩短。其长短改变也与年龄有关,1岁以内多较长,随其年龄的增长反见缩短。

我国古代医家对望小儿示指络脉诊病术做了高度的概括:"紫热红伤寒,青惊白是疳,黑乃阴中恶,黄即困脾端,淡红淡黄色,其乃无病观",除对色泽作了总结外,还有"淡滞定虚实""三关测轻重"的诊察尺度,在临床应用中,很有其实用价值。

(一)望小儿示指络脉色泽变化诊病

小儿示指络脉的颜色有白、黄、红、紫、青、黑6种。色红而浮露,提示外感表证,且多属风寒证;色紫,提示内热,且多属邪热郁滞;色青紫,提示罹患风热;色青,提示风、惊及各种痛证;色淡红,提示虚寒证;色白,提示罹患疳证;色黄,提示伤脾;色黑,提示阴中恶;色深紫或紫黑色,提示血络瘀闭,为病危之征兆。

(二)望小儿示指浮沉变化诊病

小儿示指络脉浮露,提示其病在表,多见于外感表证;小儿示指络脉沉滞,提示其病属里,多见于外感和内伤的里证。正常、健康儿童,示指络脉呈偏浮偏沉,则不属此观察范围。

(三)望小儿示指形态变化诊病

小儿示指络脉日渐增长,提示其病为进,其病情呈日益加重之势;小儿示指络脉日渐缩短,提示其病为退,其病情呈日益减轻之势。但也见有津液耗竭,气阴两衰者,由于气血不充,而络脉缩短在风关以下。若为阴虚阳浮者,则多见小儿示指络脉延长。小儿示指络脉增粗,提示多属热证、实证;小儿示指络脉变细,提示多属寒证、虚证。小儿示指络脉呈单支、斜行,提示其病较轻;小儿示指络脉呈弯曲、环形、珠形、多支,提示其病较重,且多属实证。

(四)望小儿示指络脉三关以示病情吉凶

小儿示指络脉出现的部位及其形色改变,恰好随邪气入侵的浅深而变化。络脉显露于风关之时,乃邪气入络,提示邪侵浮浅而病情较轻;络脉从风关透至气关,其色较深,乃邪气入经,提示邪气深入而病情较重;络脉显露于命关,乃邪气更深入脏腑,可能危及生命,故称为命关;络脉直达指端,称为"透关射甲",则其病更为凶险,预后极为不佳。对于内伤杂病的诊断,也莫不是如此,同样以络脉见于风关为轻,见于气关为重,过于命关,则属难治或病危。

(五)陆紫筼老中医"小儿分经察纹断病术"扼要介绍

1. 拇指横纹中央见有明显络脉显露,提示罹患肺经病,必发生咳嗽见症,络脉色淡,咳较轻;络脉色深,则咳甚。

2. 拇指本节后大鱼际部见有散乱络脉出现,色青者,为寒食积滞;色黄者,为脾虚伤食。

3. 示指近节横纹上出现淡色络脉,提示患泻痢症;络脉呈紫色改变,提示便秘。中节横纹见有淡红色络脉,提示脾虚。

4. 中指的近节、中节主候热病,中节横纹见有赤脉显露,提示热入心包;近节横纹见有赤脉出现,提示热甚,且属热邪弥漫三焦。

5. 环指近节横纹主肝经之病,出现青纹,为惊风所致;见青紫色纹,为疟疾痞块所致。

6. 环指中节出现紫色脉纹,提示肺中痰热较盛。

7. 小指近节出现青纹,示肾元虚冷,每见小便清长而频繁。

8. 小指中节出现紫纹,提示膀胱湿热,小便必见短赤。

9. 小鱼际第一线以上见有显著赤纹,提示小肠湿热,小便必见短少,甚至癃闭。

10. 小鱼际部出现青色散纹,提示惊厥。

11. 掌心见有散乱之赭色脉纹,提示心火亢盛,可见鼻出血、牙齿出血。

12. 十指横纹皆出现脉纹,提示疳积证。

第四节　望指(趾)甲诊病

临床上通过观察指(趾)甲的形态、色泽等的变化,以诊断疾病的方法技术,称为"望指(趾)甲诊病术"。该诊术最早见于《内经》,书中对脏腑气血功能失调和外邪入侵所致的病理性指(趾)甲的变化有着明确的论述。如《素问·痿论》曰:"肝热者,色苍而爪枯",《素问·五脏生成》曰:"多食辛,则筋急而爪枯"等。其后的医家们对于指甲诊病术发展的不多,只在《四诊抉微》《诸病源候论》《形色外诊简摩》《望诊遵经》《通俗伤寒论》等医书中有繁简不等的论述,近代出版的《中医心病证治》《中医外科学》《中医儿科学》等医学著作中也有关于辨甲诊病的记载。30余年来,有关指甲诊病术的研究有了长足的发展,除见有不少的论文在报刊上公开发表外,并有《指甲诊病》《指甲诊病彩色图谱》《指甲诊病彩色像谱》等专著问世。指甲虽小,但人人皆有,在诊断疾病时,却有着较大的实用价值,十分值得大家再继续深入探索与研究。

诊察指甲时,首先要有充足的自然光线和适宜的气温(20℃左右)。被检者伸手俯掌平放于胸前桌上,其高度以平对心脏为宜,各手指伸直,检查者距离指甲 30cm 左右,用眼睛直接诊视,也可借助放大镜进行观察,有时为了检查的需要,还可通过捏、揿、推、挤、揪、摺、捋、停等动作配合作观察对比。观察时,宜逐一检查各指甲体、甲床、月痕、皱襞、脉络等,分辨其色泽、形态、质地等变化。在一般的情况下,应同时诊视两手指甲,并作相互对比,必要时,亦可予以诊视两足趾甲,指甲上若见出现污垢,宜先予洗净,若有染甲或罹患外伤史的指甲应予除外。

指甲各部位的检查要领如下:①甲体:是微曲透明的角质板,应注意其大小、形态、弯曲、凹凸等的改变;②甲床:甲板透过角质层,可检查甲床的形态、斑纹、瘀点等,应注意其变化;③月痕:是指甲根基底部显现淡白色的弧影,应注意观察其形态、色泽等的变化;④甲襞:应注意观察皱襞的形态、色泽,以及与甲体结合得是否紧密而规则;⑤注意观察指甲的血气符号及甲下脉络的形态与色泽变化等情况。

一、正常指甲的结构与表现

(一)正常指甲的结构

指甲属骨质组织,较为坚硬而有韧性。可分为"甲缘",即为指甲的最前端处;"甲沿",即指甲与内粘连的边沿部分;指甲的前1/3,称为"甲前",中 1/3 称为"甲中",后 1/3 称为"甲根";指甲的两侧称为"甲侧"。指头除指甲部分外,其他部分统称为软组织,前端称为"皮缘",后端即甲根和指背皮肤相连接处有薄而整齐、状如一条带子,称为"皮带",皮带后相连接处,为高出于皮带的正常皮肤组织及关节,称为"皮囊"(图 3-53)。

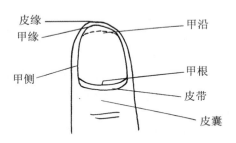

图 3-53　指甲的结构名称

(二)正常指甲的表现

正常人的指甲大多与指头相一致。甲板一般呈长方形,也可略呈方形、梯形或铲形。甲面光洁、平滑、饱满、润泽,呈半透明状,内泛红润之色,此乃甲床血管的颜色透过甲板而形成,色泽较为均匀一致,其上可有极细的平行纵纹出现,此乃甲不断向外生长时留下的痕迹。甲面应无嵴棱沟裂,甲下应无斑纹瘀点,在强光的照射下,指甲若做上下移动可见出现闪耀的反射。根部见有乳白色的半月弧(半月甲),前部有淡红色的弧线,后面连接甲皱襞,两侧与甲沟相接。弧线应隐约可见,半月瓣呈嫩白状,一般不超过总长度的 1/4 左右,边缘整齐。以手按压甲板前沿放开后,甲色由白色很快恢复为淡红色。正常甲缘整齐划一,未见有缺损变化出现。甲皮与周围皮肤粘连完好,未出现分离改变。其皮带有光泽出现,大小一致,未见有分层表现,和甲紧密粘连。甲周软组织皮肤完整而柔软,未见角化、撕裂、倒刺等改变。正常成年人甲质较为坚韧,且有一定的弹性而不易被折断,厚薄适当。小儿指甲较成年人薄而软,老年人指甲变得厚脆或干枯或有棱纹出现而不平滑,此亦属正常表现。正常人指甲见图 3-54,图 3-55)。

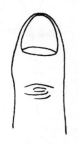
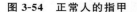

图 3-54　正常人的指甲

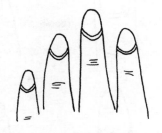

图 3-55　正常指甲的形态

二、常见指甲形态与体质的对应关系

1. 长形指甲　呈长方形的指甲,简称为"长甲"[图 3-56(1)]。这种指甲的人,精神刺激因素引起的病变较为少见,但易罹患各种急、慢性炎症性疾患。

2. 方形指甲　指甲皮带平行,状如一个四方形,称为"方形甲"[图 3-56(2)]。这种指甲的人体质较差,多数为无力型,虽无明显的病症出现,但有遗传性疾病存在,多数表现在心、血管功能障碍方面,如心律失常等疾患。

3. 扇形指甲　状如一把展开的折叠型纸扇,称为"扇形甲"[图 3-56(3)]。这种体质的人属强体质型。少年时期体质好,耐受能力强,智商较高,但如不注意保护好身体,成年后,易罹患十二指肠溃疡、肝病、胆囊炎等病症,临床上常见出现胃肠和关节方面的症状。

4. 百合形指甲　其甲较长,甲形前后较小而呈长菱形改变,中间部分明显突起而四周内屈,状如百合片,故称为"百合形甲"[图 3-56(4)]。该甲形多见于女性,多数人在小时候营养物质丰富,但多罹患疾病,消化能力欠佳,青春期发育快而早,易出现缺钙症状和关节酸痛表现,并易罹患血液系统疾患。

413

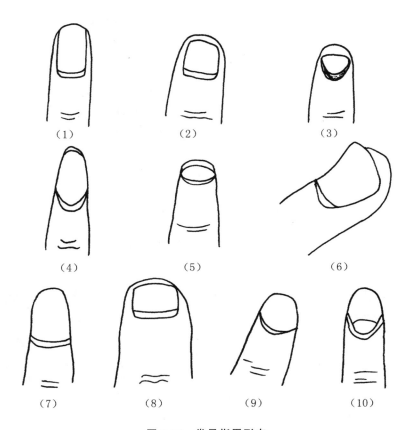

图 3-56　常见指甲形态

5. 碗形指甲　状如扇圆形,形似饭碗样的指甲,称为"碗形甲"[图 3-56(5)]。这种人特别喜欢咬自己的指甲,或喜欢剪自己的指甲,故指甲很短小,其状如扁平之饭碗;此种人易罹患呼吸道、消化道慢性疾患。青春发育时期常多疾多病,待成年后则恢复正常、健康。

6. 翘甲形指甲　指甲前端翘起,前高而后低,前宽而后窄,称为"翘形甲"[图 3-56(6)]。这种人抵抗力低下,准确地说罹患某种免疫性缺损,所以患有某种慢性病,尤其以上呼吸道炎性病变多见。

7. 大甲形指甲　指甲大而呈长方形,包裹了整个手指头,看上去好像比手指头还要大些,且甲厚而坚硬,故称为"大甲形指甲"〔图 3-56(7)〕。这种人多不注意自己的身体健康状况,有病也当无病过,耐病能力较强,易患肿瘤和骨髓病。

8. 矩甲形指甲　指甲短而宽呈矩形,扁平,皮带较宽,甲皮粘连紧凑〔图 3-56(8)〕。这种人较壮实,在一般情况下极少患病。但若一旦患病,便是急性重病。易罹患胃窦炎、十二指肠病、心脏病、各种风湿病、关节病等。

9. 圆甲形指甲　指甲呈圆形改变,称为"圆甲形甲"〔图 3-56(9)〕。这种人表面看上去健壮,平常很少患病。实际上是对疾病的反应不敏感,一旦患病则非常严重。如急性胰腺炎、溃疡性出血、心包积液、癌症等病。

10. 带白环形指甲　指甲根部见有一半月形出现,色如白玉,边界清晰、整齐〔图 3-56(10)〕。这种人善思而多虑,精神负担较重或常出现睡眠障碍,工作效率不高,易疲劳。其中大多数人常失眠,喜欢熬夜,或者患有慢性消耗性疾病。

三、各手指指甲与内脏的对应关系

拇指主管全身各组织器官的疾患;示指主要反映大脑、心肌的生理、病理变化;中指重点反映消化系统,如胃、肝、胆的病理变化;环指主要反映胸部、肺脏、纵隔、心内膜的病理变化;小指主要反映腰部、肾脏的病理变化以及男性生殖系统的疾患(图 3-57)。

四、异常指甲形态与疾病的对应关系

1. 凸变　在平滑的指甲上见有凸起的形态变化,称为"凸变"。凸起的变化形态不一,提示病变的性质不同。但总的来说,凸变提示机体内部存在着慢性炎症,组织器官呈增生、肥厚等代偿性的病理变化。

(1)凸条状:是指指甲上见有一条或数条凸起的条纹〔图 3-58

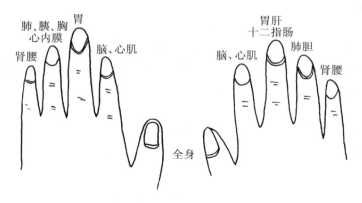

图 3-57　指甲的定位

（1），凸条变]，提示机体某一部分组织器官慢性炎症。

（2）链条状：是指指甲上出现断续的凸变，且连成一条[图 3-58（2）]，提示某一器官有反复发作的炎症存在。

（3）辫条状：是指其凸条形如同女人的发辫一样[图 3-58（3）]，提示机体存在着增生性病变。

（4）不平滑凸条：是指其凸条不光滑，且还见有缺损表现[图 3-58（4）]，多数提示机体存在着骨质病变。

（5）弯曲凸条：其凸条不直，呈左右弯曲改变[图 3-58（5）]，提示病情变化较为明显。

（6）粗细凸条：在凸条改变中，其粗、细条同时存在，也可呈前细后粗改变[图 3-58（6）]，提示病变部位正在恶化。如肿瘤恶化或局部炎症正在扩散之中。

（7）分叉凸条：其状如同树枝分叉[图 3-58（7）]，提示病变正在向邻近部位转移，如溃疡的愈合与转移。

（8）甲中隆凸：是指指甲中部隆起而两头偏低[图 3-58（8）]，提示机体内某一脏器呈代偿性肥大，如肺气肿，肝大，心、脑组织肥大等。

（9）横行状凸：是指指甲上出现横行或横弧形的隆起变化，见

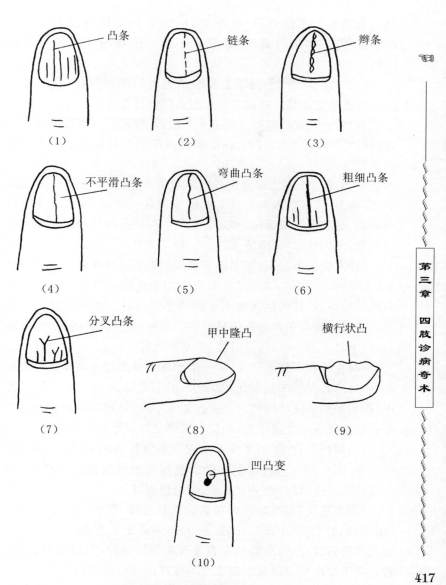

凸条

（1）

链条

（2）

辫条

（3）

不平滑凸条

（4）

弯曲凸条

（5）

粗细凸条

（6）

分叉凸条

（7）

甲中隆凸

（8）

横行状凸

（9）

凹凸变

（10）

417

图 3-58 指甲的异常形态(一)

呈一条或两三条似波浪状[图 3-58(9)]，提示机体内部有较重的病变存在，病情时好时坏，迁延不愈。腹腔内肿瘤也可见此甲征。

(10)凸凹状：一个指甲上见有凸起与凹陷同时存在[图 3-58(10)]，提示机体某一脏器其增生与萎缩同时存在。

(11)点状凸起：指甲上见有一点或数点凸起变化，有的像"，"，有的像"。"等[图 3-59(1)]，提示机体内部某一脏器有急性小灶性病变存在。

2. 凹变　指甲上见有出现凹陷的条纹、斑、块、点等的形态改变，统称为"凹变"，提示机体某一组织器官功能低下，组织功能结构破坏、萎缩等病理变化。总之，它集中反映了机体的退行性病理性改变，多为贫血、风湿的表现。

(1)大块弧形凹变：指甲的中央部位见有一条横弧形的凹陷改变，占甲的 1/2 左右[图 3-59(2)]，它的出现提示机体某一器官出现严重的损害，其代偿功能不足能够予以弥补。病情的发展和功能的降低同时存在。如罹患风湿性心脏病、反复发作的胆囊炎、胆石症、子宫下垂、风湿性关节炎、严重贫血等。

(2)大块状不规则凹变：指甲上如用刀器凿挖一块或数块大小不等、形态各异的凹陷变化[图 3-59(3)]，若见 2～3 个指甲同时出现，提示慢性病变已转化为恶变。如宫颈炎的癌变，胃窦炎的恶变等。若出现在一个指甲上，则提示罹患急性风湿性心脏病。

(3)横行凹：指甲中央见及出现一条横行的凹陷，如同用力挤压造成[图 3-59(4)]。该甲征的出现与罹患风湿病密切相关，如风湿性心肌炎、风湿性关节炎等，但病情较轻。

(4)小块状凹：凹陷的大小如同米粒尖样，称为"小块状凹陷"[图 3-59(5)]。该甲征的出现，绝大部分是子宫腔局部炎症之后造成的退行性变化；亦提示青春发育期突增过程中，因营养不足，造成关节面或某一部分组织发育不良或出现小面积的损害。

(5)粗条状凹：粗条宽度相当于指甲的 1/5 大小以上，粗条状凹陷又分为边缘光滑与边缘凸起两种[图 3-59(6)，图 3-59(7)]。

边缘光滑,提示机体组织器官有萎缩、坏死征兆;边缘凸起,提示周围组织有代偿性增生或慢性炎症。

(6)点状凹:点状凹变,是指如针尖样大小的凹陷[图 3-59(8)],提示机体某一组织脏器存在着慢性损害,如脑血管的慢性硬化损害,胆囊结石对胆囊壁的慢性损害等。

(7)中条状凹:指甲中央部位见有条状凹陷,其条宽 $1\sim2$mm[图 3-59(9)],提示某一脏器存在着慢性消耗性或慢性进行性、萎缩性病变,如萎缩性胃炎、早期门脉性肝硬化、腰肌劳损、神经衰弱、长期睡眠不足等。

(8)小条状凹:小条宽度在 0.8mm 左右,凹陷条纹较短,一般只有甲长的 1/2 左右[图 3-59(10)],提示机体内部某一脏器出现轻度的萎缩性变化,如心、脑器官损害,小肠癌等。

3. 白环 是指甲根处见有一半月形,其色白如玉的颜色。白环的出现与身体健康有着密切的关系。有人错误地将白环称为"生长环""营养环"。白环提示机体呈现有功能的改变,提示机体处于超负荷的状态,如失眠、疲劳等症状的出现;同时也提示机体存在着慢性病灶,如慢性肾盂肾炎、血小板减少症等。

必须注意,有少数人五指上都有同等大小的白环,且白环的面积较大,约占指甲的 2/5 左右,这种先天遗传,不随健康状况而改变的白环,称为"天生白环",这种人对疾病的耐受性极高。

白环在不同指甲上的出现,反映其不同的病态表现。

(1)十指白环:提示机体已失去代偿功能,正常指甲生长的色素转换功能受到严重的损害,提示机体内存在着慢性消耗性病变,如慢性肾盂肾炎、血小板减少症、长期熬夜、精神过度紧张等。白环的出现同时也提示营养物质的代谢功能发生了障碍,一为消耗过多,二为不能转化。故见白环的出现,可称为"营养代谢病""超负荷病"。

(2)拇指白环:大部分人都可见及,因为拇指代表着全身,只要身体的任何一个方面出现病变,都首先在拇指甲上得以显示[图 3-60(1)]。仅见拇指甲出现白环,一般机体反应不很明显,倘若病

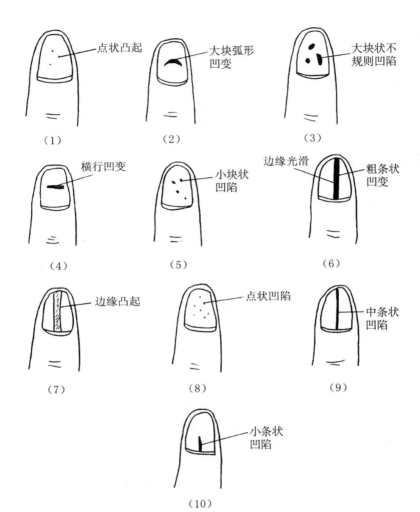

图 3-59　指甲的异常形态(二)

情继续发展,其示指、中指会依次出现白环,症状也就变得明显起来。如果机体某一脏腑、组织发生病变,其他脏腑、组织未发生病变的,则其白环只出现在某一指甲上。

(3)示指白环:该白环十分常见,它的出现与精神负担过重、睡眠障碍、身体不适、头昏脑涨、疲劳虚弱等有着密切的关系[图3-60(2)]。白环的大小和病症的轻重成正比关系,故通过观察白环的大小变化可以预测疾病的转归。示指白环主要提示中枢神经功能的变化情况。

(4)中指白环:见中指白环单独出现,提示胃、十二指肠罹患炎症或溃疡或罹患急性胃肠炎。在一般的情况下,中指白环要比示指白环出现迟,提示疾病的发生对中枢神经系统影响的重要性。反过来,则表明中枢神经系统调节功能的重要作用。

(5)环指白环:在一般情况下,单独出现环指白环较为少见。如出现白环,提示机体内部存在着较为严重的慢性消耗性炎症。右侧环指白环提示肺、胆部位的炎症性疾患;左侧环指白环提示肺部的炎症性疾患。临床上以右手多见,左手则较为少见。

(6)小指白环:小指白环的出现,提示腰肌、肾、男性生殖系统罹患较为明显的病症。如肾炎、肾盂肾炎、肾结石、肾下垂、腰肌劳损、腰腿痛、腰椎间盘损伤、阳痿、遗精、早泄、精虫减少等病症。

4. 白斑变 指甲上出现不规则的白色斑块,称为"白斑变"[图3-60(3)]。白斑变若呈暂时性出现,提示罹患一过性的腹泻和一般的功能低下症。但若反复出现,则提示为虚性体质患者。长期不退的白斑,与功能性症状有关,一般为钙缺乏症,有的人表现为轻微的心律失常,性功能低下。

白斑的出现以3种病变多见。一种为肠道功能紊乱,表现为一过性的腹痛、腹泻;另一种为手部冻伤;再一种为性功能低下,表现为阳痿、早泄等。

5. 光泽 正常人的指甲具备一定的光泽,且保持均匀一致。如果光泽度增强或减弱,均提示病变已影响机体的功能。光泽度增强,提示机体的功能是呈亢进性的;光泽度减弱,提示机体的功

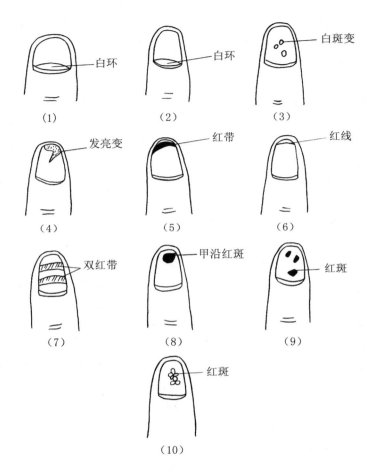

图 3-60　指甲的异常形态(三)

能是呈消耗性的,并且与激素的代谢、神经系统的调节有关。

　　(1)块条状发亮:指甲上见有块状或条状,如黏胶样发亮的色泽变化,称为"块条状发亮变"[图 3-60(4)]。该甲征的出现,提示罹患肺门淋巴结结核、胸膜炎、胸腔积液等病症,多有盗汗、自汗等症状出现。

（2）甲泽油亮：指甲如同搽了油一样的发亮，称为"甲泽油亮变"。该甲征的出现，提示罹患亢进性疾患，如甲状腺功能亢进症、糖尿病、急性传染病以及精神高度紧张等。

（3）失光泽：指甲呈磨玻璃样改变，无光泽，粗糙不平，称为"失光泽变"，提示机体内部存在着慢性消耗性疾患，如结核病、肝硬化、长期慢性失血性疾患等。

（4）不均匀的光泽：根据不均匀光泽度所在指甲的位置及不均匀的分布情况，其所反映的病情也不相同。若见甲前端出现有光泽，甲根毛糙无光泽，十指均有类似改变，提示患慢性支气管炎、胆囊炎等病症；若见单一在小指甲上出现，提示罹患慢性或萎缩性鼻炎。总之，不均匀的光泽变提示机体的某一脏器罹患慢性损害及慢性炎症。

（5）比较光泽：十个指甲作相互比较，若见异常光泽度的指甲，提示与其指甲的相应脏器有慢性迁延性炎症病变存在。

6. 红变　红变出现的部位有两处，一处是指甲下血管床的变化。因充血部位、形态以及深浅的不同，在指甲上观察到的红变也各不相同，有斑、块、带、线、点等不同改变。红变的出现，提示机体有炎症、淤血、充血、出血的症状出现；另一处是指皮囊处的红变，主要和肝脏、月经来潮等有关。

（1）红带：指甲前端若见及一条大小一致的红色带状横弧形，称为"红带变"［图 3-60（5）］，又根据其粗细多少的不同分为大小、单双红带变。

①大红带：其红带宽度相当于指甲长度的 1/6～1/5，该甲征的出现，提示罹患房室间隔缺损、心内膜脱垂症以及胃肠道炎症性疾患等。

②小红带：其红带的宽度和笔画的线条基本相似，故称为"小红带变"，提示某一脏器罹患轻度炎症及充血性改变。

③甲沿红线：其十指指甲甲皮交界处可见一条线状粗细的红色条纹，称为"甲沿红线变"［图 3-60（6）］。该甲征的出现，提示罹患轻度小肠炎、回盲部炎症性病变。

④双红带:其指甲上可见两条横弧形红色条变,称为"双红带变"[图3-60(7)]。该甲征的出现,提示由于精神高度紧张而造成心神不宁、头痛头晕、失眠以及狂躁型精神分裂症等疾病。

(2)红斑:指甲上可见出现斑块状的红色改变,称为"红斑变"。该甲征的出现,提示有炎症性充血、出血的病症存在。指甲上可在不同部位见及各种不同形态、大小不一的斑块,根据红斑出现的形态和部位不同,可分为3种。

①甲沿红斑:指甲前沿甲皮交界处,见及一明显的大红色斑,称为"甲沿红斑"[图3-60(8)]。红斑的出现,提示机体相应部位有炎症充血、出血;红斑的大小,提示病变部位的大小;颜色的深浅,提示病情的轻重。

②甲中红斑:指甲中部出现形态各异、部位不同的红色斑块,提示机体相应部位有损伤、炎症、充血、出血等急性病症的出现。

③甲根红斑:指甲根部出现明显的红色变化,大小不一,形态多样,提示相应的脏器有炎症性充血,如罹患充血性心肌炎、盆腔炎、胃炎等病症。

(3)斑点红:红斑与红点可在一个指甲上同时出现,也可在不同的指甲上出现[图3-60(9)]。红斑与红点若同时出现,提示炎症性充血已发展到出血的地步,如见中指根红变,提示胃炎伴有胃出血发生。

(4)圈状红斑:指甲中部见有大小不同的圆圈、浓淡不一的红色斑,称为"圈状红斑"[图3-60(10)]。该甲征的出现,提示胸、肺部罹患特殊的病变,如中下叶肺炎合并纵隔炎症、严重的蛔虫梗阻症状等。

(5)淡紫红色:指甲上淡紫红色的出现,提示血氧浓度低下,某一脏器静脉有淤血。临床常见于呼吸困难的慢性心、肺病患者,也可见于愤怒、忧伤、精神分裂症患者以及脑耗氧量增加者。

(6)压之不变的红色:整个指甲呈深红色改变,按压时颜色不变,称为"压之不变的红色变"。该甲征的出现,提示机体某一脏器有严重的充血性病变出现;如早期肝脓肿、肝癌、播散性肺癌等。

（7）白环前红变：白环的边界上见其红色由深而浅，称为"白环前红变"[图3-61(1)]。该甲征的出现，提示机体内部出现自身中毒性表现，如血小板减少症等疾病。

（8）黑色：指甲上出现黑色的条纹或斑块，其形态不一，总称为"黑色变"。该甲征的出现，提示起床早、睡眠时间少、劳累过度、营养不良、胃下垂、胃癌、霍奇金病、嗜伊红细胞增多症、子宫癌等。

①黑条：从指甲处长出一条或数条如同铅笔画的线条，称为"黑条变"[图3-61(2)]。该甲征的出现，提示机体处于超负荷状态，与过度的脑力劳动、物质代谢障碍、营养不良有关，较为明显者与维生素 B_{12} 不足有着一定的关系。睡眠时间少者易罹患。

②短数条黑变：从指甲根处长出数条黑条，其长度只有甲长的一半，称为"短数条黑变"[图3-61(3)]。该甲征的出现，提示机体存在着恶性病变，如胃癌、霍奇金病等。

③黑块：指甲上出现黑色的斑块，此时指甲多不平整。该甲征的出现，提示所患疾病较为严重，如罹患严重的贫血，营养不良，内脏下垂，碱中毒，肝癌以及中、晚期胃癌等。

④黑弧线：指甲中部见有一横弧形，如同铅笔画在指甲上一样。该甲征极为少见，患者本人毫无主观感觉，经B超检查，发现患者的胆囊扩大 2～3 倍。

⑤粉黑色：指甲上见及一层如粉笔吸附在指甲上的灰黑色粉末[图3-61(4)]。该甲征的出现，提示与结石病以及炎症性病变有关，患者常诉说经常发生头昏脑涨等不适感。

⑥甲两侧毛糙黑变：甲侧甲皮稍有分离，边缘呈毛糙改变，甲内有污垢堆积。该甲征的出现，提示该女性罹患生殖器官炎症性病变，病变组织有肥厚、增生、恶性变的倾向，应根据黑变的色泽及大小程度而定。

（9）变翘：指甲前端向上翘起，前宽后窄，甲中弧形呈凹陷性改变[图3-61(5)]。该甲征的出现，提示机体某一脏器有慢性、反复发作、迁延已久的炎症性改变，且影响正常的生理功能，在临床上主要表现在性格方面的改变，如性格内向、忧思多虑、烦躁易怒等，

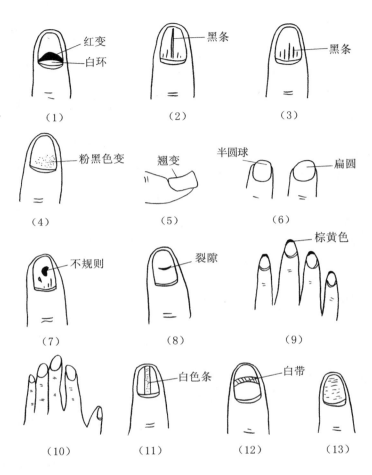

图 3-61　指甲的异常形态(四)

常为自己的健康状况担忧。

(10)变圆:指甲呈圆球形改变[图 3-61(6)]。圆变有两种:一种是指指甲呈扁平状改变;另一种则呈半圆形改变。扁圆形者,提示机体罹患长期慢性反复发作的肠道炎症,功能障碍诱导营养代谢障碍,影响了机体某一部分脏器功能的改变;半圆球变,乃杵状指的一种,除一部分为肺气肿患者外,另一部分则为心肌炎、心包炎、心包积液的主要征兆。少数患者也提示有功能方面的症状。

(11)不规则:指甲凹凸不平,呈各种不同的形态变化,且厚薄不一,颜色多样[图 3-61(7)]。此乃罹患癌瘤之先兆,一般在一年至数年后被确诊,可因内环境失调,机体功能紊乱,导致基因发生突变、癌变所致。

(12)甲中裂隙:指甲中部出现一条横行裂隙[图 3-61(8)]。该甲征极为少见,见于因椎管损伤压迫神经而引起坐骨神经痛以及无精虫症患者,表现为性功能低下。

(13)甲色如尸色:指甲色泽呈灰白色改变,无光泽,也有可能呈灰黄色或紫黑色。该甲征的出现,提示骨髓有病变,如再生障碍性贫血、骨质退行性变、骨髓炎、骨结核等。

(14)甲前端棕黄色:甲前端若呈棕黄色改变[图 3-61(9)]。该甲征若出现于单手,提示罹患脑出血;若出现于双手,提示罹患蛛网膜下隙出血。

(15)缺变:其指甲前沿呈缺损改变。该甲征的出现,提示某一脏器有慢性炎症病变存在,如慢性咽喉炎、慢性支气管炎、慢性宫颈炎、慢性胆囊炎等病症。

(16)指甲形态不一:各手指的朝向很不一致,有左有右,大小不同[图 3-61(10)]。该甲征的出现,或提示先天性畸形,或为久病后内脏组织纤维增生,结构形态发生改变。

(17)白色条:指甲中部出现一条宽而微突的白色直条块状改变[图 3-61(11)]。该甲征多见于中指甲上,一般情况下很少有症状出现,只有当并发症出现时,经检查才发现有息肉存在,如乙状结肠息肉及膀胱内膜病变等。

(18)白色带:指甲中部出现一条横弧形的白色带状[图 3-61(12)]。该甲征的出现,提示鼻窦部先天性畸形或罹患轻度炎症性病变,且以额窦、筛窦部病变为主,若见 4 个指头出现,则常有明显的头昏症状出现,若单独 1 或 2 个指头出现,则 40% 的人有头昏的症状出现。

(19)花斑状:指甲上出现似如浪花样改变,且呈凹凸不平[图3-61(13)]。该甲征的出现,提示为突眼型甲状腺亢进症,有典型的甲亢临床症状表现,部分罹患甲状腺炎的患者也有此甲征出现。

五、甲周软组织变化与疾病的对应关系

正如前面所介绍的,异常指甲形态对应的是慢性疾患,而甲周软组织所对应的则是新病,它能迅速准确地反映机体内部最近几天来的病理、生理变化,甲周软组织乃指甲诊病最为敏感的部位,往往患者自己还没有任何不适或反应,相当于潜伏期的病变,而甲周软组织却能够给予充分的反映。

(一)甲周软组织的各部位名称

除指甲外,指头的其他一切统称为"甲周软组织",其甲周皮肤称为"甲缘皮肤"。甲根处一条紧贴于指甲薄而呈半透明的皮肤组织称为"皮带",紧连皮带较为肥厚的皮肤组织称为"皮囊"。

(二)健康、正常人的甲周软组织特征

甲缘皮肤平整而光滑,甲皮粘合紧密,指头皮肤色泽和前臂皮肤色泽保持一致,皮囊皮肤和前臂皮肤结构相似。若见指头皮肤出现变色、增厚、指头变瘦、角化、皮囊肿胀、皮带撕裂、长出倒刺等,都属于病态表现和异常的甲征表现。

(三)甲周软组织的异常变化特征与疾病的对应关系

1. 甲皮分离　甲根和皮带粘连处出现分离改变,甲皮之间有空隙[图3-62(1)]。该甲征的出现,提示病情已影响了机体的营养供应,造成营养不良,以致正常的发育生长出现障碍。若分离程度小,提示机体出现功能性的紊乱表现,如出现神经衰弱、头昏头痛、心慌不安等症状;若分离明显,提示机体罹患内脏下垂、慢性肾盂肾炎等器质性病变。

2. 甲周红　甲周皮肤出现充血、肿胀、皮肤变红[图3-62(2)]。甲周红变大部分是在皮囊处出现,提示相应脏器罹患急性炎症性充血、出血病变、脂肪肝及月经来潮等。

3. 倒刺　甲两旁及皮囊处,表皮呈小块状自行剥离,大小形

态不一,前尖而后宽呈游离状改变。该甲征的出现,提示机体遭受内外因素的不良刺激,以致影响某一部位的组织细胞功能代谢,导致营养代谢障碍,使得皮囊处某一部位生长停止,而其他组织细胞照常生长,肌肉的长与不长,使表皮分离而成为倒刺。常见的临床症状有心烦、易怒、失眠、口腔溃疡等。

4. **甲侧刺变** 指甲两侧边缘出现分裂成 1～2 根大小一致,如丝状的刺。该甲征的出现,提示机体适应不了外界不良刺激因素的影响,如过食生冷以及刺激性的食物,或者突然伴发了其他病症。虽无明显的症状出现,但其体内的生理、生化发生了变化。是一种病态的先兆表现,与内外环境的变化密切相关。

5. **皮缘粗糙** 甲缘处皮肤增厚,角化过度,皲裂,角质分离,呈粗糙刺人的感觉。该甲征的出现,提示机体内罹患慢性消耗性疾患,且病程较长,影响了末梢血液循环,从而导致指头皮肤营养不良,如罹患胆囊炎,肝、胆慢性疾患,慢性胃炎,胃黏膜脱垂等病症。

6. **甲缘皮肤撕裂** 甲缘皮肤或皮带,常出现整层皮肤组织自然裂开,其裂口的大小、多少常与病情有关,似如用刀切割的裂口。该甲征的出现,提示机体内部罹患慢性病变,且影响了物质的代谢,加上饮食不当或偏食或药物治疗不当,皆可导致出现该甲征。

7. **皮囊光变** 皮囊部皮肤无皮纹、毛孔,皮肤特别光滑平整[图 3-62(3)]。该甲征的出现,提示机体内膜、黏膜生长发育不良,易于遭受损害。见有此甲征出现者,易罹患心脏、肾脏、十二指肠疾病,女性则表现为月经量少。

8. **皮囊咖啡色** 皮囊处皮肤色素沉着,有淡咖啡色、深咖啡色、棕黑色等的颜色改变[图 3-62(4)]。该甲征的出现,提示肺、肝脏有病理性的损害,且长期处于迁延状态,血氧浓度降低,维生素 B_{12} 缺乏,但未出现明显的临床症状。小儿见有此甲征出现,则往往影响生长发育,不易长高,消瘦,且易罹患胃肠道疾患、肾病、风湿病等。

9. **皮囊肿胀** 皮囊部位组织肿胀,但皮色正常[图 3-62(5)]。

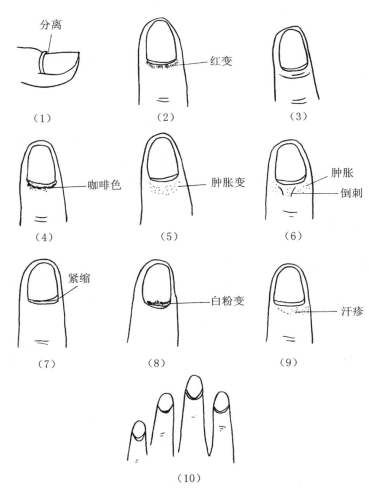

图 3-62 甲周软组织异常

该甲征的出现,提示机体罹患慢性病变;若见皮肤红变,提示有炎症性充血出现。

10. 皮囊肿胀倒刺 甲周皮囊及皮肤红肿,且同时在肿胀的皮肤上出现有倒刺,并伴有炎症性红肿改变[图 3-62(6)]。该甲征的出现,提示炎症合并有溃疡或局部组织有损害表现,如口腔溃疡、肾炎,并有蛋白尿、血尿等实质性器官的损害表现。

11. 皮带紧缩　大小均匀而整齐的皮带,某一小部分变得小而紧缩[图 3-62(7)]。该甲征的出现,提示需水量超过常人,经常性口渴,明显地影响了正常的水与电解质代谢。

12. 皮带缘白粉　皮带与指甲的交界处见有白粉样皮缘变化物出现[图 3-62(8)]。该甲征的出现,提示机体的某一部分呈现增生性改变,临床明显常见的有胆结石、血管瘤、癌肿等;次要常见的为急性炎症恢复期。

13. 皮囊汗疹样变　皮囊色呈褐黑肿胀,皮上见有白色小点如同水珠样[图 3-62(9)]。该甲征的出现,提示心脏、肝脏已有轻度炎症性损害,临床表现为功能性症状,也称为轻症的"胆-心综合征"。

14. 皮带分层　一条整齐的皮带,有时可见边缘上有两层,有时在甲根处可见及一层白而薄的皮带[图 3-62(10)]。该甲征的出现,反映机体的两种不同情况:若有病时无分层近来出现了分层,提示病情趋向好转;另一种情况是提示病情发生了变化,原有的病变因受外界因素的影响,病情趋向恶化。

15. 皮囊圆肿　皮囊或皮囊以外呈圆形皮肿出现,视为皮囊肿或皮囊隆起。该甲征的出现,80％为女性患者,且有反复发作的眼睑水肿、尿频、尿急等症状,是慢性肾盂肾炎患者所特有的指征。

六、各指指甲甲征与疾病的对应关系

(一)拇指指甲甲征与疾病的对应关系

拇指指甲代表一个人全身的健康状况,拇指的形态变化最多,不论其他四指是否有甲征出现,其拇指一般就会首先有所表现。如无症状型胆囊炎患者,在其对应的环指上可无特异性的甲征出现,可在拇指甲中部见有链条状的凸条出现。

人的器官脏器在拇指与拇指甲上的定位为:内侧是头,中部是胸腹,外侧是生殖器和直肠。如同一个人平卧在上面一样,前半部观察头面、口腔的病变,根部观察胃、乙状结肠、直肠、肛门、子宫,甲的两侧观察腹腔、盆腔的病变(图3-63,图3-64)。当定位确定后,可根据异常形态表现,来判断机体内部某一部位的所患病症。

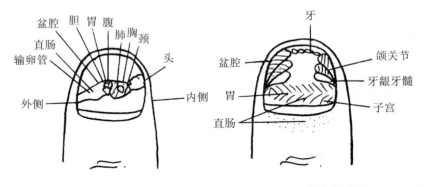

图 3-63　拇指甲定位　　　　　图 3-64　拇指甲定位

1. 凸条　该甲征的出现,提示相应部位长期有慢性炎症,代偿性、增生性病变存在;若在内1/3处见有一凸条变[图3-65(1)],提示罹患慢性咽炎及上呼吸道炎症。

2. 链条　该甲征的出现,提示罹患慢性胆囊炎、胆石症等病症[图3-65(2)]。

3. 凹陷　该甲征的出现,提示相应部位罹患萎缩性病变,如拔牙、扁桃体切除、腹部手术后等[图3-65(3)]。

4. 甲双侧黑变　该甲征的出现,提示罹患附件炎、盆腔炎、月经不调、贫血、营养不良等。

5. 甲中大块淡紫色　该甲征的出现,提示有胃出血史,胃黏膜、肌层有一部分血液循环发生障碍[图3-65(4)]。

6. 甲根白环　该甲征的出现,提示疲劳过度、营养不良、精神负担过重等,其白环的大小与病情的轻重成正比的关系。

7. 甲皮分离　该甲征的出现,提示罹患胃肠道疾患,且其病情较长,疗效不佳,病情向恶化方面转变,患者体质下降等。

8. 甲根红　该甲征的出现,提示胃、十二指肠有充血性炎症

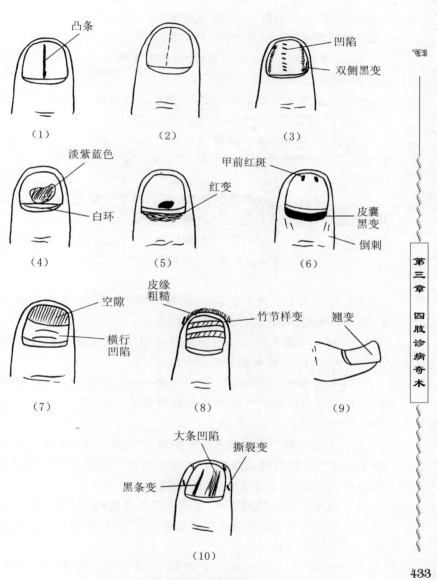

（1）

（2）

（3）

凸条

凹陷
双侧黑变

淡紫蓝色
白环

红变

甲前红斑
皮囊黑变
倒刺

（4）

（5）

（6）

空隙
横行凹陷

皮缘粗糙
竹节样变

翘变

（7）

（8）

（9）

大条凹陷
撕裂变
黑条变

（10）

图 3-65　拇指指甲甲征

性病变出现,若不加防范,以致引起出血。若红变与甲皮分离同时出现,则提示罹患直肠炎、内痔等疾患。

9. **皮囊红变** 该甲征的出现,提示罹患痔疮或肛门有炎症性病变出现[图 3-65(5)]。

10. **皮囊黑变** 该甲征的出现,提示乙状结肠、直肠长期罹患慢性炎症性病变;肝、胆有损害征兆[图 3-65(6)]。

11. **皮囊倒刺** 该甲征的出现,提示最近几天因不良刺激而引起病变。倒刺出现的部位不同,其反映的损害部位也不相同[图 3-65(6)]。

12. **甲前红斑** 该甲征的出现,提示罹患牙龈炎、牙髓炎、龋齿等病变。其罹患部位依红斑出现的位置而定[图 3-65(6)]。

13. **甲前空隙** 该甲征男性较为少见,以女性多见,多数罹患妇科疾患,长期出现肌肉酸痛,且伴随其他疾患同时存在[图 3-65(7)]。

14. **小点凹陷** 该甲征的出现,提示钙代谢不良,常伴随肌痉挛、紧张性头痛、骨质退行性变等病症出现。

15. **横行凹变** 其甲征改变如同波浪状,提示食欲改变较为明显,时好时坏,身体素质受到很大影响[图 3-65(7)]。

16. **竹节样变** 拇指甲上见有三个凸起,其甲形如同竹节样改变,提示罹患重度子宫脱垂及炎症性病变[图 3-65(8)]。若见有两个凸起,提示罹患直肠脱垂。

17. **皮缘粗糙** 机体罹患慢性疾患,加之治疗不当;或饮食失调(主要是"热性"药物或食物过量,即所谓的"刺激性食物""补药"等)所致,也为病情恶化之先兆[图 3-65(8)]。

18. **翘变** 该甲征的出现,提示上呼吸道抗病力低下,易罹患咽喉炎、扁桃体炎等口腔及呼吸道疾患,也为全身功能低下之征兆[图 3-65(9)]。

19. **粗糙、无光泽** 该甲征的出现,提示罹患慢性消耗性疾患,如肝、肺、结膜的炎症性病变。

20. **皮缘撕裂** 皮缘内侧撕裂提示罹患上呼吸道炎症性疾

患;皮缘外侧撕裂提示罹患盆腔和直肠疾患,尤以痔疮最为常见[图 3-65(10)]。

21. **大条凹陷**　有时还可在凹陷处见有四条小凸突改变,该甲征的出现,提示罹患脑萎缩[图 3-65(10)]。

22. **黑条**　仅见有一条黑条变,提示脑力或体力劳动过度,需要适当的休息及补充必要的营养。若见十指甲根均呈黑条变,则为胃癌之先兆[图 3-65(10)]。

(二)示指甲甲征与疾病的对应关系

在示指指甲上定位的组织器官较多。前端代表脑血管病症,甲根代表心肌的血管分布,甲中部代表心肌的病变,甲外侧缘代表输卵管和卵巢的病变,甲沿边缘代表子宫颈的病变,甲的正中部位反映颈椎的病变。甲根皮带连接处代表中枢神经系统的功能状况,皮囊的一部分也反映中枢神经功能以及口腔的病变(图 3-66)。

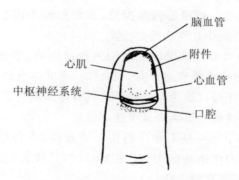

图 3-66　示指甲定位图

1. **甲根红变**　该甲征的出现,提示罹患充血性心肌炎[图 3-67(1)]。

2. **甲根淡紫色**　该甲征的出现,提示心肌血液循环不良(缺血性改变),这种人常在安静或休息时感觉心慌或有不适感,稍做活动后即见缓解[图 3-67(2)]。这种人易猝死,尤其是在睡梦中猝死。

3. 甲皮分离　该甲征的出现,提示精神负担过重,易出现睡眠障碍[图 3-67(3)]。

4. 白环　该甲征的出现,提示大脑疲劳过度;若见白环红变,提示心肌充血过度。

5. 甲前沿大红带　该甲征的出现,提示大脑充血,常有头昏脑涨等症状[图 3-67(4)]。

6. 凸条　该甲征的出现,提示心肌有劳损,但无临床症状出现[图 3-67(4)]。

7. 不均匀凸条　该甲征的出现,提示罹患颈椎病。

8. 条状凹陷　该甲征的出现,提示罹患脑萎缩。

9. 点状凹陷　该甲征的出现,提示心、脑等组织缺钙。

10. 甲中横行凹陷　该甲征的出现,提示罹患风湿性心肌炎,但一般多无症状[图 3-67(5)]。

11. 点状凸　该甲征较为少见,多数患者是因为常饮用某一种酒而引起心肌小灶性病损之征兆。

12. 斑块凹陷　该甲征如同用刀挖凿而成,多见于小儿。为罹患急性风湿性心脏病之征兆。临诊时,患儿多有高热、呼吸困难等见症,且往往被误诊为急性肺炎。只有待高热消退后,肺部症状完全消失,才被最后诊断为风湿性心脏病。

13. 弯曲　该甲征是由于指头长得较慢,而指甲长得较快所致,提示机体的代谢功能失调[图 3-67(6)],常表现为睡眠障碍、精神不佳等神经衰弱症状。

14. 甲沿曲变　该甲征的出现,提示妇人罹患子宫颈炎症、糜烂。其缺损边缘有红变,提示炎症较为严重,白带增多,且见有黄带,甚至同时出现红、黄、白三种带色[图 3-67(7)]。

15. 甲外侧黑变　该甲征的出现,提示妇人输卵管有炎症、阻塞征兆。甲外侧毛糙、凹凸改变,提示卵巢功能失调;凸变提示罹患囊肿;凹陷提示卵巢功能减退;若为不孕症患者,则排卵功能失常[图 3-67(7)]。

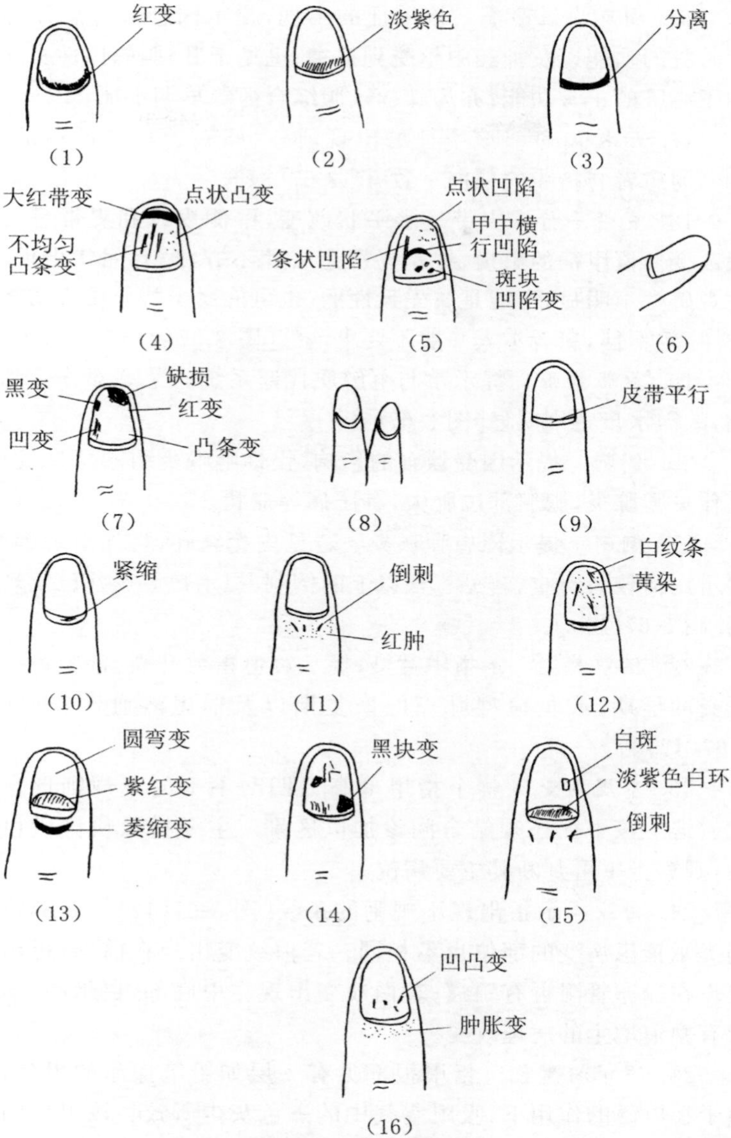

（1）红变　（2）淡紫色　（3）分离

（4）大红带变　点状凸变　不均匀凸条变

（5）点状凹陷　甲中横行凹陷　条状凹陷　斑块凹陷变

（6）

（7）黑变　缺损　红变　凹变　凸条变

（8）

（9）皮带平行

（10）紧缩

（11）倒刺　红肿

（12）白纹条　黄染

（13）圆弯变　紫红变　萎缩变

（14）黑块变

（15）白斑　淡紫色白环　倒刺

（16）凹凸变　肿胀变

图 3-67　示指指甲甲征

16. **白环中短凸条** 该甲征的出现,提示因肺部疾患而影响了心脏的功能以及神经中枢受到损害;也见于肝、胆的慢性炎症影响了心脏的正常功能;亦为肺、心、胆综合征的早期甲征。

17. **示指偏向** 该甲征的出现,提示妇人子宫位置不正,有80%的患者与指头的偏向一致[图 3-67(8)]。

18. **皮带平行** 皮带呈水平状改变,甲侧皮缘和皮带呈直角状改变。该甲征的出现,提示易罹患心律不齐,虽有症状出现,但主观感觉不明显,可能是属先天性的,也可能属于特异质心功能失常,疗效不佳,患者本人一般不要求治疗[图 3-67(9)]。

19. **皮带紧缩** 提示水与电解质代谢系统的某一部分受到影响,故需水量特别明显[图 3-67(10)]。

20. **侧刺** 提示因受饮食的影响,慢性咽喉炎引起急性发作,且伴见腮腺炎,腮腺部位肿大,有压痛等症状。

21. **倒刺** 提示罹患咽喉炎。若见皮囊红肿,且伴出现倒刺,提示病情较为严重,若见三根以上的倒刺,提示口腔炎症已出现溃疡[图 3-67(11)]。

22. **指甲黄染** 示指甲黄染,提示黄疸指数升高,常为黄疸型肝炎的早期,或黄疸型肝炎的恢复期以及罹患溶血性贫血[图 3-67(12)]。

23. **不规则变** 整个指甲呈高低凹凸不平的不规则形态变化。遇上该甲征还须结合问诊加以区别。主要提示机体供血不足,观察指甲可判断其主要病位。

24. **白纹** 示指出现不规则的条纹[图 3-67(12)],其部位不同提示罹患病变的部位也不相同。若白纹变出现在前端,提示盆腔炎在输卵管附近有瘢痕;若白纹变出现在中底部,提示心、脑器官有瘢痕增生的病理改变。

25. **甲根粉黑色** 指甲根部见有一层如铅笔搽涂的黑色,是由于在电磁的作用下,吸附空气中的黑色灰尘所致。该甲征的出现,与结石病的存在密切相关,且由于受大脑中生物磁场的影响,常可出现头晕症状。

26. 指甲圆弯变、白环紫红色、皮囊瘢痕萎缩　示指甲出现圆弯变,提示心血管系统已受到影响;若出现白环紫红色变,提示心肌静脉血流不畅,血氧浓度偏低,故在静止或剧烈活动时,可出现心慌、心跳等不适感;若见皮囊瘢痕萎缩,提示咽喉部软组织损害严重,瘢痕组织增生,或有肿瘤存在[图 3-67(13)]。

27. 甲根黑块　黑变如淡黑,深如墨黑,边缘模糊,逐渐增大,提示罹患晚期子宫癌或息肉坏死[图 3-67(14)]。

28. 白斑、白环淡紫色、倒刺　提示脑血管缺钙,当紧张激怒时,一侧脑部会出现晕痛感。若见出现 3~4 根倒刺,提示罹患口腔溃疡,易见心慌、心烦,夜间易觉醒,睡眠障碍等[图 3-67(15)]。

29. 皮囊肿胀、甲根凹凸　提示罹患睡眠障碍和心脏功能障碍。其睡眠障碍主要是由于慢性肝损伤后对血氧和脑的必需物质供应不足所致。心脏障碍常见于期前收缩、窦性心动过速等病症,其主要的基础病变是在肝、胆、心功能的失常,是胆、心综合征之征兆。该甲征大多在 5 月份前后出现,轻者表现为胃肠功能不良,少数患者会出现上腹部疼痛[图 3-67(16)]。

(三)中指指甲甲征与疾病的对应关系

中指甲主要提示消化系统疾患,其中包括胃、十二指肠、肝、胆、胰等组织器官。因肝、胆、胃窦、十二指肠位于腹腔的右侧,故其主要病症在右手中指上得以表现;胃大弯、下段食管、贲门和脾脏则在左手中指上得以表现。由于肝脏较大,出现病变时对全身的影响较大,故肝病的诊断,要同时检查八个手指甲才好进行判断。

1. 白环　单独出现,位于右手,提示罹患十二指肠炎症或溃疡,炎症病情较溃疡轻,故白环不伴见凸条变和甲皮分离;若炎症充血,则出现红变[图 3-68(1)]。若为溃疡,则出现白环变、凸条变、甲皮分离、皮囊肿胀、皮带消失等甲征。若左手出现白环,提示胃大弯有炎症、溃疡。

2. 倒刺　提示胃、十二指肠受到一时性或突然性刺激而发生损害改变,其损害的程度可根据其他甲征做出判定[图 3-68(2)]。

3. 长凸条　提示胃出现慢性肥厚性、浅表性胃炎。短凸条变,提示出现局灶性的炎症或溃疡。凸条的大小、长短和病变密切相关[图 3-68(2)]。

4. 短凸条　提示存在着局灶性炎症或溃疡[图 3-68(2)]。

5. 凸条、皮囊肿胀　提示罹患胃炎,胃黏膜有部分呈囊状水肿样改变,但临床症状不典型,一般以胀感为主[图 3-68(3)]。

6. 皮带消失　提示胃或十二指肠的病变已影响到胃的正常消化吸收功能。

7. 皮囊肿胀　提示炎症充血水肿等病理性变化,已影响到整个胃肠道[图 3-68(4)]。

8. 皮囊肿胀、白环红变、甲皮分离、皮带消失或有撕裂　上述甲征的出现,提示有急性炎症存在,病情较重,充血肿胀明显,受到损伤后,易引起炎症性出血,但并非是胃部大出血,而是损伤性溃疡性少量出血。待大出血后其红变消失[图 3-68(5)]。

9. 链条　提示胃病常反复发作,且时好时坏。

10. 凹陷　提示胃黏膜呈退行性改变,乃萎缩性胃炎之征兆,喜食偏酸性食物,若食用碱性食物常有饱胀不适的感觉[图 3-68(6)]。

11. 凹凸条　若凹凸条变并存,提示肥厚性和萎缩性胃炎同时存在[图 3-68(6)]。

12. 凸条　右手中指甲若呈凸条变,提示罹患胃窦炎[图 3-68(7)]。

13. 横行凹陷　提示罹患膝关节风湿性关节炎,并伴见食欲改变、胃肠功能紊乱、贫血等[图 3-68(7)]。

14. 粉黑色　提示罹患胃炎,且以上腹部饱胀感为主,部分见饥而不食[图 3-68(8)]。

15. 黑条　提示胃肠道营养不足,有功能性症状出现。如饥饿性胃痛、肠胀气、消化不良、食欲不佳、肠道蠕动增强等都属于轻症表现[图 3-68(9)]。

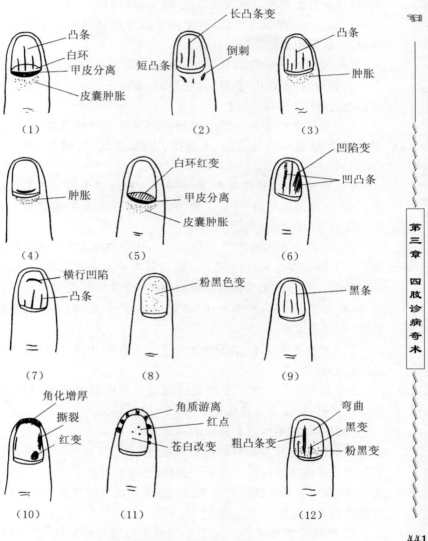

图 3-68 中指指甲甲征

16. **甲根红**   甲根中间出现一红色圆斑,提示妇人正在行经期间,贫血患者则不会出现该甲征[图 3-68(10)]。

17. **侧刺**   提示胃较虚弱,受不了过冷或过热或不良食物的刺激,一般无明显的胃肠道症状。

18. **皮缘撕裂**   提示胃受到了伤害。可能是在近几日内服用不适当的药物,或食用"热性"食物过多,或食用了不利康复的药物或食物之故[图 3-68(10)]。

19. **皮缘角化增厚**   提示胃肠道出现亢进性的炎症,大多是由于偏食、嗜食刺激性食物,如辣椒、大蒜、姜汤、咖啡等[图 3-68(10)]。

20. **皮缘角化、角质游离、指甲苍白**   提示整个胃黏膜都已受损,加之血液循环障碍,炎症水肿,一旦受到不良刺激,将导致胃黏膜出现脱垂[图 3-68(11)]。

21. **红点**   提示胃有一处出血点。因出血部位的不同,红点在指甲上的表现也不尽相同。该红点只有才出血时见及,待血止后即消失。若指甲无其他异常表现,则为急性炎症或损伤而引起出血;若见甲皮分离、皮囊肿胀、出现白环、凸条变,提示罹患慢性胃病、炎症或溃疡[图 3-68(11)]。

22. **甲根多条黑变、指甲弯曲**   上述甲征的出现,乃胃癌之先兆[图 3-68(12)]。

23. **粗凸条**   中指甲上出现一条宽大而明显的凸条,其平面又不太平整,提示十二指肠憩室[图 3-68(12)]。

(四)环指指甲甲征与疾病的对应关系

环指指甲甲征主要与肺部相对应,但右手环指指甲根则是诊断胆囊病变的主要部位。左手环指前、中部可反映心内膜、纵隔的病变;甲前端主要反映咽喉部炎症。左手甲根与腰痛有关,皮囊则与痔疮有关。

1. **环指指甲的定位**   左手环指指甲的定位详见图 3-69(1);右手环指指甲的定位详见图 3-69(2)。

2. **甲前端红变**   提示咽喉部有炎症出现。红变面积大而深,

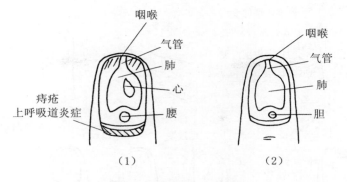

图 3-69 环指指甲定位

注:(1)左手环指指甲;(2)右手环指指甲

提示咽喉部炎症重,反之则较轻[图 3-70(1)]。

3. 整甲红变　提示整个肺部罹患炎症性病变,一般可出现胸闷、咳嗽等症,但女性症状则不明显。如左侧罹患肺炎,则易出现胸闷、心慌、心跳、头痛等症状,易被误诊为心脏病。有 30% 左右的患者主要表现为肩背部疲劳和酸痛症状。

4. 斑块状红变　若从指甲上见及多块形态不一的红斑,提示肺部有多处小灶性的炎性改变[图 3-70(1)]。

5. 甲根圆红变　若出现在右手,提示胆囊炎急性发作;若出现在左手,则为腰肌损伤急性期[图 3-70(1)]。

6. 皮囊红肿　若出现于右手,提示罹患胆囊炎或上呼吸道炎症发作期。若出现于左手,提示上呼吸道感染或是痔疮炎症发作期。痔充血、出血期的皮囊红肿为长方形,边缘清晰;而上呼吸道炎症则两边尖,其界限不明显[图 3-70(1)]。

7. 翘变　提示处于"亚健康"状态,易患慢性咽喉炎,上呼吸道感染经常发作,有性格改变[图 3-70(2)]。

8. 指头肥大　环指指头呈圆形而肥大,称为"指头肥大",提示上呼吸道有轻度炎症且并发肺气肿,指头肥大与肺气肿相关[图 3-70(3)]。

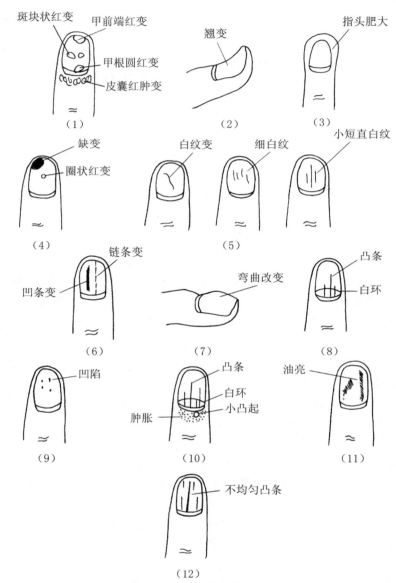

斑块状红变　甲前端红变　翘变　指头肥大

甲根圆红变
皮囊红肿变

（1）　　　　　　（2）　　　　　　（3）

缺变　白纹变　细白纹　小短直白纹

圈状红变

（4）　　　　　（5）

链条变　弯曲改变　凸条

凹条变　白环

（6）　　　　　（7）　　　　　（8）

凹陷　凸条　油亮

白环

肿胀　小凸起

（9）　　　　　（10）　　　　　（11）

不均匀凸条

（12）

图 3-70　环（无名）指指甲甲征

9. **缺变** 呈缺损性改变[图 3-70(4)]，提示肺部炎症经常性发作，且迁延日久，易伴发哮喘；或为肺门淋巴结核、肺结核之甲征，多见于学龄前儿童。

10. **圈状红变** 指甲呈圈状红变，患者主诉胸闷、吞咽困难，易被误诊为食管癌，实为纵隔部炎症所致[图 3-70(4)]。

11. **白纹** 指甲上可见及 1 或 2 条曲线白纹，称为"白纹变"[图 3-70(5)]。其粗曲线提示肺包膜的纤维组织增生；多条细白纹则提示肺纤维组织增生；短小而直的白纹，又提示房室间隔有缺损改变。

12. **凹条** 指甲上见出现凹陷条，提示支气管黏膜呈萎缩性改变，易罹患肺气肿。平常多数患者无症状，只见活动能力下降，易疲劳等非特异性症状[图 3-70(6)]。

13. **横行凹** 提示肺组织的正常代谢功能已受到损害，临床上一般无上呼吸道症状出现，但对于中老年人来说，则有明显的膝关节内侧酸痛，影响行走、起立，若作为关节炎治疗则常久治不愈，若作为慢性支气管炎治疗，则其关节炎症状会慢慢好转，直至痊愈。

14. **链条** 若出现于左手，提示罹患乳腺小叶增生；若出现于右手，提示胆囊炎合并有胆石症，且多数为单个型结石[图 3-70(6)]。

15. **弯曲** 指甲中部凸起，前后较低，整个指甲呈隆起状[图 3-70(7)]，若再见整个指头肥大，提示罹患慢性阻塞性肺气肿，表现为呼吸困难，频率增加，走路上楼梯时尤为明显。

16. **白环** 提示机体存在着慢性炎症，且病程较长。若在右手出现，提示罹患慢性胆囊炎；若在左手出现，提示肺部及上呼吸道有慢性炎症。

17. **右手白环、甲根短凸条** 提示胆囊壁已受到损害，有 80% 的人在 B 超下见及胆囊壁呈肥厚改变[图 3-70(8)]。

18. **右手小点凹陷** 提示胆总管受到损害，胆囊功能不正常，这类患者，若用目前的检查仪器诊断很难予以确诊[图 3-70(9)]。

当感冒、饮食不节时,易出现恶心、呕吐等症状。

19. 右手白环、小短凸条、皮带消失、皮囊肿胀并有小凸点 提示罹患胆囊病多年,胆囊炎、胆石症同时并存,且对心、肝、肺部都有不同程度的影响,形成"肝-胆综合征""胆-心综合征";亦易罹患胆汁性胃炎,十二指肠炎症与溃疡等疾患[图 3-70(10)]。

20. 倒刺 提示因不良的刺激而引起机体炎症的出现。倒刺若出现于左手,提示因烟酒过度,酸辣等刺激性食物引起上呼吸道炎症;倒刺若出现于右手,提示因饮食不节而导致胆囊炎症的发生。

21. 紫蓝色 右手环指 1/2 甲根处见有紫蓝色变出现,提示肝部淤血,在生气、发怒、忧郁时发生。

22. 紫色 提示肺部血液循环受阻,机体缺氧,临床表现为哮喘状态。若单一环指指甲呈紫色改变,则不可能表现为哮喘状态,只能在仔细听诊时,才会发现少量的哮鸣音。

23. 油亮 指甲如同搽了指甲油样,表现为一点、一条或一段油光出现,提示有盗汗现象[图 3-70(11)]。若前端呈油亮变,盗汗仅见出现于头、颈、肩三个部位,整个指甲都可见及,则提示全身性盗汗。

24. 不均匀凸条 指甲上若见及 2~4 条大小不均匀、高低不平、中间呈断裂的凸条变[图 3-70(12)],提示肺组织病变广泛,且因反复发作,有纤维组织增生,影响肺循环,以致心脏功能受损,即罹患早期"肺-心综合征"。

25. 侧刺 提示气管已造成一定的损害,一般为饮酒和不良食物的刺激所致。如对某种食物过敏,或遇刺激性食物,则常使轻微的炎症加重,提示为最近 2~3 日所出现的症状,慢性咽喉炎或慢性胃肠炎患者若食用了油炸的食物后最易出现该甲征。

(五)小指指甲甲征与疾病的对应关系

小指甲的形态变化主要提示腰臀部、肾脏、鼻窦部的病变,甲前端与上呼吸道有关,具体定位见图 3-71。

1. 倒刺 提示腰部肌肉出现轻微的损害,80%患者可出现不舒服感觉,也有少部分患者出现疼痛感觉[图 3-72(1)]。

2. **皮囊红肿** 提示肾脏有炎症,腰有疼痛或不舒服的症状[图 3-72(2)]。

3. **皮囊咖啡色、肿胀** 提示肾脏病变已久或腰椎骨有明显的病理性改变[图 3-72(3)]。

4. **白环** 提示罹患慢性肾炎或鼻窦炎,须结合问诊予以鉴别,大约有 58% 的患者是肾病和鼻病同时存在。

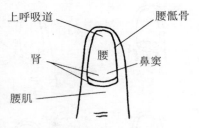

图 3-71　小指指甲甲征

5. **甲皮分离** 提示肾脏有松动和下垂。甲皮明显分离,皮带消失的,大多数患者有腰酸症状出现,可于每日早晨 5—6 时肾脏有疼痛出现。早晨腰痛与肾下垂压迫腰肌有关,待起床活动后,症状才能消除。

6. **皮囊肿胀出现小凸点** 提示罹患肾结石,凸点的大小与结石的大小成正比关系[图 3-72(4)]。因结石的大小、性质、形态、多少,以及结石对肾实质、肾盂的损害情况不同而表现不一。

7. **皮带消失、白环、短小凸条** 若上述 3 种甲征同时出现,提示肾盂有损害,有结石存在[图 3-72(5)]。

8. **甲根小点凹陷** 提示有肾损害,一般表现为微粒样肾结石[图 3-72(6)]。

9. **白环红变** 提示肾脏有炎症充血、出血,镜检时可见有红、白细胞出现[图 3-72(7)]。

10. **肾盂积水甲征** 出现甲根红变、皮带消失、甲皮分离、皮囊肿胀、咖啡色变,均提示患严重肾病,尤其是肾盂有炎症、肾盂积水、蛋白尿等,可见腰痛与尿道感染症状[图 3-72(8)]。

11. **弯曲** 若见指甲弯曲在 45° 以上,提示肾脏先天性畸形,多囊肾最为常见[图 3-72(9)]。

12. **凸条** 提示罹患腰椎骨质增生[图 3-72(10)]。

13. **均匀链条** 提示患慢性前列腺炎[图 3-72(10)]。

14. **皮囊变黑、皮带宽大、甲根白斑** 皮囊黑变、皮带宽大,提

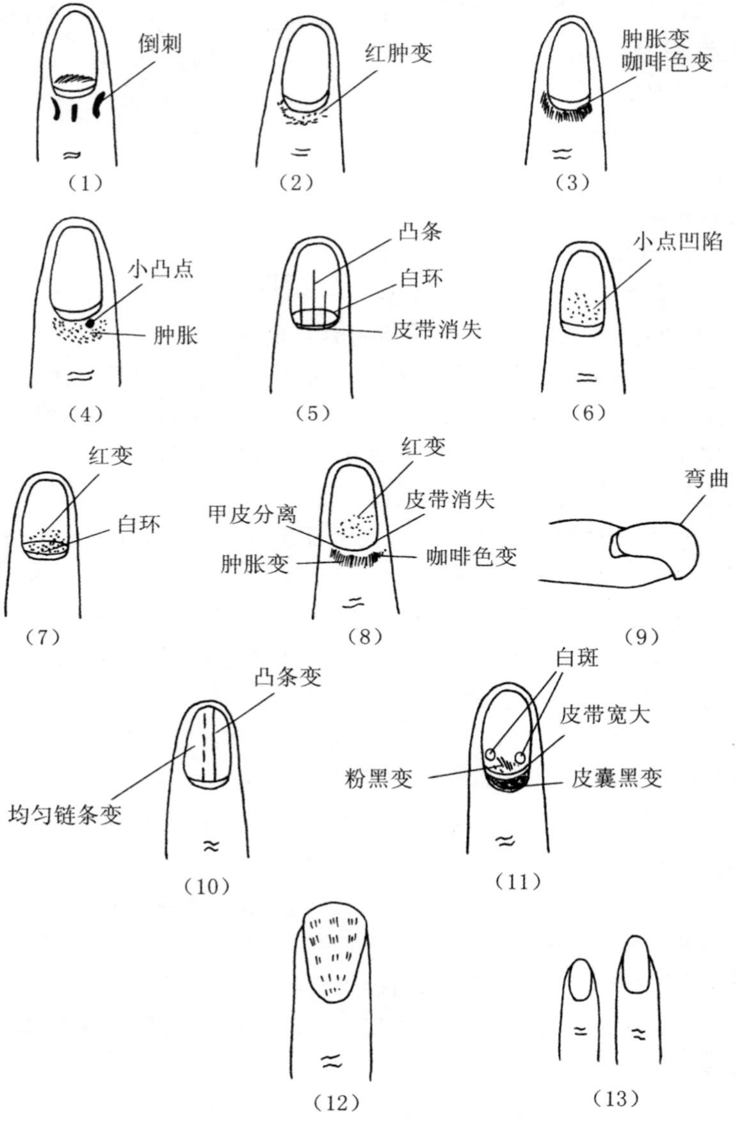

（1）倒刺

（2）红肿变

（3）肿胀变 咖啡色变

（4）小凸点 肿胀

（5）凸条 白环 皮带消失

（6）小点凹陷

（7）红变 白环

（8）红变 甲皮分离 皮带消失 肿胀变 咖啡色变

（9）弯曲

（10）凸条变 均匀链条变

（11）白斑 皮带宽大 粉黑变 皮囊黑变

（12）

（13）

图 3-72 小指指甲甲征

示阳痿或精子减少;甲根白斑变,提示无精子或无精液症、性功能障碍等[图 3-72(11)]。

15. 甲根粉黑变　提示罹患肾结石、鼻窦炎等病[图 3-72(11)]。

16. 细条凹陷、弯曲、粉黑色变　提示罹患多角形结石。

17. 指头肥大、甲薄根小、甲色苍白　说明肾功能损害已较严重,如结石合并肾炎、肾盂积水、肾衰竭以及萎缩性鼻炎。

18. 格子变、甲前宽后窄、变翘　甲色苍白,指头呈水肿样改变,提示肾功能不全,且病情较严重。该种肾功能不全多是由于慢性肾炎、肾盂肾炎等所致,而中毒型或突发型的肾功能不全则无此明显的甲征出现[图 3-72(12)]。

19. 指甲大小长短不一　该甲征不是由于外伤等因素造成,而是先天性,提示肾脏为先天性畸形[图 3-72(13)]。小指甲无形态异常,属正常范围,提示鼻旁窦骨质畸形,患者常诉说头昏等表现。肾脏畸形以男性多见,鼻旁窦骨畸形以女性多见。

七、望指甲的纹理变化诊病

正常指甲是不能见及明显的纹理改变的,如果见及各种不同颜色的条纹出现,则大部分属不正常的表现。

(一)白色条纹与疾病的对应关系

1. 甲板若见白色的横纹,为肝脏罹患疾患的征兆,但也见于正常、健康之人,特别是未婚女性,也有呈洁白点状的,大多在 1～2 个月后自行消失。

2. 指甲上若见横纹,亦是肠道寄生虫病的征兆;纵行条纹提示机体极度疲劳,身体功能低下,易患病。

3. 指甲上出现粗大白点或横纹,边缘不很整齐,内映血色绯红,为罹患较早期肺结核之先兆,约过半年后其肺部症状即可出现,该甲征多出现于 1 或 2 个指甲,以示指和小指多见。

(二)深色条纹与疾病的对应关系

1. 指甲上出现淡褐色条纹,提示可能长有美人痣。

2. 指甲上出现深褐色紊乱的条纹，提示罹患脱水症或早期肾虚。

3. 十指指甲上出现略带棕色的条纹，如横过甲尖部位，则往往提示肾脏罹患疾患。

4. 指甲出现纵向性出血条纹，提示罹患细菌性心内膜炎。

5. 开始时指甲出现的条纹为极淡的青灰色，经过 1～3 年的时间，逐渐变成灰黑色，随其条纹颜色的加深，部分患者可能会出现黄疸。

6. 指甲出现棕色或灰黑色的纵纹，且由指尖向甲根部垂落，提示罹患炎症性消化系统疾患，如胃、十二指肠溃疡，肝炎，肠炎，胃炎等病症；有时甚至要考虑是否为消化道肿瘤。

7. 每个指甲上出现一条黑色纵纹线，且居于指甲的正中位置处。用刀刮除，里面仍然呈黑色改变，粗粗观察像根粗黑纹线，提示血虚水肿，多见于阴虚肝旺之人，或脾肾两虚、大便溏泻，一般病情发展极为缓慢。

八、望指甲的色泽变化诊病

指甲上的各种色泽改变分别提示罹患各种不同的病症，现简要介绍于下。

(一)红紫甲与对应病症

红紫甲具体表现为：甲色呈红紫色改变，以手指按压甲板，甲床呈现红色以至深紫色，甲半月呈红紫色略淡而迟涩，基质较厚，显半透明原色，甲襞呈深红至紫色暗纹，各层次毛细血管呈自然弥散状，有时可见甲色呈红紫相间状。

红紫甲大体上可分为绯(鲜)红色和紫暗红色两种。

1. 甲色呈紫红色及绛色改变，提示风热毒盛，邪犯心经，或罹患痹证(风湿性关节炎)、历节风等，其病变可涉及心、肝、脾等诸经。

2. 指甲与头面皮肤呈红色改变，提示热在气分。

3. 十指甲床呈潮红色改变，为肝癌与肠癌之先兆。

4. 甲根部呈绯红色改变，其他部位则呈淡色改变，提示肺脾两虚，相火独旺，可见有咳痰、咯血之见症。

5. 甲红出现在洗澡、饮酒之后，不属病态表现，妇女指甲红染，则更无诊断价值。

6. 指甲下出现瘀点或瘀斑，或呈紫红色或紫黑色改变，压之不见褪色，可能为指甲底下出血，多因外伤、鞋靴紧小或罹患血液病凝血功能减退而造成甲下渗血。一般出血时间短，甲色则呈红色改变；陈旧性出血，其甲色呈紫色甚至紫黑色改变。

7. 甲尖和甲中部绯红，根部色淡白，提示肾病，很可能是肾功能不良，属中医肾虚证。男人多出现咽干口燥、头晕目眩等症；女人可出现月经不调，特别是在经闭期。

8. 甲尖和甲根部绯红，中间较淡，多见于虚劳证而有脾虚之人，或慢性胃病而有初期内出血之时，以及钩虫病症状不太严重时。

9. 甲映色绯红，按压指尖放开后恢复较慢，提示虚劳证较重且较久，并多伴有腹痛。

10. 甲映色绯红，按压尖端急放开后，其红色迅速恢复，提示虚劳证的初期，特别是在初期潮热时出现，以初期肺结核和肠结核最为多见。

11. 指甲呈胭脂红色火焰状改变，提示系统性红斑狼疮。

12. 右手中指指甲桡侧远端呈菱形红紫色改变，提示胃窦炎。当胃窦炎病情稳定时，呈淡红色改变；发作时呈鲜红色改变；重症时呈紫红色乃至暗紫色改变。

13. 甲下间歇性地出现多个小出血点，提示可能是亚急性细菌性心内膜炎。

（二）黄色甲与对应病症

指甲呈黄色改变，可有浅黄或暗黄之分，甲床常淤滞而黄褐，干涩而无华，甲半月苍白无光泽，甲襞边缘不整齐，皮屑呈微黄色改变，毛细血管弥散而略呈棕黄色纹带，或见黄色褐斑。黄色甲可表现为甲板本身呈黄色改变和指甲内映黄色而本身不黄两种不同的情形。

1. 甲板本身发黄，可以逐渐发生变化，该甲征除老年人因气血不能濡养，发生退行性变外，也常见于多种皮肤病。

2. 甲板周围呈棕黄色改变，可能是甲癣、念珠菌性甲沟炎等。

3. 甲板枯黄肥厚，特别是出现于拇指内侧，提示胃、十二指肠溃疡。

4. 甲板似被黄色染料黄染，拭之不退，为湿热生虫之征兆。

5. 甲板呈鲜黄色改变，指头亦见发黄，但未出现其他黄疸之见症，为湿热郁蒸之征兆。

6. 甲板呈晦黄色改变，而无其他黄疸见症，多见于久病之后脾肾两虚或寒湿阻遏型患者，常有呕血和慢性失血之见症，多见于肝癌、胃癌、子宫癌等疾患。

7. 甲板鲜黄者属热；黄暗而涩者属寒湿，多为病情较重之表现。

8. 甲板本身不发黄，而内映出甲床为黄色，一般提示黄疸病，说明肝脏或胆囊出现问题，如急、慢性黄疸型肝炎，亦可见于甲状腺功能亢进症等内分泌疾患、肾病综合征、高胆红素血症及慢性出血性疾患；后者若甲色由黄而转白，提示病情加重。

9. 指甲发育迟缓，每周其甲长出少于0.2mm，甲侧面弯曲度增大，边缘呈黑色改变，其他处肥厚而呈黄色改变，且同时出现胸腔积液和原发性淋巴水肿，称为"黄甲综合征"，可见腹胀便溏、气短乏力、饮食无味、面目及肢体水肿、舌淡脉细等症状与体征。

10. 出现甲板发黄，可因长期服用四环素，或有梅毒、皮炎等病。

11. 甲呈污黄色状，提示湿疹。

12. 甲板出现枯厚棕色，提示银屑病。

(三)蓝色甲与对应病症

指甲呈蓝色改变，以指按压甲板，甲床即呈乌蓝色改变，甲半月滞浊干涩而无光泽，甲襞不整齐，边缘常有带蓝色斑纹，深层位毛细血管呈淤滞状，可出现发绀状至蓝色带状纹，用指按压亦难见褪色，故淤滞位置颇深。

1. 患病时见甲色呈青蓝色改变,提示罹患急性病,如霍乱、白喉、喉头水肿等所致的呼吸道狭窄,大叶性肺炎,急性肠道传染病及服用了米帕林(阿的平)等药物。

2. 当血瘀、心血瘀阻时,指甲多呈蓝色改变,多因肝经受邪所致,可涉及心、肝、脾、肾等诸经。

3. 常服含硫药物,以及指甲被压伤等,均可见蓝甲。

4. 出现蓝甲,提示罹患肝豆状核变性以及酮代谢紊乱等。

(四)青紫甲与对应病症

指甲呈青紫色改变,以指压其甲根,甲床即泛现青紫色改变,甲半月干涩而无光泽,甲襞呈褐赤淤滞改变,边缘斑驳而不整齐,毛细血管浅层呈青紫色改变,深层呈暗紫色改变,运转不畅,各层次多出现青紫纹带,晦涩而无华。

1. 青紫甲可由邪热深重,气血瘀滞而引起,常有口干、口渴、喜冷饮、高热、大汗淋漓等一系列临床表现。相当于现代医学中的急性传染病,如伤寒、乙型脑炎等病症。

2. 出现青紫甲,此乃虚寒证所致,临床常见肤色紫红、肢端发冷、遇冷加重、手足冷汗、舌淡青紫、脉沉细弱等见症。相当于现代医学中的雷诺现象、冻疮、冻疮样多形红斑、网状青斑症、硬皮病、肢端发绀症、系统性红斑狼疮等病症。

3. 病情发展的某一阶段,逐渐出现青紫甲征,多因瘀血凝滞、经脉阻塞所致。常见出现心悸、怔忡、头晕、目眩、气促、烦躁不安、呼吸困难等症状。

4. 突然出现青紫甲者,多为即将发生抽搐或正在发生抽搐,如小儿高热所致的抽搐,证属热病动风者多见。

5. 甲映青色而非突发,常见于寒郁血分之经闭,致腹痛频作,或胎死腹中,或寒疝厥痛过久之时;亦有瘀血凝滞、经脉阻塞所致。

总之,无论是何种原因引起的青紫甲征,一般均提示病情较重,均需积极治疗。

(五)白色甲与对应病症

白色甲可见甲体苍白,质地疏松,指甲枯萎,甲床苍白而无华,其甲半月枯涩如同白粉状,甲襞边缘皱缩,部分呈剥离状改变,各层次毛细血管弥散迟缓,延迟复原,有时则呈现出淡白纹带。白色甲可表现为甲板部分或全部变为白色,压之不见褪色;或甲下内映白色,压之可见褪色两种不同的情形。

1. 指甲洁白无瑕,略见光泽从根部起见部分或全部呈白色改变,可推测为久病不起的重病患者,因长期未接触污秽之物,患病以后新长出之指甲部分,则见洁白而无垢。若见整个甲面 1/3 白甲,提示已卧床 2 个月左右;若为 1/2 白甲,提示卧床 3 个月左右;若呈全白改变,大概有半年左右的卧床时间。

2. 两手对称指的甲色逐渐变成乳白色,最后完全不见内映血色,而其他指甲则都正常,最后十指均渐变白,提示罹患复杂的慢性疾病,如脊椎病变、高血压病、慢性风湿痛等,中医属肾虚水肿证。该甲征多于发病前 3 年就从拇指指甲开始,逐渐蔓延至其他指甲,严重时足趾甲也呈白色改变。

3. 若指甲像磨玻璃样,呈半透明状,颜色像健康人的甲半月样,提示肝炎或肝硬化。

4. 白色甲若用手按压,久不见血液流通,提示病程较久,乃阳气衰微之血枯症。

5. 甲下内映白色,甲似白蜡,且无光彩,以手按压更见苍白,提示罹患消化道溃疡出血或钩虫病等,引起慢性失血,也可见于一些慢性肾炎患者,多因元气亏损,濡养障碍所致,可涉及脾、肺、心、肾等诸经。

6. 甲呈白色改变,按压时隐约可见不均匀的、极淡紫色斑,为晚期肺结核、肺脓肿、肺气肿极期、肺源性心脏病出现心力衰竭,肺气将绝之征兆。

7. 甲板出现点状、片状、线状白斑,称为"甲白斑病"(原发性甲白斑病常无全身症状出现,一般无须治疗,应除外),系因气虚所致。白斑最先出现于甲半月,随甲板的生长,逐渐前移至甲缘。见此甲征,提示营养不良、肝硬化、伤寒、肾病等病患。

8. 甲映灰白色,按压隐约见有血行,提示慢性哮喘以及水肿症。

9. 小儿若呈灰白甲改变,且隐约可见淡紫色斑,多为脾肺衰竭所致,疳积病的末期若出现该甲征,提示预后不良。

10. 甲色苍白,而指肉消瘦,多属脾虚寒证,常见慢性泄泻、痢疾等。

11. 指甲部分或全部脱色,提示新陈代谢功能紊乱。

12. 甲内出现絮状白斑或白点,此乃缺钙、缺硅、尼古丁中毒或肠道蛔虫所致。属中医学的脾胃不和、肝脾失和、虫积伤脾等证型。较为神经质、易疲劳或慢性习惯性便秘。

13. 白甲征常见于外伤、甲板层状分离症、甲剥离症、扁平苔藓、真菌感染、心内膜炎、服用砷剂、某些内分泌系统或神经系统障碍,以及患全身性疾患,如麻风病、霍奇金病等。

14. 白甲征还见于白化病或罹患某些先天性疾病,因先天禀赋不足,甲失濡养所致,可根据病史做出鉴别诊断。

15. 白色甲,按压不见褪色,甲板白如死骨样,全无光泽,提示伤寒等热性病末期,肾精耗竭所致,病情凶危。

16. 指甲扁平苍白,甲半月呈苍白改变,为甲状腺功能低下之征兆。

17. 甲色淡白,提示急性失血或慢性贫血。

18. 甲软萎白,按压见白而无华,为元气亏损、肝血不荣之征兆。

(六)黑色甲与对应病症

甲色呈黑色改变,甲根部黑如木炭状,甲床呈斑带暗黑色改变,甲半月呈棕灰色改变,甲襞结合不整齐,边缘呈乌黑色改变,各层位毛细血管弥散呈灰黑晦暗纹带。甲黑可表现为甲板上出现带状黑色或全甲呈黑色、灰色或黑褐色、灰黑色、青黑色等改变。按压时,可不见褪色。

1. 久病见黑色甲,为肾气将绝,涉及肝、肾等诸经,预后多不良。

2. 黑色甲提示患艾迪生病、西蒙病。中医学认为,乃命门火衰或肾水不足所致。

3. 由于手足癣日久蔓延引起的灰指甲,可见甲色呈灰色或灰黑色改变,甲体变形或残缺不全。

4. 甲远端明显发黑,或呈褐色改变,近端呈白色改变,乃慢性肾衰竭之征兆。约有 10% 的肾衰竭患者可见此甲征。

5. 甲呈黑褐色改变,可能是长期服用金制剂之故;甲呈灰黑色改变,可能是服汞剂之故;甲呈青黑色改变,可能是服氯喹之故;甲呈灰青色改变,可能是服银剂之故;砷、铊和氟中毒能使甲出现黑纵纹(部分则可出现白色横纹)。

6. 甲色发黑,可能是由于维生素 B_{12} 缺乏。

7. 甲下出现色素痣、交界痣、甲黑色瘤、黑褐色甲下出血及长期接触煤焦油,照射长波紫外线,均可使甲呈黑色改变。

8. 甲根处长出灰黑色直线条,为肝肾阴虚之征兆。

九、望指甲的特殊变化诊病

(一)望指甲诊伤术

望指甲诊伤术,又称"报伤甲征"。是在排除患者手指或指甲疾患的情况下,指甲下出现星状、点状、片状、条状或块状,且按之不散的瘀血斑点,颜色可呈暗红色、青紫色、黑色或黄色。若甲下斑点按之即散,则为假性甲征,临床无诊断价值。

1. 报伤甲征不但可确定是否有伤,而且可提示受伤的部位。

(1)报伤甲征出现在拇指指甲,提示伤在头部。

(2)出现在示指指甲,提示伤在"血脏部"(锁骨以下,膈肌以上)。

(3)出现在中指指甲,提示伤在膈肌以下,脐以上。

(4)出现在环指指甲,提示伤在脐以下,耻骨联合以上。

(5)出现在小指指甲,提示伤在耻骨联合以下。

2. 每一指甲可分为东、西、南、北、中 5 个方位(图 3-73),以提示受伤的相应部位。

以拇指为例加以说明,如拇指甲征出现在拇指甲的正中位置,

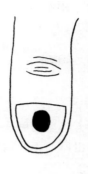
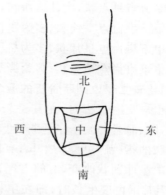

图 3-73　报伤甲征

提示头部正中有伤;出现在东方,提示头部左侧上部有伤;出现在西方,提示头部右侧有伤;其他各指可按此类推。报伤甲征贯穿任何一指的南、北、中 3 个方位,提示伤在背脊的相应部位;报伤甲征从东或西方延伸至甲沟处,提示伤在背部之左侧或右侧。

3. 根据报伤甲征的颜色不同,可辨别受伤时间的长短、严重程度、受伤的性质及判断其预后。

(1)报伤甲征呈暗红色,提示受伤在 3～5 个月以内,伤势较轻,伤在气分,预后良好。部分患者虽然受伤时间较久,但伤势不重,其报伤甲征可仍为红色。

(2)呈青紫色改变,提示受伤时间在 0.5～2 年,伤势较重,伤在营分,但预后仍较好。部分患者受伤时间虽短,但伤势较重,则呈青紫色改变,预后亦较好。

(3)呈黑色改变,提示受伤时间在 2～5 年以内,症属重伤,伤在血分,预后较差。部分患者受伤时间虽短,但伤势严重,也常呈黑色改变。

(4)呈黄色改变,提示受伤时间在 5 年以上,气血俱伤,预后不良。部分患者虽受伤时间较短,但伤势极重,也常呈黄色改变。

4. 根据报伤甲征的形状不同,还可对受伤性质加以鉴别。

(1)瘀血点呈点状,为钝物所伤,如拳、指、细木棒等器物击伤。

(2)甲下瘀血点呈块状,多为跌伤、扭伤等。

(3)甲下瘀血点呈片状,多为挤压伤。

(4)甲下瘀血点呈条状,多为撕裂伤或棍棒打击伤。

(二)检查指甲以判断骨折的愈合情况

1. 机体发生骨折时,尤其是较大的游离肢骨,如肱骨,前臂骨,股骨,胫、腓骨等发生了骨折,可出现较为明显的肿胀和淤血,其时,患肢的指(趾)甲停止生长,有的变得粗厚而不光滑,色黄而脆弱,有的呈菲薄状改变,有的出现匙状甲等。

2. 当其甲再度生长时,即在甲根处长出新鲜、光滑而红润的甲板,其骨折处的周围就会有骨痂形成;相反,如指甲一直不见长出,提示无骨痂形成,骨折端仍未愈合。

3. 长骨骨折未愈合,指甲就一直处于萎缩状态,生长速度极慢,甲呈菲薄而苍白。

4. 掌跖骨或指(趾)骨发生骨折后,其末梢的指(趾)甲就停止生长,而其他指(趾)甲则变化不大。

5. 锁骨、肩胛骨、躯干部诸骨、骨盆、髌骨以及腓骨发生骨折,且肿胀不明显,淤血不严重,则一般甲的变化不大。

(三)检查指甲辨别怀孕术

指甲辨别怀孕术,又称"指甲孕征",即当生育期妇女停经后,在光亮处按压观察拇指甲,若按压、放松后很快恢复,呈红活鲜润者多提示为怀孕,若呈暗滞无华者,则为月经病所致之停经。

(四)检查甲半月以诊断其疾患

甲半月,又称"白环""甲印""健康圈"等。是指从甲根部长出一半月形,其色白如玉,是未充分角化的甲床。根据甲半月的形状、大小及甲半月指数的多少,可对所患疾病作出判断。

正常、健康之人的甲半月手指数目为8～10个。甲半月正常,提示身体健康,尤其是血液循环系统功能健全,肠道吸收良好,生命力旺盛,但还应做全面衡量,不能单凭甲半月的表现,就认为身体一切都正常。若甲半月超过或不足整个指甲 1/5,就属异常征象。

1. 热型甲半月　甲半月的手指数目为 9～10 个,且甲半月超过甲床长度的 1/5 或以上,属热型体质之人。在一般情况下,提示身体素质较好,脏腑功能强盛;在病理状况下,则多提示阳气亢盛,表现为精神兴奋,性情急躁易怒,面红、耳赤、易上火,夏季怕热,大便燥结。若甲半月超过甲床长度的 1/3,提示肠道吸收功能过强,血压偏高,有脑出血之危险。

2. 寒型甲半月　是指显示甲半月的手指数目少于 8 个,甲半月长度少于甲床长度的 1/5,属寒型体质之人。该类患者,先天体质较差,若后天失于调养,则身体状况更差,虽无大病,但却小病不断,不耐疲劳,食欲差,饮食量少,睡眠时常惊醒。若仅见 1 或 2 手指出现甲半月甚至 10 个手指都无甲半月,则身体状况更差,该类人平素精神萎靡不振,面色苍白,常心悸失眠,冬日特别怕冷。肠胃消化吸收功能差,常罹患腹泻而不易痊愈;或见肠有宿滞,老人常见尿频或淋漓不断,妇人表现为经前腹痛、腰背酸痛、带下清稀等。若 10 个手指均无甲半月,此乃危险征兆,其心脏功能低下,有病也不易治疗。

3. 过渡型甲半月　是指热型与寒型甲半月之间的过渡类型。因甲半月型是可以相互转化,但主要是热型向寒型的转化,热型的甲半月边界逐渐发生模糊,其甲半月的颜色逐渐接近于甲床的颜色。过渡型甲半月最终会发展为 10 个指头都无甲半月出现。

过渡型甲半月者,多由于平时不注意保护好身体,饮食失当,起居不定时,劳力过度,使原先壮实的身体逐渐亏乏,阴阳气血失调,终于由实而变为虚。该甲半月者,既表现出寒象,又表现出热象,如虽食欲较好,但却不喜食冷饮;上焦有火(如五心烦热、午后低热、口干唇红等),而下焦有寒(如腰膝酸冷、遗精带下、腹胀泄泻等)。

十、指甲的全息诊断术

从指(趾)甲上观察人体内在疾病的变化,前面已做了较为详细的叙述,但是由于人体五脏六腑的证候很多,在双手指甲上找出其对应关系与规律性,也是十分值得探讨与研究的。

据《外科证治全书》载:拇指属肺,示指属大肠,中指属心包络,环指属三焦,小指内侧属心,外侧属小肠。但从临床观察,各指指甲所反映的疾病范围,与上述各有关经脉的主要证候相比较却有异有同。根据现有的研究资料,将各种疾病反映在指甲或指甲中的区域,所出现的频率加以综合、归纳和简化后,结果发现不同的脏腑器官疾病在十个指甲上的分布有着相对集中的趋势,部分疾病所反映在指甲上的区域位置基本保持固定不变。因此,可以得出如下结论,即脏腑的各种病变在指甲上的反映是有明显的规律性的,具有普遍指导意义的。

(一)拇指指甲所反映的疾病

拇指指端主要为手太阴肺经所循行,手阳明大肠经由偏历穴别出后与之联络。

手太阴肺经体内属肺,络于大肠;体表循行始于锁骨外端下方的中府穴,沿上肢屈侧面的桡侧下行,止于拇指桡侧指甲角后的少商穴。

拇指指甲主要反映头颈部疾病,其中包括颅脑、眼、耳、鼻、咽喉、口腔以及颈部[图 3-74(1)]。两手拇指甲相同,但左右位置相反。常见病症有上呼吸道感染、头痛、鼻炎、鼻窦炎、鼻息肉、咽喉炎、扁桃体炎、口腔炎、牙周炎、龋齿、中耳炎、视力减退、颈淋巴结肿大、脑肿瘤等。

(二)示指指甲所反映的疾病

示指指端主要为手阳明大肠经所循行。该经在机体内属于大肠,络于肺。体表循行始于示指桡侧指甲角后的商阳穴,沿上肢伸侧面的桡侧上行。而手太阴肺经之支脉,从列缺穴分出后,则沿示指桡侧行至示指末端,与上述手阳明大肠经相接。

示指指甲主要反映上焦、上肢及部分咽喉部和中焦的疾病。右示指指甲主要反映肺、气管、食管、乳房、胸背、手、肘、肩以及咽喉、颈部的病症[图 3-74(2)],常见病症有急、慢性老年支气管炎,支气管哮喘,肺炎,肺结核,肺气肿,胸膜炎,食管炎,食管癌,咽喉炎,乳腺瘤,颈椎及胸椎肥大,手、肩等疾患。左手示指指甲与右手示指指甲基本相同,但左右方向相反,且包括心的病症[图 3-74(3)]。其常见病症除与右示指指甲基本相同外,还可见于高血压、低血压,其位置与"心"区域基本一致。

(三)中指指甲所反映的疾病

中指甲端主要为手厥阴心包经所循行,手少阳三焦经由外关穴与之联络。手厥阴心包经体内属于心包,络于上、中、下三焦,经脉通过横膈;体表循行其支脉起于天池,沿胸部上行至腋窝后,再沿上臂、前臂下行进入手掌,止于中指末端的中冲穴。

中指指甲主要反映中焦及部分上、下焦疾病。右中指指甲,主要反映胃、十二指肠、横膈膜、肝、胰、肾、肺以及胸、腰、大肠等病变[图 3-74(4)]。其常见病症有胃痛、慢性胃炎、胃、十二指肠壶腹(球部)溃疡、幽门与贲门疾患、横膈膜炎、肋膜炎、肝大、肾脏疾患等。左中指指甲,除还包括"心"外,其余基本与右中指指甲相同,但左右方向相反[图 3-74(5)]。其常见病症有冠心病、风湿性心脏病、心肌炎、心动过速、期前收缩、主动脉硬化、左心室扩大等心血管疾患,以及胃炎、胰腺炎、糖尿病等。

(四)环指指甲所反映的疾病

环指指端主要为手少阳三焦经所循行。该经体内属于三焦,络于心包;体表循行始于环指桡侧指甲角旁的关冲穴,沿上肢伸侧面的正中上行。而手厥阴心包经之支脉,在掌中别出后,亦至环指桡侧,与上述手少阳三焦经相接。

环指指甲主要反映下焦部分以及部分中焦的疾病。右手环指指甲主要反映肝、胆、胰、肾、大小肠、膀胱、生殖器官以及膝、腰部等的病变[图 3-74(6)]。其常见病症有肝炎、肝硬化、转氨酶升高、胆囊炎、胰腺炎、结肠炎、肾炎、风湿性关节炎、腰椎骨质增生及子宫、肛门等疾患。

左手环指指甲,主要反映脾、胰、子宫、尿道、输卵管、外阴、肛门等部位的病变[图 3-74(7)]。其常见病症有脾大、胰腺炎、肾

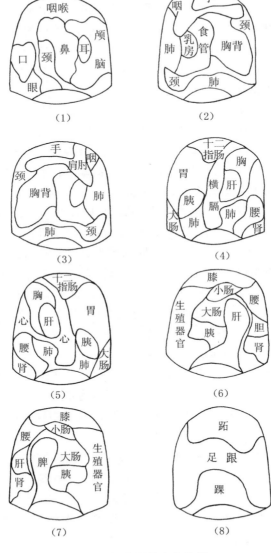

图 3-74　指甲的全息诊断

炎、输卵管炎、直肠炎，以及子宫、尿道、前列腺、外阴、肛门等疾患。

（五）小指指甲所反映的疾病

小指指端为手少阴心经与手太阳小肠经所循行。前者体内属心，络于小肠；体表循行起于极泉穴，沿上臂、前臂下行，进入手掌，止于小指端桡侧的少冲穴。后者体内属小肠，而络于心；体表循行起于小指端尺侧的少泽穴，沿手臂伸侧面的尺侧上行，由支正穴别走少阴。

小指指甲多数只反映膝以下的疾病，如跟骨、跖骨等部位的病症［图3-74(8)］，这与上述经络对应证治明显不一致。有时也见前列腺等疾患在小指甲上得以反映。

第五节　查下肢诊病

下肢以膝部为界，膝上部分称为"大腿"，膝以下的部分称为"小腿"，其功能主要是支撑躯体和行走运动。许多疾患能从下肢反映。

一、望下肢的动态变化诊病

1. 夜间睡觉双膝屈起，提示可能有胃肠道或呼吸系统疾患。

2. 妇人两膝向内弯曲，两足掌不能正常合在一起，提示易患子宫转位、子宫肌瘤、难产、痛经、不孕症等妇科疾患。

3. 左腿常置于右腿之上，面色呈通红改变，提示易患动脉硬化症、高血压以及脑出血等疾患。

4. 右腿常置于左腿之上，面色呈灰暗改变，提示易患感冒。

5. 震颤，指下肢振摇颤动，临床上以手颤最为常见，下肢震颤常伴手颤。

（1）震颤多由肝阳化风，或风痰阻络，或风寒湿侵，或脾虚、血虚、阴虚引动内风所致。

（2）震颤多发于成人，也偶见于小儿，多表现为四肢震颤不已，当平举时更甚，可因惊恐伤肾，累及于肝，筋脉失养所致。

（3）常饮冷酒之人，多患震颤，主要是由于酒生湿热，冷饮又易伤脾胃，滋生寒湿，寒热搏结于四肢，使筋脉失约束而致。

（4）四肢振摇不已，伴头晕目眩，头痛如掣，为肝阳化风征兆。

（5）手足蠕动不已，伴腰膝酸软，五心烦热，为阴虚风动征兆。

（6）四肢震颤麻木，兼头晕目眩，心悸不寐，为血虚动风征兆。

（7）手足颤动迟缓，握行无力，肢体倦怠，伴腹胀便溏，为脾虚风动之征兆。

（8）四肢震颤、疼痛或困重，且伴畏寒恶风，颈项不舒，系由风寒湿邪侵袭所致。

（9）四肢颤动，麻木或郁胀，且兼见胸胁痞满，干呕恶心，为风痰阻络之征兆。

6. 抽搐指下肢不自主的频频伸缩，抽动不已，俗称"抽风"。

（1）常见于"痉证""痫证""破伤风""惊风"等病证的发生过程当中，多为风动之征兆，内风、外风皆可导致抽搐的发生。

（2）肢体抽搐，且伴发热恶寒、项背强急等，常由风邪闭阻经络，气血运行不利所致；或于创伤之际风毒入侵，营卫不宣所致。

（3）肢体抽搐，且伴壮热烦渴，神昏谵语，角弓反张，为热极生风之征兆。

（4）抽搐伴眩晕欲仆，头痛如掣，为肝阳化风之征兆。

（5）抽搐伴腰膝酸软，五心烦热，颧红盗汗，为阴（血）虚生风之征兆。

（6）长期服用某种药物或接触化学毒品，以致出现四肢抽搐，此乃中毒之征兆。

（7）小儿四肢抽搐有力，提示罹患急惊风，多因感受邪热，化火生风；或痰热内盛，引动肝风所致。

（8）小儿四肢抽搐缓慢无力，提示慢惊风，常因热病伤阴，肝肾不足，阴亏风动所致；或脾胃虚弱，肝木侮土，脾虚生风所致。

（9）婴幼儿手足搐搦，且发作较频，但一旦缓解，即一如常儿，称为"婴幼儿手足搐搦症"。多发于春季，常因外感与惊恐而诱发，主要是由于先天禀赋不足，后天喂养失当，以致脾肾双亏，生化乏源,筋脉失于濡养,复感风邪而致。

（10）妇人月经来潮时见四肢抽搐,经后即停,称为"经行抽搐"。多为血虚不能养筋所致。

（11）突然昏倒后出现四肢抽搐,且伴口吐涎沫,两目上视,牙关紧闭,或口中发出类似猪羊叫声,移动时苏醒,除感觉出现疲劳外,其他一如常人,且时有复发,称为"痫证",又称为"癫痫""羊癫风""胎病"。多因情志失调或惊恐不安,饮食失节,劳累过度,伤及肝、脾、肾三经,使风痰随气上逆所致。

（12）四肢抽搐发生于妊娠妇人临产之前或临产之时,称为"子痫",又称为"儿风""妊娠风痉""子冒"等。多因平素肝肾阴虚,受孕后阴血养胎而益虚,阴虚而阳亢,以致肝风内扰,虚火上炎,引动心火,风火相扇而致成。

（13）四肢抽搐,且兼见项背强直,甚至角弓反张,称为"痉证"。多由邪壅经络,或热盛伤阴,或阴血亏虚,或瘀血阻滞而成。

（14）出现痉象,且兼见颜面肌肉痉挛而呈苦笑面容,且反复发作,称为"破伤风",又称为"金痉"。多为创伤之后,创口未合,风毒之邪侵袭于肌腠经脉,致营卫不得宣通所致。

（15）抽搐发于产后,则每因产后血虚,复感风寒或不洁邪毒,阻滞于经络而为患。

7. 筋惕肉瞤 指下肢某一部位的筋肉不由自主地跳动,且时作时止的病症。

（1）大多是由于发汗太过,气液耗伤;或素虚、亡血、营血不足;或寒湿伤阳,水气不化,筋脉失于濡润温煦而致。

（2）若为汗出太过而见筋惕肉瞤,为气液耗伤之征兆。

（3）四肢瞤动困重,震颤站立不稳,且伴头晕目眩,心下悸动,为水气内动之征兆。

（4）四肢筋肉跳动,伴手足麻木不仁,为营血不足,筋肉失养。

二、望下肢的形态改变诊病

1. 痿软　下肢筋脉弛缓,软弱而无力,甚则不能行走、站立,膝、踝等关节如觉脱失,肌肉呈萎缩状态,称为"下肢痿软",又称为"痿躄"。

(1)下肢痿软常因肺热伤津,或湿热浸淫,或脾胃虚弱,或肝肾亏虚,或外伤后瘀血阻滞等所致。

(2)下肢痿软多见于痿证患者,常见于脑卒中后遗症、脊髓灰质炎后遗症、周期性瘫痪、大脑发育不全等疾患。

(3)腿足软弱无力、麻木、酸痛,或拘急,或肿胀,或枯萎,或胫部红肿、发热,称为"脚气",又称"脚软"。多因外感湿邪风毒,或饮食厚味所伤,积湿生热,流注于足部,或壅阻经络,或耗损津血所致。

(4)四肢痿软若见于小儿者,称为"软脚瘟",又称"痿疫""软风"等。多见于5岁以下的小儿,且以1—2岁的发病率最高,具有传染性和季节性(夏秋季)发病的特点,其四肢痿软多于发热后出现,由湿热阻络、气虚血瘀所致,相当于现代医学中的"脊髓灰质炎",俗称"小儿麻痹"。

(5)小儿软瘫,又称"弱症""手足软""软症"等。多由胎禀不足或后天失养所致。

2. 瘦削 下肢瘦削,可见肌肉萎缩,枯瘦如柴。

(1)下肢瘦削,常见于痿证、鹤膝风等病症。多由于脾胃虚弱或气血亏虚所致。四肢瘦削以肩臀部明显,上肢无力,下肢行走如同鸭步,且伴见纳差倦怠等症,证属脾胃虚弱;四肢瘦削,且伴见头晕目眩,心悸气短等症,证属气血亏虚。

(2)素体虚弱,或久病之后出现四肢枯瘦,且伴见四肢无力而颤抖,腰膝酸软,五心烦热,证属肝肾阴虚。

(3)下肢瘦削伴见形寒肢冷,便溏溲清,阳痿遗精,证属脾肾阳虚。该症若见于小儿,多由于先天不足,后天失养,以致肾精不足,髓海失充,筋骨肌肉失荣所致,每每伴见五迟、五软之症。

(4)下肢瘦削也见于素体虚弱,或久病患者,如长期卧床不起,肢体缺乏活动,或久患慢性消耗性疾患,如甲状腺功能亢进症、癌症、糖尿病等疾病。

（5）下肢瘦削还见于脑卒中后遗症（偏瘫）、脊髓灰质炎（小儿麻痹）后遗症、类风湿关节炎等病症。

3. 关节肿大　这里主要是指膝关节肿大。

（1）下肢关节肿大以膝关节为主，常见于"鹤膝风""痹证"等病症。

（2）膝关节肿大，可见于类风湿关节炎，关节腔积液、囊肿、血肿，关节结核，髌下骨膜炎，膝关节滑膜炎、滑囊炎，胫骨粗隆骨骺炎及良、恶性肿瘤等病症。

（3）四肢关节（肘、腕、指、髋、膝、踝等关节）肿大变形，且伴有酸痛，活动不利，提示为风寒、湿热等诸邪引起之痹证，或由于痹证日久，气血不足，或肝肾亏虚，外邪积聚关节所致。

（4）腿胫消瘦，惟独膝肿大，形如鹤膝，皮色不变，称为"鹤膝风"。多因足三阴亏损，风寒湿邪乘虚侵袭，痹阻于膝所致。

（5）膝关节肿大，焮红热痛，溃破流脓，为膝关节痈证。多因邪热结聚，营卫不和，气血壅滞所致。

（6）四肢关节逐渐肿胀变粗、疼痛，活动受限，肌肉萎缩，多发于山区以及丘陵地带，俗称"柳拐子病""算盘子病"等。多因水土中精微物质缺乏，以致正气亏虚，复感风寒而为患。

（7）小儿膝关节肿大，为先天禀赋不足，阴寒凝聚于膝关节而致。

4. 瘫痪　是指下肢不能活动或活动减弱。

（1）瘫痪可由痿证发展而来，多因肝肾亏虚，气血不足，风、寒、湿、热、痰等邪气乘虚而致，也可因肝郁血虚或外伤血瘀而为患。

（2）患者多愁善感，喜悲伤欲哭，一遇上激怒则突发四肢瘫软，然其四肢肌肉虽久病亦多不见瘦削，且肌肤润泽，常为肝郁血虚所致。相当于现代医学中的"癔症性瘫痪"。

（3）左侧或右侧上下肢痿废不用，称为"偏枯"，又称"半身不遂"，俗称"半边风"，常伴见瘫痪侧的面部口眼㖞斜，日久可有患肢枯瘦，麻木不仁，每见于脑卒中后遗症。多由于气虚血滞，或肝阳上亢，致脉络阻滞而为患。相当于现代医学中的"脑血管病后遗症"。

（4）下肢重着无力，难于行动，或兼见麻木、窜痛，但上肢表现正常，称为"截瘫"，证属中医学"风痱"之类，也为脑卒中（中风）之征兆，也可因外伤、感染、脊椎病变或肿瘤压迫脊髓所致。

（5）行走时脚步沉重而出现有气无力，多为大腿内侧肌肉收缩不良，股内肌消瘦或萎缩，且常伴见生殖功能衰退和性功能不良。

5. 强直　下肢筋肉强硬，伸直后不能屈曲，或关节僵硬，不能屈伸者，称为"下肢强直"。

（1）下肢强直多由外邪阻络，或肝阳化风所致。

（2）下肢强直，常见于大脑强直、锥体束病变，如脑出血、脑栓塞、脑梗死、脑血管痉挛、脑内钩端螺旋体病，以及关节结核、化脓性关节炎、烧伤、关节外伤、类风湿关节炎、关节骨质增生、肢体骨折处理不当及制动时间过久等。

（3）四肢强直，且伴见头项强硬，发热恶寒，为风邪入侵之征兆。

（4）肢节强直，不得屈伸，或窜痛，或冷痛，或热痛，或酸痛，为风寒湿热痹阻于肢节，日久而形成。

（5）上、下肢过伸而强直，然其手腕掌屈曲，手指并拢，或半身不遂，神志不清，兼头晕头痛、目眩耳鸣，为肝阳化风之征兆。

（6）年老体衰，或久病之后，出现四肢渐次强直，且伴见头晕目眩，耳鸣如蝉，神情呆滞，为肝肾阴虚之征兆。

（7）下肢强直，且伴见手足厥冷，昏不识人，二便失禁，为阳气虚衰之征兆。

（8）于外伤（如头部外伤、胎产受伤等）或中毒后出现四肢强直，不能屈曲，且伴神志不清，不能言语，二便失禁，日久肌肤甲错，提示气滞血瘀。

（9）下肢强直，不能屈曲，或阵阵抽搐，伴颈项强直，面红气粗，喉有痰鸣，提示痰火动风，多卒发，每见于形肥体虚之人。

三、下肢特殊诊病术

日本学者谷公良先生研究发现,由于人的髋关节出现异常,股骨转位而致双腿长短不一,从而引起很多疾病的发生,可据此诊断疾病。他还摸索出一套矫正肢体异常的方法,并取得了奇特的疗效。我们将这套诊病术称为"下肢特殊诊病术",现摘要介绍如下。

(一)关节转位的分型

髋关节转位的类型多而复杂,其基本型就有 169 种,但主要有左右腿的外展、内收、外开、内闭、外展外开、外展内闭、内收外开、内收内闭、内收外闭等多种;若两腿都出现转位,则两腿股骨转位将形成多种组合。

除了转位以外,还有髋关节脱臼、变形和发育异常,上述这些均可造成两下肢的长短不齐和形态异常。根据统计学处理结果显示,无论男女,其左腿长的占绝大多数,男性为 75％左右,女性为 78％左右。

(二)髋关节(股骨)转位的 3 种类型

经对上述股骨转位情况进行分析和归纳,发现其结果必然是以下 3 种情形。

1. **左腿长(第一转位,代号 L)** 当左腿的外展比右腿大时,就必然会出现左腿较长的现象,并导致脊柱向右侧弯曲。

(1)易患或罹患胃、肠、肝、胰等消化系统疾病的现象,如胃炎、胃扩张、胃下垂、胃痉挛、胃溃疡、十二指肠溃疡、肠炎、肝炎、肝硬化、胆囊炎、胰腺炎、慢性腹泻、慢性便秘、痔疾及原因不明的腹痛等。

(2)初期并发症如肩酸痛、背痛、腰痛等出现在右半身,而腰扭伤易发生在左侧。

(3)易患左肺、右眼疾患的初期症状。

(4)妇人易出现痛经、经血不调、不孕、子宫后倾、子宫肌瘤、卵巢囊肿等疾患,但不易罹患呼吸系统和循环系统的疾患。

2. **右腿长(第二转位,代号 R)** 当右腿的外展比左腿大时,就会出现右腿较长的现象,并导致脊柱向左侧弯曲。

(1)除了易罹患感冒外,还易罹患或正在罹患支气管、肺、心脏等呼吸、循环系统疾患,如支气管炎、肺炎、哮喘、扁桃体炎、心瓣膜病、冠心病、心律失常、心肌梗死等病症。

(2)并发症如肩酸痛、背痛、腰痛、老年性肩周炎等出现在左半身,而腰扭伤易发生在右侧。

(3)初期肺的疾患出现在右侧,眼的疾患出现在左侧。

(4)一般不发生消化系统以及妇科疾患。

3. 两腿长短难以分辨(混合转位,代号 S)　当左右腿的长短差别加大,不平衡的反应达到极限时,就会出现兼具第一转位、第二转位两种转位情况的混合转位。

(1)此时疾病已变得相当严重,或处于短期入院检查尚未确诊的阶段。

(2)易出现消化系统、呼吸系统、循环系统的各种疾病。

(3)还易出现血压异常,失眠、神经衰弱等精神症状,脑血管病、半身不遂、脑软化症、原因不明的阵发性痉挛、发热、癫痫、发绀、水肿、脊髓灰质炎后遗症等病症,并且身体变得易于疲劳。

(4)在此阶段中,有的虽然看不出局部的明显症状,但患者本人却非常痛苦。现代医学很难做出正确的诊断而将其归咎于癔症、精神病或神经官能症等病症。

(三)长短腿的鉴别与诊断

当患者就诊时,医师可按以下的几个特征进行诊断。

1. 习惯将左腿搭在右腿上的人是左腿长。习惯将右腿搭在左腿上的人是右腿长。

2. 胃肠不适的人是左腿长;心脏功能不好的人是右腿长。

3. 让患者取仰卧位,使骨盆呈水平位,并以此状态为基准,比较左右腿的长度。

(1)对准身体的正中线,使与床面垂直放着的两足各外展15°,此时,髋关节部的股骨上头也随之外展一些。然后握住患者的足尖,以足后跟为轴心,分别向内、外、左、右方向推按,当两足中有一侧是倒向外侧较大，倒向内侧较少时，则这一侧的腿是长腿。

（2）屈膝立起小腿，分别看左右股骨在髋关节内外展的程度情况。此时，两股骨中倒向内侧较难，倒向外侧易，即外展角度较大的一侧是长腿。

四、指压下肢穴位诊病

1. 俯卧位时取新大郄穴[位于臀横纹（承扶穴）与腘横纹（委中穴）连线之中点，偏外 0.5 寸、直下 0.5 寸处]，该穴若出现压痛提示可能患严重疾病（癌症）。但单纯在该穴有压痛还不能断定何处何种病症，还须配合其他穴位来进行定位。若该穴出现压痛的同时，还可见以下穴位有压痛，则基本上可作出判断。

（1）肺俞穴（位于第 3 胸椎棘突下旁开 1.5 寸处）出现压痛者，提示肺癌。

（2）肝俞穴（位于第 9 胸椎棘突下旁开 1.5 寸处）与肝明穴（位于脐上 4 寸处）出现压痛，提示肝癌。

（3）中脘穴（位于脐上 4 寸处）与左承满穴（位于脐上 5 寸，旁开 2 寸处）出现压痛，提示胃癌。

（4）天枢穴（位于脐旁开 2 寸处）与大肠俞穴（位于第 4 腰椎棘突下旁开 1.5 寸处）出现压痛，提示直肠癌。

（5）次髎穴（位于第 2 骶后孔凹陷中）与带脉（位于第 11 肋游离端直下 1.8 寸，与脐平行处）出现压痛，妇人提示子宫癌。

2. 坐骨穴（位于臀部，大转子与尾骨尖连线之中点直下 1 寸处）与肾俞穴出现压痛，提示坐骨神经痛。

3. 髓膏穴（位于大腿伸侧，髌骨中线上 3 寸，股直肌外缘之点向外旁开 1.5 寸处）与小肠俞穴（位于第 1 骶后孔，后正中线旁开 1.5 寸处）出现压痛，提示风湿性关节炎。

4. 头风穴（位于大腿外侧面，髌骨中线上 9 寸，即风市穴上 3 寸处）出现压痛，提示梅尼埃病。

5. 箕门穴（位于髌骨内缘上 8 寸处）与中极穴（脐下 4 寸处）出现压痛，提示尿潴留。

6. 肾系穴(位于大腿伸侧,股直肌肌腹中,髌骨中线上6寸处)与胰俞穴出现压痛,提示糖尿病。

7. 阳陵泉穴(位于腓骨小头前下方凹陷中)与中脘穴出现压痛,提示消化道出血症。

8. 二里半穴(位于足三里穴,即膝下3寸,胫骨前嵴外一横指处,上方0.5寸)与中脘穴出现压痛,提示急性中毒。

9. 胆囊穴(位于腓骨小头前下方,即阳陵泉穴下1寸处)、外丘穴(垂足时取穴,位于外踝尖直上7寸,腓骨后缘处)与胆俞穴(位于第10胸椎棘突下旁开1.5寸处)出现压痛,提示罹患胆道感染;若胆囊点、胆俞穴、百虫窝穴(位于血海穴上1寸处)与陵下穴(位于阳陵泉穴下2寸处)出现压痛,提示胆道蛔虫症。

10. 下巨虚穴(位于外膝眼直下9寸,两筋之间处)与天枢穴出现压痛,提示罹患急性肠炎。

11. 下巨虚穴、左承满穴与中脘穴出现压痛,提示急性胃肠炎。

12. 梁丘穴(位于髌骨外上缘上2寸处)、左承满穴与中脘穴出现压痛,提示胃痉挛症。

13. 地机穴(垂足时取穴,位于阴陵泉穴下3寸,胫骨后缘凹陷中)、胰俞穴(位于第8胸椎棘突下旁开1.5寸处)、中脘穴(位于脐上4寸处)与水分穴(位于脐上1寸处)出现压痛,提示急性胰腺炎。

14. 阑尾穴(位于外膝眼直下5寸,即足三里穴下2寸处)与天枢穴(位于脐旁开2寸处)出现压痛,提示阑尾炎。

15. 髋骨穴(位于大腿伸侧,髌骨中线直上3寸处)与肾俞穴(位于第2腰椎棘突下旁开1.5寸处)出现压痛,提示腿痛病。

16. 筑宾穴(垂足时取穴,位于内踝尖上5寸,胫骨后约二横指处)与天枢穴(位于脐旁2寸处)出现压痛,提示中毒症。

17. 三阴交穴(位于内踝尖上3寸,胫骨后缘处)出现压痛,提示妇人月经不调。

18. 肝炎点(位于内踝尖上1.5寸,胫骨后缘处)出现压痛,提示患肝病,并可配合其他穴位以确定肝病的类型。

(1)若再有肝俞穴(位于第 9 胸椎棘突下旁开 1.5 寸处)与至阳穴(位于第 7 胸椎棘突下凹陷中)出现压痛,提示急性肝炎。

(2)若再加枢边穴(位于第 10 胸椎棘突下旁开 1 寸处)出现压痛,提示急性黄疸型肝炎。

(3)仅有肝炎点与肝俞穴出现压痛,提示慢性肝炎。

(4)肝炎点、肝俞穴、水分穴与兴隆穴(位于脐上 1 寸,旁开 1 寸处)均出现压痛,提示肝硬化腹水。

19. 少阳维穴(位于内踝上缘上 0.75 寸跟腱前缘处,约太溪穴上 1 寸处)出现压痛,提示红斑狼疮。

五、腘窝部异位脉诊病术

腘窝部有表浅动脉通过,触摸时可有搏动出现。其脉诊部位和对应脏腑见图 3-75。

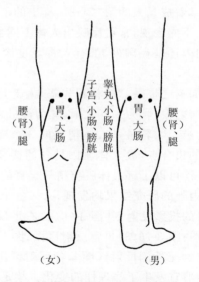

（女）　　　　（男）

图 3-75　腘窝脉诊部位与对应脏腑

诊脉时,嘱患者取端坐位,双腿略呈丁字形,检查者用三指同时按压腘窝部脉搏跳动的部位,仔细领会其脉跳的力度、节律以及其速率。若某一脉位脉跳紧急(即指下有力),则这一部位对应的脏腑会有疾患出现。若妇人下肢腘窝左内侧脉搏跳急,可判断为输卵管闭塞;若腘窝左右内侧脉搏跳急,则可判断为子宫颈炎或膀胱罹患湿热证。可同时结合第六章第二节"异位脉诊术"的内容,并参考其他的临床症状与体征,以进一步提高诊断的准确率。

第六节　查足部诊病

通过观察足部的形态变化、动态变化、纹理改变、皮肤色泽的改变,以及按压足掌各部位有无压痛,了解有无足痒、足痛、足冷、足热等的变化可以诊断某些疾病。

古代医籍中有关足诊的内容极为少见。但在西方国家,近几十年来,则将足掌看成是人的第二心脏,提出的足反射学说认为人足的各个部位的不同表现,常可反映出人体不同器官的病变情况。现在无论是在国内还是在国外,都有人将观足诊病作为一种诊断疾病的辅助手段。

人之足掌,如树之根系,"树枯根先竭,人老足先衰"。人有四"根",即鼻为苗窍之根,乳为宗气之根,耳为神机之根,而足为根中之根。由于认为鼻、耳、乳虽是人体精气的3个凝聚点,而足部才是元精、元气总的集合点,故人体元阳精气的盛衰多体现于足部,这也是为什么足诊可以了解人体脏腑精气盛衰的原理之一。

近年来,国内外的研究结果均发现,人体各个脏腑器官在足掌部几乎都有各自的投影反射区[图3-76(1)右足反射区图;图3-76(2)左足反射区图;图3-76(3)足背反射区图;图3-77(1)足内侧反射区图;图3-77(2)足外侧反射区图],各反射区压痛的出现,即代表其相应的脏腑器官发生了病理性的变化。故足掌与人体完整的局部一样,也是人体的缩影。通过观察检查足掌,可以诊断全身各组织器官的各种病变。

检查前,先嘱受检者将足部洗净、擦干。检查时,受检者取坐位或仰卧位,足掌朝向明亮处,检查者面对足部,以手托住足踝,仔细观察足的大小、形态及足趾、足底的改变,并同时用手指或带钝尖的木棒按足部以探查压痛点和硬块的情况,并对照"反射区"以确定疾病的部位。

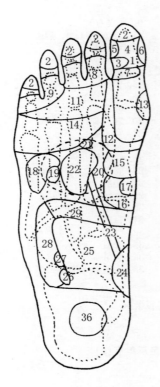

1. 头（脑）、左半球
2. 额窦（左半边）
3. 脑干、小脑
4. 垂体
5. 三叉神经（左）
6. 鼻
7. 颈
8. 眼（左）
9. 耳（左）
11. 斜方肌（颈、肩部）
12. 甲状腺
13. 甲状旁腺
14. 肺和支气管
15. 胃
16. 十二指肠
17. 胰腺
18. 肝脏
19. 胆囊
20. 腹腔神经丛
21. 肾上腺
22. 肾脏
23. 输尿管
24. 膀胱
26. 盲肠（阑尾）
27. 回盲瓣
28. 升结肠
29. 横结肠
36. 生殖腺（卵巢或睾丸）

（1）右足反射区

图 3-76(1)　足反射区(1)

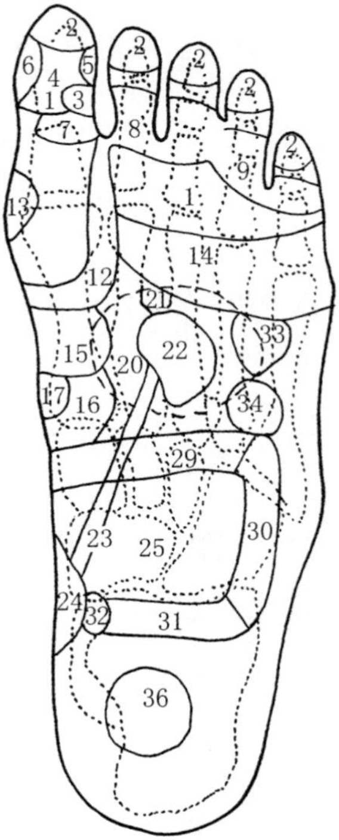

1. 头（脑）、右半球
2. 额窦（右半边）
3. 脑干、小脑
4. 垂体
5. 三叉神经（左）
6. 鼻
7. 颈
8. 眼（右）
9. 耳（右）
11. 斜方肌（颈、肩部）
12. 甲状腺
13. 甲状旁腺
14. 肺和支气管
15. 胃
16. 十二指肠
17. 胰腺
20. 腹腔神经丛
21. 肾上腺
22. 肾脏
23. 输尿管
24. 膀胱
25. 小肠
29. 横结肠
30. 降结肠
31. 直肠
32. 肛门
33. 心脏
34. 脾脏
36. 生殖腺（卵巢或睾丸）

（2）左足反射区

图 3-76(2)　足反射区(2)

中国民间诊病奇术

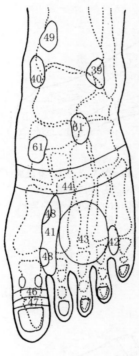

39. 淋巴（上身）

40. 淋巴（腹部）

41. 淋巴（胸部）

42. 平衡器官

43. 胸

44. 横膈膜

45. 扁桃体

46. 下腭

47. 上腭

48. 喉、气管、声带

49. 腹股沟

61. 肋骨

（3）足背

图 3-76(3)　足反射区(3)

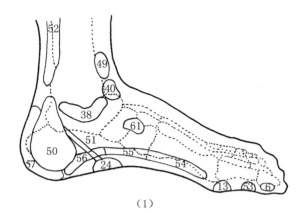

（1）

6. 鼻　13. 甲状旁腺　24. 膀胱　38. 髋关节　40. 淋巴腺（腹部）
49. 腹股沟　50. 子宫、前列腺　51. 阴茎、阴道、尿道
52. 肛门、直肠（痔疾）　53. 颈椎　54. 胸椎　55. 腰椎
56. 尾骨　57. 内尾骨　61. 肋骨

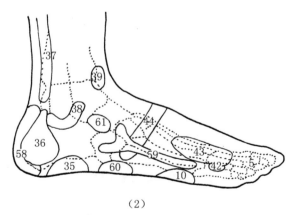

（2）

5. 三叉神经　10. 肩　35. 膝　36. 生殖腺　37. 月经不调　38. 髋关节
39. 淋巴腺（上身）　42. 平衡器官（内耳迷路）　43. 胸　44. 横膈膜
58. 外尾骨　59. 肩胛　60. 肘关节　61. 肋骨

图 3-77　足内外侧反射区
注：（1）足内侧；（2）足外侧

一、望足部的动态改变诊病

1. 俯卧时，左右两足尖不一致，提示易患感冒与胃病；女性则易罹患痛经。

2. 俯卧时，左右足尖向外转时感觉安稳、舒服，为不正常表现。若左足尖向内侧转时感觉难受（正常人如果两足同时向外转会感觉难受，也放不稳），提示左腿有病，或罹患心脏病（常为左心有病）；若右足尖向内侧转时感觉难受，提示右侧肾脏和心脏不佳。

3. 仰卧时，足尖向前伸得过长，亦即足尖不能向躯干方向屈曲，提示肺部弹性不佳，易患慢性阻塞性肺气肿。

4. 正常健康之人仰卧时，两足尖向外呈 60°分开，足尖直立，能从垂直方向进一步与躯干接近 13°。若一只足向外侧倒转，易罹患同侧腋下淋巴结肿大。

5. 足后跟内侧磨损甚，提示可能罹患输尿管或膀胱疾患（常伴有不能仰卧，夜尿增多等症出现）；足后跟外侧磨损甚，提示易患肾病。

6. 观察鞋底磨损部位可测知足趾的用力度与疾病的关系。鞋底拇趾侧磨损甚，表明行走时足趾用力较大，提示易罹患肝病；小趾侧鞋底磨损甚，提示易罹患心脏（心室）疾患。

7. 先嘱受检者足部踮起，足跟呈直立状，仅用足趾着地数秒钟，然后使其全身重量落在足跟上而着地。此时若检查者感觉腹部疼痛时，即可能罹患阑尾炎。该法几乎可用于一切腹痛的检查，认为其疼痛感是由于发炎的内脏表面滑动而引起的。

二、望足部的形态变化诊病

足部的正常形态表现应是足趾、足背无水肿、无变形，足背无明显的青筋突起，不胖又不瘦，足弓呈弧形隆起，仅足掌、足跟与足腰外侧着地，行走时富有弹性，足趾排列有序而整齐。

(一)足体的形态改变与对应病症

足体包括足背与足底两部分，足部的形态、大小的异常改变，

479

也常常是体内罹患病变后在足部的反映。

1. 足宽大而有力,常为气血有余之征兆;相反,足瘦小而无力,行走不便,常为气血不足之征兆。

2. 足背部呈凸起状改变,提示可能罹患泌尿系结石;出现凹陷,提示罹患肝硬化。

3. 足胫枯萎,双足瘦小,提示脾胃虚弱;足下平满,为伤肾之征兆。

4. 足胫踝、足背肿胀,提示罹患慢性心功能不全、脚气病等,属阳虚气结或肾气虚弱所致之水肿;足踝粗大,提示罹患肾病。哪侧踝粗大,提示哪侧罹患肾病。

5. 足的大小与产妇难产与否有密切的联系,产妇身高低于1.52m,而所穿鞋的尺码又小于或等于21.5cm(码),至少有60%的产妇不能正常分娩。

(二)足趾的形态改变诊病

每一个足趾,都代表着相关的一条经脉,体现着每条经脉的气血运行状况。先天的骨质情况以及后天的皮肤色泽,肌肉的软坚不同,都与相属经脉的循环状况有关。气血循环的顺畅与否反映着其所属脏腑新陈代谢功能及脏腑功能的强弱情况。

1. 足趾腹侧出现不自然的凹凸改变,提示药物使用过多。

2. 足背部趾关节出现水肿,提示罹患胸膜炎或盆腔炎。

3. 足背之足趾根部出现小白脂肪块,提示罹患高血压。

4. 足大趾异常表现及对应疾患

(1)足大趾内侧表征为脾足太阴经脉,足大趾异常可出现食欲不振、消化不良等见症,并出现精神恍惚、意志消沉等情绪低落之症。

(2)足大趾上方丛毛区表征为肝足厥阴经脉,丛毛密而浓生,提示肝火亢盛,要注意自我克制;丛毛稀落甚至无毛,提示肝气不足,易见疲劳,时常无精打采的样子。

(3)足大趾经常性肿胀,应注意排除是否罹患糖尿病。

(4)足大趾内侧出现湿疹,或足大趾特别偏向内侧,应对自己的情绪及意志问题上要多加小心防范。

（5）足大趾较特殊，尤其是特别的大且比其他趾超常，提示易急躁，妄动肝火。

（6）9～10月正当秋冬之交时，秋日燥气最扰肝。症状轻微，女人经带不顺，男人罹患疝气；症状严重，可引起肝功能失调，无以解毒，易出现呕吐、泄泻、肝炎、肝硬化，尤其是长期吸烟、酗酒者，更应留心肝功能的变化。

5. 足2～3趾表征为胃足阳明经脉。第2～3足趾的关节呈屈曲改变，提示可能罹患胃肠道疾患；第2～3足趾的足底水肿，则往往伴见眼底病。

6. 足2～5趾的比例过小，提示消化系统功能薄弱，易出现尿失禁等见症。

7. 足4趾表征为胆足少阳经脉，足4趾有异常改变，要留心患者是否动辄就唉声叹气，心肋部疼痛，罹患过敏性鼻炎；或踝部易出现扭伤，面带尘色。若以前出现过类似疾患，则须注意防范。足4趾呈苍白水肿改变，提示可能罹患高血压和动脉硬化。

8. 足小趾先天畸形及对应疾患

（1）左足小趾红肿或畸形改变，提示左膀胱经脉罹患疾病，要留意观察腰尻、膝腘、头项部出现的酸痛。

（2）右足小趾先天畸形，提示右侧膀胱经脉先天性薄弱，易出现遗尿、尿频、小便不畅或腰下酸痛等症。

（3）右小趾跖骨关节处长有鸡眼，提示肩部有损伤。

综上所述，足趾对应于人体的足经脉，各司其职。足趾部出现红肿、关节改变，或罹患癣症、湿疹、赘生物、黑痣等，多与内脏病变有关。

三、望足部的纹理改变诊病

足部的纹理改变与手部的纹理改变一样，都具有一定的诊断价值。

1. 踇趾腹侧呈三角形纹线，提示罹患糖尿病。

2. 踇趾腹侧皮肤呈网状粗纹改变，且见出现针孔状损害的妇人，提示罹患性腺内分泌功能失调症，常出现月经不调、性欲减退等症。

3. 第 1～2 趾出现一条明显的曲纹,称为"拖鞋"曲纹。该曲纹的出现,提示先天愚型。

4. 弥漫性足底与手掌皮肤增厚、变硬、粗糙像老茧样,提示罹患遗传性皮肤病,即便皮肤轻微损伤,就会发生水疱和溃疡,愈合后形成瘢痕。因此手足易受损伤,且常瘢痕密布,该病患者同时易患食管癌。

5. 左足底长期患足癣,(两足皆见而左足特别明显),提示右肾经脉不畅通,可出现并发症状,如足底发热,腰膝酸软无力,妇人白带增多,男人早泄,口臭、咽肿等,严重者易罹患肾炎、肾衰竭。

6. 足掌皱纹明显,提示情绪不安,抑郁症者更甚。

7. 妇人斗状纹超过 8 趾,或男人弓纹增多,均提示性功能不全。

8. 足底部出现几条深沟,提示 8-三体综合征。

四、望足底部反射区的分布诊病

足底部反射区和机体的其他反射区一样,是生物体全息的反应部位之一,也可认为是中医经络穴位的反应点,或者是神经反应的聚集点。每一个点都和机体脏腑器官有着密切的联系,是机体信息在局部的显露,也是机体全身各器官在局部的投影。当机体出现病变,仔细观察其对应的反射区,就可能出现形态或色泽的改变;按压反射区,常可查出"硬物"样组织,亦即积留物。"硬物"的出现,是在血液循环不畅的情况下,机体内部的尿酸盐与其他物质在局部组织沉积的结果。就目前来说,对于足底部反射区的分布情况还不统一,大致上有 4 种分法。

1. 目前国内的全息律分法是以足跟朝上,足趾朝下而定位,由上而下依次为脑干、肺、肝、胃、肾与肛门,详见图 3-78。

2. 国内另有一种具体分法,大体上将五趾代表整个头部,其中大趾代表头部,二趾代表犬齿,三趾代表臼齿,四趾代表第 1 和第 2 臼齿,小趾代表第 3 臼齿。并同时比日本的分法(见后)更为

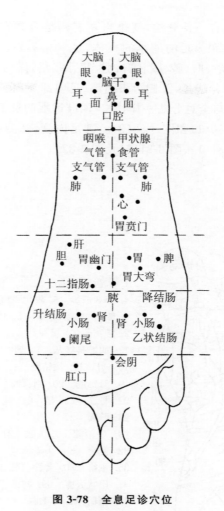

图 3-78 全息足诊穴位

详细地标示出腋窝、阴部、下肋缘线、腿、膝盖、足、上腭、唾液腺、乳突、食管、幽门、颈椎、腰椎、骶椎、尾椎等部位的反射区,具体分法详见图 3-79(1)。该图为右足图,肝脏的反射区在右足心,肺则位于左足心部。

483

3. 国内还有一种分法,就是将左右两足合并在一起,合成一个姆趾为头,足跟为足的缩小的人体,足掌和掌心部分是内脏,足外侧缘分别为肩、肘、膝、腿和肩、肘、膝、腿、足,详见图3-79(2)。

4. 国外的分法是,趾侧为头面部,足中部为内脏区,足跟侧为少腹和阴部。与全息分法一样,缺少四肢远端的反射区,足底面的分布详见图3-80(1)和图3-80(2)。其足内侧、外侧和足背的分布分别详见图3-81(1)、图3-81(2)及图3-82。

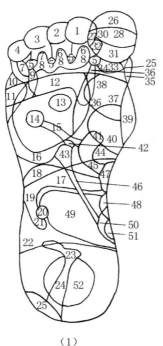

1. 犬齿　2. 前白齿　3. 第1和第2白齿
4. 第3白齿　5. 淋巴系统、循环系统
6. 眼睛　7. 耳朵　8. 体质孱弱部位
9. 腋窝　10. 肩胛骨　11. 肩　12. 肺
13. 腹腔神经丛　14. 胆　15. 阴部
16. 肝　17. 横结肠　18. 下肋缘线
19. 升结肠　20. 回盲瓣　21. 盲肠
22. 骨盆　23. 足　24. 腿　25. 膝盖
26. 脑膜　27. 上腭　28. 垂体
29. 唾液腺　30. 大脑　31. 小脑
32. 乳突　33. 头盖　34. 第1颈椎
35. 颈椎　36. 食管　37. 甲状腺
38. 甲状旁腺　39. 胸椎　40. 胃
41. 幽门　42. 肾上腺　43. 肾　44. 胰
45. 十二指肠　46. 输尿管　47. 腰椎
48. 骶椎　49. 小肠　50. 膀胱
51. 尾椎　52. 生殖器

(1)

图 3-79　足部全息律分布图(右足)(1)

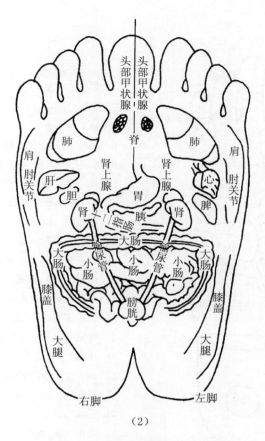

（2）

图 3-79　足部全息律分布图(2)

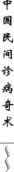

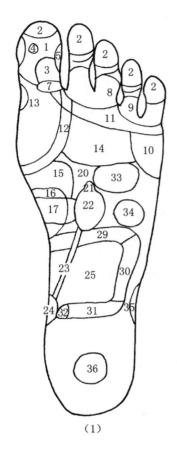

1. 头（脑）（左半球）

2. 额窦（左半边）

3. 脑干、小脑　4. 垂体

5. 颞叶（左）、三叉神经

6. 鼻　7. 颈　8. 眼（左）

9. 耳（左）　10. 肩（右）

11. 斜方肌（颈、肩部）（右）

12. 甲状腺　13. 甲状旁腺

14. 肺、支气管（右）　15. 胃

16. 十二指肠　17. 胰脏

18. 肝脏　19. 胆囊

20. 腹腔神经丛（太阳丛）

21. 肾上腺（右）　22. 肾脏（右）

23. 输尿管（右）　24. 膀胱

25. 小肠　26. 盲肠和阑尾

27. 回盲瓣　28. 升结肠

29. 横结肠　30. 降结肠

31. 乙状结肠　32. 肛门

33. 心脏　34. 脾脏　35. 膝（右）

36. 生殖腺（卵巢或睾丸）（右）

（1）

图 3-80（1）　足底面脏器的分布（左足）

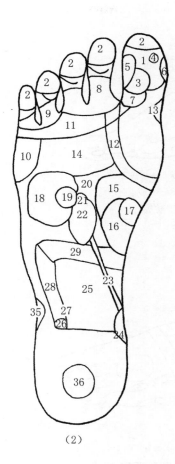

1. 头（脑）（左半球）

2. 额窦（左半边）

3. 脑干、小脑　4. 垂体

5. 颞叶（左）、三叉神经

6. 鼻　7. 颈　8. 眼（左）

9. 耳（左）　10. 肩（右）

11. 斜方肌（颈、肩部）（右）

12. 甲状腺　13. 甲状旁腺

14. 肺、支气管（右）　15. 胃

16. 十二指肠　17. 胰脏

18. 肝脏　19. 胆囊

20. 腹腔神经丛（太阳丛）

21. 肾上腺（右）　22. 肾脏（右）

23. 输尿管（右）　24. 膀胱

25. 小肠　26. 盲肠和阑尾

27. 回盲瓣　28. 升结肠

29. 横结肠　35. 膝（右）

36. 生殖腺（卵巢或睾丸）（右）

（2）

图 3-80（2）　足底面脏器的分布（右足）

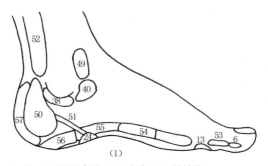

（1）

6. 鼻　13. 甲状旁腺　24. 膀胱　38. 髋关节

40. 淋巴腺、腹部　49. 腹股沟　50. 子宫或前列腺（摄护腺）

51. 阴茎或阴道、尿道　52. 肛门（痔疾）

53. 颈椎　54. 胸椎　55. 腰椎　56. 尾骨　57. 内尾骨

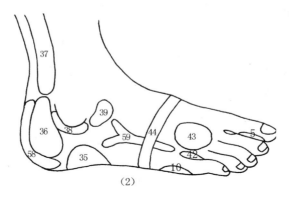

（2）

5. 颞叶、三叉神经　10. 肩　35. 膝

36. 生殖腺（卵巢、输卵管或睾丸、附睾）

37. 放松腹部减轻痛经和经期紧张现象　38. 髋关节

39. 淋巴腺（躯体上部）　42. 平衡器官　43. 胸

44. 横膈膜　58. 外尾骨　59. 肩胛骨

图 3-81　足内、外侧脏器的分布

注：（1）内侧；（2）外侧

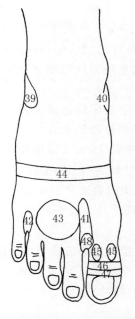

39. 淋巴腺（躯体上部）

40. 淋巴腺（腹部）

41. 淋巴池、胸腺

42. 平衡器官

43. 胸

44. 横膈膜

45. 扁桃体

46. 下腭

47. 上腭

48. 喉、气管

图 3-82　足背器官的分布

　　在正常情况下,轻轻触摸足部是不会引起异常反应的,若触压足部出现酸、麻、胀、痛等的感觉时,可推断出机体患了某种疾病。如酸感多见于外伤;麻感则多与皮肤疾患或血液病有关;木感则与炎症有关;凉感与风寒有关;跳感与痉挛有关;胀感与水肿有关;痛感与神经系统疾患有关。就疼痛而言,在按压足部反应点探测疾病时,一般会出现两种可能性。

　　一种是当按压足掌痛点时,几乎足部各处都有反应,这时切不可认为这个人全身都已罹患疾病,这只是表明机体各系统的功能未完全正常的发挥,或对按压足部痛点特别敏感的缘故;或者是"症状反射区"疼痛(症状反射区是指与疾病有着直接联系的反射区),"关联反射区"也出现疼痛(关联反射区是指与病变并无直接联系,按压时也出现异常的反应区域),而后者并不能作为疾病部位的诊断。

另一种出现的情况是,明知某一器官出现病变,但按压足部对应点时,却无任何反应,这有可能是对已知疾病诊断有错误,或者是由于反射区未取准,其原因可能是局部皮肤硬化而使感觉迟钝引起的。

在一些特殊的情况下,不能采用按压反射区引起疼痛的方法来进行疾病的诊断,那就要选用无痛诊断法来进行。无痛诊断法的适应证有下述几条:①昏迷、精神失常,无法借助按压痛觉做出正确诊断者;②幼儿、娇妇、神经过敏者等,对痛觉特别敏感者;③酗酒、吸烟过度或经常服用镇静类药物而产生痛觉迟钝者;④足部静脉瘤、外伤、糜烂、溃疡、足癣以及其他皮肤病者;⑤足部局部皮肤过厚,按压时无法出现痛感者。

具体操作时,以手轻轻触摸受检者足部的各个反射区,仔细观察各反射区所出现的异常表现,有的在皮下可摸及颗粒状或硬块状的结节物,或条索状物,或有气泡样的感觉,或有水流动的感觉,或有足形和皮肤颜色的改变。根据上述改变,可推断出相关器官(或部位)的健康或病变状况。①脊椎有损伤史,在反射区皮下有时可摸及小硬块状结节;②脏器罹患肿瘤,在反射区皮下有时可摸及小硬块状结节;③心脏反射区见有结节出现,提示心脏功能不正常;④小腿内侧坐骨神经反射区的中段皮下如出现小结节,提示可能罹患糖尿病;⑤子宫、卵巢有病变,其反射区触摸时可有水流动感;⑥胃肠道有病变,其反射区可触摸及颗粒状小结节;十二指肠溃疡,其反射区可触摸及条索状物;⑦内脏摘(切)除者,其反射区按压时出现空虚感。

第四章　皮肤诊病奇术

皮肤包括皮肤与尺肤，不仅是人体的第一屏障，也是人体最大的一面外镜。皮肤上经络密集分布，穴位众多，皮肤通过经络和腧穴与脏器相通，因而从皮肤上可以透视出内脏的病变信息，一切内脏疾患、早衰、癌症等，都可从皮肤上显露。尺肤虽小，但却是人体内脏的缩影，它与全身脏腑经气相联相通，通过观察尺肤，可以了解全身五脏六腑信息情况。

第一节　查皮肤诊病

通过观察皮肤形态、色泽的变化，感觉异常以及皮肤本身的病变等，以了解疾病的性质、气血津液的盛衰，以推断疾病的预后等。

通过观察皮肤以诊断疾病，早在《内经》一书就有论述，《素问·经脉别论》在强调皮肤对脏腑状况有着重要诊断意义时指出："诊病之道，观人勇怯，骨肉皮肤，能知其情，以为诊法也。"后世医家在《内经》理论的基础上多有发展和深入，如现代学者杨力在其所著的《中医疾病预测学》中曰："皮肤既是人体的第一屏障，亦是人体最大的外镜。从皮肤上可以透视内脏的病变信息，一切内脏疾患、早衰、癌症等，皆可从这面巨大的照妖镜上显露原形……"足见查皮肤诊病术在诊断疾病时的重要性。

诊查皮肤时，一般可选在自然光线好、温度适宜、周围安静的场所进行。检查时，必须尽量暴露患部，并将全身各部位皮肤逐一进行仔细检查，仔细观察受检者的皮肤色泽（红、黄、青、白、黑）变化,毫毛的粗细、润泽与枯槁,皮肤上有无斑、疹、风团、抓痕、瘢痕、鳞屑、痂皮、皲裂、水疱、脓疱、糜烂、溃疡、萎缩,切按皮肤的寒热、润燥及有无结节等病变情况。

我国人民大多是属黄种人,正常皮肤为微黄隐红,荣润光泽,无斑、疹、肿等病理变化。但因地域不同、个体差异、季节气候、工作条件和情绪变化的影响,肤色可稍白、稍红、稍黑、稍黄等变化,如向火、酒后、日晒等可使皮肤变红,体温稍微增高,但均不属病态表现。

一、望皮肤色泽改变诊病

(一)望皮肤颜色发红诊病

1. 皮肤突然发红,色泽鲜明,提示罹患实热新病;皮肤逐渐发红,色泽欠润,提示罹患虚热久病,或为瘀滞征兆。

2. 皮肤发红,常出现于许多皮肤病皮损的初期。如见皮肤突然发红,如染脂涂丹,称为"丹毒",可发于全身任何部位,初起鲜红如同云片,往往游走不定,甚者遍及全身,此乃心火偏甚,热邪充斥,又遇风热、骤寒致成。若久灸皮肤,火气入皮而成红斑,或成疮,称为"火斑疮";皮肤因日晒过久而发红时,则常可发为"日晒疮";小儿尿布被覆处久渍发红,称为"湮尻疮";另外,冻伤、水火烫伤等,均可导致脉络受阻,气血凝滞,而使局部皮肤发红;饮酒之后,血络充盈,也可致使皮肤发红。

3. 皮肤发红,且伴见头痛发热,咽痛鼻塞,提示外感风热;皮肤潮红,且伴见骨蒸潮热,午后尤甚,提示阴虚内热。

(二)望皮肤颜色发黄诊病

1. 周身皮肤发黄,且伴见目黄、溲黄,乃黄疸之征兆。黄疸一证,其色鲜明如同橘皮色,为阳黄;其色晦暗不泽,为阴黄。如由于肠道虫疾,日久耗伤气血而引起的面部肿胀色黄、全身皮肤色黄带白,称为"黄胖病";大失血或大病、久病之后,气血亏耗,致使全身皮肤失濡,呈现萎黄不泽,称为"萎黄"。另外,太阳与阳明蓄血,出现周身皮肤暗黄,称为"瘀血发黄";黄色在五气应湿,若湿困肌表,经气不舒,出现身黄如烟熏,且一身尽痛,为"湿病"。

2. 皮肤发黄,常为脾失健运,气血不足,肌肤失荣,血不华色所致。肤色突然发黄,且色泽鲜明,提示实证;肤色渐渐发黄,且其色不泽,提示虚证。

(三)望皮肤颜色发青诊病

1. 皮肤出现青紫色,常因寒冷冻伤,或因外伤等原因致使皮肤脉络运行不畅,血脉阻滞所致。

2. 新生儿腰、背、臀等部位皮肤出现青紫色或黑色斑块,多由于先天禀赋不足,气血未充,气滞血瘀所致,如无其他不良表现,则可随小儿生长而自行消失。

(四)望皮肤颜色发白诊病

1. 皮肤出现白色,常因阳气虚衰,气血运行迟滞;或气耗血失,气血未充;或寒凝血涩,经脉收缩所致。皮肤生白斑,或遍身粉红斑中有白点,称为"白癜风",多因风气相搏,气不调和所致。

2. 皮肤突变白色,状如斑点,无痛痒感觉,自面部开始而及颈项,日久延及全身,称为"白驳风",多由肺风流注皮肤之间,久留不去,气血失和,血不荣肤而为患。

3. 颈、胸背、上臂等处皮肤,出现针头至钱币大小不等,边缘清晰,且淡于正常肤色,而呈淡白色的斑片,微有痒感,夏季明显,称为"汗斑"或"花斑癣",多因湿热郁闭于肌肤而成。

4. 儿童面色萎黄而生白斑,呈白色或灰白色改变,境界不甚明显,大小如同钱币,圆形或呈椭圆形,上覆细薄糠状干燥鳞屑,称为"虫斑"。为小儿感染寄生虫之征兆。

(五)望皮肤颜色发黑诊病

1. 皮肤出现点、片状的褐色斑,不高出于表皮,且摸之无碍手,称为"黧黑斑"。伴头晕耳鸣,腰酸腿软,五心烦热,舌红少苔,提示阴虚火旺;若兼见两胁胀痛,烦躁易怒,纳少嗳气,提示肝郁气滞;亦可见于湿热内蕴之人。

2. 妇人妊娠期间,面部长褐斑,分娩后多自行消退,则不属病态表现。

3. 皮肤黄中显黑,黑而晦暗,称为"黑疸",又称"色疸"或"女劳疸",多由房劳过度,伤及于肾所致。

4. 面部及全身皮肤晦黑不泽,或萎黄黑,见于水肿病的后期,多为肾脏亏极,真色外现之征兆。

5. 若卒受风寒,皮肤口唇可见出现黑紫色改变;久病气滞血瘀,血阻皮肤脉络,亦可见黑色出现;也可见于肌肤甲错而出现的"干血痨证"。

二、望皮损形态改变诊病

(一)望皮肤色斑诊病

色斑为不突出于皮肤表面,呈点、片状或网状皮损,边缘较清晰的斑块。

1. 阳斑多见于外感热病,热入营血,迫血外溢而发生,望之斑点成片,或红或紫,平铺于皮下。阳斑之中,凡见发斑稀少,色红活润泽,斑起先由胸腹,后及四肢,且伴热退神清者,为顺证,此乃正气未衰,能驱邪外出,为病轻;若见斑发稠密,色深红紫黑,斑发先由四肢,后及胸腹,且壮热神昏者,为逆证,此乃正不胜邪,邪毒内陷之危重证。

2. 阴斑为内伤血热或气虚不能摄血而发,斑点大小不一,其色淡红或紫暗,隐隐稀少,发无定处,但不见于面、背部,出没无常,且兼见诸虚见症。

3. 若以斑之色泽而言,又有红、白、紫、黑之分。

(1)红斑:提示有热。压之褪色,多属气分有热;压之不见褪色,多属血分有热或有瘀。另有环形红斑,多于夏季发生,秋冬则可自行缓解或消退,此乃风邪夹湿热蕴积于皮肤所致。

(2)紫斑:提示有瘀,或因火热壅滞,迫血妄行,脉络受损,血溢肌肤;或因气虚不能摄血,血行脉外,溢于肌肤;也可见于热郁阳明而发紫斑。

(3)白斑:斑点压之不见褪色,提示气滞或气血不和。

(4)黑斑:多因外伤局部皮肤,血络损伤,瘀血积于皮肤,久而不去所致。也可见于局部皮肤冻伤,初起紫斑,久则变为黑斑或腐烂化脓。此乃肌肉寒极,气血不行,肌肉失于温养所致。

(二)望皮肤风团改变诊病

风团,是指皮损呈团块样隆起,且大小形态不一,堆积成块或融合成片,多骤然发生,退后不遗留瘢痕,俗称"风疙瘩"。①大凡游走不定,时隐时现,提示风邪入侵;②呈紫暗或暗红色,提示血瘀;③呈红赤改变,提示热证或阴虚;④呈白色改变,提示外感风寒或阳气虚弱;⑤发于暑湿季节,团块骤起,色红或淡红,或不变色,且伴见局部瘙痒甚的,常与接触麦糠有关,故俗称"麦糠毒"。

(三)望皮肤肿胀改变诊病

皮肤肿胀,是指局部或全身皮肤肿胀高起的一种见症,一般可分为水肿、气肿、血肿、虫毒及外科疮疡等。

1. 局部或全身皮肤肿胀,皮肤菲薄,色泽光亮,且多有压痕出现,称为"水肿"。①水肿发生在上在外,病起急骤,是属阳水,提示实证;②水肿发生在下在内,病起缓慢,是属阴水,提示虚证、寒证;③水肿自颜面先肿,来势迅猛,继之延及四肢全身,且伴见外感症状,提示罹患风水,常因肺气不宣,水道不畅为患;④水肿先发于四肢,进展缓慢,渐及全身,且伴见四肢困倦,纳呆便溏,多为水湿困脾或脾失健运所致;⑤水肿自腰以下及足起始,渐及全身,且以腰以下肿甚,并伴见腰膝酸软,阴囊湿冷,或畏寒肢冷,多因肾阳虚弱,水气不化而为患。

2. 皮肤肿厚,色苍而不泽,且无压痕出现,称为"气肿",为肝郁气滞,或痰湿阻滞,气机不利所致。

3. 局部皮肤肿胀高突,皮色呈青紫或紫暗改变;或色初起呈暗褐色,后转为青紫色,且逐渐变黄消退,并伴局部疼痛固定,有局部外伤史,称为"血肿"。常因外伤而血瘀不行,阻滞于皮下所致。

4. 局部皮肤红肿高突,或伴痒痛难忍,见于虫咬之后,称为"虫毒"。因虫毒伤于肌肤,居于皮下而为患。

5. 外科疮疡若见红肿高起,根盘收束,不甚平坦,提示实证、阳证;若见肿势平坦,散漫不聚,边界不清,提示虚证、阴证。若见病发筋骨、关节之间，肿势平坦而皮色不变，发病缓慢，预后较差；若见病在皮肤、肌肉之间，肿势高突而焮红，且发病较急，提示预后较好。

（四）望皮肤抓痕改变诊病

抓痕，是指搔抓后在皮肤上所遗留的线状损害，它既可发生在正常的皮肤上，又可见于已有损害的皮肤上。

1. 抓破表皮后复结血痂，提示内热。

2. 搔抓后遗留白线，提示风盛或内燥。

（五）望皮肤瘢痕改变诊病

瘢痕，是指皮肤损伤后，遗留一种表面光滑，但缺少正常皮肤纹理的痕迹，常见于金刃水火等外伤、手术或疮疡痊愈之后。

1. 呈红色或蔷薇色，提示为新鲜瘢痕。

2. 呈暗红色，提示为陈旧性瘢痕。

前者常见于鬼脸疮、瘰疬等病症，后者可见于部分烧伤或手术后的患者。

（六）望皮肤鳞屑改变诊病

鳞屑，是指皮肤发生局限性或广泛性干燥粗糙，形似鱼鳞蟾皮而起皮屑，触之棘手的一种见症。有蛇鳞、蛇身、蛇皮、干癣、肌肤甲错等称呼，可见于多种疾病。鳞屑从形状上分可分为糠秕状鳞屑、落叶状鳞屑、鱼鳞状鳞屑三种，从性质上可分为干性鳞屑和油性鳞屑。

1. 干性鳞屑多属血虚风燥，或风热外袭，血燥津亏，肌肤失荣所致。

2. 油性鳞屑多属湿热；也有因气血不足，脉络涩滞而成血瘀，以致皮肤失荣而肌肤甲错。

（七）望皮肤痂皮改变诊病

痂皮，是指皮肤溃破之后，由渗出物干燥凝结在创面上的一层覆盖物。

1. 带有脓性的痂，称为"脓痂"，提示热毒未消。

2. 带有血性的痂，称为"血痂"，提示血热未除。

中国民间诊病奇术

3. 橘黄色的痂,称为"浆痂",提示湿热未尽。

(八)望皮肤丘疹改变诊病

丘疹,为皮损突起高出于皮肤,触之碍手,其形如粟米或豆瓣,散在或堆连成片。

1. 若见白色或粉红色丘疹,提示风寒或风湿郁闭腠理,不得透达而发生。

2. 若见疹色暗红或呈暗紫色,或块状改变,提示血瘀皮肤。

3. 若见慢性苔藓样丘疹,提示脾虚湿盛。

4. 若见血痂性丘疹,提示血虚阴亏。

5. 若见疹色淡白,且时发时退,提示气血两虚。

(九)望皮肤水疱改变诊病

水疱,为皮肤表面隆起,小如米粒,大如豌豆,内含清亮或浑浊液体,其疱壁薄,易破,溃破后呈现糜烂面,可单发散在,也可簇集成堆而生。

1. 若见红色小水疱,提示浊热证。

2. 若见大水疱,提示湿毒证或毒热证。

3. 若见深在性小水疱,提示脾虚蕴湿证或因感受寒湿而为患。

4. 若见水疱呈白色改变,且周边呈紫红色改变,或发生于暗红色、青紫色的肿块之上,溃破后渗出清稀液体,亦可见形成糜烂、溃疡,久而不愈,提示寒湿凝滞肌肤。

5. 若见水疱状如粟米,清亮隆起,多有瘙痒出现,且好发于汗多部位,提示风湿郁肤。

6. 若见水疱如同豌豆般大,或大如鸡蛋样,疱液初清后浊,甚或血色,壁薄松弛易破,提示水湿外发。

7. 水疱充盈饱满,紧张发亮,发起于红斑之上,提示脾湿、心火亢盛,湿热搏结而发。

8. 虫咬之处或在指间,或在阴股之间,水疱多且小而群集,并伴有奇痒,提示虫毒侵淫为患。

(十)望皮肤脓疱改变诊病

脓疱,为皮肤表面出现隆起含有脓液的小疱,其疱液呈黄色或乳白色,可单发或遍及全身,溃破后溢脓而结痂。

1. 脓疱可初起即是,亦可由水疱转化而来。前者多由毒热侵淫所致,其疱如痘粒,壁薄色黄,红晕明显,脓液流溢,常再引起新脓疱发生;后者多为湿毒凝结所致,常发生于大片潮红的皮肤之上,其疱如粟粒,壁薄易破,溃破后糜烂、渗出、不易干涸。

2. 疱液色浅而小如米粒,始发于红斑之上,脓液夹血液而呈粉红色改变,干后结成脓血痂,提示素体阴虚,营血郁热于肌肤而为患。

(十一)望皮肤糜烂改变诊病

糜烂,是指皮肤溃破,渗出脂溢而形成的潮湿溃烂疮面。其损害表浅者,愈后不遗留瘢痕,常见于水疱、脓疱溃破后,或痂皮脱落后。

1. 疮面鲜红湿润,渗出淡黄色清亮脂水,提示湿热证。

2. 脂水流溢他处则又生疱疹,糜烂上结有褐黄色脓痂者,提示为湿毒浸淫之故。

3. 糜烂面色淡或微红,潮湿浸淫成片,渗液清稀,且呈慢性发展,提示脾虚湿盛,或受寒湿外邪而为患。

4. 糜烂面色淡或暗红,渗液少而持久不干,痂皮反复出现,皮肤干燥脱屑,提示阴伤湿恋。

(十二)望皮肤溃疡改变诊病

溃疡,是指皮肤破溃后,损害较深,溃破处湿烂渗脓,且愈后留有瘢痕。

1. 若见急性溃疡,红肿疼痛,提示热毒证。

2. 若见慢性溃疡,平塌不起,疮面肉芽晦暗,提示气血虚弱之阴寒证。

3. 若见疮面肉芽水肿,提示湿盛。

(十三)望皮肤萎缩改变诊病

萎缩,是指皮肤变薄干燥,纹理失常,表面平滑而呈光泽改变,局部柔软的一种皮肤损害病症。其原因既可有先天性的,也有后天性的;既有原发性的,也有继发性的;既有衰老、妊娠等生理原因,也有某些病理性原因。

1. 皮肤萎缩,初起伴见发热头痛,咽干口渴,溲赤便干,且同时皮肤出现红色斑疹,清晰,继之迅速出现中央凹陷,萎缩面呈圆形浅红发亮,正常纹理消失或出现轻度皱纹,提示外感热邪,入里化热,热毒侵淫肌肤而为患。

2. 皮肤萎缩呈带状改变,自手足背开始,逐渐向四肢近端蔓延,皮损光亮而菲薄,且呈灰色或灰暗色改变,并伴见畏寒、四肢不温,提示素体阳虚,或寒邪侵袭,经脉阻滞,气血运行不畅,血瘀局部皮肤而致。

3. 一侧皮肤萎缩,累及肌肉或筋骨,局部皮肤变薄、塌陷,皮色淡,纹理失常,并伴见乏力、面色萎黄,多为素体脾胃虚弱,气血化源不足,不能贯脉濡肤而致。

4. 皮肤萎缩呈线条状改变,且变薄松弛,皱纹消失,皮肤干燥脱屑,其色呈灰褐或红褐色,并伴见头晕耳鸣,腰膝酸软,提示多因肝肾阴亏,精血不足,肌肤失润而为患,常见于中老年人发病。

三、查皮肤触觉诊病

检查者用手触按受检者的肌肤,根据皮肤的温凉、润燥、硬度、结节等的改变以诊断疾患或病证。

(一)触按皮肤温凉改变诊病

触按受检者的肌肤不仅能根据其温凉感觉而明了其寒热情况,还可以热的微甚而分表里虚实。

1. 触按肌肤感觉寒凉,提示阳气虚衰。

2. 触按肌肤感觉温热,提示阳气亢盛。

3. 身热初按热甚,久按热反转轻,提示热在其表。

4. 久按其热更甚,热自内向外蒸发,提示热在其里。

(二)触摸皮肤润燥改变诊病

触摸皮肤的润燥,可查知有汗或无汗以及津液盈亏的情况。

1. 皮肤润滑,提示有汗或津液未伤。

2. 皮肤干燥,提示无汗或津液已伤。

3. 皮肤枯燥、肌肤甲错,提示内有瘀血,可见于血痨。

(三)扪捏皮肤硬度改变诊病

皮肤硬度,是指局部或全身皮肤按之坚实发硬、光亮,或呈蜡黄色的一种皮损表现,甚者可伤及脏腑。本症发生原因可为摩擦而致,或为疾病本身所引起。

1. 由于摩擦而引起的局部皮肤触之坚硬,边缘不清,表面光滑,呈黄色片状损害,称为"胼胝",多见于体力劳动者,常发生于手足肩背等长期摩擦处。大多是由于长期挤压、摩擦,以致气血运行不畅,局部皮肤失荣所致。

2. 由于脏腑阴阳气血失调而引起的皮肤发硬,称为"硬皮病"。多由于素体营卫失和,复感风寒湿邪,使血行不畅,血凝于肌肤;或因肺气不足,卫外不固,外邪伤及血分,致使经络气血运行不利而阻滞,肌肤失荣而发为该病。

(四)扪捏皮肤结节改变诊病

皮肤结节,是指生于皮里膜外,突出于皮面或隐没于内,触之坚硬,形如果核的肿块。

1. 结节初起如豆,肤色不变,触之坚硬可移,日渐变大,相互粘着,推之不移,形如串珠,日久则结节变软,破溃后流脓,且伴见午后潮热,纳呆消瘦,提示痰火为患。

2. 结节如同樱桃大小,初起其色鲜红,逐渐变暗,略突出于皮肤表面,触之疼痛,不化脓溃破,且伴见局部肿胀,发热咽痛,可因情志不舒而加重,提示气血瘀滞。

3. 结节初起如米,渐增如豆,呈圆形或半圆形状,单个或成群存在,且质地较硬,表面粗糙,不溃破,且伴腹泻便溏,纳呆吐痰,提示痰湿流聚。

4. 新生结节浅红,陈旧结节深红,晚期结节布满于面,致使面部触之呈凹凸不平状,且伴手足麻木,感觉减退,提示疫气浸淫。

5. 结节初起无红肿征象,但渐次扩大色红,呈带状分布,好发于四肢暴露部位，结节间可触及条索状硬结，且伴四肢不温、畏寒，提示寒湿阻滞。

第二节　查尺肤诊病

从手掌起处的横纹（腕纹）至肘部内侧横纹尺泽穴约为1尺，《内经》称之曰"尺"，故掌后高骨至尺泽穴的这段皮肤，称为"尺肤"。通过寻找尺肤部位的压痛点，以诊断全身疾病的方法技术，称为"查尺肤诊病术"。

《内经》对尺肤诊术给予很高的评价，《素问·脉要精微论》曰："善调尺者，不待于寸。"明确认为善于诊尺肤者可不必诊脉，尺肤诊术有其相对的独立性和特殊性。

尺肤诊术虽为全身皮肤诊术的一部分，但如同寸口诊脉能代替三部九候遍身诊脉一样，尺肤诊术亦具有全身缩影的特性。尺肤和全身脏腑经气是相通的，并有一定的相应部位，通过尺肤的诊察，可以了解全身五脏六腑的各种信息（图4-1）。故《素问·脉要精微论》曰："尺内两傍，则季胁也；尺外以候肾，尺里以候腹；中附上，左外以候肝，内以候膈；右外以候胃，内以候脾；上附上，右外以候肺，内以候胸中；左外以候心，内以候膻中。前以候前，后以候后。上竟上者，胸候中事也；下竟下者，少腹腰股胫足中事也。"从上述论述中可以看出，《脉要·诊尺》将人体从头至足按比例缩小，依次排列在前臂掌侧自腕横纹至肘横纹的尺肤之上，因而尺肤诊术亦是生物全息律在诊断学中的一个极为典型的实例。故可以说，尺肤是全身的缩影，五脏六腑于尺肤部位皆有全息投影区域，故诊皮肤可以独取尺肤，诊尺肤与诊寸口等一样，可以反映全身脏腑组织器官的各种病变，可以判断内脏的盛衰虚实情况。正如《灵枢·论疾诊尺》曰："审其尺之缓急大小滑涩，肉之坚脆，而病形定矣。"

《灵枢·骨度》曰："人长七尺五寸者……发以下至颐长一尺。"这与现代解剖学的认识是一致的，即人体身高为头长的7.0～7.5

501

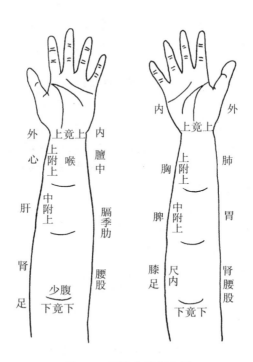

图 4-1　尺肤内脏相应图

倍。因此,若将尺肤也按比例分为 7.5 段,则"上竟上"对应于头与颈,约为一段长,称为头段;"上附上"为胸段,约为锁骨上窝至剑突;"中附上"为胁段,约当剑突至脐;"尺内"为腹段,约当脐至耻骨联合下方;而"下竟下"则为下肢段,按比例应为头段的 3.5 倍长。这样就形成了一张尺肤图(图 4-2),该图以右手为例,左手与右手相对称。

　　具体诊察方法:查尺肤诊病术既有望诊又有切诊。诊察之时,让患者取坐位,挽起衣袖至肘部以上处,伸出前手掌平放在桌上,在充足的自然光线下进行。尺肤的望诊主要是观察其形状,如粗涩、滑润、肉脱、肉枯等,因尺肤仅为一段皮肤,故神色与动态难于施以诊察方法。

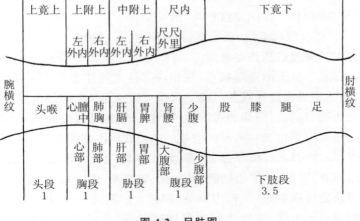

图 4-2　尺肤图

尺肤的切诊主要是循按整个尺肤，找出上面的痛点，以判断机体内部相应部位或脏腑是否有病。先以示指尖按在尺肤中央处，则示指一侧至腕横纹的长度(以患者示指为准)候其上半身。以其示指尖的宽度为准，从腕横纹开始，以两个示指尖的宽度候头颈，依次各以示指尖宽度候其心、肺、肝、胃、大腹各部位。而尺肤中央处之一示指尖宽度处，正好候少腹部(少腹部位于人体上下径之中央处)。依其上述次序将尺肤压向桡骨(患者仰掌)，何处出现压痛，则提示该处所对应的部位或脏腑罹患疾病。

(一)望尺肤形状改变诊病

1. 尺肤纵缓不急，提示热证。

2. 尺肤绷紧而不松弛，提示寒证。

3. 尺肤光滑、柔和、润泽，有流利之容，多为阳证，提示无病或阳气淖泽，多为风邪为患；多汗者，亦可见有该证出现。

4. 尺肤不滑利，不柔和，干枯焦燥而有蹇涩之貌，为阴证，提示气血不和，血流不利；或阴寒凝滞，津枯液竭，多罹患痹证等。

5. 尺肤骤然而起或骤起太过，提示实证，如水肿、红肿、丘疹成片等改变；皮肤丰盛坚实，为血盈气盛之征兆。

503

6. 尺肤弱小瘦削,称为"肉脱",提示诸虚不足;尺肤瘦弱枯槁,称为"肉枯",提示津液枯竭,属危症。

7. 尺肤肌肉丰满,提示气血旺盛。

(二)查尺肤压痛点诊病

凡在尺肤上出现压痛点,其相应部位或脏腑器官均有病变出现,反之则无实质性病变出现。压痛点在双手呈对称性出现,且痛点较为明显的,则同侧的病情亦较严重。有人做过验证,结果没有发现压痛点的位置与患者疾病相应的尺肤段不相符合的。如慢性咽炎、慢性头痛、耳鸣耳聋、眩晕、血管神经性头痛等,均在头段出现压痛点;胃炎、十二指肠憩室、胃痛、胃下垂、胆囊炎(胁痛)等,均在胃段出现压痛点;子宫内膜炎(漏证)、腰肌劳损(腰痛)等,均在大腹部出现压痛点;慢性阑尾炎(肠痈)、腰骶痛、带下证、少腹痛(盆腔炎)等,均在少腹部出现压痛点;咯血(支气管扩张)、心悸(冠心病、风心病)、哮喘(肺心病)、咳嗽(急、慢性支气管炎,右下肺炎,肺气肿)、哮喘(肺气肿)、胸痛(肺炎)、心悸(心动过缓)等,均可在胸段出现压痛点。

第五章　二阴部诊病奇术

　　二阴部包括前阴、肛门。前阴乃肾之窍,是了解肾之精、气、阴、阳盛衰的重要门户;肛门之启闭则是五脏精气盛衰之外露,尤其是肛门与口存在着惊奇的对应关系,口为上窍,肛为下窍,上下窍相互对应,故口肛之间可互报疾患。

第一节　查前阴部诊病

　　前阴是指男、女外生殖器。男性有阴茎、尿道和阴囊;女性有尿道、阴阜、阴唇、阴蒂和阴道。通过诊察前阴的色泽、形态等的改变,也可以诊断许多疾病。

　　肾开窍于二阴,男人精窍通于肾,女人阴户通于胞宫;男、女尿窍通于膀胱。就经络方面而言,前阴为太阳经、阳明经之所会,足厥阴肝经绕阴器,故前阴为"宗筋之所聚",其冲、任之脉均起于胞宫,督脉系于阴部,足少阴、足太阴之筋皆结于阴器,而小肠又连于睾系。故前阴与肝、肾等脏腑及冲任等经脉有着密切的联系,诊察前阴的形态及男人的排精,妇人的经、带、胎、产等情况,可以了解脏腑功能及气血的盛衰等情况。

　　诊察时,受检者须充分暴露下身。男人依次观察阴茎、阴囊有无红肿、疮疡、内缩、包皮等的情况,触摸睾丸有无肿大,前列腺以及精索有无肿胀,详细询问有无遗精、早泄、阳痿等的病变。检查前列腺及精囊时,应嘱受检者取肘膝位,检查者示(食)指戴指套,并涂以适量的润滑油,徐徐插入肛门,向腹侧触诊。正常前列腺质韧而有弹性,两叶之间可触及正中沟,精囊为一锥形囊状附属性腺,位于前列腺外上方,正常柔软,直肠指诊时不易感知。

女人检查时,须排空膀胱,充分暴露下身,仰卧于检查台上,小腿屈曲,两大腿外展,检查者须戴消毒手套,注意观察阴户有无红肿、白斑、痈疮及溃疡等。对于已婚女性,如有必要时须做阴道检查,注意其松紧度、瘢痕、肿块及胞宫等情况。

一、望前阴部形态改变诊病

1. 男人包皮长过阴茎头,上翻后能露出尿道口与龟头,称为"包皮过长";上翻后不能露出尿道口与龟头,称为"包茎"。

2. 阴茎异常勃起,久举而不衰,精液自溢,称为"阳强",又称"阳举不衰",多因肝肾阴虚,虚火妄动所致;亦可因肝火偏亢而致。

3. 男人青壮年时期,阴茎不能正常勃起,或勃起不坚,或坚而不久,以致不能进行正常性交,称为"阳痿"。多因房劳过度,命门火衰,精气虚寒而致;亦可因思虑过度,心脾受损而为患;或失志之人,抑郁伤肝所致;或因惊恐伤肾,多疑易惊等,以致宗筋弛缓,阳物不起;更有因湿热下注,致阳气不能伸举所致。

4. 前阴内缩(包括阴茎、阴囊和睾丸内缩)及妇人阴户内缩,痛引小腹,称为"阴缩",多因寒凝经络所致。外感病中见其囊缩,为热入厥阴之征兆,亦可见于亡阳虚脱之人。

5. 阴长而不收,称为"阴纵",多由肝经湿热所致。

6. 阴茎冠状沟处出现肿块,按之质硬,1~2年后破溃,其状如石榴,阴茎肿胀,龟头渐至溃烂,气味异臭,痛苦不堪,血水淋漓不断。病至后期,胯间处可见有结块,坚硬如石,或两大腿漫肿胀大,皮色褐红,称"肾岩",即"阴茎癌",多因精血素亏,复加忧思抑郁,相火内燔,湿热乘虚下注所致。

7. 阴茎初起小疱,逐渐增大,溃破后腐烂,血水淋漓,四周凸起,中间腐蚀成窝,流脓水,称为"疳疮"。生于马口之下(龟头处),称为"下疳";生于阴茎上,称为"蛀疳";茎上生疮,外皮肿胀包裹(包皮之里),称为"袖口疳";疳久遍溃者,称为"蜡烛疳";溃而不深,如剥皮烂杏,称为"瘟疳";罹患杨梅疮时,腐烂如白,称为"杨梅疳";生于马口之旁,有孔如棕眼,有微脓出,称为"镟根疳"。上述诸疳,皆属肝、肾、督三经病,或由淫精传染梅毒;或淫心不遂,败精搏血结聚为肿;或交接过度,阴虚火燥;或肝经湿热,交合不洁,一时受毒而致成患。

8. 若见小儿阴囊紧实,或色中紫红,为气充形足之征兆;若见松弛下垂或色白者,提示为气血亏虚或体弱多疾。若见阴囊皱黑有纹,则易养;若见色赤无纹,为难养。囊纵为热,由纵至缩的为阴津亏竭。伤寒6～7日,见其囊缩,为厥阴病甚,邪气传入其经,甚者为肝绝;伤寒12日,囊纵为厥阴病衰,邪气传出其经。

9. 若见男人阴囊或连阴茎,女人阴户肿胀者,称为"阴肿",多因坐地触风受湿,或为水肿之严重。若见阴囊肿大,阴茎包皮通明,不痒不痛,或阴户肿胀不痛,皆为水肿之重症,以小儿最为多见,成人见之,多为水病之死证。妇人阴肿,多因胞络素虚,风邪客之,血气相搏所致。

10. 肾囊(阴囊)红、肿、热、痛,称为"肾囊痈",多由肝、肾湿热下注阴囊而为患,若失治溃露睾丸,属险兆。

11. 初起干痒,甚至起疙瘩,形如赤粟,搔破后浸淫脂水,皮热痛如火燎,称为"肾囊风",又称为"绣球风",盖由肝经湿热,风邪外袭皮里而为患。

12. 其痈生于会阴穴之前,阴囊之后,初起如粟,渐生红亮焮痛,溃出稠脓,久则如椒子,黑焦陷入皮肉之内,漫肿紫暗,并无焮热,痛连睾丸及腰背肛门,称为"穿裆发",多因情志郁结,气血凝结而为患。

13. 其痈生于阴囊之旁,大腿根里侧,股缝夹空之中,初起如同豆粒,渐肿大如同鹅卵,色红而焮痛,暴起高肿,速溃稠脓;久则漫肿平塌,微红微热,溃出稀脓,称为"跨马痈",又称为"偏马坠",多由肝肾虚火夹痰湿结滞而致。

14. 睾丸肿大而硬,或阴囊皮肤红肿灼痛,疼痛较甚,溃烂流黄稠脓液,称为"子痈"。收口较快,多为湿热下注,气血壅滞,经络

507

阻隔致成;或由跌打损伤,肾子络伤血瘀引起;溃后流出稀脓,缠绵难愈,收口较慢的,多由阴虚湿痰凝结而为患。

15. 睾丸渐渐肿大,并形成硬结,其疼痛较为轻微,阴囊不红不肿,常经数月以至1～2年才形成脓肿,破溃后流出稀薄如痰的脓液,疮口凹陷,或溃久成瘘,愈合困难,称为"子痰"。多因肝肾亏损,络脉空虚,浊痰乘虚下注,结于睾丸而为患。

16. 无论男女,少腹之下,腿根之上,褶缝中生痈,初起如同杏核,渐如鹅卵,坚硬不痛,微热不红,称为"便痈",又称为"便毒",此乃强力房劳,忍精不泄,或欲念不遂,以致精搏血留,聚集壅遏致成;或为暴怒伤肝,气滞血凝而成。该症溃后,称为"鱼口",因其生于褶纹缝中,且疮口溃大,身立则口必张,身屈则口必合,形如鱼口开合之状,故称为"鱼口"。

17. 大腿根部与少腹部连接的褶缝中肿而出现疼痛,称为"鼠蹊肿痛"。初生如豆粒,疼痛较轻;渐肿如同鹅卵,疼痛较甚。多因湿热流注,热毒壅聚、寒凝气滞等为患。

18. 女婴阴蒂过长,形似阴茎而短小;或见男婴阴茎过小,阴囊未合,形似女阴,称为"阴阳人"。为假两性畸形,皆因先天发育障碍所致。

19. 妇人阴中突出如同梨状,卧或缩入,劳则坠出,甚则红肿溃烂,黄水淋漓,多因中气不足,脾虚下陷;或因产后用力过早,损伤胞络所致。多发生于产后,故又称为"产肠不收"。

20. 妇人产后,阴户开而不闭及阴中松弛,如同脱肛状,肿痛流出清水,称为"阴脱",多由脾虚中气下陷,或产时损伤所致。

21. 妇人阴中突出肉样物,其状似鼠乳,阴道流血水及黄水,称为"阴痔",又称为"阴中息肉",多因胞络虚损,风邪乘虚侵入阴部,气血搏结而致。

22. 妇人阴户一侧或两侧红肿胀痛,初起触之有热,肿块较硬,随之蕴而化脓,触之痛甚,有应指感,称为"阴户痈肿",多因湿热蕴结所致。

23. 妇人阴户一侧或两侧生疮,大小不等,形如蚕茧,灼热疼痛,破溃后脓血淋漓,称为"阴疮",又称为"阴蚀"。临床常兼见带下腥臭,小便黄赤而浊,口苦目涩,胸胁胀痛,为肝胆湿热下注,蕴滞而不解所致;若兼见口唇生疮,牙龈肿痛,为脾胃积热所致;若病程久经不愈而头晕、五心烦热,为肝肾阴虚所致。另外,男女交合不慎染毒后,亦常致本病的发生。

24. 疳疮生于男人阴茎或妇人阴户两侧,称为"杨梅疮",又称为"妒精疮"。若起于阴部,形如赤豆,嵌入肉内,称为"杨梅豆";若形似风疹作痒,称为"杨梅疹";若先起红晕,后发斑点,称为"杨梅斑"。皆由梅毒所引起,为邪淫欲火郁滞而为患。

25. 妇人前后两阴及咽喉溃疡,并伴出现目赤见症,称为"狐惑",多由热毒所致。

二、望前阴部色泽改变诊病

1. 阴茎焮肿痒痛溃烂,疮口色红,破流脓水,称为"阴茎溃烂",多由肝经湿热所致。

2. 龟头紫肿疼痛,称为"龟头痈",又称为"阴头痈",多由肝经湿热所致。

3. 妇人阴部皮肤变白增厚,甚则延至会阴、肛门及阴股部,且瘙痒难忍,或溃疡流水,或皮肤干枯萎缩,称为"女阴白斑"。多由肝、脾、肾三脏功能失调,或与冲、任、督脉气血运行失常有关。

三、查前阴部其他改变诊病

1. 自觉前阴部寒冷不温,称为"阴冷",又称为"阴寒",多因命门火衰,或寒气凝滞于肾所致。

2. 妇人前阴时时气出有声,如谷道转矢气状,称为"阴吹",多为气血虚弱,中气下陷所致。

3. 妇人阴中发出臭气,称为"阴臭",多属下焦湿热所致。

4. 妇人阴户及阴中瘙痒难忍,有灼热感,称为"妇人阴痒"。若阴中奇痒刺痛,带下量多,色黄如脓,或呈泡沫样、米泔样,称为"阴蟨"。阴痒,带下量多,色黄,质稠,秽臭,常为湿热下注

509

所致。

5. 妇人阴户或阴中胀痛，甚则痛极难忍，称为"妇人阴痛"，又称为"小户嫁痛"。多由郁热损伤肝脾，或交媾损伤所致。

6. 男女阴毛处生虱，瘙痒难忍，阴毛中可见红色或淡红色丘疹，搔破后则成疮，中含紫点，称为"阴虱疮"，系由阴虱寄生而致。

第二节　查肛门部诊病

通过观察肛门的颜色、形状，触摸肛门内外有无肿块、波动感、狭窄及触痛等，以诊断疾病的方法，称为"查肛门诊病"。肛门在古代医书中称为"魄门"，其原因有二：其一因肺藏于魄，肛门系于大肠，大肠又与肺相表里；其二古代魄粕相通，肛门为传送糟粕之门，故称为"魄门"。从生理方面分析，称为魄门，是因为肛门的启闭与神的作用密切相关，魄属神的范畴，故称为"魄门"。古今许多医家均重视魄门诊术，认为魄门不单独为排泄糟粕之官，更由于其与五脏的关系密切，在诊断上具有重要的价值。

施行肛门诊术时，为了更好地暴露肛门，临床常采用的 3 种体位。①截石位：受检者仰卧于检查床上，臀部垫高，两腿放在腿架上，将臀部移至检查床边缘，使肛门部充分暴露。该种体位适用于重症体弱者以及膀胱直肠窝的检查，同时也可进行直肠双合诊，以检查盆腔疾患。②胸膝位：受检者两肘关节屈曲，使胸部贴近床面，两膝关节呈直角屈曲跪伏于检查床上，臀部抬高，以使肛门充分暴露。该种体位适用于检查直肠下部、前壁以及身材矮小者，并适用于检查精囊以及前列腺疾患。③侧卧位：受检者向左或向右侧卧，上面的腿向腹部屈曲，下面的腿伸直，臀部靠近检查床的边缘处，以使肛门充分暴露。检查者位于受检者的背面做检查。该体位适用于女患者和衰弱者的检查，详见图 5-1。

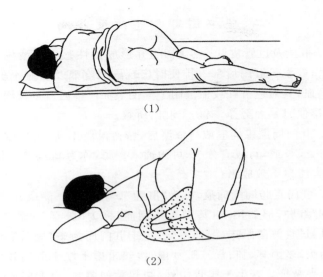

（1）

（2）

图 5-1　侧卧位与膝胸位

注：（1）左侧卧位；（2）胸膝位

一、望肛门部色泽改变诊病

1. 小儿泄泻，肛门部发红，提示热证；肛门不红，提示寒证；暴泻肛门红赤，提示湿热；泻久肛门红，提示虚寒。

2. 肛门周围掀红高起，称为"肛肿"，大多是由于大便困难，下蹲过久或痔核脱出后嵌顿，经络阻闭，气血凝滞不通所致；或热毒蕴积为患。肿处高起，根脚处呈赤红色改变，肿块软硬适度，提示实证；肛门周围肿胀，患处中央平塌下陷，根脚处呈散漫改变，颜色呈紫暗或皮色不变，肿块柔软如棉，提示虚证。

3. 小儿肛门红而不肿，提示伤食泻；既红且肿，提示湿热泻；不红不肿，提示脾虚泻；肛门暗乌，提示脾肾两虚泻。

二、望肛门部形态改变诊病

1. 肛门及肛管皮肤全层裂开，并形成慢性感染性溃疡，称为"肛裂"，好发于肛门后部。排便时出现剧烈疼痛及出血。多见大便后滴血，其血色鲜红或血液附于粪便表面。多因血热肠燥，大便干结，排便时暴力努挣，损伤了肛门所致。

2. 肛门周围患痈疽或痔疮溃后，脓血淋漓不断，久不收口，形成瘘管，或长或短，或有分支，可内通入直肠，称为"肛瘘"。多因余毒未尽，溃口不敛成患。

3. 肛门直肠周围痈疽，称为"肛痈"。若生于一侧或其周围组织，高起红肿，形如桃李，甚则重坠刺痛，称为"脏毒"。若生于外面，多因过食醇酒厚味，湿浊不化，注于肛门而为患，提示实证；若生于内头，多因脾、肺、肾三脏亏虚，湿热乘虚下注于肛门致成，提示虚实夹杂证。若生于尾骨尖处，初起肿如鱼肚，色赤坚痛，溃破口若鹳嘴，称为"鹳口疽"，又称为"锐疽"，大多为湿痰流结所致。若溃出稀脓，提示虚证，若流稠脓、鲜血，提示实证。若生于会阴穴处，初生如同莲子，日久焮肿，形如桃李，色红作脓则欲溃，溃深久则成漏，耗损气血，变成疮痈，称为"骑马痈"，又称为"悬痈"，多由三阴亏损，兼忧思气结，湿热壅滞而为患。若生于尾骨之前长强穴（尾骨尖与肛门连线之中点处），初起肿块坚硬疼痛，状如伏鼠，高肿溃速流稠脓，或溃迟流清脓或流紫黑色脓水，称为"涌泉疽"，系由湿热凝结所致。

4. 肛门内外见有小肉突出，称为"痔疮"。生于直肠下端，肛门齿状线以内，称为"内痔"，痔核较小，则大便时见滴出鲜血，但无疼痛见症，其痔核常不脱出于肛外；若痔核增大，则于大便后痔核常见脱出于肛外，呈紫红色块状物，便后能还纳入肛门，便血较多；若继续发展，大便后痔核脱出，甚则咳嗽、远行、久立等也会脱出，且不能自行还纳，须用手推回或平卧能复位；若痔核不能回缩，则肿痛溃烂，长久不愈则演变成肛瘘。生于肛门齿状线以外，称为"外痔"。外痔因形态不同，名称众多，最为常见的有皮瓣外痔，为肛门皮肤松弛,缺乏弹性,而形成的皮赘,逐渐增大,触之较硬,表面光滑,多不见疼痛,无出血见症,但发作时可有肿胀疼痛出现;血栓性外痔是肛门痔静脉血络破损,血块凝结而成血栓,为隆起的青紫色圆形硬结节,与周围皮肤分界明显,稍触即痛。若肛门齿状线上下方均有痔核出现,大便时即有出血表现,且疼痛明显,称为"混合痔",乃由肠内湿热风燥四气相合而为患。肛门内外生出肿物,外坚内溃,后期常致肛门直肠狭窄,粪便通过困难,称为"锁肛痔",又称"脏痈痔"。除初期常有便血见症外,肠壁上可触及较硬结节;中、晚期肿块逐渐增大,触之坚硬,中心溃烂,便意频繁,肛坠不适,大便时带有黏液脓血,且奇臭难闻,伴里急后重或大便变硬、变扁等见症。生于直肠,称为"内锁肛";生于肛门,称为"外锁肛"。均为气血逆乱,湿热内壅;或痰火内结,湿毒下注而为患。该病颇与肛管直肠癌相似,临床上应予高度重视,须详加审察。

5. 肛门上段直肠自肛门脱垂于外,称为"脱肛"。轻者大便时脱出,便后可自行还纳;重者脱出之后则不易缩回,须用手慢慢推入肛门内。常伴有少量黏液流出,平时常有下坠感。多因中气不足、气虚下陷所致,常见于老人、小儿以及妇人产后,或见于泄泻日久、长期咳嗽、习惯性便秘之人;亦有胃湿热移注于大肠,或兼风邪;还有因肾阳虚而关门不固致脱;另外,内痔、直肠息肉和肿瘤等疾患亦可引起本病的发生。

6. 婴儿出生之时,肛门部有皮肤包裹而无孔穴,称为"肛门包皮"。由于矢气胎粪不能正常排出,常见腹满气短,烦躁啼哭,呕吐不吮乳等见症,多为胎受寒热邪气,以及先天禀赋不足而致畸形。

7. 婴儿出生以后,肛门旁见有一孔或数孔,孔口流脓水或粪便;或肛旁未发现外口,肛周已有红肿硬块,俟后肿块破溃,流出脓水,外口经久不愈,称为"婴儿肛瘘",此为"胎带肛瘘"。婴儿出生之后,有脓液从肛门口流出,或大便时带脓液,肛门周围未见外口,称为"胎带内瘘"。婴幼儿在生长过程中,因久泻、久痢、夜啼、久蹲等造成湿热瘀血下注而成痔,破溃后经久不愈而成瘘,此乃婴幼儿后天肛痔、肛瘘,均由胎毒郁久,湿热下注所致。

8. 婴幼儿(多见于 2～8 岁的儿童)直肠内赘生蒂状肿物,突入肠腔,便后出血,其色鲜红,触之疼痛,肿物蒂小质软,有时见有红色肉样物脱出于肛门之外,又称为"息肉痔",多为内因脏腑亏损,外因风湿燥热四气相合,湿热内蕴,瘀血浊气阻塞于肠道而为患。

三、查肛门部的其他改变诊病

1. 肛门部出现烧灼感(多见于排便时或排便后),或肛门周围赤肿而热,常见于肛门瘙痒、肛痈、肛疮、肛痔、痢疾或久泻,多因湿热壅积、湿热下注所致,或由于热邪下迫大肠而生,有时亦见于过食辛辣之品为患。

2. 肛门周围皮肤奇痒难忍、灼热,称为"肛门瘙痒",多因风、热、湿邪郁阻,或虫蛀、痔、瘘、裂等引起。小儿肛门瘙痒,不得安卧,肛门处有小白线虫爬出,提示罹患蛲虫病;肛门周围生有扁平丘疹,瘙痒甚剧,搔抓呈串珠状,表面光滑,称为"肛门疣";若阴部见有丘疹或小水疱,渐向肛门及四周扩大成红斑,边缘清晰,上覆有薄屑,瘙痒甚极,称为"阴癣",多由风热湿邪侵入肌肤而为患。

3. 肛门周围焮红高肿,按压即痛,甚则疼痛拒按,称为"肛门压痛"。常见于痈疮、痔瘘等病症。多因湿热下注,热毒壅积而致。一般的肛门痈肿,初起之时,触之肌肤发热明显,按压时疼痛较甚,肿块较硬;绕肛成脓之后,触之较软,且有应指感觉,疼痛拒按;痈肿溃后,肿消痛减。若形成肛漏,漏下日久不断,阴寒凝滞于肛门,疮口平塌不起,触之呈条索状,热痛全无,四周坚硬如石或柔软如棉,按压内口或外口处时,常见有稀薄脓液流出。

4. 肛门周围肿胀坠痛,甚则刺痛难忍,常见于肛门周围痈疽、肛裂或痔疮之人。凡寒、热、虚、实、脓、瘀、风、气等皆能作痛,多为局部气血壅滞不通所致。局部色赤有烧灼痛感,提示热证;色白而有酸痛感,提示寒证;不胀不闷,揉按时反觉痛减,提示虚证;又胀又闷,稍一触按即见痛,提示实证;痛如肌肉撕裂,微有肿胀,提示瘀证;痛无定处,呈上下走动,提示风证;痛如针刺而又肿胀,提示气证。

5. 肛门排出气体,称为"矢气"。频频矢气,声响不臭,或欲排不出,腹胀不舒,提示气滞于肠。矢气奇臭,如同败卵气味,且伴纳差、恶心、呕吐、脘腹胀痛,提示食滞中焦,腑气不畅,或肠中有宿屎内停。久病气虚,矢气连连,提示中气下陷,并伴有少腹坠胀、脱肛等见症。断断续续不停矢气(称为空屁),无臭味,多为胃肠排空之后,因饥饿引起肠蠕动增强所致。婴幼儿吵闹不安,腹部阵痛,但始终无矢气、无大便而呕吐频繁,提示肠梗阻。

第六章　脉诊奇术

第一节　神门穴脉诊术

神门穴是十二经脉中手少阴心经的一穴。在该穴的皮肤表面出现动脉应手，称为"神门脉"，实际上就是现代医学中的桡动脉在腕部表浅部位的显露，其具体位置在手掌后兑骨之端的凹陷处。古代不少医家都在该部位切诊，以了解妇人妊娠的情况，故有"少阴脉动为有子"之说。

经过临床大量人次的观察，结果发现，神门脉的搏动在常人多不大明显，但在妇人怀孕之后，便可扪及搏动变化，其搏动的形态，正如《胎产秘书》中所说的"如豆逼指"相类似。由于每个人体质的差异以及妊娠月份的不同，其脉搏的强弱也有较大的变化。另外，部分高热患者也可出现神门脉搏动的情况。所有这些情况，都需要临证时反复体验。

第二节　异位脉诊术

前臂部位的脉诊奇术，属于异位脉诊奇术，是以手指放在前臂一定部位的动脉上，以感知其搏动而用来诊断疾病的方法。经大量的临床观察，发现该诊术对头痛、胸痛、胁痛、胃脘痛、风湿性关节炎、肝炎、腰部疾患、肠炎、尿路感染、妇人痛经及子宫疾患等多种病症，都可采用异位脉诊术进行诊断。

（一）异位脉诊部位以及相关脏腑图示

女性右上肢上、中、下节部位（女性左上肢上、中、下节部位与男性相同）详见图 6-1(1)。

男性左上肢上、中、下节部位，详见图 6-1(2)。

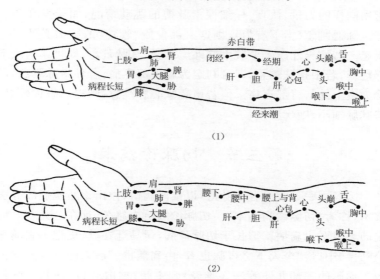

(1)

(2)

图 6-1 上肢脉诊部位与相关脏腑

注：(1)女性上肢脉诊部位与相关脏腑；(2)男性上肢脉诊部位与相关脏腑

下肢腘窝部位的异位脉诊奇术，见下肢诊病部分。

（二）病脉的区分

手、臂、腘窝脉诊奇术可用于诊断相应脏腑的部位。正常人脉象细小，应指无力，相反，与任何一个脏腑相关的部位脉搏跳急，指上用力，即可判断出某一脏腑和某一部位出现病变。

（三）三指布法及具体操作

1. 三指布法 医者以指诊脉，示指、中指、环指 3 指，均应摆成略呈三角形，相距 1 寸左右取脉，首先以示指端放在其上部，继而将中指放在示指的前部,然后将环指放在下部。

2. 具体操作　施行异位诊脉术时,医者与患者对坐。患者掌心朝上,肩臂平放,医者用左手轻轻按压患者的掌心,用右手示、中、环3指按住与待诊断的脏腑相关的部位。待取准部位以后,3指用同样的力量,认真、仔细探索脉搏的跳动情况,如若发现某一部位脉搏跳急(指下有力),则这一部位所"管辖"的脏腑必然罹患疾患。若按男性患者上肢中节外侧示指,其脉跳急,即可诊为腰下部疼痛;若中指脉跳急,即可判定为腰中部疼痛;若环指脉跳急,可诊为腰上部与背部疼痛。但若患者掌心脉跳急,则提示病程较短;若其脉细小,则病程较长。

第三节　切脉诊病术

医者用手诊察患者的脉搏,以推测病情,做出诊断疾病的方法技术,称为"切脉诊病奇术"。切脉诊病历史悠久,远在公元前5世纪的著名医家扁鹊就擅长于切脉诊病,司马迁在其《史记·扁鹊仓公列传》中曰:"今天下之言脉也者,由扁鹊也。"后来的《内经》就记载了诊脉的三部九候等法,《难经》则主张"独取寸口"切脉。张仲景进一步确立了诊病应脉证并重的诊断原则,将脉象分为两大类,如《伤寒论·平脉法》曰:"凡脉大、浮、数、动、滑、此名阳也;脉沉、涩、弱、弦、微、此名阴也。"对于切脉部位,采取寸口三部九候、人迎趺阳并重的方法;对于杂病,特别是妇女病,更应诊少阴脉,对于危重病证更必兼诊,以判断其预后情况。晋代王叔和所著的《脉经》是我国第一部脉学专著,书中确立了浮、芤、洪、滑等24种脉象。宋代的施发在所著的《察病指南》中,创制了脉图33种,以图示脉,形象、生动,更便于理解。明代的张景岳在《景岳全书·脉神章》中,对其脉神、正脉十六部、脉之常变、脉之从舍、顺逆等情况,都做了较为详细的描述。医药大师李时珍所著《濒湖脉学》,撷取明代以前各家论脉之精华,载脉27种,后附《四言举要》,以便于学习、诵读。自清代以后,先后相继有李延昰的《脉诀汇辨》、周学海的

《脉义简摩》、黄宫绣的《脉理求真》等脉学专著出版、问世，除阐述其脉学理论外，还辅以临证经验加以印证。自 1949 年以来，我国广大医学科技工作者，运用现代科学技术和方法研究脉学原理和脉图的形成，均取得了重大进展。

　　人的血液循行于脉管之中，流布全身，环周而不息，除心脏发生主导作用之外，还必须要有各脏器的协调配合。中医认为，肺朝百脉，即循行于全身的血脉，均汇聚于肺；且肺主气，通过肺气的敷布作用，血液才能布散于全身各脏腑器官。正如《类经·卷四》所曰："经脉流动，必由于气，气主于肺，故为百脉之朝会。"脾胃为气血生化之源，脾主统血，血液在脉管内循行，而不致溢出于脉外，有赖于脾气的统摄。《血证论·脏腑病机论》曰："经云，脾统血，血之循行上下，全赖于脾，脾阳虚则不能统血。"肝藏血，主疏泄，以调节循环血量；肾藏精，精化气，是人体阳气的根本和各脏腑组织活动的原动力，且精可以化生为血，是生成血液的物质基础之一。故脉象的形成，是与脏腑气血密切相关的，通过观察脉象的各种具体变化，可以反映全身各脏腑器官功能的状况以及气血盛衰的改变情况。

　　诊脉时，让受检者取坐位或正卧位，手臂放平和心脏近于同一水平位置，腕部摆直，手心向上，并在腕关节背垫上一小枕，以便于切脉。诊脉下指之时，首先用中指按在掌后高骨内侧是关脉之部位，接着用示指按关前的寸脉部位，环指按关后的尺脉部位，3 指呈弓形，指头平齐，因指腹感觉较为灵敏，故以指腹按触脉体。布指的疏密要与患者的身长相互适应，身高臂长者，布指宜疏；身矮臂短者，布指宜密。待部位取准以后，3 指平布同时用力按脉，称为总按。为了有重点地体会某一部脉象，也可用一指单按其中的一部脉象。如诊寸脉时，可微提起中指与环指；诊关脉时，则微提起示指与环指；诊尺脉时，则微提起示指与中指。临床具体运用时，常总按、单按配合使用。但诊小儿脉象则可采用"一指（拇指）定关法"，而不细分为 3 部，因小儿寸口部较短，不容 3 指定寸关尺，且易哭闹，不予合作之故。

诊脉时,还须注意下述几点:①诊脉时间最好选择在早晨进行,因为清晨这段时间患者不受饮食、活动等多种因素的影响,机体内外环境都较为安静,其气血经脉常处于少受干扰的状态,易于鉴别病脉。但也不是说其他时间就不能进行诊脉,汪机认为:"若遇有病,则随时皆可以诊,不必以平旦为拘也。"故诊脉时要求有一个安静舒适的内外环境。诊脉之前,先让患者休息片刻,使气血趋于平静,诊室也要尽量保持安静环境,以避免外界环境的影响以及患者情绪的波动,且有利于医者细心体会脉象的微妙变化。②诊脉时,医者的呼吸要求自然而均匀,用一呼一吸的时间去计算患者脉搏的至数,并要平心清静,思想高度集中,全神贯注地体会脉象的各种变化。③注意举、按、寻。诊脉之时,用轻轻指力按在皮肤之上,称为"举",又称为"浮取"或"轻取";用较重的指力按在筋骨间,称为"按",又称为"沉取"或"重取";其指力不轻不重,或亦轻亦重并用,以屈曲求取,称为"寻"。因此,诊脉时,必须注意体会举、按、寻之间的脉象变化。④每次诊脉时,必须满 50 动。亦即每次按脉的时间,每侧脉搏跳动不应少于 50 次,必要时可延至第 2~3 个 50 动(3~5 分钟)。

1. 正常脉象特征表现

(1)正常脉搏应为来去从容和缓,脉力大小适中,应指柔润有神。

(2)脉搏节律匀称、规则,部分正常人也可表现为吸气时脉搏较快,呼气时较慢,此乃心脏窦性心律不齐之故,并非病脉。

(3)脉率不疾不徐,一息 4 至,成年男性每分钟 60~80 次;女性每分钟 70~90 次。3 岁以下的小儿多在每分钟 100 次以上;初生婴儿达每分钟 140 次左右。

(4)脉位适中,无明显浮或沉的差异。肥胖之人皮肤与血管间距稍大,组织内容稍多,脉稍沉;消瘦之人皮肤与血管间距稍短,组织内容较少,脉象稍见浮显。

2. 数脉 脉搏往来快速,脉律基本规整,脉速率每分钟在 100~139 次(一息 5~7 至),主热证。有力为实热,无力为虚热。

数而有力提示为实热，数而沉实提示为里热；数而滑实提示为痰火，数而洪大起疮疡；数而无力、细软、细涩者均提示为虚热；数大而无力，按之豁然提示为虚阳外越；数小无力，按之中空提示为虚寒。

（1）可见于正常人进行体力劳动时，或进食过多、饮酒、吸烟、喝浓茶或咖啡之时。

（2）使用麻黄碱、人参、阿托品以及肾上腺素等药物时，可引起一过性的数脉。

（3）惊恐不安、情绪激动时。

（4）罹患发热性疾患，各种贫血、机体缺氧等。

（5）罹患急性风湿病、休克、甲状腺功能亢进症、急慢性肺部疾患、心肌梗死、急性心包炎、充血性心力衰竭、心肌炎等病症。

（6）浮数脉见于上呼吸道感染、热病的早期或肺癌晚期患者出现明显缺氧时。

（7）细数脉见于神经衰弱、失血、肺阴虚咳嗽及休克早期。

（8）洪数脉见于细菌性感染、肺部化脓性炎症性疾患、败血症、疔肿等病症。

（9）弦数脉见于原发性高血压或症状性高血压、甲状腺功能亢进症、情绪激动时及冠状动脉硬化性心脏病等。

3. 疾脉　脉搏往来急速，脉速率快于数脉，每分钟140～180次（一息7～9至），切脉时有滑脉样感觉，脉力常弱于正常脉搏，脉节律规则；主阳极阴竭，元气将脱，阴阳离绝，暴惊亦可出现暂时性疾脉。该脉非它证所有，均属危候，故不须分寸、关、尺，也无兼脉。婴幼儿脉来一息7至为平脉，不作疾脉而论。

（1）常见于风湿性心脏病（二尖瓣狭窄）、高血压性心脏病以及冠状动脉硬化性心脏病、甲状腺功能亢进症、心肌炎、心包炎、胸部外伤等病症。

（2）疾弦脉多见于肝肾阴虚，肝阳上亢之高血压性心脏病、冠状动脉硬化性心脏病等。

（3）疾细脉多见于心阴不足，心阳偏亢之疾患，如心肌炎、心包炎、心力衰竭等病症。

（4）疾滑脉见于素患风湿性心脏病，病久虚惫，动则少气者。

（5）疾洪脉见于阳盛热极之甲状腺功能亢进症、感染性发热等疾患。

4. 长脉　单纯性长脉，即为健康人的正常脉象，只不过脉的体位超过寸、尺；长脉与其他脉象共见之时，则属病脉。因此，长脉的概念有以下两种。

（1）生理性长脉（正常脉象）：是指脉搏的长度远心端过寸，近心端过尺，不浮不沉，不迟不数，不大不小，似有弦象，但从容和缓，一息4至。该种长脉多与个体桡动脉走行差异或人体胖瘦有关。

（2）病理性长脉：是指脉体的长度超过寸、尺脉位，见出现其他脉象时，则为患病之人，且多兼见洪、弦、牢、实等多种脉象。

5. 缓脉　单纯缓脉即为正常脉象，而当主病时，则必须与其他脉象并见。因此，缓脉的概念有以下两种。

（1）生理性缓脉（正常脉）：是指脉搏不浮不沉，不迟不数，恰好位于中部，脉搏往来从容和缓，一息4至。

（2）病理性缓脉：是指脉速率不快不慢，脉象从容和缓，并见他脉出现。缓而滑提示风湿热、风湿性关节炎等病症。浮缓脉常为外感卫伤，病毒性外感发热常见该脉象。脉细缓，提示湿痹，亦可见于风寒性腰腿痛，肺阴虚咳嗽等病症。缓而涩提示脾胃气虚；缓而无力提示虚极。

6. 迟脉　脉速率较慢，脉搏频率低于正常脉率，每分钟在41～59次（一息3至），脉形丰满，脉力常大于正常脉搏，脉节律基本规整；主寒证，有力为寒积，无力为虚寒。久经锻炼的运动员脉迟而有力，不属病脉。迟而兼浮提示表寒，迟而兼沉提示里寒；迟而兼涩提示血虚，迟兼弦提示寒痰；迟而细小提示气虚血少；迟而兼实，提示内有郁热或积滞。

（1）可见于正常青年人（尤其是运动员）、老年人、孕妇产后等。

（2）亦见于过食肥甘，某些热性疾患痊愈期，湿热黄疸、肾衰竭（尿毒症）等；以及阳虚内寒证，如甲状腺功能低下症、营养不良等。

（3）服用阿片、麻醉类药品、利舍平、洋地黄类药物、奎尼丁、普萘洛尔（心得安）等药物所引起。

（4）心脏性迟脉常见于心肌性病变，如冠心病、心肌炎、心肌病、风湿性心肌炎、急性心肌梗死等病症。

（5）神经性迟脉多见于迷走神经过度紧张或反射性迷走神经兴奋，如各种病因所致的颅内压增高、阻塞性黄疸、神经官能症、呕吐、压迫颈动脉窦及眼球或尿路结石绞痛时等。

（6）迟弦脉常见于缺血性心脏病，如病态窦房结综合征、心肌梗死等。

（7）迟结脉常见于风湿性心脏病、洋地黄类药物中毒、冠心病、心肌梗死等。

（8）迟滑脉见于风湿性心脏病、病毒性心肌炎，也常见于肾衰竭（尿毒症）等。

7. 结脉　结脉是脉律失常中最为常见的一种脉象。系由心脏跳动时，因节律不齐而致脉搏发生不规则的停搏，或 3～5 至，或 8～9 至，或数十至一停歇。停歇时可有两种形态出现：第一种形态是在常态搏动以后，紧接着有一次小的搏动出现，其后有一段时限延长的停搏，而后复动；第二种形态是在一次搏动以后，有一段时限显著延长的停歇，而后复动，停歇的时限多为病者受诊时两次脉搏周期的时间，偶有停歇时限更长者。结脉主阴盛气结，寒痰血瘀，癥瘕积聚。结而浮，提示外有痛积；结而伏，提示内有积聚；结而兼微，提示气虚；结而无力，提示真气虚弱；结而有力，提示癥瘕；结而兼缓，其虚在阳；结而兼数，其虚在阴。

结脉的出现在临床上可见于多种疾患，常有偶发性结脉与多发性结脉之分。

（1）偶发性结脉，每分钟结脉的出现次数在 7 次以下，多见于功能性结脉。

（2）多发性结脉，每分钟结脉出现的次数超过 8 次以上，常见于下述情形：①偶见于正常人，可见于吐泻与通利过度而造成低钾血症，亦可见于情志失常，如恐惧，焦虑，精神、神经过度紧张及烟、酒过量之人。②罹患器质性心脏病,如冠状动脉硬化性心脏病、风湿性心脏病、高血压性心脏病、肺源性心脏病以及心肌病等疾病。③药物性结脉,可见于洋地黄类中毒与奎尼丁的药物不良反应等。④另有配对结阴脉,若见频繁出现,多提示罹患严重的器质性心脏病。⑤出现短暂性结阴脉,提示罹患各种器质性心脏病、心肌中毒及低钾血症等病变。⑥出现滑结脉,提示罹患风湿性心脏病、病毒性心脏病、心肌病等疾患。⑦出现涩结脉,提示罹患冠状动脉硬化性心脏病、慢性肺源性心脏病等疾患。⑧出现弦结脉,提示罹患冠状动脉硬化性心脏病、高血压性心脏病等病症。

8. 代脉　代脉脉象提示心脏节律不齐,脉搏节律成比例的停搏或弱小的搏动,可呈二联律、三联律、五联律等改变,故代脉是一种联律型脉象,实际上也是多发性结脉。具体可表现为,脉搏强弱呈交替性出现,弱的一次搏动距前面的一次强搏动脉搏的时限较短,而距其后面的一次强搏动脉搏的时限较长,表现为一较长的停搏,或在常态脉搏之后,出现一较长的停搏,而后复动,或一次搏动一次停搏,表现迟脉或屋漏脉(见后介绍)的征象。以前总认为联律性期前收缩都是器质性心脏病所致。近年来通过临床观察发现,神经功能(情志变化)性因素,慢性病灶感染引起的代脉并非少见。各种心肌病变或药物中毒性心肌损害所遗留的心肌瘢痕性病变,也可遗留下发作性或长期性存在的联律型期前收缩。

9. 促脉　脉数或疾且兼有停搏的脉象,称为“促脉”。亦即脉速率在每分钟 90～160 次,在脉搏动的同时出现间歇性的脉象;主阳盛实热,气血痰饮宿食停滞,亦主肿痛症。促而洪实,提示热盛;促而滑数,提示肺热痰涌;促而沉涩,提示血气郁滞;促而细小无力,提示虚脱。临床上罹患感染性或中毒性心肌病变,均可见出现促脉。

10. 濡脉　濡脉是一种浮而无力并有细象的并兼脉象。濡脉细软无力,轻触即得,稍按脉力弱微,呈现浮细无力的一种脉象;主诸虚证、湿证。一般可见于以下情形:①肠胃型感冒、急性胃肠炎患者,由于吐泻过度而造成机体内部津液不足,致使脉浮细而无

中国民间诊病奇术

力;②或由于咯血日久,或罹患崩漏等疾患,太阳病邪退后,也可见该脉象出现。

11. **浮脉** 轻触脉搏,脉象清晰,脉息往来流利,稍重按则觉脉搏力量减弱,无中空之感觉;主表证、虚证。浮而有力,提示表实;浮而无力,提示表虚;浮而兼迟,提示表寒;浮而兼洪,提示表热;浮而兼缓,提示卒中(中风)、风湿;浮而兼濡,提示伤暑;浮而兼实,提示阳盛;浮而兼滑,提示风痰;浮而兼散,提示极虚;浮而兼细,提示气虚;浮而兼涩,提示血虚。一般可见于:①正常、健康中年以上的消瘦者以及血管表浅者;②外界环境温度过高;③外感发热或热病初起之时,或罹患肾小球肾炎;④应用异丙肾上腺素、妥拉苏林以及毛冬青、白果等中西药物以后;⑤肺癌或恶性淋巴瘤晚期的患者可出现浮而滑的脉象;⑥若出现浮紧脉,常见于流行性感冒、上呼吸道感染、大叶性肺炎等寒战发热期;⑦浮数脉亦见于热性疾病的初期。

12. **芤脉** 是一种失血过程中出现的一过性脉象,轻取即得,脉体大而应指无力,稍按脉管则有空虚的感觉,同时脉管有一定的硬度,似有微弦之象;主失血,伤阴。芤而寸盛,提示上焦出血;芤而尺盛,常见便血、尿血、崩漏等病症;芤而上泛有力,提示热邪内犯;芤而虚数,提示阴血两亏。芤脉主要见于以下情形:①各种急性大出血,如吐血、便血、鼻出血、崩漏以及外伤性出血等。出血过程中如出现芤脉脉象,提示出血量较大,一般在 400ml 以上。②偶见吐泻过多,津液大伤,从而导致血容量不足时,亦可出现浮大无力的芤脉脉象。

13. **革脉** 是指一种浮大中空,如按鼓皮,并合有稍弦直而长的并兼脉象;主亡血,失精,半产,漏下。临床上常见于 40 岁以上之人,主要出现于虚劳性疾患,如再生障碍性贫血出血之时,肝病出血之时,妇人半产漏下等;或某些老年性疾病失液较多之时。一般出现革脉时的失血量,常较芤脉时小。

14. **沉脉** 切诊时轻触不应,重按始得,脉形清晰,称为"沉脉";主里证。有力提示里实,无力提示里虚。沉实脉为内有积滞,沉数脉主内热,沉紧脉提示阴寒冷痛,沉弦脉提示痰饮壅闭,沉缓脉提示内郁寒湿,沉涩脉提示血虚气滞,沉微脉提示阳微气虚。可见于下述情形:①肥胖多脂,皮下脂肪组织较多之人,以及慢性消耗性疾患、营养不良、心血管疾患所致的低血压;②天气寒冷,致使机体表面血管发生收缩,也可出现一时性沉脉;③因小动脉痉挛所致的症状性高血压时,如高肾素性高血压、肾衰竭(尿毒症)等;因内分泌功能紊乱所致的黏液性水肿、肥胖症等,以及罹患急性肾炎、肾病综合征、充血性心力衰竭、恶性肿瘤的晚期等;④沉缓脉常见于少数无病的健康人,且以肥胖症者多见;⑤沉滑脉常见于罹患急、慢性肾炎,恶性肿瘤,再生障碍性贫血等疾患;⑥沉细无力脉常见于慢性消耗性或营养不良性疾患,如结核病、慢性肝病、慢性胰腺炎以及原发性或继发性吸收不良综合征等伴有低血压时,以及主动脉瓣狭窄、慢性缩窄性心包炎、心肌病等疾患;⑦沉细弦脉常见于高肾素性高血压、肾衰竭(尿毒症)并发高血压时。

15. 伏脉　伏脉与沉脉相类似,但更深于沉脉,是一种脉搏搏动极度微弱,触诊时须用力重按,脉象似有似无,模糊不清,甚或不能扪及脉搏跳动的一种脉象。一般脉象极细,且常兼见数种脉象出现;主邪闭、厥证、痛极症。伏而数提示火闭;伏而迟提示寒闭;伏而涩滞提示气闭;伏而细涩提示血虚不运。多见于下述几种情形:①因情绪紧张、疼痛较剧、恐惧不安、过度疲劳等因素所诱发的精神性伏脉,常见于年轻而体质虚弱的女性;②应用某些致敏性药物而引起过敏性休克,也可出现伏脉,如应用青霉素、链霉素以及某些动物免疫血清等;③某些疾病,如休克型肺炎、中毒性痢疾、暴发型流行性脑脊髓膜炎或输入细菌污染的血液及静脉液体而引起的休克,致使血压下降,可出现伏脉;④因呕吐、泻利剧烈,大面积烧、烫伤等,致使津液损耗过多,或失血量过大,造成血容量严重不足,血压下降时,也可出现伏脉;⑤某些疾病,如大面积心肌梗死、充血性心肌病、各种重症心肌炎、感染性心内膜炎、心脏病晚期、病态窦房结综合征、急性心脏压塞、缩窄性心包炎、快速型房颤、高频率阵发性心动过速以及心室颤动等致使心室射血障碍,或心室舒张受限，或心室充盈不足而发生心脏泵出功能障碍，血管以及组织血液灌注不足等，引发心源性休克发生时，也可出现伏脉。

16. **无脉症**　两上肢无脉，或一侧肢体发生无脉，或两上肢脉象正常，而两下肢出现无脉。大多数患者表现为寸口脉（桡动脉）细弱无力或脉搏消失。

无脉症为一种独立性疾病，亦即西医的多发性大动脉炎，其病变主要侵及主动脉弓的分支，如无名动脉、锁骨下动脉、颈总动脉以及颈内动脉等。癌症患者若仅见尺部出现无脉或减弱，多半预后不良，若患者由无脉或弱脉转强，为病情好转之表现。

17. **滑脉**　即脉搏往来流利通滑。切诊脉来之时，可感及应指圆滑，速来即去之征象；主痰饮、食滞、实热。滑而浮提示风痰；滑而沉提示食滞；滑而数提示风火痰热，热毒壅盛；滑而兼实提示积滞；滑而和缓提示健康之脉象；滑而经停提示受孕之脉象。常见以下几种情形：①常人见稍滑脉象乃身体健康之佳兆。妊娠滑脉是一种生理反应性变化，是代谢旺盛，营卫充实之表现。②各种原因所致的贫血，如造血功能障碍、慢性失血等，以及罹患低蛋白血症等。③急性感染发热的患者。④肝硬化失代偿期腹水，各种类型肾炎的水肿期、急慢性胃肠炎、急性白血病。⑤凝血功能障碍，主要为凝血因子的合成减少或消耗增加，或抗凝物质的增多等。⑥恶性肿瘤、风湿性疾病以及结缔组织病等所致血沉加速时。⑦滑浮脉常见于胃肠型感冒、贫血性疾患外感之时。⑧滑数脉常见于热性疾病、急性胃肠炎、食物中毒、风湿性心肌炎等疾患，也见于正常人。⑨弦滑脉多见于肝病性腹水（如肝硬化、肝癌、重型肝炎）、妊娠高血压以及急、慢性肾炎等疾患，亦见于正常人，但多为稍弦滑脉。

18. **短脉**　桡动脉（寸口脉）搏动的长度范围短于正常脉搏，脉来应指，搏起较缓，去之也慢，有来去艰难之征象。寸、关、尺三部脉力差异明显，关部脉搏动常较明显，寸、尺二部脉搏常模糊不清，似有似无；少数患者寸脉搏动明显，关尺脉模糊不清，此可能与桡动脉走行差异有关。短脉有力提示气郁实证，短脉无力提示气损。短而兼迟提示寒积;短而瘀涩提示气滞血瘀;短而细小提示血少;短而滑数,提示惊证、痛证;短而沉实提示痞积。短脉主要见于慢性风湿性心脏病中的主动脉瓣狭窄之时,或出汗过多、机体脱水所引起。

19. 涩脉　脉来之时指下无滑润感觉,脉搏起伏较为徐缓,常满寸、关、尺三部,其脉体较宽;主伤精,血少,气滞血瘀,夹痰,夹食。涩而浮细,汗多亡阳;涩而浮提示表虚;涩而沉提示里虚血少;涩而弦提示气滞血瘀;涩而沉提示瘀血。可见于以下情形:①罹患动脉硬化与高脂血症,若见涩脉脉象明显,提示有发生血栓形成或栓塞的可能;或提示罹患慢性肺源性心脏病;②涩细脉常见于频繁吐泻造成的严重脱水,血容量严重不足而发生休克时;③涩结脉常见于冠心病伴有高脂血症;④涩弦脉常见于真性红细胞增多症,慢性肺心病合并冠心病等。

20. 牢脉　脉象沉弦有力;提示阴寒内实,疝气、癥瘕。牢而兼数,提示热邪阻滞;牢而迟,提示痼冷寒积;牢而兼实,提示癥积郁结。临床上主要见于高血压、动脉硬化症同时并存的患者。

21. 弦脉　脉来搏指有力,端直而长,如按琴弦;对应肝胆病、诸痛证,痰饮、疟疾等病症。春季健康人若见脉弦而柔和,则不属病脉。弦而兼数,肝热恣张;弦而兼长,内有积滞;弦而兼沉,气郁不舒;弦而兼迟,痼冷积滞;弦而兼小,寒邪冷痞。可见于以下情形:①正常人也可出现弦脉,随其年龄的不断增长,发生率明显增加。健康、正常的老年人出现弦脉,是人体正常衰老的发展规律。对于青年健康者出现的轻弦脉,或健康老年人出现的弦脉,则不应视为病脉。②生活环境过于喧闹,长期精神过度紧张、体力活动过少,弦脉的发生率明显增加。40岁以上,若出现弦脉,同时伴见不同程度的心、脑、肾血管症状,应考虑罹患动脉硬化症之可能。③罹患急、慢性肝炎,肝硬化,肝癌等疾患,常可出现弦脉。④罹患高血压,可见脉弦大有力,或沉弦细或呈阵发性弦脉。⑤弦涩脉也常见于冠心病、肺心病、真性红细胞增多症等病症。

22. 紧脉　脉象劲急,绷紧而有力,端直而长,称为"紧脉"。

紧脉多见于寒证、痛证、宿食。紧而兼浮,提示太阳伤寒;紧而兼沉,提示寒积腹痛;紧而兼实,提示内有痰癖;紧而兼小,提示寒邪深入。

23. 细脉 脉搏较为正常,但脉象较细,脉管的形体细如线状,但指感清晰,称为"细脉";提示气血两虚,诸虚劳损,又提示湿病。细而兼微,提示伤邪入阴,杂病气虚血亏;细而兼沉,提示伤寒病入太阴,杂病内脏虚寒;细而兼数,提示阴亏虚热;细而兼弦,提示血虚气滞。可见于下述几种情形:①大失血患者,一般成人失血量达 800～1200ml 以上时,才有可能出现细脉。常见于上消化道大出血、严重鼻出血、大咯血、肠道出血、异位妊娠破裂出血等失血症。大失血时出现的细脉,若进一步发展,则成为伏脉。②细脉可见于心力衰竭患者。③休克早期,当收缩压降至 70mmHg(9.3kPa)以下时,临床上常表现出细而稍浮的脉象。④正常人若遇寒冷或精神过度紧张时,亦可出现细脉。⑤少数正常、健康的人,特别是女性,可见出现稍细的脉象。⑥沉细无力脉常见于失血、心阳衰弱、津液不足以及休克等病症。⑦沉细有力脉常见于诸痛证和惊恐不安等病症。⑧细数脉常见于发热性疾病、精神过度紧张、神经衰弱、癔症等病症。⑨弦细脉常见于肝阴不足、肝郁气滞型慢性肝炎、神经衰弱、妇女经期综合征,或高肾素型高血压等病症。

24. 洪脉 脉搏轻触即得,按之来势充实有力,应指形大满指,但脉去渐次减弱,有下陷之感觉,亦即来盛去衰之脉象;提示气分热盛。夏季脉洪而和缓为常脉。洪大而有力为实热,洪大而无力为虚热,洪而兼浮提示表热,洪而兼沉提示里热,洪而虚软提示热盛阴虚。常见于下述几种情形:①甲状腺功能亢进症;②饮酒之后,或正处于高温环境之中;③素体强壮者,或练武、体育运动员,或强体力劳动者,可见出现轻洪兼迟的脉象,此乃身体健壮之表现,不应作为病脉对待;④罹患风湿性心脏病,二尖瓣或主动脉瓣关闭不全等病症;⑤实热性疾患,如各种急性传染病,严重化脓性细菌性感染等病症。

25. 奇脉　又称为"逆脉",是指脉搏随其呼吸发生渐强渐弱的变化。随着吸气的深度而增加,其脉搏逐渐减弱,甚或脉搏消失;呼气时,脉搏逐渐增大。

奇脉的出现对诊断急性心包炎有重要的意义。另外,还可见于缩窄性心包炎、心肌病、重度哮喘、重度肺气肿以及喉部狭窄等。奇脉的出现,提示病情较重,且已影响到回心血量与心排出量。

26. 鬼祟脉　是指脉来搏指之时,忽大忽小,强弱交替出现,脉搏节律规矩端正,弱的一次脉搏之后无代偿期出现。一次强大的脉搏,脉体大而长,可充盈寸、关、尺三部;一次小的脉搏,脉体小而短,多于关部或寸部一显即逝。

临床上形成鬼祟脉的常见疾病为冠心病并发肺心病、高血压性心脏病、急性心肌梗死、心肌病及病毒性心肌炎等病症。

27. 雀啄脉　脉搏应指之时,脉律不齐,连连速跳有一次停搏,即在一次强的脉搏之后(常态脉搏)接连出现3次以上快而稍弱的脉搏,之后有一间歇时间稍长的停搏,反复出现,每次发作时,脉律不等,如雀啄食之状。此乃脾无谷气已绝于内之征兆,见于气血亏极之人。可见于下述情形。

(1)短阵房速所致的雀啄脉:①情志失调,如情绪激动、惊恐不安、激怒之时,或夜做噩梦等;②劳伤太过,如过度疲劳,进食过饱,吸烟、喝茶过多,饮酒过量等;③洋地黄类药物中毒;④低钾血症等。

(2)短阵室速所致的雀啄脉:①洋地黄类药物中毒;②低钾血症或高钾血症;③严重广泛性心肌损害,如急性广泛性心肌梗死、严重心肌缺氧等病症。

28. 解索脉　脉来快慢不等,乍疏乍密,脉力强弱不等,脉律散乱无序,绝无规律,如解乱绳之状。脉速率每分钟在90～130次的解索脉象,其快慢与强弱交替的形象最为明显;此乃肾与命门之气皆亡之征兆。常见下述几种情形:①罹患风湿性心脏病,如二尖瓣狭窄以及关闭不全的患者,伴有心力衰竭或缩窄性心包炎;②冠心病、高血压性心脏病;③各种慢性消耗性疾病末期,均可出现该脉。

29. 釜沸脉　轻取即应,有出而无入,脉来极数(心率每分钟在 181 次以上),应指滑利无力,脉律基本规整,无疏密表现,稍作重按则脉搏消失,计数脉次较为困难;为三阳热极,阴液枯竭之征兆,主脉绝。常见于以下情形:①由于电解质紊乱所致的低钾血症;②中毒性休克的后期,室性心动过速,心室率极快的心房颤动或心力衰竭;③风心病、冠心病、先心病、心肌病等疾患;④甲亢性心脏病、病毒性心肌炎等病症;⑤洋地黄类药物、锑剂中毒,或去甲肾上腺素、异丙肾上腺素过量等所致。

30. 麻促脉　是一种严重心律失常时的脉搏表现。其脉象常居沉位,脉来细弱而无力,脉律不齐,脉率疾数(每分钟在 150 次以上)而见有结脉征象,如麻子动摇之零乱;提示营卫枯涸。常见于以下情形:①濒死之人;②洋地黄类药物中毒;③低钾血症患者;④严重器质性心脏病所致的频发期前收缩或频速型心房颤动患者。

31. 鱼翔脉　是一种严重心律失常的脉搏表现。其脉率极数(每分钟在 160 次以上),脉体清晰,可明确切知脉搏的起落变化,继之脉力逐渐减弱或突然减弱;脉搏表浅,浮而无力,稍按即无,或似有似无;此乃三阴寒极,阳亡于外之征兆。常见于下述情形:①低钾血症患者;②药物中毒,如洋地黄类药物中毒,使用附子、奎尼丁等过量;③心脏有实质性损害的病症,如急性广泛性心肌梗死、严重心肌缺氧、重症心肌炎、克山病末期等;④各种急性外感热病或慢性消耗性疾病的晚期。

32. 虾游脉　是一种严重的心律失常、危证脉象。脉来应指浮而无力,稍按则无,脉率极数(每分钟在 160 次以上),脉搏表现时隐时现,但其持续时间较短;此乃孤阳无依,躁动不安之征兆,主大肠气绝。常见于下述情形:①氯喹、博落回、夹竹桃中毒,奎尼丁反应,双异丙吡胺反应,脑外伤以及家族性 Q-T 间期延长综合征等患者;②低钾血症患者;③心脏二尖瓣或主动脉瓣高度狭窄、心脏压塞综合征、阵发性或持续性心房颤动、快慢综合征等病症;

④甲状腺功能亢进性心脏病、病毒性心肌炎伴有完全性房室传导阻滞的患者;⑤冠心病并发完全性房室传导阻滞、心动过缓,严重心肌病伴高度房室传导阻滞等病症;⑥外感热病,如伤寒、温病的晚期,津亏气绝,孤阳浮越之时。

33. **屋漏脉** 其脉搏起落缓慢(每分钟在 21～40 次),其形似屋漏残滴状,良久才有一滴,亦即脉搏极为迟缓,搏起无力;应指三部脉丰满有力,浮中沉取均应,触脉时脉律规整;此乃胃气营卫将绝之征兆,多见于濒死之人。临床常见于下述几种情形:①洋地黄类药物中毒,奎尼丁过量等;②室间隔缺损、窦房结功能衰竭、高度房室传导阻滞、交界性心律、双结病变或心室自主心律;③高钾血症患者;④急性风湿热,白喉,病毒或细菌感染等所致的心肌病;⑤各种风湿性心瓣膜病,严重冠心病,急性心肌梗死中的膈面心肌梗死等病症。

34. **转豆脉** 脉搏频率快速(每分钟在 100 次以上),应指速滑,流利转辗,如豆旋转之状,浮取脉体清晰,稍作重按则觉弱而无力;此乃血虚阳浮,心之危候,病属危笃。常见于以下情形:①罹患恶性疾患,如恶性淋巴肉瘤、急性白血病或红斑狼疮性心肌病等病症;②病毒性疾患,主要是指病毒性心肌炎;③严重的血虚证,如急性再生障碍性贫血、慢性重症再生障碍性贫血等病症。

35. **弹石脉** 触诊时脉管坚硬,或有纡曲变长,如切筋腱,其弹性极差,如指弹石,脉来应指急数(其脉率每分钟在 100～160 次);此乃肾气将绝之征兆。常见于下述情形:①高血压患者,其收缩压大多在 200mmHg(26.7kPa)以上,往往在合并罹患脑卒中之时;②桡动脉硬化合并出现肾动脉硬化之时;③桡动脉硬化合并出现冠状动脉硬化,且发生心肌硬化或引起心肌梗死之时;④肺肾气绝、心阳欲脱之垂危患者。

36. **偃刀脉** 其切诊表现常见有两种征象出现。一种为脉来应指细弦而有坚硬之感,其脉力中等或稍弱,浮取、沉取均可取得;另一种为其脉位较沉,重按时其脉体形象清晰,细而弦紧有力。此乃肝阴枯竭之征兆,属病危之征象。常见于下述几种情形:①明显的桡动脉硬化；②原发性高血压；仅见于少数血压过高，因其肾素分泌增多及活性增强；③肾性高血压，如肾动脉狭窄性病变，或严重性肾病，肾衰竭伴动脉硬化。

第四节　指脉孕产诊断术

指脉孕产诊断术，是一种根据中指、环（无名）指两侧指动脉搏动的具体改变，以诊断停经妇女妊娠与否和预测孕妇分娩时间的方法技术。

具体操作时，让检查者与受检者相对而坐；或受检者取平卧位（如临产妇），自然伸开双臂，掌心朝上，与心脏在同一水平，然后做下述两种手法进行检查。

（1）检查者用左手示（食）指、拇指轻轻地握住受检者的左手中指，用右手拇指在其中指两侧自下而上推按 10～20 次，此时注意用力必须适中。

（2）检查者以拇、示二指分别检查受检者的中指、环（无名）指的两侧指脉，由近节（第一）指节逐渐向指尖的方向按压，预产时则只检查中指脉搏动的情况。

其诊断意义因其操作方法的不同而有所不同。若按照第一种检查方法，指推后腕肘之间出现麻木或沉重感觉，即可诊断为妊娠怀孕。胎儿生长的月份不同，而在腕肘间的感觉轻重也不一致。一般妊娠 1～3 个月，其麻木感较为明显，妊娠 4～6 个月其沉重感较为明显，并且有的一侧手臂反应较大，另一侧则不够明显。临床上无论检查哪一个手指，只要腕肘间出现麻木沉重感觉，即可予以确诊。

若按照第二种检查方法进行检查，若两手中指、环（无名）指指侧指脉，均呈放射状搏动的，提示妊娠。脉动明显出现于近节（第一）指节的，提示妊娠 2～3 个月，脉动明显出现于中节（第二）指节的，提示妊娠 5～6 个月，脉动达至末节（第三）指节的，提示妊娠 8～9 个月，若脉动到达指尖的，则为胎足 10 个月。若见孕妇指脉搏动已达末节(第三)指节,且突然消失,提示死胎。

    按压指脉预产的手法同上述第二种检查方法。在妊娠期间,中指侧指脉随其月份的增加而越来越明显。如上所述,指脉搏动可由近节(第一)指节渐达指尖。当宫缩开始,进入产程后,指脉显得强而有力,呈冲击感觉;随其产程的进展,其冲击样脉动也由中指根部向指尖部移动;至临产时达指尖部位。为了便于观察并有个衡量的标准,可将中指的 3 个指节,分成 7 个部分:近节(指根一节)指节定为Ⅰ部,中节(指中一节)指节定为Ⅱ、Ⅲ两部,末节(指尖一节)定为Ⅳ、Ⅴ、Ⅵ、Ⅶ四部。指脉搏动以强有力有冲击感为准。当第一产程初起时,阵缩较为轻微,间歇时间较长,脉动在Ⅰ、Ⅱ两部;当分娩继续进行,其子宫颈口逐渐扩大时,其指脉也向指尖方向移动;至子宫颈口开大 6~7cm,直至开全时,指脉则达指尖Ⅴ、Ⅵ、Ⅶ部,脉动明显有力。第二产程,胎儿将要娩出时,产妇开始屏气加腹压,指脉搏动较原先更为有力,这种状况可以持续至胎儿娩出后。指脉与子宫颈口的关系如下述:当指脉在Ⅲ部触及时,子宫颈口直径 1~2cm;在Ⅳ部触及时,子宫颈口直径 2~3cm;在Ⅴ部触及时,子宫颈口直径 3~4cm;在Ⅵ部触及时,子宫颈口直径在 4cm 以上至全开;在Ⅶ部触及时,已达 10cm 至全开。该术对初产妇的诊断,准确率较高,但也有冲击样脉动只停留在Ⅲ部者,只是脉动明显增强。另外还须注意,在子宫阵缩开始至终止时,脉动最为明显,间歇期则不太明显表现出来。

第七章　腧穴诊病奇术

腧穴乃人体脏腑气血输注于体表之部位，在《内经》中，则分别称为"节""会""气穴""气府""骨空"等称谓。如《灵枢·九针十二原》曰："节之交，三百六十五会……所言节者，神气之所游行出入也，非皮肉筋骨也。"在《针灸甲乙经》中，则称为"孔穴"，另有称为"穴道"者。目前临床上一般称为"穴位""腧穴"。腧穴有俞穴、募穴、郄穴、原络穴、下合穴、经穴、奇穴等之分。

通过观察腧穴上出现的红晕、苍白、瘀斑、丘疹、脱屑、隆起、凹陷等的异常反应，按切腧穴有无出现条索状或结节样等阳性反应物及酸、麻、胀、痛等感觉，以诊断疾病的方法技术，称为"腧穴诊病奇术"。

诊察腧穴时，应注意腧穴上出现的丘疹、瘀斑、脱屑、隆起、凹陷、皱褶、苍白、红晕等异常反应。在切诊腧穴时，可利用指腹或工具（如毫针针柄、探针、细木棒等）点压腧穴。具体操作时，检查者可用右手拇指指腹（或右手握持点压工具），左手拇指轻轻点在所要点压腧穴的一侧，以扶持或固定腧穴，然后用右手点压、触扪、循按，并按照自上而下、自左向右、先外后里、先背后腹的顺序进行。切诊腧穴时，腧穴的阳性反应物以结节（可呈多种形态的结节改变，如圆形、椭圆形、扁平状、梭形、条索状、链珠状以及气泡样等不同形状）多见，其异常感觉一般常包括酸、麻、胀、痛、沉、灼热、针刺样、触电样、传导样等。另外，进行腧穴切诊时，还应当注意腧穴对触按的敏感度，以确定病情的轻重缓急。如重按仍未出现感觉或轻微感觉，提示病情较缓、较轻；若轻按即感觉疼痛，为高度敏感，提示病情较急、较重。

第一节　36穴俞募郄穴所主病症

在十二经的每一条经脉中,选取其中的"俞穴""募俞"与"郄穴"作为病位的分经,以提示所主病症。这是因为每一个脏或腑在膀胱经(背部)都有一对俞穴,在身体前面(胸、腹部)则各有自己的募穴,在四肢有一个郄穴。背俞穴是脏腑经气输注于背部的穴位。而募穴则是脏腑经气聚集于胸腹部的穴位,"腹背阴阳,气相贯通"。若任何一个脏器出现病变时,其相对应的俞穴与募穴均会出现病理反应信息,正如《难经》所曰:"阴病引阳,阳病引阴"。十二经郄穴是脏腑经络之气曲折汇聚之所,其穴大多分布于肘、腕、膝、踝关节附近,一般可作为经络、穴位诊断之要穴,用于诊断急性疾病。

1. 肺经　俞穴肺俞(第3胸椎棘突下旁开1.5寸处)、募穴中府(任脉旁6寸平第1肋间隙)、郄穴孔最(前臂掌侧腕横纹桡侧端太渊穴直上7寸处),主气管炎、支气管炎、哮喘、肺炎、肺结核、咯血、盗汗、胸痛、皮肤病、痔等。

2. 大肠经　俞穴大肠俞(第4胸椎棘突下,旁开1.5寸处)、募穴天枢(脐旁2寸处)、郄穴温溜(腕横纹桡侧端阳溪穴直上5寸处),主肠炎、腹泻、便秘、腰痛、痔等。

3. 心经　俞穴心俞(第5胸椎棘突下,旁开1.5寸处)、募穴巨厥(脐上6寸处)、郄穴阴郄(神门穴上0.5寸处),主心跳、心慌、心悸、心律不齐、甲状腺功能亢进症、贫血、癔症、神经衰弱、盗汗、胃病、呕吐等。

4. 小肠经　俞穴小肠俞(第1骶后孔正中线,旁开1.5寸处)、募穴关元(脐下3寸处)、郄穴养老(屈肘,掌心向胸位于尺骨小头桡侧缘上方缝隙处),主脐下绞痛、腹胀痛、不孕不育症、白带增多、遗精、疝气、腰痛、坐骨神经痛、耳病、视力减退、近视眼等。

5. 心包经　俞穴厥阴俞(第4胸椎棘突下,旁开1.5寸处)、募穴膻中(胸骨中线平第4肋间隙,两乳头连线中点处)、郄穴郄门(仰掌,腕横纹正中、大陵穴直上5寸处),主心脑血管病、神经衰弱、失眠、多梦、头顶痛、胸闷、癫痫等。

6.三焦经　俞穴三焦俞(第1腰椎棘突下,旁开1.5寸处)、募穴石门(脐下2寸处)、会宗(腕横纹正中线上3寸,支沟穴尺侧约0.5寸处),主小便不利、泄泻、水肿、遗尿、腰痛、腹膜炎、胸膜炎、耳鸣、耳聋、妇科病等。

7.肝经　俞穴肝俞(第9胸椎棘突下,旁开1.5寸处)、募穴期门(乳头直下,相当于第6、7肋间隙处)、郄穴中都(垂足取穴,位于内踝尖上7寸,胫骨内侧缘处),主肋间神经痛、胸膜炎、神经衰弱、胆怯、眩晕、肝炎、呕吐、胃酸过多、不能俯仰、月经不调、烦躁不安、眼疾等。

8.胆经　俞穴胆俞(第10胸椎棘突下,旁开1.5寸处)、募穴日月(乳头直下,相当于第7、8肋间隙处)、郄穴外丘(垂足取穴,位于外踝尖上7寸,腓骨后缘处),主胆囊炎、胆石症、胆道感染、肝炎、胃痛、坐骨神经痛、偏头痛、关节炎、脊髓灰质炎等。

9.脾经　俞穴脾俞(第11胸椎棘突下,旁开1.5寸处)、募穴章门(第11肋前端游离处)、郄穴地机(垂足取穴,位于阴陵泉穴下3寸,胫骨后缘凹陷处),主脾大、腹泻、消化不良、消化性溃疡、神经性呕吐、胃下垂、子宫下垂、肝炎、胰腺炎、出血性疾病、四肢无力、肌肉萎缩、肌肉或关节疼痛等。

10.胃经　俞穴胃俞(第12胸椎棘突下,旁开1.5寸处)、募穴中脘(脐上4寸,剑突与脐连线中点处)、郄穴梁丘(垂足取穴,位于髌骨膝盖外上缘上2寸处),主胃炎、胃痛、消化不良、腹胀、呕吐、消化性溃疡、胃痉挛、气喘、高血压等。

11.肾经　俞穴肾俞(第2腰椎棘突下,旁开1.5寸处)、募穴京门(第12肋骨游离下缘处)、郄穴水泉(垂足取穴,位于太溪穴下1寸凹陷处),主口苦、咽喉肿痛、心烦、足心热痛、发育不良、泌尿生殖系统疾病(如阳痿、遗精、遗尿、肾炎、闭经、子宫脱垂)、脱发、耳鸣、腰痛、脊髓灰质炎等。

12.膀胱经 俞穴膀胱俞(第 2 骶后孔后正中线旁开 1.5 寸处)、募穴中极(脐下 4 寸处)、郄穴金门(垂足取穴,位于第 5 跖骨粗隆后上方凹陷中),主遗精、遗尿、阳痿、肾炎、膀胱炎、尿血、尿频、月经不调、面色黧黑、不能平卧、恐惧不安等。

总之,施行病位分经,是以十二经中的俞、募、郄穴为基础的,穴位反应最为明显的经穴就是主要的病经。

腧穴诊病是从中医学整体观念为出发点,从机体上摸索到的这些"阳性反应物""穴位压痛点"都是脏腑功能失调的反应,也是气血循行灌注失衡的具体表现。疾病并非只是局限于某一脏腑器官、组织的病理变化,因此还应注意到脏腑之间的联系和影响,要分清表里、主次。

第二节 查特异穴诊断疾病

特异穴即特异性穴位,它是在大量的调查、研究中所发现的,并经过临床验证能不同程度推测判断"疾病性质"的一些穴位,现简要介绍如下。应当特别说明的是:以下所说的"可诊断某种疾病",是指应考虑"可能为某病",最终必须经过其他技术手段予以确诊。

1.水分穴(脐上 1 寸处) 中医学认为,该穴在治疗时具有利水的功用,而在穴位诊断时,是推断炎症的"定性穴"。当机体罹患疾病时,水分穴便会出现病理性反应。但由于反应程度的不同,所代表的意义亦各有异:一般情况下,反应程度在"＋＋"之内,提示炎症存在;而在"＋＋＋"时,则提示体腔积液。但临床必须结合其他方法查清患病的部位或程度。

(1)水分穴配肺俞穴(第 3 胸椎棘突下旁开 1.5 寸处)、渊腋穴(举臂取穴,位于腋下 3 寸,第 4 肋间隙处),可诊断胸腔积液(湿性胸膜炎)。

(2)水分穴配肝俞穴(第 9 胸椎棘突下旁开 1.5 寸处)、肝炎点(内踝尖上 1.5 寸,胫骨后缘处),可诊断腹腔积液。

（3）水分穴配肝俞穴、百虫窝穴（血海穴上 1 寸处），可诊断血吸虫病（腹水）。

（4）水分穴配肾俞穴（第 2 腰椎棘突下旁开 1.5 寸处）、子宫穴[脐下 4 寸（中极穴）旁开 3 寸处]，可诊断肾盂积水。

（5）水分穴配肾俞穴、肓俞穴（脐中旁开 0.5 寸处），可诊断输尿管积水。

（6）水分穴配神堂穴[第 5 胸椎棘突下（神道穴）旁开 3 寸处]、譩譆穴（第 6 胸椎棘突下旁开 3 寸处），可诊断心包积液。

（7）水分穴配次髎穴（第 2 骶后孔凹陷中）、生殖点[第 2 骶后孔（次髎穴）内 0.5 寸处]，可诊断输卵管积水。

2.溃疡点[第 12 胸椎棘突下旁开 5 寸（胃仓穴旁开 2 寸）处，左右各一]　是临床诊断消化道溃疡的定性穴，具体应用时配以下述穴位才能构成明确的定位诊断。

（1）右溃疡点[第 12 棘突右侧旁开 5 寸（胃仓穴旁开 2 寸）处]配玉枕穴[后头部后发际正中直上 2.5 寸，即脑户穴（枕骨粗隆上缘）再旁开 1.3 寸处]、牵正穴（位于面颊部，耳垂前 0.5 寸处），可诊断口腔溃疡。

（2）右溃疡点配中脘穴（脐上 4 寸处）、左承满穴[脐上 5 寸（上脘穴）旁开 2 寸处]，可诊断慢性浅表性胃炎。

（3）右溃疡点配中脘穴、右承满穴，可诊断胃窦部溃疡。

（4）右溃疡点配天枢（脐中旁开 2 寸处），可诊断慢性非特异性溃疡性结肠炎。

（5）右溃疡点配天枢穴、大肠俞穴（第 4 腰椎棘突下旁开 1.5 寸处），可诊断直肠溃疡。

3.阳陵泉穴（腓骨小头前下方凹陷处）　该穴为消化道出血的定性穴，诊断疾病时，常配合下述穴位才能做出明确的诊断。必须注意：由于阳陵泉穴靠近腓神经，较为敏感，一般当出现"＋＋"以上时才具有诊断意义。同时还需结合病史。

（1）阳陵泉穴配肝俞穴、食管下俞穴（第 8 胸椎棘突下旁开 1 寸处），可诊断食管出血。

（2）阳陵泉穴配中脘穴、承满穴、右溃疡点,可诊断胃溃疡出血。

（3）阳陵泉穴配中脘穴、右梁门[脐上 4 寸(中脘穴)旁开 2 寸处]、右溃疡点,可诊断十二指肠溃疡出血。

（4）阳陵泉穴配天枢穴、右溃疡点,可诊断肠出血。

（5）阳陵泉穴配大肠俞穴、右溃疡点,可诊断直肠出血。

4.温溜穴[腕横纹桡侧端(阳溪穴)直上 5 寸处]　该穴是诊断消化道穿孔性疾病的定性穴。消化道穿孔是常在溃疡病基础上的一种并发症。因此,临床诊断时,必须注意溃疡病的穴位反应。当发现患者出现"板状样腹"症状时,则不能应用指压法查穴,须改用示指在腧穴附近做轻轻地滑动,当滑至穴位时,患者会立即出现穴位反应。

（1）温溜配肝俞穴、食管下俞穴,可诊断食管破裂出血。

（2）配中脘、承满、右溃疡点,可诊断胃溃疡穿孔。

（3）配中脘、右梁门、右溃疡点,可诊断十二指肠溃疡穿孔。

（4）配天枢、阑尾穴[位于外膝眼直下 5 寸(足三里穴下 2 寸)处],可诊断阑尾炎穿孔。

5.脾俞穴(第 11 胸椎棘突下旁开 1.5 寸处凹陷)　脾俞穴凹陷是诊断内脏下垂性疾病的定性穴,临床具体应用时,常配以下述穴位才能做出诊断。

（1）脾俞穴凹陷配肝明穴[脐上 4 寸(中脘穴)旁开 3 寸处],可诊断肝下垂。

（2）配下垂点(脐上 2.5 寸处),可诊断胃下垂。

（3）配太溪穴(内踝尖与跟腱连线之中点处),可诊断肾下垂。

（4）配次髎(位于第 2 骶后孔凹陷中)、带脉穴(第 11 肋游离端直下约 1.8 寸处,与脐平行),可诊断子宫脱垂。

6.足临泣穴(足背第 4、5 跖骨间隙后端处)　该穴是反映结石病的定性穴。人体内的结石来源主要有二,一是吸入,如粉尘作业工人的尘肺病;二是机体内部自生的。临床具体应用时,只有配合定位穴才能明确地诊断。

（1）足临泣穴配肺俞穴，可诊断尘肺病。

（2）配胆俞穴（第 10 胸椎棘突下旁开 1.5 寸处）、胆囊点[腓骨小头前下方（阳陵泉穴）下 1 寸处]，可诊断胆囊结石（胆石症）。

（3）配肝俞穴、胆俞穴，可诊断肝胆管结石。

（4）配肾俞穴、肓俞穴，可诊断输尿管结石。

（5）配中极穴（脐下 4 寸处）、膀胱俞穴（第 2 骶后孔，后正中线旁开 1.5 寸处），可诊断膀胱结石。

（6）配肩井穴[肩峰与第 7 颈椎棘突下（大椎穴）连线之中点处]，可诊断乳岩（癌）。

7. 结核穴[第 7 颈椎棘突下（大椎穴）旁开 3.5 寸处]　该穴是反映结核性疾病的特异穴，是结核性疾病的定性穴，临床具体应用时，必须配合下述定位穴才能做出明确的诊断。

（1）结核穴配颈六穴（第 6 颈椎旁开 2.5 寸处），可诊断颈淋巴结结核。

（2）配肺俞穴，可诊断肺结核。

（3）配肺俞穴、玉堂穴（膻中穴上 1.6 寸凹陷中），可诊断肺门淋巴结核。

（4）配肺俞穴、水分穴，可诊断空洞型肺结核。

（5）配肺俞穴、渊腋穴，可诊断结核性胸膜炎。

（6）配肺俞穴、渊腋穴、水分穴，可诊断渗出性胸腔积液。

（7）结核穴（有结节）配肺俞穴，可诊断肺结核钙化期。

（8）配肾俞穴，可诊断肾结核。

（9）配膀胱俞、中极穴，可诊断膀胱结核。

（10）配次髎穴、带脉穴，可诊断子宫结核。

（11）配大杼穴（位于第 1 胸椎棘突下旁开 1.5 寸处），可诊断骨结核。

8. 新内郄穴[俯卧取穴，位于（承扶穴）与（委中穴）连线中点内开 0.5 寸直下 0.5 寸处]　该穴是反映人体良性肿瘤的定性穴。在临床肿瘤疾病的诊断时，新内郄穴可诊断良性肿瘤，新大郄穴可诊断恶性肿瘤。具体应用时，两穴同时检查以资鉴别其性质。

（1）新内郄穴配颈四穴（位于第 4 颈椎旁开 2.5 寸处），可诊断鼻息肉。

（2）配颈五穴（位于第 5 颈椎旁开 2.5 寸处），可诊断舌咽部肿瘤。

（3）配前曲泽穴［位于肘横纹正中（曲泽穴下 1 寸）处］，可诊断甲状腺瘤。

（4）配肺俞穴、结核穴，可诊断肺结核瘤。

（5）配脾俞穴凹陷、食管下俞穴，可诊断食管憩室。

（6）配肩井穴，可诊断乳腺小叶增生病。

（7）配中脘穴，可诊断克罗恩病。

（8）配脾俞穴凹陷、右梁门穴，可诊断十二指肠憩室。

（9）配肝俞穴，可诊断肝囊肿。

（10）配肝俞穴、膈俞穴（第 7 颈椎棘突下旁开 1.5 寸处）、血海穴，可诊断肝血管瘤。

（11）配膀胱俞穴，可诊断膀胱（肌）瘤。

（12）配生殖点［第 2 骶后孔（次髎穴）内 0.5 寸处］，可诊断前列腺增生（肥大）症。

（13）配大肠俞穴，可诊断直肠息肉。

（14）配孔最穴［前臂掌侧，腕横纹桡侧端（太渊穴）直上 7 寸处］、大肠俞穴，可诊断痔。

（15）配额厌穴（位于头维穴与曲鬓穴上 1/4 与下 3/4 交界处的弧形连线处）、肩井穴、次髎穴，可诊断闭经溢乳综合征。

9. 新大郄穴［俯卧取穴，位于臀横纹（承扶穴）与腘横纹（委中穴）连线之中点偏外 0.5 寸直下 0.5 寸处］　该穴是反映机体是否罹患恶性肿瘤的定性穴。中医学认为，任脉属阴经之海，称为血海。亦为阳脉之总督，或称为阳脉之海，对全身阳脉起到了督导的作用。气为血之帅，血为气之母，气滞必产生血瘀。恶性肿瘤的产生可能是由于气滞而血瘀，瘀而不散，继而细胞发生变异增生而引起。当然还有其他的因素致病。从穴位反应中可推测是哪些病理变化：如刺痛为血瘀，酸胀为气滞，结节为肿瘤中期，硬结节为肿瘤晚期。临床具体应用时,可配合下述不同穴位,推测判断可能是哪种病症。

(1)新大郄穴配颈四穴,可诊断鼻癌。

(2)配颈五穴,可诊断舌咽癌。

(3)配前曲泽穴,可诊断甲状腺癌。

(4)配肺俞穴,可诊断肺癌。

(5)配食管下俞穴,可诊断食管癌。

(6)配肩井穴,可诊断乳腺癌。

(7)配督俞穴(位于第6胸椎棘突下旁开1.5寸处),可诊断纵隔癌。

(8)配左承满穴、食管下俞穴,可诊断食管癌、贲门癌。

(9)配左承满穴,可诊断胃癌。

(10)配右承满穴,可诊断胃窦癌。

(11)配肝俞穴,可诊断肝癌。

(12)配肝俞穴、日月穴(位于乳头直下,相当于第8、9肋间隙处),可诊断壶腹部癌。

(13)配肾俞穴,可诊断肾癌(肾乳头癌)。

(14)配膀胱俞穴、中极穴,可诊断膀胱癌。

(15)配生殖点,可诊断前列腺癌。

(16)配次髎穴、带脉穴,可诊断子宫癌。

(17)配次髎穴、气中穴[位于脐下1.5寸(气海穴)、旁开1.5寸处],可诊断卵巢癌。

(18)配天枢穴,可诊断结肠癌。

(19)配大肠俞穴,可诊断直肠癌。

(20)配肾俞穴、大杼穴,可诊断骨癌(成骨肉瘤)。

(21)配膈俞穴,可诊断血癌(白血病)。

(22)配颈六穴,可诊断淋巴结癌。

(23)配胰俞穴(位于第8胸椎棘突下旁开1.5寸处),可诊断胰腺癌。

(24)配胰俞穴、脾俞穴,可诊断霍奇金病。

如在检穴时发现新内郄穴与新大郄穴皆出现病理反应时,则诊断为"交界瘤",可根据两穴反应的对比结果,判断其恶性程度。

10.百虫窝穴(血海穴上1寸处) 该穴是反映人体内寄生虫病的定性穴,临床具体应用时,配下述穴位才能做出明确诊断结果。

(1)配肝俞穴、肝炎点,可诊断血吸虫病或肝吸虫病。

(2)配天枢穴,可诊断肠道蛔虫病。

(3)配胆俞穴、胆囊点,可诊断胆道蛔虫病。

(4)配天枢穴、膈俞穴,可诊断钩虫病。

(5)配大肠俞穴,可诊断蛲虫病。

(6)配次髎穴、三阴交穴(内踝尖上3寸,胫骨后缘处),可诊断阴道滴虫病。

第三节 查俞募穴诊断疾病

俞穴分布于背部,故又称为"背俞穴",为脏腑之气输注于背部的腧穴。背俞穴位于背腰部足太阳膀胱经之上,多依其脏腑位置而上下排列,并分别冠以相应脏腑的名称。募穴是脏腑经气汇集于胸腹的部位,六脏六腑共有12募穴。《难经本义》曰:"阴阳经络,气相交贯,脏腑腹背,气相通应。"上述论述充分说明了俞募穴在生理上是相互通应的。因此,在做俞穴诊断时,两者常相互配合使用。故前人有"审募而察俞,察俞而诊募"之说。

1. 背俞和募穴上出现点状或片状充血、红晕,并有光泽可见,提示多属实证、热证或急性病;若见暗灰色或苍白色改变,且晦暗而无光泽,提示多属虚证、寒证或慢性病变。若其边缘有红色光晕出现,则提示慢性病急性发作;若出现瘀斑,提示气滞血瘀或热毒炽盛;若出现丘疹,提示湿热凝滞;若出现脱屑或皮肤片状干黄,提示阴虚内燥;若见皮肤隆起、皱褶或皮肤增厚,提示罹患器官肿瘤、肿大、结核、痔疮或组织增生等慢性疾患;若出现凹陷、塌陷,提示正气虚损、精血亏耗。

（1）胃俞、中脘穴出现点、片状苍白或暗灰色改变，并伴出现皮肤凹陷，提示慢性胃炎、胃及十二指肠溃疡；若其边缘出现红晕，提示可能近期内会有急性发作。

（2）肺俞、中府穴出现红晕或红点改变，且有光泽，或出现丘疹、瘀斑，提示可能罹患肺部急性炎症；若伴脱屑、皮肤干黄增厚改变，则多提示肺结核处于活动期。

（3）心俞、巨阙穴出现皮肤瘀点、隆起或皱褶改变，或其苍白边缘出现红晕，提示可能罹患冠心病、心绞痛等病症。

（4）大肠俞、天枢穴出现点、片状红晕改变，且伴光泽或丘疹，提示可能为急性肠炎或痢疾等病症。

（5）肝俞、期门穴出现点、片状苍白色改变，且晦暗无光，瘀斑或皮肤呈片状干黄、脱屑，并见皮肤增厚改变，提示可能为肝大或肝癌。

（6）脾俞、章门穴出现点、片状苍白色改变，皮肤凹陷无光泽，提示消化不良、脾虚寒证。

（7）肾俞、京门穴出现点、片状呈苍白或暗灰、黧黑色改变，皮肤呈塌陷改变，提示男人可能有遗精、阳痿，妇人有妇科疾患。

（8）胆俞、日月穴出现点、片状红晕改变，且伴瘀斑、丘疹或皮肤呈隆起样改变，提示胆囊炎、胆石症。

2. 当切按俞募穴时，若出现灼热、胀痛、针刺样或触电样感觉异常，提示急性或炎性病变；若出现酸麻感，则多属慢性病变，如慢性胃炎、肺结核等；若出现麻木感，则提示多为顽固性疾病，如肝硬化等。

3. 当切诊俞募穴时，若出现圆形结节（其圆滑如同珠状，软硬不一，一般如黄豆样大小，大者如蚕豆，其移动性较小），提示可能患偏头痛；若出现扁平状结节（其形如圆饼，质地较软，而不移动，因其位于表浅部位，检查时用力要轻，方易于触及），提示可能为慢性疾患，如慢性胃炎，可在胃俞穴处扪及；若出现梭形结节（其两头尖而中间大，表面光滑，质地稍硬，在皮下常可移动），提示罹患炎症、痛证或气滞血瘀等证，如慢性腰肌劳损，可于肾俞穴触及该结

545

节;若出现椭圆形结节(其形似卵圆,质地软或硬,且光滑而易移动),提示可能有慢性功能性疾患,如耳鸣,可于肾俞穴触及该结节;若出现气泡样结节(常呈囊泡样空洞感,形状大小不一,表面不光滑,且多见于皮下),提示为恶性病变,如恶性肿瘤等;若在肝俞穴触及条索状结节(其形如条索,粗细不一,质地较硬而富有弹性,可移动等),提示为慢性肝炎。

现将切按俞募穴以诊断疾病的概况介绍如下。

(1)切按俞穴肺俞穴、募穴中府穴,若触及条索状结节,且伴压痛,提示咳嗽、气急、哮喘、胸痛等病症;若触及链珠状结节,且伴压痛,提示肺结核、尘肺、肺癌等病症。

(2)切按俞穴心俞穴、募穴巨阙穴,若触及梭形结节,且伴显著压痛,提示上肢内侧疼痛、心悸、怔忡等病症;若出现压痛敏感,且伴皮肤呈凹陷状改变,提示风心病、心绞痛、健忘、纳呆等病症。

(3)切按俞穴肾俞穴、募穴京门穴,若触及扁平结节,且伴压痛敏感,提示阳痿、腰痛、耳鸣、月经不调等病症。

(4)切按俞穴肝俞穴、募穴期门穴,若触及圆形结节,且伴压痛明显,提示失眠;若触及条索状结节,且伴压痛明显,提示患眩晕、失眠、烦躁易怒、慢性肝炎等病症;若触及气泡样结节,或皮肤呈凹陷状改变,提示肝癌。

(5)切按俞穴脾俞穴、募穴章门穴,若按压松软如棉,且伴皮肤呈凹陷状改变,提示脾虚证、四肢无力;若触及条索状结节,且兼压痛改变,提示消化不良、胃下垂等病症;若触及链珠样结节,且伴压痛显著,提示下肢内侧红肿疼痛、胰腺炎等病症。

(6)切按俞穴大肠俞穴、募穴天枢穴,若触及圆形结节,且伴压痛明显,提示便秘、腹痛、牙痛等病症;若触及梭形结节,并兼有压痛改变,提示急性肠炎、阑尾炎、肠痉挛等病症。

(7)切按俞穴小肠俞穴、募穴关元穴,若触及扁平或圆形结节,且伴压痛改变,提示患不孕症、子宫下垂、月经不调等病症;若触及椭圆形结节,且伴压痛明显,提示头痛、项强、耳鸣、眼疾等病症。

(8)切按俞穴胃俞穴、募穴中脘穴,若触及条索状结节,且伴出现疼痛,提示胃溃疡、慢性胃炎等病症;若触及梭状结节,且伴出现压痛明显,提示呕吐、畏食、关节红肿等病症。

(9)切按俞穴膀胱俞穴、募穴中极穴,若触及梭形结节,且兼见压痛明显,提示尿频、尿急、腰痛、下肢疼痛等病症;若触及条索状结节,且兼见压痛明显,提示女性有带下、闭经,男性有遗精、腰痛等病症。

第四节　查郄穴诊断疾病

郄穴是指人体气血深聚于四肢肘、膝关节以下,筋骨之间空隙部位的 16 个腧穴,十二经脉以及奇经八脉中之阴跷、阳跷、阴维、阳维各有 1 个郄穴。郄穴是腧穴诊断之要穴,也是急性疾患反应最为明显之地,且与其他腧穴相比,郄穴对按压的反应也最为敏感,脏腑器官的病变容易在郄穴上触及阳性反应物。

1. 郄穴皮肤上出现的色泽、形态变化的各种具体情况及其临床诊断意义与俞募穴相同。

2. 若在郄穴上出现胀痛、灼痛、绞痛等改变,提示罹患急性病变或炎症性病变;若出现酸楚、酸痛、麻木、沉重,提示慢性病变或顽固性疾患;若出现灼热感,提示实热证;若出现寒凉感,提示虚寒证。例如,若手太阴肺经郄穴孔最穴呈胀痛改变,提示哮喘病证发作;若手厥阴心包经郄穴郄门穴呈灼痛改变,提示胸膜炎;若手少阴心经郄穴阴郄穴呈绞痛,提示患冠心病;若足太阴脾经郄穴地机穴呈寒凉感,提示妇科虚寒证;若足厥阴肝经郄穴中都穴呈酸重感,提示慢性肝炎;若足少阴肾经郄穴水泉穴呈酸痛改变,提示肾炎;若手阳明大肠经郄穴温溜穴呈胀痛改变,提示消化道有穿孔之可能;若手太阳小肠经郄穴养老穴呈现胀痛沉重感,提示腰痛;若足阳明胃经郄穴梁丘穴呈酸痛改变,提示痹证;若足少阳胆经郄穴外丘穴呈灼痛改变,提示胆囊炎;若足太阳膀胱经郄穴金门穴呈胀痛改变,提示水肿病。

3. 郄穴区域若出现强压痛或感觉过敏,提示急性病症、实证;

若出现轻压痛或酸胀、麻木等感觉,提示慢性病症、虚证。若出现结节硬胀,且伴有压痛,提示急性病;若出现结节柔软不痛,提示慢性病。

现将切诊郄穴以诊断疾病的概况介绍如下。

(1)切按肺经郄穴孔最穴,若触及大型结节,提示患气管炎、支气管炎、哮喘、肺炎、肺结核、咯血、盗汗、胸痛、皮肤病等病症。

(2)切按大肠经郄穴温溜穴,触及1~2个大结节,提示肠炎、腹泻、便秘、腰痛、痔。

(3)切按心经郄穴阴郄穴,若触及硬胀,并有条索状物,提示有心慌、心跳、心律失常、贫血、癔症、神经衰弱等病症。

(4)切按小肠经郄穴养老穴,若触及细条索状物,提示小腹胀痛、疝气、阑尾炎、不孕症、遗精、腰痛、坐骨神经痛等病症。

(5)切按心包经郄穴郄门穴,若触及连串的结节,提示心脏病、心动过速、神经衰弱、多梦、失眠、胸闷、头痛、癫痫等病症。

(6)切按三焦经郄穴会宗穴,若触及肌肉硬胀或结节,提示小便不利、泄泻、腹痛、水肿、腹水、腰痛、遗尿、耳鸣、耳聋、妇科病等病症。

(7)切按肝经郄穴中都穴,若触及大小或连串结节,提示肝病、胁肋痛、眩晕、肝炎、呕吐、神经衰弱、月经不调、目疾等病症。

(8)切按胆经郄穴外丘穴,若触及连串状结节,提示胆囊炎、胆石症、胆系感染、肝炎、偏头痛、胃痛、关节炎、坐骨神经痛等病症。

(9)切按阴维脉郄穴筑宾穴,若触及条索状结节,提示神志病、生殖系统疾患、癫狂、疝痛等病症。

(10)切按阳维脉郄穴阳交穴,若触及硬胀结节,提示热病、痹证、运动系统疾患等病症。

(11)切按阴跷脉郄穴交信穴,若触及硬胀结节,提示妇科病、泄泻、大便难、睾丸胀痛等病症。

(12)切按阳跷脉郄穴跗阳穴,若触及连串结节,提示失眠、腰痛、脚气、头痛等病症。

第五节　查原络穴诊断疾病

原穴为脏腑原气经过和留止的部位,十二经脉在腕、踝关节附近各有一个所属的原穴,故又称为"十二原"。络穴是联络相表里两经脉的腧穴,多位于正经所别出之络脉上,十二经在四肢肘、膝关节以下各有一穴,加上任脉的鸠尾、督脉的长强及脾之大络大包共15穴,故称为"十五络穴"。在治疗方面,原穴和络穴常配合使用,即所谓的"原络配穴法";在诊断上,二者亦常须配合应用,方能做出准确的诊断。

1. 原穴、络穴上皮肤所出现的色泽、形态改变及其临床诊断意义与俞募穴相同。

(1)太渊、列缺穴呈点、片状红赤改变,或伴丘疹出现,提示罹患肺热咳嗽;若伴肺俞、中府穴呈红晕或压痛改变,提示可能有急性肺部炎症性病变;若伴孔最穴呈红晕或瘀斑改变,提示急性咯血。

(2)太白、公孙穴呈点、片状红晕,且伴皮肤出现凹陷,无光泽,或脉络呈灰白色改变,提示慢性腹泻。

(3)神门、通里穴呈红晕或皮肤瘀点、隆起,且伴心俞、巨阙穴呈阳性反应,提示冠心病、心绞痛;若伴见血压点呈阳性反应,提示罹患低血压;若伴见神堂穴阳性反应,提示有心动过缓。

(4)大陵、内关穴呈红晕或点状苍白色改变,且伴瘀斑或脉络青紫色改变,提示心绞痛发作;若伴神堂穴出现阳性反应,提示心肌炎正在发作之时。

(5)太溪、大钟穴呈点、片状苍白色改变,且皮肤凹陷无光泽,提示慢性肾炎;若出现点状红晕,且肾俞穴伴见阳性反应,提示急性肾炎或慢性肾炎加重。

(6)丘墟、光明穴呈红晕或瘀斑改变,提示五官科疾患,如头痛、目赤肿痛;若兼胆俞穴出现阳性反应,提示肝炎。

2. 切按原络穴以诊断疾病,现将基本概况介绍如下:

（1）切按肺经原穴太渊穴、络穴列缺穴，若触及压痛或伴条索状物，提示咳嗽、气喘、咯血、胸痛等病症。

（2）切按大肠经原穴合谷穴、络穴偏历穴，若触及压痛或伴见条索状物，提示头面痛、齿痛、咽痛、颊肿等病症。

（3）切按胃经原穴冲阳穴、络穴丰隆穴，若触及压痛或敏感，伴见结节，提示头痛、齿龈痛、癫狂、热病等病症。

（4）切按脾经原穴太白穴、络穴公孙穴，若触及压痛或敏感，提示腹痛、泄泻、痢疾等病症。

（5）切按心经原穴神门穴、络穴通里穴，若触及压痛或敏感，提示心痛、低血压、心动过缓等病症。

（6）切按小肠经原穴腕骨穴、络穴支正穴，若触及压痛或敏感，提示头痛、耳鸣、耳聋、项强、手腕痛等病症。

（7）切按膀胱经原穴京骨穴、络穴飞扬穴，若触及压痛或敏感，提示头痛、目眩、腰痛、痔疮等疾病。

（8）切按肾经原穴太溪穴、络穴大钟穴，若触及压痛或敏感，并触及结节或条索状物，提示急、慢性肾炎，咽痛，气喘等。

（9）切按心包经原穴大陵穴、络穴内关穴，若触及压痛或敏感，提示冠心病、心绞痛、心肌炎。

（10）切按三焦经原穴阳池穴、络穴外关穴，若触及压痛或敏感，提示热病、偏头痛、耳鸣、耳聋等病症。

（11）切按胆经原穴丘墟穴、络穴光明穴，若触及压痛，且伴见条索状或结节状物，提示胆囊疾患、目疾。

（12）切按肝经原穴太冲穴、络穴蠡沟穴，若触及压痛或敏感，提示肝脏疾患，如肝炎、肝硬化、高血压等病症。

（13）切按任脉络穴，若触及压痛或敏感，且伴出现结节，提示心胸痛、胃脘痛、反胃等病症。

（14）切按督脉络穴长强穴，若触及压痛或敏感，提示痔疮、泄泻、痢疾、腰背疼痛等病症。

（15）切按脾之大络络穴大包穴，若触及压痛或敏感，提示胸痛、关节痛等病症。

第六节　查下合穴诊断疾病

下合穴是六腑气血汇集于下肢阳经的腧穴,它反映了手足三阳经之间经脉之气的密切联系。下合穴是治疗六腑病候的主要腧穴,也是反映六腑病候、诊断六腑疾患的要穴。

1. 下合穴皮肤上出现的病理反应与俞募穴相同,据此可推测其病位所在和病性所属。其病性诊断可与诊俞募穴和诊郄穴相参。

2. 下合穴的切诊是推测和诊断六腑疾病的主要依据,其具体诊断疾病的概况如下述。

(1)切按手太阳小肠经下合穴下巨虚穴,若触及结节,且伴有压痛,提示急性肠炎、痢疾等病症。

(2)切按手阳明大肠经下合穴上巨虚穴,若触及结节,且伴出现压痛,提示阑尾炎、肠炎等病症。

(3)切按手少阳三焦经下合穴委阳穴,若触及结节,且伴出现条索状结节,提示遗尿、癃闭等病症。

(4)切按足太阳膀胱经下合穴委中穴,若触及条索状结节,且伴出现压痛或敏感,提示急性膀胱炎、急性腰痛等病症。

(5)切按足阳明胃经下合穴足三里穴,若触及结节,且伴出现压痛,提示罹患溃疡病,急、慢性肠炎等病症。

(6)切按足少阳胆经下合穴阳陵泉穴,若触及压痛或敏感,提示消化道出血、胆囊炎、胆绞痛等病症。

第八章　身体其他方面异常诊病奇术

第一节　感觉器官异常诊病

一、听觉异常诊病

1.单侧性、持续性低音调耳鸣,有时随其体位变动而变化,提示为颈部疾病或肿瘤所致。

2.双侧性、高音调的耳鸣,如正在使用耳毒性药物者,提示药物中毒的早期症状,必须警惕,并应立即停用,以免中毒加深,影响听力。

3.双侧性、高音调与低音调不固定的耳鸣,且伴见头昏、头痛、失眠等症状,提示神经衰弱症。

4.耳鸣亦可能是冠心病先兆。有人对有冠心病和耳鸣症状的128例患者调查发现,心绞痛和耳鸣症状同时出现的占 8.6%;心绞痛比耳鸣早出现的占 4.7%;而心绞痛迟于耳鸣的占 86.7%。这说明耳蜗对缺血、缺氧的反应比心肌敏感。

5.外耳道和中耳病变致使外界声音传入障碍,称为"传音性耳聋",提示外耳道阻塞,可见于耵聍(耳垢)栓塞、外耳道异物、外耳道闭锁、肿瘤等;亦提示中耳病变,如中耳积液、鼓膜穿孔、肉芽肿、息肉、中耳炎、恶性肿瘤等。

6.耳蜗、听神经或听觉中枢出现病变,以致不能感受外耳传入的声音,称为"感音性耳聋"。常分先天性和后天性两种。先天性的常见于近亲结婚或有耳聋遗传史者,另外,妊娠、生产期间的某些致病因素影响也会造成先天性耳聋;后天性的多见于药物中毒、各种急性传染病(如脑膜炎、伤寒病、麻疹等)、外伤、噪声损害等。

7.耳聋还可由于高血压、糖尿病、高胆固醇血症、肾病、肝病等引起。

二、视觉异常诊病

1.虹视　是指用眼睛观望亮灯时,看见光源周围有一圈像彩虹样的光晕。中老年人出现虹视,极有可能罹患青光眼,因为眼内压升高。虹视现象除见于急性青光眼外,长期与短波光线接触的人也有可能出现;白内障初期,当眼内晶状体纤维吸收水分后,也有可能出现虹视;此外,眼结膜炎亦可有虹视现象。

2.黄视　是指用眼睛看任何东西都好像是黄色。一氧化碳(煤气)中毒时多出现黄视;亦见于某些药物中毒,如洋地黄类、氢氯噻嗪(双氢克尿塞),以及抗结核药乙胺丁醇等中毒或过量。

3.紫视　提示视网膜脉络膜炎。早期视网膜脉络膜炎,眼前会有"冒紫烟"的感觉。另外,毒品"大麻"中毒的早期表现,亦是看任何东西都是紫色的。

4.绿视　当大脑皮质受到某种刺激或出现病灶时,所看到的一切东西都感觉是绿色。绿视提示癫痫病即将发作,当出现绿视时,应停止一切活动,并立即转移到安全地方静卧。部分心律失常患者,服用乙胺碘呋酮(胺碘酮)治疗时也会出现绿视,停药后,绿视便会自动消失。

5.复视　即两眼所见到的物像不能重叠在一起,看任何东西都是双影。这是由于眼外肌麻痹所引起,提示神经系统罹患疾病;或由于眼眶外伤、眼肌手术等累及眼外肌或其支配神经所造成。复视起初只有当眼球向一定方位注视时才会出现,以后逐渐发展到看任何方向都出现,最后当两侧眼球的位置已显著不对称时,复视反而减轻甚至消失,这往往是脑部肿瘤的先兆,应引起高度重视。

6. 斜视　可分内斜和外斜两类。双眼内斜视,提示高血压病,且为脑出血之先兆。双眼外斜视,提示癌症或为一氧化碳(煤气)中毒;单眼外斜视,提示糖尿病。另外,维生素 B_2 缺乏也会引起斜视。

7. 弱视　即看远近物体视力都较差,即使戴上矫正眼镜也达不到正常视力,而检查又查不出眼睛有病。对于成年人来说,往往是精神病先兆。长期的精神病患者,视力障碍的现象更为突出。

8. 幻视　是指经常自我感觉能看到实际不存在的某种物体。常见于精神病患者,正常人在极度疲劳、极度恐惧、长期孤独等情况下,有时也会出现幻视。

9. 视物变形　即见到的东西比原物大或小,原本直线的看成弯曲的。提示罹患中心性浆液性视网膜脉络膜炎。该病好发于成年男性,多为单眼发病,也偶有双眼发病的,常有自愈倾向,但易复发,如反复发作,会有后遗症。

10. 视力"好转"　某些白内障患者出现视力"好转",这并非是一个好兆头。事实上这是白内障从初发期(第 1 期)发展进入膨胀期(第 2 期)的表现。膨胀期的白内障将虹膜往前推,致使前房变浅,前房角变窄,此时最容易并发青光眼,因此,如出现此种现象,必须提高警惕,及时上医院请眼科医生检查。

11. 视力下降　提示可能是维生素 B_2 缺乏。中老年人若视力突然下降,极有可能罹患糖尿病;亦有可能是脑肿瘤。脑肿瘤患者早期表现可为一过性黑矇,并有短暂的视觉丧失,随病情的加重逐渐变成持续性视力减退,最后可完全失明。如单侧视力逐渐减退,甚至失明(需排除单纯眼部疾病),并同时伴有嗅觉丧失,提示脑肿瘤接近视神经处,产生压迫症状。

12. 眼前发黑　如出现一过性视力低下(眼前发黑),提示脑血管疾病即将发作,应及时就诊。如一到天黑,眼前就昏暗一片,甚至什么东西也看不清楚,提示夜盲症,常由维生素 A 缺乏所引起。

13. 眼睛发花　提示老花眼,另外血压升高也会视物发花。应定期测量血压,并分析引起血压升高的原因,及时对症处理。

14.眼前"飞蚊"　自觉眼前有一闪一闪的东西随视线而移动,称作"飞蚊症"。提示为玻璃体混浊、眼底出血及其他视网膜疾病。另外,高度近视眼,眼前也会出现"飞蚊症",必须去医院眼科检查鉴别。

15.眼睛疲劳　也称为"视力疲劳"。对于青少年来说,多为近视眼的一种先兆。并伴有眼内发胀、发酸、灼热;严重时可有头痛、头晕、注意力不集中,甚至出现恶心、呕吐等症状。另外,某些眼病如睑缘炎、慢性结膜炎、角膜炎、沙眼等,或头部有外伤、精神高度紧张,罹患某些慢性全身性疾病(如贫血、结核病、神经衰弱、营养不良等),也会出现眼睛疲劳。中年人如出现眼睛疲劳,并伴有眼部发胀、头痛、呕吐、虹视等症状时,提示青光眼。

16.眼前雾感　亦即出现一过性的视物模糊,好像在雾中观看外界景物一样。症状轻微,休息片刻或睡觉后症状即可消失。若症状严重,提示可能是青光眼。

三、嗅觉异常诊病

1.嗅觉过敏　当空气中存在少量不被正常人所感知的气味时,而某些人就感到极度不适,这可能为神经过敏性体质和部分颅内压增高。如对香臭都感觉不舒适或难受时,极有可能是癔症或癫痫病先兆。另外,冠心病、神经衰弱及妇女绝经期也有可能出现嗅觉过敏。

2.嗅觉减退或丧失　常见于急性鼻炎、过敏性鼻炎、感冒患者,轻者出现嗅觉明显减退,严重者完全消失,当病因一旦消除,嗅觉即可恢复。萎缩性鼻炎不仅嗅觉失灵,还会出现鼻腔干涩、头痛、记忆力减退等症状。另外,鼻腔内有肿瘤、息肉、鼻甲肥厚增生以及颅脑内有肿瘤,都可引起嗅觉失灵。嗅觉丧失还与乳腺癌联系密切,若排除鼻部原因,应高度警惕乳腺癌的可能。

3.嗅觉倒错　将一种明显的、突出的气味,误认为是另一种气味。例如将原本香味错认为臭味,或将无臭味认为有臭味。常见于头部外伤、脊髓结核、癔症、精神病、神经衰弱等。当服用了某些药物(如氨基比林等),也会出现嗅觉倒错。此外,部分原本嗅觉丧失的患者,进入恢复期后也会出现嗅觉倒错现象。

4. 幻嗅　幻嗅和幻视、幻听性质一样,都是一种幻觉,即指在没有任何不良外界刺激的情况下而出现的虚假感觉。具体表现为患者会闻及实际上并不存在的某种气味,而且多半是非常难闻的气味(如腐尸味、臭蛋味、羊膻味、烧皮革味等)。提示精神、神经系统方面有病变,如癔症、神经衰弱、精神分裂症、癫痫等;亦见于脑部某些器质性病变。嗅觉与性功能之间也存在一定的关联。如某些阳痿患者,也会出现嗅觉异常,当嗅觉恢复正常后,阳痿不治而愈。另外,正常人在极度恐惧、极度疲劳、极度饥饿、极度寒冷、长期孤独、睡眠不佳以及某些药物的作用下,也会出现幻嗅现象。

四、味觉异常诊病

1. 口酸　是指自觉口中有酸味,多见于慢性胃炎,胃、十二指肠溃疡。且常伴见胸闷胁痛,恶心欲吐,食后腹胀,舌苔薄黄,脉弦等症状。

2. 口甜　又称"口甘",是指感觉口中有甜味。提示为消化功能紊乱性疾病及糖尿病。

3. 口苦　是指感觉口中有苦味。多见于肝、胆方面的急性炎症性疾病,还可见于某些癌症。

4. 口辣　是指口中自觉出现辛辣味或舌体麻辣感。常见于神经官能症、围绝经期综合征、高血压及长期低热,并常伴见咳嗽、咳吐黄稠痰、舌苔薄黄等症状。

5. 口咸　是指自觉口中有咸味,犹如含盐。多见于慢性咽喉炎、口腔溃疡、慢性肾炎、神经官能症等。

6. 口香　是指自觉口中有一股香味,提示罹患糖尿病(消渴症)重症。

7. 口涩　是自觉口中有一股涩味,常见于神经官能症或通夜未睡者。某些晚期恶性肿瘤患者,也多有味觉苦涩的。

8.口淡 是指味觉减退,自觉口内发淡而无法品尝饮食的滋味。多见于感染性疾病初起或消退期,以肠炎、痢疾以及其他消化系统疾病多见,还可见于大手术后的恢复阶段;内分泌系统疾病、长期发热的消耗性疾病、营养不良、维生素和微量元素缺乏、蛋白质以及热量摄入不足者。中老年人发生原因未明的味觉突然减退或消失时,要高度警惕癌症的发生。

第二节 日常活动异常诊病

一、笑容异常诊病

1.痴笑 见于精神分裂症。患者由于大脑功能不全,一切行为无法控制,故笑时不分地点、场合、人员多寡等,想笑时就发笑,可以是狂笑,也可以是独自偷笑。痴笑对于青春型精神分裂症来说,是一项重要的特征性症状。

2.傻笑 为一种特殊的憨里憨气的笑。多见于大脑发育不全、阿尔茨海默病(早老性痴呆)和老年性痴呆等病。精神病专家指出:"傻笑是早发性痴呆的一个显著而具有特征性的症状。它是不能自制的,无需任何刺激就会在任何情况下出现,且不伴有情绪特色。"

3.假笑 提示罹患隐匿型抑郁症。患者本来内心的感情是忧郁的,却常对他人报以假笑,表现是用嘴角笑,眼睛里却毫无快乐的神情。

4.怪笑 提示罹患面神经炎,多见于面神经麻痹、瘫痪者。由于面部神经支配作用减弱甚至消失,造成病侧面部肌肉松弛,鼻唇沟变浅,笑时嘴角向健侧牵拉,口眼歪斜,表情怪模怪样。

5.强笑 即强制性的笑,是一种无法克制的笑,多见于老年性弥漫性脑动脉硬化和大脑变性等脑部器质性病变。

6.狂笑 提示为癔症,当歇斯底里发作时,常出现狂笑表情;亦常见于酗酒后大发酒疯者。

7.苦笑　提示罹患破伤风。由于张口困难,咀嚼肌抽搐,牙关紧闭,面部肌肉痉挛,从而表现为典型的苦笑面容,并同时伴见四肢强直、角弓反张等症状。

8.阵发性笑　表现为阵发性不由自主的笑。多则每日发作几次或几十次,少则数日或数周发作 1 次,每次发作历时几十秒钟或数分钟。提示癫痫病正在发作,笑停止后即恢复正常。并可伴见多种多样的自动症,持续时间不定和程度不同的意识障碍以及脑电图改变等。此外,还常见于颅脑外伤、第三脑室和脑干肿瘤等。

二、声音异常诊病

1.声音嘶哑进行性加重　并出现呼吸困难,最后完全失音,提示可能罹患喉癌。凡 40 岁以上的男人(尤其是吸烟者),突然发现声音嘶哑,经持续治疗 1 周以上无好转,应警惕喉癌。

2.说话时声音嘶哑　刚开始时发低音无变化,但发高音则破裂,用声易见疲劳,不能持久。以后逐渐加重,出现沙哑声,声嘶呈间歇性逐渐发展,最后出现持续性声嘶,提示声带小结。此外,声音嘶哑还可见于用声过度、急性咽炎、血管神经性喉头水肿、喉结核、甲状腺癌、癔症、全身衰弱及手术或外伤引起喉返神经麻痹或损伤等。

3.声音粗糙、低沉、发音费力　早晨较为严重,提示急性喉炎。说话时声音低沉、粗糙发硬或破裂,早晨较轻,午后加重,说话前常需清一下嗓子,提示慢性喉炎。

三、步态异常诊病

1.慌张步态　走路时身体前倾,起步较慢,随后越走越快,慌慌张张一时难以止步,提示罹患帕金森病(震颤麻痹)。

2.醉酒步态　走路步态紊乱,摇摇晃晃,重心不稳,像喝醉酒的人走路一样,提示小脑有病。

3.蹒跚步态　又称"鹅行鸭步",是形容行走时摇摆迟缓,像鹅、鸭走路一样,提示先天性双侧髋关节脱位或进行性肌营养不良症;此外,还常见于佝偻病和大骨节病。

4. 剪刀步态　是指步行时两膝相互前后交叉,两腿牵曳擦地而行,常见于脑性瘫痪(脑瘫)和下肢痉挛。

5. 跨阈步态　由于踝部肌肉、肌腱出现松弛状态,故病足呈下垂状。行走时必须将髋、膝关节提高,但跨步较小,并使足尖擦地而行,提示多发性神经麻痹或多发性神经炎、胫腓神经麻痹或胫腓神经炎、坐骨神经麻痹或坐骨神经炎。

6. 偏瘫步态　表现为一侧肢体的痉挛性麻痹。上肢旋前,肘、腕、指关节皆见屈曲,走路时很少摆动。下肢髋关节外旋、膝关节僵直,足跖屈曲,每次跨步时,先要将病侧骨盆抬起,以使病肢提高,再以髋关节为中心,直着腿、足趾擦着地画半个圆圈,才能前进一步。常见于脑卒中偏瘫。

7. 共济失调步态　起步时一脚抬高,骤然垂落,双眼向下注视,两脚间距较宽以防止身体倾斜,闭目时不能保持平衡状态,提示罹患脊髓结核。

另外,外伤、关节损害、下肢畸形等也可引起不定型的异常步态。因此,观察人走路时的步态正常与否,可推测所患疾病。

四、饮食异常诊病

1. 食欲不振　可分生理性和病理性两类。生理性是指人体并无任何异常,只是由于情绪变化,如焦虑、恐惧、忧郁、愤怒等影响食欲中枢的正常活动所引起。病理性食欲缺乏常由下述疾病引起。

(1)口中出臭气,食欲低下,提示患有习惯性便秘。由于便秘时粪便淤滞,肠道细菌出现腐败现象,产生了有毒物质,经人体吸收后影响了肝脏的解毒功能和食欲中枢。

(2)饮食无味,食欲缺乏,见食生畏,遇到油腻就恶心欲吐,全身困倦、乏力,低热或无热,小便如同浓茶水,巩膜(眼白)发黄,提示黄疸型肝炎。

（3）经常性食欲欠佳,大便稀薄,次数增多,闻到食物气味就感觉不快,进食油腻食物就要腹泻。这是由于肠胃消化功能减退所引起,提示患肠胃病。

（4）突然不思饮食,口淡无味,全身乏力,鼻流清涕,发热或不发热,舌苔黄腻或白腻,提示感冒。

（5）食欲缺乏还可由于各种恶性肿瘤、急性传染病、肾脏疾病以及心脏疾病等引起。

2. 食欲亢进　也可分为生理性和病理性两类。生理性食欲亢进是指人体无任何异常,但由于机体生理代谢旺盛,如从事重体力劳动或特殊职业,妇女怀孕、分娩等,消耗或补充增加,必须增加食量进行补充,以保持生理平衡状态。相反,病理性食欲亢进是由于某些疾病所引起的,如甲状腺功能亢进症和糖尿病等。

（1）食欲亢进,但体重则明显减轻,且伴困倦乏力,怕热,易出汗,心跳加快,性情急躁,易激动,面部潮红,眼球凸出,提示甲状腺功能亢进症。

（2）食欲旺盛,大量进食,反而容易饥饿,身体日见消瘦,并兼见口渴、多饮、多尿、失眠等症状,提示糖尿病。

（3）食欲亢进还见于严重的脑动脉硬化症。这是由于脑动脉发生硬化后,使控制食物摄入的下丘脑中枢缺血、缺氧所造成的。

3. 进食后感觉异常

（1）中老年人,无其他原因的食后上腹部饱胀,食欲缺乏,进食减少,全身呈进行性消瘦,提示胃癌早期。

（2）进食后即出现呕吐,吞咽困难,只能喝水或流质饮食,上腹部和胸骨后出现不适或疼痛,全身渐见消瘦,体重明显减轻,提示贲门痉挛或食管癌。

（3）进食后不立即呕吐,隔一段时间甚至到第 2 日才吐出食物,且呕吐严重,提示幽门梗阻。

（4）进食正常,但食后肠胃蠕动亢进,有肠鸣、便感。表现出"吃一餐即排便一次"的规律,提示肠胃功能紊乱、肠道过敏或习惯性慢性肠炎等。

（5）进食冷饮后腹痛、腹泻，说明肠胃对冷过敏，提示肠胃功能紊乱。进食冷饮后，使平常表现不明显的多饮、多食、多尿症状加重，并渐见全身消瘦，困倦无力症状，提示罹患不典型糖尿病。

（6）当佳节聚餐饱食之后，出现嗳腐、吞酸、腹胀、腹痛等症状，提示"伤食症"。如出现头昏脑涨、恶心呕吐、腹胀腹痛、眼球凸出、上肢麻木、下颌发抖、心慌气短、心动过速、心律失常、全身困倦乏力等症状，提示"美味综合征"。

（7）暴饮暴食之后，突然出现上腹部剧烈疼痛，或疼痛呈束带状向左侧背部放射，或腹肌紧张全腹呈板样，并伴恶心、呕吐、发热等症状，提示急性胰腺炎。

（8）进食后腹胀加重，平卧时即见减轻，常伴恶心、嗳气、上腹部不适，偶见腹泻或便秘，且体形瘦长，提示胃下垂。

（9）进食后 30～60 分钟出现胸骨剑突下或中上腹部不适感，此时若少量进食，上述症状即见缓解，提示慢性胃炎，胃、十二指肠溃疡等。

（10）食欲正常，但当进食油腻性食物后，即感觉右上腹部胀痛，有时放射至右肩背部，提示为胆囊或胆道疾病。

五、睡梦异常诊病

1. 夜里做梦，清晨醒后回忆得非常清楚，提示神经衰弱或体质减弱。

2. 夜里梦见双腿或一条腿如有石头绑捆，沉重无比，无法走动一步，提示腿部有病变。

3. 经常性做梦想解小便，但一时又找不到卫生间，或经常梦中性交，提示内分泌系统出现问题。

4. 经常性梦见进食腐败食物，醒来时嘴里还感觉有某种味道；或在梦里感觉非常饥饿，或腹痛难受，提示罹患胃肠道疾病。

5. 经常性梦见有人从背后踢你一脚或用刀刺伤而被惊醒，醒来后总感觉被踢或被刺的部位出现疼痛感，提示腰背部或肾脏有潜在性疾病。

　　6.经常性梦见自己腾云驾雾,面貌狰狞,提示循环系统和消化系统存在问题。

　　7.经常性梦见自己涉水过河,或常与水打交道,或被洪水淹没,提示肝、胆出现问题。

　　8.经常性梦见大火,或被大火包围,提示高血压。

　　9.经常性梦见自己被人关在黑暗的房间里,感觉呼吸十分困难;或经常梦见自己胸部遭受压迫,或身负重担而远道行走,提示呼吸道或肺部出现病变。

　　10.经常性梦见自己从高处跌下,但终不能落地而被惊醒,提示隐匿型心脏病。

　　11.经常性梦见自己身体歪歪斜斜或被扭曲,并伴有窒息感觉,然后突然惊醒,提示冠心病。

　　12.经常性梦见自己后面有人追赶,想喊叫而又叫不出声,提示心脏冠状动脉供血不足。

　　13.经常性梦见有人卡住自己的喉咙,或在睡梦中感觉咽喉被骨头梗阻,或感觉有叉子刺入喉咙,提示咽喉部出现问题。

　　14.经常性梦见自己耳边有喇叭声高鸣;或有子弹、飞箭从头部穿过;或经常梦见有人或怪物敲打自己的头部,提示脑部出现肿瘤或神经系统出现问题。

六、体位异常诊病

　　1. 强迫性体位改变　正常、健康人的体位虽然各种各样,但都是非常自然的,如果出现强迫性体位,这常为某种疾病的信号。若患病者被迫采取仰卧体位,双腿蜷曲,以此减轻腹部肌肉的紧张程度,提示罹患急性腹膜炎、急性胰腺炎;如被迫右腿蜷曲,提示急性阑尾炎;如见患者被迫采取俯卧位,以减轻腰背部的疼痛程度,提示罹患脊柱或腰部疾病;如见患者被迫采取病侧卧位,以此减轻胸闷和窘迫感觉,提示渗出性胸膜炎、肺脓肿、支气管扩张等。

　　2. 问号状体位改变　侧卧位,头向后仰,两腿蜷曲而贴近腹部,全身犹如一个问号,提示破伤风或脑膜炎。

3. 睡眠时体位呈习惯性改变 每个人都有着不同习惯的睡眠体位,观察不同的睡眠体位,可推测身体某些组织器官较为虚弱。如经常性采取右侧卧位,但头面却转至正面而眠,提示胃肠功能较为虚弱;某些人喜欢取仰卧位而睡,双手向头顶方向伸出,呈张口呼吸状,提示肺、气管较为虚弱。

4. 坐卧不安、体位变换频繁 患者常辗转反侧,坐也不是,睡也不是,提示胆道蛔虫症、胆石症、胆绞痛、肠绞痛等急腹症。

5. 起床时的体位改变呈固定模式 先做俯卧动作,以手撑地使小腿伸直、站立,然后再以双手扶住膝部,使身体上部慢慢上抬,躯干伸直,最后才起身直立。出现这种机械性起床模式,提示罹患进行性肌营养不良症,该病晚期可出现肌肉萎缩、骨骼畸形、抵抗力低下、全身无力、心肌病变等,应积极治疗。

6. 正常活动时突然被迫下蹲 某些人当正常步行或做其他活动时,由于感觉呼吸极端困难或心慌不已而被迫采取下蹲姿势,提示罹患发绀型先天性心脏病。

7. 闭眼站立时全身摇晃 两脚靠拢直立,闭上双眼,若见身体出现大幅度晃动,提示小脑或脊髓出现问题。

8. 站立时呈特殊体位 头向前倾,背部伛曲,上下肢屈曲、内收。提示罹患帕金森病,又称"震颤麻痹"。

9. 行走时突然停住 正常走路时,突然感觉左胸前区有压榨性或窒息性感觉或疼痛,疼痛放射至左肩部,甚至左上肢,患者只能勉强站住,并用手扶住疼痛部位,以减轻疼痛,待休息片刻,症状缓解后,才能恢复原状。提示冠心病心绞痛正在发作。

10. 固定式端坐体位 端坐时,用两手扶在膝盖上或扶持在床边上才感觉较舒服,这种端坐体位常见于心肺功能不全的患者。采取这种端坐体位可使胸廓辅助呼吸肌易于运动,同时可使膈肌下降,增加肺换气量,减少下肢回心血量,以减轻心脏的负担。

第三节 分泌物、排泄物异常诊病

一、痰液异常诊病

痰是从气管内排出来的黏性分泌物,中西医学都对咳痰的情况十分重视,并将痰检作为临床四大常规检查之一。

(一)从痰的性状推测所患疾病

1.黏液性痰 即无色或淡白色透明的黏液状痰,提示上呼吸道感染、急性支气管炎,肝炎的早期及慢性支气管炎,其痰液多较黏稠,有泡沫。

2.黏液脓性痰 即稀薄透明带泡沫状痰,提示感冒、支气管炎以及肺炎的恢复期。

3.浆液脓性痰 痰分三层,上层为泡沫痰,中层为稀薄浆液,下层为浑浊的脓渣及坏死物质,提示支气管扩张症并合并有继发性感染。痰液以晨起时最多。

4.脓性痰 亦即黄色或黄绿色黏稠块状,或不透明的脓液状痰,提示肺脓肿、支气管扩张症、肺结核形成空洞时、肺癌晚期合并有感染。

5.血性痰 亦即痰中带血丝、血块,提示下述疾病。

(1)痰液中带有鲜红血丝,提示肺结核或支气管扩张;有时咽喉部有急性炎症时,也可见痰液中带有鲜红血丝。

(2)咳吐出血性泡沫样痰,提示慢性阻塞性肺水肿。

(3)咳吐出黑色血痰,提示肺梗死。

(4)长期痰液带血丝,或伴见胸痛、消瘦、乏力等症状,提示罹患支气管肺癌。

(5)每日清晨第一口痰液中带有血丝或小血块,提示可能罹患鼻咽癌。

(二)从痰液的数量推测所患疾病

1.痰液较少,但比正常时增多,提示上呼吸道感染、急性支气管炎、肺炎早期等。

2.痰液增多，量较大，提示肺脓肿、肺结核合并空洞、支气管扩张症、肺水肿等。

3.痰液由少变多，提示病情没有得到控制，或者出现新的感染。

4.痰液由多逐渐变少，提示病情趋向好转。

5.痰液由多突然减少，同时伴有体温升高等症状，很有可能是由于支气管有阻塞现象，造成引流不畅，必须引起重视。首先要查明病因，并要加强呼吸道引流措施，使痰液排出，而不能盲目增加或频繁更换抗生素。

(三)从痰液的颜色推测所患疾病

1.红色或棕红色痰液　提示痰液中混有血液或有血红蛋白。

2.粉红色痰液　提示肺水肿。引起肺水肿的原因很多，例如给病人静脉输液时速度过快，致使大量液体在短时间内进入肺内而发生急性肺水肿。此时患者往往就会吐出大量粉红色泡沫状痰液，严重者还可从鼻孔内涌出来，这是一种非常危险的征兆，必须争分夺秒地抢救。

3.铁锈色痰液　即痰液变成铁锈样颜色，提示大叶性肺炎。大叶性肺炎开始时呈阵发性干咳，不久有少量黏液痰，发病后2～3日由于肺泡内血浆和红细胞渗出，咳出典型的铁锈色痰，随后痰液变成黄色，呈黏液性。如伴见高热持续不退、胸痛、咳嗽，又发现有铁锈色痰液的，则大叶性肺炎的诊断就明白无疑。

4.巧克力色痰　提示阿米巴痢疾。其原因是阿米巴原虫钻入肝内引起肝脓肿，然后钻入肺内，使肺内支气管破溃所引起。因阿米巴原虫引起的肝脓肿的脓液与巧克力的颜色几乎相同。

5.黄色或黄绿色痰液　提示原有病灶发生了继发性感染。

6.绿色痰液　提示黄疸、干酪性肺炎、肺部感染了铜绿假单胞菌等。

7.白色痰液　提示白色念珠菌引起的支气管炎或肺炎。此菌平时寄生于呼吸道与消化道，一般情况下不会致病。当身体虚弱或大量长期使用抗生素时，由于其他细菌被抑制，白色念珠菌却得到比平常更多的营养并借机大量繁殖，这时就由本来不致病的细菌转变成致病菌。

8.黑色或灰色痰液　提示气管内存在着较多的粉尘，当痰液从气管内吐出时就混有灰尘、煤尘或烟尘，常见于煤矿、风钻、锅炉工人或生活在多煤烟地区以及大量吸烟者。这部分人群在劳动和生活中，应加强自我保护意识，采取防护措施。

二、汗液异常诊病

汗是汗腺分泌的液体，中医学认为是由于人体阳气蒸化，津液渗出于体表而形成。在正常情况下，全身汗腺每日可分泌汗液500～1000ml，汗液中 98％是水分，其余有尿酸、尿素、乳酸、无机盐等。汗与人体的生理、病理都有着密切的关系，正常状态下起到调节体温、排泄废物、湿润皮肤等作用。中医将汗与血视为同源异流之物，并明确指出"汗为心液"。因此，观察汗，对于了解阳气的盛衰、阴津的盈亏及邪正斗争的情况等有着非常重要的意义，某些疾病的预后，也可根据汗液来判断。西医学也证实，无汗或出汗不正常都是疾病的一种表现。

1.自汗　是指经常性汗出不止，活动后更甚，常伴神疲乏力、畏寒气短等症状，是由于气虚卫阳不固所致。重病患者在恢复期间，由于体质极其虚弱，常在安静状态下出现自汗。

2.盗汗　是指夜里熟睡时出汗，醒后汗止，中医认为阴虚之人多有盗汗。如伴有咳嗽、胸痛、乏力、午后潮热、咯血、食欲缺乏、妇女月经不调等症状，提示肺结核。另外，产妇、手术后的患者、孕妇人工流产后，由于失血，体质虚弱及一时性的自主神经功能紊乱，造成汗孔开合失常，汗液外泄，也可出现盗汗，这些都属正常现象，不是疾病原因。

3.多汗　是指汗液多于正常而言。

（1）多汗伴发热，大脑反应迟钝，食欲缺乏，腹胀，脾大，皮肤出现玫瑰糠疹，相对缓脉，提示伤寒病。

（2）多汗伴见头晕乏力，饥饿感觉明显，常为低血糖所引起。

（3）多汗伴有食欲亢进、心跳增快、精神兴奋、易怒、失眠、怕热、突眼等症状，提示甲状腺功能亢进症。

（4）多汗伴有寒战、持续性高热、臭汗，甚至昏迷症状，提示败血症或急性热病等。

（5）平常稍微活动就见出汗，不是肥胖症就是由于体质过于虚弱的缘故。

（6）服用某些药物之后突然出汗，常为药物的缘故。接触或服用某些药物，如有机磷类农药，汞（水银）、铅、砷（砒霜）等毒物，均可在中毒后出现多汗。

（7）房事后出汗，尤以下半身（包括双下肢）出汗显著，严重者见大汗淋漓，其原因可能与身体虚弱、房事过频等有关。最主要的还与自主神经功能亢进的程度有关。此类人平常自主神经中的副交感神经呈兴奋状态，表现为面色潮红，易出汗，唾液分泌量多，心跳速度较平常人相对较慢。因此，房事后常较易出汗，且汗量较大。

（8）某些青年人易见出汗，这是由于青春期自主神经功能失调的缘故。

4．大汗　又称"脱汗"，是指汗液流出淋漓不断。大汗多见于夏季之时，或服用发汗药过量。重病患者若大汗淋漓不断，中医称为"绝汗"，应注意观察，防止发生意外。

5．手汗　是指手掌出汗较多，常认为是由于脾胃虚热，体质亏虚；或是由于精神过于紧张的缘故。

6．胸汗　是指胸前两乳附近多汗，而其他部位则汗少或无汗。多因七情（喜、怒、忧、思、悲、恐、惊）太过，伤及心脾，造成心不主血，脾不统血的缘故。亦常见于心肺功能异常。

7．额汗　指单纯的额头出汗，其他部位少汗或无汗，如不伴其他症状，不属病态表现。但若重病患者突然额汗不止，为病情恶化之先兆，应提高警惕。突然见一侧额头出汗，提示动脉瘤或胸腔囊肿，是由于肿瘤或囊肿压迫或刺激了交感神经的缘故。

8. 鼻汗 大凡正气不足,肺气亏虚,房事过多,每当情绪激动,精神紧张,过度劳累,或说话过多时,就会出现汗从鼻梁、鼻翼两侧渗出,汗珠呈晶莹样缓缓淌下。

9. 偏头汗 头的一侧出汗,而另一侧则无汗,称为"偏头汗"。多半是由于精神紧张,过于激动;或由于阴阳两亏致使寒阻经络而引起。

10. 偏身汗 又称"左右半身汗"或"上下半身汗"。是指突然间半身出汗。中医认为多因气血偏虚,夹湿痰阻滞经络所造成。常为脑卒中先兆。亦常见于部分高血压脑病、肾性高血压、脑卒中、截瘫等。

11. 会阴汗 在会阴和外生殖器部位出现汗液,称为"会阴汗"。大凡湿热下注,肾阳虚衰的患者,均可导致带有异味的汗液在会阴部冒出。会阴汗多见于青年女子,如外阴瘙痒症、湿疹、阴道炎时,就可能在会阴部出现异味性的汗液。

12. 手足汗 凡脾胃不和、湿热内生,熏蒸不宣,致使阳亏、血虚、中阳不足,均可出现手足多汗。严重者,则无论四季寒暑,手足均可有较多的汗液。

13. 臭汗 是指汗有臭味。大腿、胸部、乳房下方和腋下,若出汗一多,因不易蒸发而发生臭味,这是正常现象。但若臭汗如狐臊气味,并呈乳白色、黏稠状,提示"狐臭症"。汗液中带有尿臭,皮肤见有结晶,并伴见其他全身症状,提示尿毒症(肾衰竭)。

14. 焦味汗 汗液散发煳焦味或煤烟味,焦味汗只限于男性青年,是由于过度的手淫,或因经常性梦遗、滑精,而又不注意清洗下身而引起。

15. 香汗 是指汗液中带有芳香的味道,提示糖尿病出现酮症酸中毒,属险症。

16. 黄汗 汗液呈现黄色。正常人汗中尿素含量增多,就会出现轻微黄汗。若汗见黄色,并带有一种特殊的腥臭味,提示晚期肝硬化。

17. 红汗 是指汗液呈淡红色,如洗肉水样。中医认为,凡气血偏盛或偏衰,阴阳偏盛或偏衰,肝火旺盛以及阳衰不能固表,均可使汗液变成淡红色。西医认为与内分泌功能失调有一定的关联。

18.冷汗　汗出湿冷是由于精神过于紧张或情绪受到强烈刺激,如高度兴奋、惊吓过度出现面色苍白、四肢发凉、心慌不安等,常会出冷汗。冷汗还常见于心肌梗死、心力衰竭和病情危重、休克的患者,在出冷汗的同时,常见面色苍白、脉细无力等。

19.黏汗　汗液黏腻常见于重度感冒或大叶性肺炎、脓毒败血症等持续高热性疾病。

20.无汗　又称"汗闭"。是指汗腺分泌减少或不分泌汗液,局部或全身少汗或完全不出汗。患者常感觉某些部位或全身皮肤异常干燥,不见汗液冒出。提示罹患某些全身性疾病或某些皮肤病[如银屑病(牛皮癣)、硬皮病、鱼鳞病等];亦有极少数是由于先天异常。此外,某些药物亦可引起,例如抗胆碱能类药物(山莨菪碱、东莨菪碱、阿托品等)以及交感神经阻滞药(如酚妥拉明、酚苄明、普萘洛尔等)。

三、耳垢异常诊病

耳垢,俗称耳屎,医学上称为耵聍。在生理上耳垢对人的耳朵能起到很好的保护作用,可防御小虫侵入耳朵,保护鼓膜(缓解强烈的声音对鼓膜的损害)。耳垢可推测一些疾病,简要介绍如下。

1.据国外报道,一般来说,湿性耳垢(即所谓的油耳)者其血脂水平高于干性耳垢者,故罹患动脉硬化的发生率比后者要高。

2.湿性耳垢妇女,患乳腺癌的概率要比干性耳垢者高出1倍以上。

3.有人统计100例腋臭者,其中有94例是湿性耳垢,提示腋臭与湿性耳垢的关系十分密切。这也是由于腋臭与种族或遗传有关。

必须指出,人耳垢的干湿一般是由遗传因素决定的,而对于高脂血症、动脉硬化和乳腺癌患者来说,遗传因素仅仅是造成这些疾病的诸多因素之一，其发病原因还与环境、饮食、生活习惯等许多因素有关。因此，湿性耳垢者也不必惊慌，平常应注意少进食高脂肪、高糖的食物，多进食富含纤维素的蔬菜和新鲜瓜果等，并保持适当的运动量，以防止高脂血症和动脉硬化的发生。

四、眼泪异常诊病

由泪腺和副泪腺所分泌的眼泪，具有保护眼球不受病毒、细菌和其他有害物质的侵袭；保持眼球表面的润滑，维护结膜、角膜的生理功能。故眼泪的正常分泌与排泄，对维护眼睛的正常生理功能是非常重要的。

中医学认为，眼泪亦属人体的津液之一，其正常与否，可直接反映人体津液的盛衰情况。所以检查眼泪对诊断疾病具有一定的意义。

1. 流泪　眼部或鼻黏膜受到某些物理或化学物质的刺激，如异物进入眼内，烟熏、接触异常气体，或咳嗽、哈欠、情绪激动时，眼泪就会夺眶而出，此乃正常的生理现象。如因眼内急、慢性炎症等引起的泪液分泌过多，则属病理现象。另外，某些全身性疾病如脊髓结核、甲状腺功能亢进等也可造成泪液增多。

2. 含泪　眼含泪水，简称含泪。在正常情况下，瞬目动作能不断地将泪液均匀涂布于眼球表面，再经泪小管和泪囊流进鼻腔。含泪常见于面瘫或重症肌无力症，乃因眨眼障碍而见眼角含泪汪汪。

3. 溢泪　因泪道阻塞不通而造成流泪的，称为溢泪。主要的病因是炎症，多伴见黏液或脓液流出；其次为外伤；肿瘤引起的较为少见。

4. 少泪　未满2个月的婴儿，因泪腺尚未发育成熟，故哭时无泪，属正常现象。年长儿或成人若泪液干少、欲哭无泪，或眼睛干涩，畏光羞明者，多因泪腺分泌、排泄功能障碍，如泪腺萎缩、沙眼或结膜囊瘢痕性挛缩造成泪腺开口阻塞。

5. 鳄泪　鳄鱼在吞嚼食物时，眼睛总会反射性流出眼泪，又称

"鳄鱼泪",是一种非常形象的比喻。部分面神经损伤的患者,如神经纤维发生迷走性再生,当咀嚼食物时,其病变一侧的眼睛也会像鳄鱼一样流出泪水。

五、鼻涕异常诊病

在正常情况下,人的鼻腔分泌物鼻涕是无色、透明,并略带一些黏性物质。具有湿润鼻腔、保护鼻黏膜、过滤空气、阻挡和溶解细菌的作用,所以有少量的鼻涕并非是坏事。但若鼻涕太多,颜色或性状不正常,则提示可能罹患疾病。

1.血样鼻涕　鼻部外伤、手术、异物、炎症感染及全身性疾病(如高血压、动脉硬化、血液病等)都有可能出现血样鼻涕,还常见于急性上颌窦炎。血样鼻涕还提示早期鼻咽癌,特别是 40 岁以上的中年人,更应注意。

2.黄色脓样鼻涕　一般来说,患风热型感冒、慢性鼻炎、鼻窦炎者的黄脓鼻涕不仅量多,而且还黏稠而不易擤出。对于小孩来说,鼻内流出黄脓涕,应考虑是否鼻腔内有异物存在的可能。

3.黄色水样鼻涕　多为上颌窦内的浆液囊肿破裂后流出来的囊液,主要表现为一侧鼻腔呈间歇性的流黄水。

4.黄绿色鼻涕　提示萎缩性鼻炎。本病多见于 20～30 岁的女性,主要表现为:鼻咽部干燥,黏液腺分泌减少,分泌物不易排出,鼻腔内有大量的黄绿色脓性分泌物存在,形成脓痂阻塞鼻腔,造成鼻塞。嗅觉减退明显,并常伴有头痛和鼻出血。鼻内常擤出黄绿色鼻涕或鼻痂,同时伴有难闻的臭味。

5.白色豆渣样鼻涕　提示干酪性鼻炎。若并发感染时,常伴随一种奇臭味。

6.白色黏液性鼻涕　提示慢性单纯性鼻炎。主要表现为鼻塞和鼻涕增多。鼻塞多为间歇性或左右交替,有时呈持续性。平卧时加重,侧卧时下方鼻孔较重。鼻塞严重时,可伴有鼻音、嗅觉减退、头昏脑涨、咽部干痛等症状。

7.清水样鼻涕　分泌物稀薄而透明,呈清水样,提示风寒型感冒或急性鼻炎、过敏性鼻炎发作。风寒型感冒起病急骤,常有鼻塞、打喷嚏、流鼻涕、咳嗽等症状,全身症状有轻度发热、乏力,并有酸痛感觉。检查时可见鼻黏膜充血,扁桃体及咽后壁轻度充血。急性鼻炎、过敏性鼻炎患者,常突然感觉鼻塞,鼻、上腭、眼部发痒,连续打喷嚏,流出大量清水样鼻涕。若清水样鼻涕呈均匀速度滴出时,应考虑脑脊液鼻漏的可能。

8.黑色样鼻涕　并非是由鼻腔本身的病变造成的,而是由于吸入黑色粉尘所引起。多与工作、生活、居住环境有关,如煤矿、翻砂或风钻工人,可经常性擤出一些黑色样鼻涕。

六、涎液异常诊病

1.涎液不间断从口角流出,量较多,如见于小儿,提示胃中有热、食滞、疳积,或罹患虫积症。若成年人涎液从口角流出,提示风痰上涌,若为风邪侵袭面部经络的面瘫病,则常伴有发热恶风,鼻塞耳痛等;若为肝肾亏虚,阴虚风动之脑卒中病,则多伴半身不遂、喉中痰鸣、头晕目眩等症。

2.涎液白黏而量少,其质黏而不易吐出,口臭纳呆,提示脾胃湿热,煎灼津液。

3.涎液清稀量多,自行从口角处流出,伴见腹胀纳呆,提示脾胃虚寒,不能摄津。

4.唾液较多,一般提示肾虚证、肾寒证及脾胃虚寒证。

5.唾液增多而黏稠,伴心悸、头晕、目眩,提示脾虚湿盛。

6.唾液增多而清稀,伴心悸、气短,全身水肿,尤以下肢为甚,提示肾虚。

七、呕吐物异常诊病

呕吐归纳分为热呕、寒呕、食积、痰饮、呕血、呕苦等方面。呕吐物量多,气味酸臭,起病急骤,提示实证;起病缓慢,病程较长,呕吐时发时止,呕吐物量少,气味不甚,提示虚证。呕吐物主要为所进食,发病较急,伴见寒热,提示外邪犯胃;呕吐脘痞,嗳腐吞酸,不喜饮食,提示食滞内停;呕吐物为痰涎或清水,胃脘辘辘有声,提示痰饮停滞;呕吐泛酸,伴烦躁易怒,两胁胀痛,提示肝郁犯胃。

1.热呕　呕吐物较为浓浊,且散发出酸臭味,提示胃热证、肝经郁火证。

2.寒呕　呕吐物清稀,且无酸臭味,提示胃寒证、脾肾阳虚证。

3.食积　呕吐物较为酸腐,且带有未消化食物,提示食滞胃脘;呕吐物中带有未消化食物,一般无酸腐气味,提示肝郁犯胃。

4.痰饮　呕吐物多为清稀如水的痰涎,提示胃内停饮和脾失健运。

5.呕苦　呕吐物一般为黄绿色,味较苦的水液,提示肝气犯胃和肝胆湿热。

八、气味异常诊病

1.唾腥味涎沫,提示即将形成肺脓肿;唾脓血且有腥臭味,提示肺脓肿已形成。

2.小便臊味很重,提示心、膀胱热盛。

3.小儿大便有酸臭气,提示饮食停滞。

4.正常人汗液无明显气味,如闻及酸性汗味,提示罹患风湿病或长期服用水杨酸制剂等药物。

5.双足奇臭,提示多汗症或脚癣并发感染。

6.呼气中出现刺激性蒜味或烂苹果味,提示糖尿病酮症酸中毒。

7.呼气中出现奇特的鼠臭味,称为"肝臭",提示肝衰竭。

8.呼气出现氨水味,提示尿毒症(肾衰竭)。

9.血性痰液里出现血腥气味,提示支气管扩张症或肺脓肿。

10.痰液出现脓性恶臭,提示气性坏疽。

11.大便有腐败臭味,提示消化不良或胰腺功能障碍。

12.尿液出现大蒜气味,提示有机磷农药中毒,或误服灭鼠药磷化锌。

13.尿液里出现氨水气味,提示膀胱炎或肾炎。

14. 呼气出现金属味,提示铅中毒。

15. 呼气出现酸臭味,提示酸中毒。

16. 呼气出现烤面包味,提示伤寒症。

17. 呕吐物中出现粪臭味,提示急性腹膜炎或肠梗阻。

九、肛门排气(矢气、放屁)异常诊病

1. 肛门排气奇臭(臭屁)　正常情况下肛门排气不会特别的臭,如出现放屁奇臭难闻,提示消化不良或进食了过多的肉食,需要节食和服用助消化的药物。另外,晚期恶性肿瘤,由于癌组织糜烂,加上细菌作用,蛋白质腐败,肛门排气就呈腐肉样奇臭。消化道出血时,血液在肠腔中淤积;或肠道炎症时(如阿米巴痢疾、细菌性痢疾、溃疡性结肠炎、坏死性出血性小肠炎等),肛门排出的气体因细菌的分解作用往往也较为腥臭。

此外,臭屁还可能是进食大蒜、洋葱和韭菜等含刺激性气味的食物而引起,不是病态表现。

2. 肛门排气过多(多屁)　当肛门的排气量大大超过平常时,即为多屁。可见于各种原因引起的消化不良性疾病,胃炎、消化性溃疡,各种肝、胆、胰疾病等。另外,多屁现象也有可能是摄入过多的淀粉类和蛋白质类食物(如地瓜、土豆、豆类制品、蛋类等);或进食过快,经常性吞咽口水及习惯性吞咽过多等,造成摄入较多的空气所引起。

3. 无肛门排气(无屁)　即肛门停止排气,并有症状和体征出现,如有腹痛、腹胀、呕吐、便秘、肠鸣音亢进或消失、气过水音或闻及金属音等,提示肠梗阻(若高位肠梗阻时,患者在疾病的早期可有肛门排气或排便现象)。

腹部手术后,患者如果数日内不放屁,提示肠蠕动尚未恢复,此时患者尚不能进食,需做相应处理,若能频频放屁,提示胃肠功能已经恢复正常,患者可以进食了。手术后若较长时间不放屁,应采取服药或针灸等各种方法进行施治,直至放屁为止。

十、尿液异常诊病

排泄尿液是机体正常的生理功能之一。许多疾病在其发生、发展过程中,会引起小便的变化,可以通过观察尿液的具体变化进行诊断。所以,现代医学对尿液的检查十分重视,将其列为实验室三大常规检查之一。中医学从宏观的角度对小便进行诊察的历史悠久,早在 2000 多年前的《内经》一书中,就有许多诸如"不得小便""溺赤""小便黄赤"等尿的生理、病理变化的内容记载,历代医家均对小便的诊察十分重视,作为辨证、辨病的重要依据。

诊察尿液时,应注意观察小便的颜色(黄、白、红等)、尿量(一般或多或少)、透明度(是透明还是浑浊)、尿花、浮皮、沉渣等的情况,询问排尿次数的多少、排尿时的感觉以及排尿过程中有无异常,闻尿的气味(臭秽或甘甜等)等的各种情况。由于尿的颜色、排尿次数与尿量,可受年龄、季节、温度、出汗及饮水量等因素的影响而略有不同,故诊察小便时,除注意上述因素外,还须注意询问受检者服用药物及饮用食物等情况,以免造成误诊。

(一)望小便的颜色异常诊病

1. 小便呈黄赤色或深黄色改变,提示体内脏腑之热较盛,多为热证或湿热证,如胃肠实热、心经炽热、肺热亢盛、肝胆湿热、膀胱湿热等,亦可见于虚热证,如肾阴虚内热等证候。

2. 小便色深黄如同浓茶样,提示肝胆疾患,如黄疸病或溶血病等。

3. 小便呈乳白色,提示乳糜尿或脓尿,多为湿热证,常见于脾胃或肾与膀胱疾患,如膏淋、尿浊等。

4. 小便色清或清白无色,多见于正常人大量饮水后,或见于消渴症。

5. 小便呈红茶色,且清晰,提示疟疾等病。

6. 小便浑浊不清,而排尿时无尿道涩痛等见症,称为"小便浑浊",又称为"尿浊""溺浊"等。其尿浊色白如泔浆,称为"白浊"。

(1)该症虚实皆有,实证因于湿热,病在膀胱,尿浊而浓,或伴尿频、尿痛等见症;虚证责之于脾、肾,或为肾阴亏虚,或为肾阳虚衰,或为脾虚气陷,或为脾肾两亏,尿浊不浓,少见尿痛。

(2)尿液紫暗浑浊,且伴尿血、尿痛、少腹胀痛,为少腹瘀血内结,影响膀胱的气化,以致清浊不分而为患。

7. 血从小便排出,尿色因之而成淡红、鲜红、红赤改变,甚或夹杂血块,称为"尿血",又称为"溲血""溺血""血尿"等。

(1)小便短赤带血,色鲜红或呈暗红,甚或夹杂血块,且伴尿道灼热,多因膀胱湿热,或肝胆湿热下注膀胱而为患。

(2)小便带血深赤,且伴灼热感,口舌生疮,提示心火亢盛,移热于小肠,灼伤脉络而为患。

(3)小便带血鲜红,且伴颧红盗汗,骨蒸潮热,提示肾阴亏损,相火妄动,灼伤脉络为患。

(4)小便带血淡红,且伴神疲气短,腰腿酸软,提示脾肾两虚,脾不统血,肾失封藏为患。

(5)小便血色紫暗,常夹带血块,且伴见排尿不畅,轻度刺痛,提示因外伤等致瘀血内阻于膀胱,血不循经而为患。

(6)尿色紫红或鲜红,提示实热;红者,提示气虚;鲜红而伴见骨蒸痨热,提示虚热;尿色紫暗,提示血瘀。

(7)无痛性血尿,多提示近端脏腑的病变,如热客于胕(膀胱)、膀胱湿热或有砂石溺出等。

(8)现代医学认为,中年以上出现无痛性血尿,为泌尿系肿瘤之征兆。血尿为膀胱肿瘤之首发症状。

(9)血尿伴低热、盗汗,提示泌尿系结核。

(10)血尿亦常为脾肾亏虚,不能统摄血液之征兆,常出现于紫癜、血友病、白血病等疾患之中。

(11)疼痛性血尿伴腰腹绞痛,或尿中夹有砂石,中医称为"石淋",提示尿路结石。

(12)血尿伴尿频、尿灼痛,提示湿热血尿,为急性尿路感染之征兆。

8. 尿浊初起,提示湿热内蕴;晚期则提示虚证或虚中夹实证,如脾虚夹湿或肾虚等证候。

9. 尿浊见于乳糜尿者,多因丝虫病所致,见于脾肾气虚,痰湿瘀阻之证候。

(二)查小便其他异常诊病

1. 小便有秽臭气味,提示湿热证,多为湿热下注膀胱所致。

2. 小便清长,微有腥臊味或无特殊气味,提示肾虚不能化气。

3. 小便出现甘甜气味(亦即酮体芳香味),提示酸中毒所致的酮尿,常见于消渴病后期之酮中毒。

4. 藏医认为,尿液臭气熏人,不堪复闻,提示热盛。

5. 尿无气味或气味甚微,提示寒证。

6. 尿中含有某种食物,为该物之伤食症。

7. 小便澄清而量稍多,称为"小便清长",为正常现象。

(1)尿量增多,提示里寒证;小便清长量多,且伴畏寒喜暖,提示虚寒证,寒则津液不见外泄而水湿下流膀胱为患。

(2)小便清长,腰膝冷痛,夜尿多,提示肾阳虚衰,阳不化气。

(3)出现口渴、多饮、多尿、消瘦,提示消渴病,多因肾阳亏虚,开多合少而为患。

8. 尿量减少,称为"小便减少"。

(1)尿少而黄赤,且伴身热口渴,提示实热证或汗吐下损伤津液,津液亏少,尿失化源所致。

(2)尿少,且伴水肿,提示水肿病,此乃肺、脾、肾功能失常,气化不利,水湿内停所致。

9. 排尿次数增多,甚则一日达数十次,时欲小便而伴有急迫感,称为"小便频数"。

(1)小便短赤,频数急迫,多为湿热下迫膀胱所致;小便频数澄清,多为膀胱虚寒,失于温煦所致。

(2)夜间尿频,小便清长,多为肾气不固所致。尿频而短黄,且伴腰膝酸软,五心烦热,提示肾阴亏虚。

(3)尿频清长,或伴遗尿失禁,气短神疲,提示肺脾气虚而为患;尿频,且伴胁肋不舒,提示肝气郁结所致。

（4）劳心过度也可引起一时性小便频数。

10. 小便频数短涩,滴沥刺痛,欲出未尽,小腹拘急,或痛引腰腹,称为"淋证"。

（1）尿液浑浊,尿中夹有砂石,且小便艰涩,或排尿时突然中断,尿道刺痛窘迫,称为"石淋",此乃湿热下注而为患。

（2）小便浑浊如同米泔水,或有滑腻之物,尿道热涩疼痛,称为"膏淋",此乃湿热下注,膀胱气化不利所致。

（3）膏淋日久不愈,或反复发作,淋出如脂,体瘦无力,腰膝酸软,提示肾气亏虚,不能固摄。①小便涩滞,少腹满痛,或少腹坠胀,迫切作痛,尿有余沥,称为"气淋"。前者多因肝郁气滞,膀胱气化不利,后者多因中气不足,气虚不能摄纳所致。小便热涩刺痛,尿色紫红,甚则夹有血块,称为"血淋"。实证者多由湿热下注膀胱,血热妄行所致;虚证者多因肾阴亏耗,而见尿色淡红。②小便不甚赤涩,淋漓不已,且时作时止,遇劳即发,称为"劳淋"。此乃脾肾两虚,湿浊留恋所致。

11. 尿液中混夹精液或排尿后精液流出,称为"小便夹精",又称为"白淫""尿精""白浊"等。

（1）尿后有精液流出,如丝条状,且伴腰背酸痛,畏寒肢冷,提示肾虚失藏。

（2）尿后有米泔水样精液流出,或如白糊状,且小便涩痛,排尿不爽,提示湿热下注。

（3）尿液与精液同时排出,症见小便短赤、尿液不清、尿道口有淡红色黏浊物,且头目晕眩,五心烦热,提示阴虚火旺。

12. 尿液排出不很顺利,且伴小便短少,称为"小便不利"。

（1）小便不利,眼睑及四肢水肿,且伴咳嗽喘促,提示风邪袭肺,肺气失宣,不能通调水道下输于膀胱为患。

（2）小便短少不利,身肿以腰以下为甚,且神疲体倦,脘腹胀满,提示脾阳不振,运化无权,水湿不行而为患。

（3）小便不利,身肿以腰以下为甚,且伴腰膝冷痛,形寒肢冷,提示肾阳虚衰,膀胱不能气化为患。

（4）小便短赤不利，且伴口苦黏腻，纳呆腹胀，提示湿热内阻，三焦水道不通而为患。

（5）小便不利，且伴胸胁不舒，嗳气吞酸，提示肝气郁滞，湿热内阻而为患。

（6）小便不利是由外伤引起，则多有痛感，可问及外伤史。

13. 小便排出困难，甚至点滴难出，称为"小便不通"，又称"癃闭"。

（1）小便点滴不通，或其量极少，且伴短赤灼热，口苦口黏，提示湿热蕴积膀胱，气化失调而为患。

（2）小便排出不畅，甚至点滴不通，且伴咽干烦渴，呼吸急迫，提示肺热壅滞，不能通调水道而为患。

（3）小腹坠胀，时欲小便而不得出，或其量甚少而不爽利，提示中气不足，清气不升而浊阴不降为患。

（4）小便不通，或通而不爽，且伴情志忧郁，提示肝郁气滞，不能疏泄，水液排出受阻而为患。

（5）小便不通或点滴不爽，且伴排出无力，提示肾阳不足而气化无力所致。

（6）小便点滴而下，或时而通畅，时而阻塞不通，提示瘀血败精成块，阻塞于膀胱尿道之间所致，或由跌打损伤，瘀血成块引起。

14. 小便排后仍有余沥点滴不净，称为"尿后余沥"。

（1）小便余沥不尽，次频而清长，且伴腰膝无力，动则汗出喘促，提示为肾气虚衰，膀胱不固，开合失职而为患。多发生于老年人，或久病体衰，或房劳过度者。

（2）小便余沥点滴而出，时作时止，遇劳即发，且伴神疲纳减，提示中气不足，失于升举所致。若见小便频数，尿后余沥点滴不净，且伴尿道灼热疼痛，提示为湿热蕴结于下焦，气化失司，膀胱失约所致。

15. 小便失去控制而自行溺出者，称为"小便失禁"，又称为"尿失禁"。

（1）小便失禁随时自遗者，提示为肾气不足，命门火衰，下焦虚寒,膀胱失煦,难以制约水液而为患。

(2)小便失禁,且伴饮食减少,神疲乏力,喘促咳嗽,提示为脾气虚肺气不固,中气不足而为患。

(3)小便失禁,尿短尿黄,滴沥而出,尿道灼热刺痛,提示湿热下注膀胱,气化失司,约束不利而为患。

(4)小便失禁,尿色黄而短涩,且伴腰酸腿软,骨蒸盗汗,提示肝肾阴亏,虚热内扰,膀胱失约而致。

(5)卒中不语,神志不清,小便失禁,提示脱证,为神气逆乱所致。

16. 白昼小便正常,夜间小便次数频繁,尿量增加者,称为"夜间多尿"。

(1)若白昼小便正常,唯独夜间小便次数及尿量增加,提示阳气虚弱。

(2)素体阳虚或年高久病,致使肾阳不足,膀胱失约,摄纳无权而致夜尿频繁增多,甚至小便失禁。

(3)因命门火衰不能温煦脾阳,或脾阳虚弱不能充养肾阳,致使脾肾两虚,下元温摄不固,故于夜间阴盛阳衰之时尿量增加。

17. 在睡眠之中小便自出者,称为"遗尿",又称为"尿床",多见于少年儿童。

(1)遗尿多为脾肺气虚,肾阳不足,膀胱虚寒,水失约束所致。

(2)遗尿伴四肢不温,小便清长频数,提示肾阳虚,阳虚膀胱不固而为患。

(3)遗尿伴久咳,吐涎沫者,提示肺气虚弱,治节无权,不能约束下焦为患。

(4)遗尿伴潮热盗汗,提示肾阴不足,相火妄动而为患。

18. 排尿时尿道发生刺痛、灼痛、涩痛、绞痛,称为"小便疼痛",简称"尿痛",多伴见小便淋漓不畅。

(1)小便疼痛,多为湿热注入膀胱,灼伤经脉,气机不畅而为患。

(2)亦可因心火炽盛,下焦血瘀、肝郁气滞、肾阴亏损等所致。

19. 排出小便时,若见腾腾蒸气者,称为"小便蒸气"。

(1)若见尿液蒸气较大者,提示里热亢盛。

(2)尿液蒸气小而蒸发历时长,提示低热或陈旧性热病(阴虚火旺)。

(3)尿液蒸气小而蒸发时间较短,提示痰病或风病。

(4)尿液蒸气时大时小,提示为寒热错杂病。

20. 小便出现泡沫,称为"尿花"。

(1)尿中泡沫如同牛眼状突出而大,提示风病。

(2)尿中泡沫色黄细小,消失迅速,提示胆病。

(3)尿中泡沫如同唾液入水状,长时间不易消失,提示痰病。

(4)尿中泡沫呈红赤样改变,提示血病。

(5)尿中泡沫如虹之色,提示中毒。

(6)尿中泡沫如"鹰入鸽群"骤然四窜,向各方遍布,不论是寒证、热证,俱提示病情正在扩散之中。

21. 当尿液冷却后,表面结有一层薄膜,称为"浮皮"。

(1)浮皮薄,提示为寒证;浮皮厚,提示为热证。

(2)浮皮较厚,能以物挑起放于指甲或刀上而不破散,置于火上而发出焦炙肉味,提示为浮油,此乃过食肉脂所致。

(3)若静止的尿液,浮皮无故分裂成片状,此乃痞瘤病之征兆。

22. 尿中出现絮状物,称为"尿中沉渣"。

(1)尿中沉渣状如山羊绒毛,散布于尿中,取之而无物,提示风病。

(2)尿中沉渣如棉花纤维散布于尿中,中部多而四周少,且遮掩碗底,提示为血胆病。

(3)尿中沉渣如白云而杂以青黑之色,纷纷聚集,提示热入肺中。

23. 正常尿液的比重范围在 $1.015\sim1.025$,若其尿比重固定在 1.010 ± 0.003,称为"等渗尿",此乃肾气衰竭,阴阳俱损所致。

24. 若尿中出现蛋白,多因邪气伤肾,或脾肾两虚,或肺脾肾气化失调所致。若出现血尿,多因实热损伤肾络;或肾阴亏耗,阴虚内热,络脉破损;或脾肾气虚,气不摄血所致。若出现管型尿,盖由肾气受损,阴精结聚下流所致。其中,透明、颗粒管型,多属肾气亏虚、湿浊或湿热内留所致;红细胞管型多属瘀血内阻于肾所致;白细胞管型多属热毒伤肾所致;蜡样、宽广管型,多属肾气衰竭所致。

25. 肾小球疾病白细胞尿,多因感受外邪(风寒、风热、皮肤疮疡等),或湿热下注所致。若尿中红细胞增多,提示血分邪气较重;白细胞增多,提示气分邪气较重;若红、白细胞同时出现,或尿中蛋白持续不见下降,以及蛋白、红细胞下降至十～微量后,反复波动,始终不能转阴性的肾炎患者,多提示有潜在的慢性感染性病灶。

十一、大便异常诊病

大便是机体水谷代谢的产物,古往今来,历代医家均重视对大便的诊察,以诊断疾病。如《景岳全书·传忠录》曰:"二便为一身之门户,无论内伤外感,皆当察此,以辨其寒热虚实"。

诊察大便,主要靠望、闻、问诊。望诊主要观察刚解出大便的形状和颜色及是否带血等情况,闻诊主要是闻其气味情况,问诊主要是问其排便时间、量及便感等。

正常、健康人大便色黄、成形、干湿适中,无特殊臭味,一般每1或2日排便1次,排便时顺利、通畅。

(一)望大便的颜色异常诊病

1. 大便色淡黄,提示虚热;大便色深黄,提示实热;大便黏稠色黄如糜,提示大肠湿热;大便色黑,提示蓄血(瘀血);大便色白,提示大肠虚寒;大便色灰白如同陶土,且与黄疸并见,提示胆汁排泄不畅;大便色绿,提示肝郁克脾;大便色赤,提示赤痢或便血;大便如鱼脑改变,提示湿热痢;大便色青,提示风从脐部进入肠胃。

2. 大便中夹杂有血液,或单纯便血,或先便后血,或先血后便,均称为"便血"。临床应根据大便或血液的颜色,辨明其出血部位。出血部位距肛门较远(如食管、胃、十二指肠、小肠等),血与便相混,似柏油样黑便为主,若出血量较大时,可见暗红色稀便出现,甚则兼有呕血,多因脾胃虚寒,气不摄血;或肝火犯胃,或胃肠湿热,或瘀血积聚等原因所致。若出血部位距肛门较近(如直肠)或病变在肛门附近,则多见便前或便后滴血、射血或血液包裹于粪便之外,与大便同出,血色鲜红,多见于痔疮、肛裂或大肠息肉等病变。不论何种便血,辨证时,若兼见唇干口燥,口舌生疮,牙龈肿痛,提示风火熏迫大肠;若见大便带血,且兼见面目发黄,胸脘痞闷,便下不爽,提示大肠湿热蕴毒;若大便下血,且兼见头晕目眩,五心烦热,提示肝肾阴虚;若大便下血,脘腹隐隐作痛,且面白无华,畏寒肢冷,提示脾肾阳虚。

3. 大便色黄,多见于成年人腹泻;大便色灰白,则多为胆管受压;大便色黑,多为胃、肠道出血;大便色红,多见于痔疮、肛裂出血;大便呈果酱色改变,提示急性阿米巴痢疾;大便色绿,多见于婴幼儿剧烈腹泻;大便呈米泔水样改变,提示霍乱或副霍乱。

4. 大便色青,提示脾虚;大便色白,提示阻塞性黄疸;大便呈果酱样改变,且奇臭无比,提示中毒性菌痢。

(二)望大便的形态异常诊病

1. 大便秘结、干硬,甚则如羊粪状,便次减少,排便间隔时间延长,称为"便秘"。临证有热秘、冷秘、气秘、虚秘等之分。热秘又称为"阳结",症见大便秘结,数日不通,腹胀且痛,发热口渴等,提示里实热证,乃肠胃实热,热盛津亏为患;冷秘又称"阴结",症见大便秘结,面色苍白,身冷肢寒等,提示里寒证,为脾肾阳虚,寒凝气滞所致;气秘多见于久病、产后或老年人,症见大便或硬或软,数日不通,解下困难,虽有便意,努挣不出,甚则汗出、心悸、气喘吁吁等,提示肺脾气虚,传导无力,或气液两亏,肠道涩滞而致;大便秘结,且伴腹痛拒按、烦躁不安、小便清利、舌质紫暗或有瘀斑,提示瘀血,血阻气机,传化迟滞;大便干结,且伴五心烦热、舌红少苔,提示阴虚,津亏肠燥;热病之后见大便秘结,甚则十天半月1次,但无腹胀疼痛之感,多由阴血亏损,大肠燥结为患。

2. 腹泻、便溏、下利清谷等,皆称为"大便泄泻",以大便稀软不成形,甚则呈水样,便次增多,每日4次以上,间隔时间缩短为主要见症。大便溏泻，泻出清稀样便，无秽臭气，且伴纳少腹胀，腹痛喜按，提示脾虚泄泻，此乃脾虚失运，水停肠道所致；若见泄泻，泻势急迫，稀如蛋汤或黄糜，或便溏不爽，或有脓血，其味腥臭，提示湿热泄泻，此乃湿热下迫，传导亢进所致；若见泄泻，泻出黄臭稀水，腹痛拒按，提示热结泄泻，又称为"热结旁流"，此乃热结肠胃，便屎不下，大肠传导失职而致；黎明之前腹痛作泻，泻后则安，腰膝酸冷，提示肾虚泄泻，此乃肾阳虚弱，命门火衰，大肠失煦，燥化失职，水湿并走大肠而成泻下之症；泄泻夹有不消化食物，且伴脘闷嗳腐，腹部胀痛，提示伤食泄泻，此乃食伤胃肠，传导失常所致；泄泻伴见情志不舒，腹痛，泻后而痛不减，提示肝气犯脾，此乃肝郁乘脾，肝郁脾伤，运化失职所致。妇人经行之时若见大便溏薄，或如水样，经后即愈，提示经行泄泻，此乃脾气虚弱，或脾肾阳虚，或肝木犯脾，清浊不分而为患。

3. 大便溏薄，水粪相混，形如鸭溏，提示脾虚兼夹寒湿之证；大便干结，提示津液亏耗；便干如同羊屎，提示血虚肠燥，或为噎膈病之晚期；大便燥结成深褐色，腹胀满，提示肠胃实热；大便时干时溏，提示肝郁乘脾，肝脾不调；大便先坚后溏，提示脾虚；便下如水，身重，腹不痛，肠鸣辘辘，提示湿盛；便下如水，秽臭极重，腹痛拒按，发热，泻下不止，提示罹患霍乱；大便量多，且有未消化食物，秽臭不可近，提示宿食停滞；大便完谷不化，提示脾肾阳虚；大便中有寄生虫，提示虫积。

4. 大便酸臭，提示食积；大便腥臭，提示肠寒证；大便恶臭，提示肠中积热。

5. 若排便时，肛门有火热感，称为"肛门灼热"，多因热便熏灼肛门所致。腹泻，肛门灼热，且伴腹痛肠鸣，痛一阵，泻一阵，小便短赤，多为火热泄泻，又称"火泻"，多因里热蕴结，津液不化，湿热并走大肠而致；腹泻发于夏秋之季，并见肛门灼热，排便不爽，便多臭秽，口黏而渴，提示湿热泄泻，此乃湿热蕴结大肠所致。

6. 大便扁细，提示消化不良；大便扁中缺一块，注意提防肠道肿瘤；大便先硬，且边缘光滑后溏，提示脾虚，以肝胆疾患多见。

7. 泄泻便稀,甚如水样,腹痛肠鸣,提示寒湿证;夏季泻如水注,头昏恶心,提示暑湿证;腹痛肠鸣,痛时即泻,便后痛减,嗳腐吞酸,提示食滞;便泻稀水,色黄绿奇臭,且肛门灼热,提示湿热证。

（三）查大便其他异常诊病

1. 大便不能自控,滑脱不禁,甚则便出而自不知,提示大便失禁,又称"滑泻",见于虚证之人,多因久病体虚,脾肾虚衰,肛门失约而为患。大便时时流出而已不知,甚至脱肛不收,形瘦神萎,倦怠乏力,提示脾虚中气下陷,不能固摄所致,多见于年老体虚,久病不愈者。大便滑泄不禁,时时流出黏液便,且形寒怯冷,四肢不温,腰酸冷痛,遗精,为脾肾阳虚所致,或脾阳不振,中宫虚寒,健运无权,湿走大肠;或肾阳亏虚,命门火衰,不能滋养脾土,脾不化湿,多见于久泻久痢之人。另有疫毒痢者,大便失禁,下痢脓血,高热神昏,乃热毒炽盛,内陷心营,窍闭神昏,大便自遗,此为里实热证。

2. 排便时不畅通爽快,有艰涩难下之感,为大便艰难,乃因肠道气机不畅,清化之力失常,当降者不降,故便出难尽而不爽快。便下艰难,粪便干燥或呈颗粒状,腹痛拒按,提示大肠热结证;大便黏浊垢腻,排便困难,或先硬后溏,或腹泻与便结交替出现,口黏而渴,提示大肠湿热蕴结;大便成形,唯排便涩而不爽,努挣难出,汗出气短,神疲乏力,提示为脾肺气虚证;老年人排便艰难,粪便干燥或呈普通便形,形寒怯冷,腰膝酸软,提示为脾肾阳虚证;大便艰涩难行,头晕目眩,心悸不寐,或午后潮热,提示为阴血亏虚证;大便艰涩,窘迫后重,欲便不得,矢气较多,嗳气频作,提示为肝脾气滞证;排便不爽,便中完谷不化,酸臭难闻,提示食积于胃,气机不利。

3. 腹痛窘迫,时时欲泻,且欲泻之势紧急而不可耐,称为"里急";排便时便量极少,又感觉肛门重坠,便出不爽,或欲便又无,称为"后重",二者合称为"里急后重",提示罹患痢疾病。大便腹痛,且里急后重,下痢脓血,称为"湿热痢",此乃湿热之邪壅滞肠中,气机不畅,传导失司而为患;腹痛剧烈,且里急后重,痢下鲜紫脓血,壮热神昏,提示罹患"疫毒痢",此乃感受疫毒之邪,热毒壅滞肠道,气机不畅为患;腹痛,里急后重,痢下赤白黏冻,且白多赤少,称为"寒湿痢",此乃寒湿留滞肠道,气机阻滞为患;腹部胀痛或窜痛,痛即欲便,便后痛减,排便不爽,乃由肝气郁滞,横逆犯脾而致;腹痛隐隐,里急后重,肛门重坠,甚则脱肛,少气懒言,提示脾虚气弱,中气不足;腹痛绵绵,且里急后重,痢下赤白兼夹,肛门空坠,口干唇燥,午后潮热,提示津伤血虚。

4. 大便量少,所下如黏冻,或白或赤,或赤白相兼,甚至夹有脓血,称为"大便脓血",若伴腹痛、里急后重,为痢疾主要见症。其病因系感受湿热疫毒之气,或素有寒湿内蕴,又复感外邪。痢疾有不同的证候,若脓血相杂,赤多白少,量少黏稠,滞下不爽,肛门灼热,提示大肠湿热证;若下痢白多赤少,清稀而腥或如豆汁,提示大肠寒湿证;若便下脓血色紫,或血水样便,且秽臭异常,壮热神昏,提示大肠疫毒证;下痢稀薄,带有黏液白冻,或混有微薄血水,腹痛隐隐,四肢不温,提示下焦虚寒证;下痢血水或赤白相兼,发热烦渴,提示暑入厥阴;下痢赤白黏冻,虚坐努挣,腹痛绵绵,午后潮热,提示阴虚内热;下痢时发时止,发作时痢下黏垢,赤多白少,状如果酱,或纯下污浊紫血,臭秽异常,此乃正虚邪留,虚实夹杂,日久必气血两亏;下痢脓血,饮食不进,恶心呕吐,提示脾胃败伤。

十二、血液异常诊病

人体中的血液主要由血浆(液态的无形成分)和血细胞(固态的有形成分)所组成。血浆约占血液的 55%,其内含有蛋白质、脂类、糖、无机盐等;血细胞等有形成分约占 45%,包括白细胞、红细胞、血小板等。人体全身血液的总量占体重的 7%~8%,约有4500 毫升,广泛存在于心脏、动脉、静脉和毛细血管内,不间断地将营养物质、氧等带到人体的细胞之中,又将细胞代谢废物带出,从而维持人体正常的生命活动。

近年来,科学家发现,人的血液颜色、血型、出血位置与某些疾病的发生有着一定的关联,可以通过血液的形态、颜色、血型、出血量和出血部位来辨识疾病。

（一）从出血的形态异常诊病

1.血液呈块状改变，提示肝经血瘀。

2.血液呈丝状改变，提示肺络受伤。

3.血液赤而浓，提示血分实热。

4.血液淡而稀，提示气不摄血。

5.从口中呕出的血液带有食物残渣，提示为胃中出血；从口中咯出的血液中带有痰浊、泡沫，提示为肺内出血。

（二）从出血的颜色异常诊病

1.**淡红色血液**　大多提示血液中血红蛋白低于正常标准，称为贫血，中医认为属气血虚弱。

2.**暗红色血液**　提示处于轻度缺氧状态，血液中的二氧化碳含量多于氧含量。

3.**暗紫色血液**　提示处于重度缺氧状态，临床多见于重度阻塞性肺气肿、肺源性心脏病或发绀型先天性心脏病。血液中的氧和血红蛋白含量降低，每 100ml 血液中还原血红蛋白升高至 5g 以上时，血液就会变成暗紫色。

4.**樱桃红色血液**　提示煤气中毒，因为煤气中含有大量的一氧化碳，能与血液中的血红蛋白结合成失去携氧能力的碳氧血红蛋白，当碳氧血红蛋白达到 30％～40％ 时，不仅血液呈樱桃红色，而且颜面、前胸和大腿内侧皮肤也呈樱桃红色改变。

5.**咖啡色（棕色）或紫黑色血液**　提示肠源性发绀症或亚硝酸盐中毒。当人体大量进食含硝酸盐较多的咸菜、午餐肉、香肠或变质的剩菜后，肠道内的细菌就会将硝酸盐还原为亚硝酸盐，亚硝酸盐属强氧化剂，能将血红蛋白中的二价铁氧化成三价铁，从而使其失去携氧能力，导致组织缺氧。

从中医角度来说，血色紫暗，提示瘀血证；血色发黑，提示瘀血重证。

（三）从出血部位诊病

1.**鼻腔出血**　又称鼻出血，其本身并不是一个独立的疾病，而

587

是鼻腔或全身性疾病的一个伴随症状,可由各种各样的局部和全身性原因所引起。中医学认为,鼻出血是由于各种原因伤及鼻部脉络,以致血液妄行而溢于脉外,引起的原因不同,出血的特点亦各不相同。

(1)急性发热性传染病引起的鼻出血,鼻黏膜多充血、肿胀和干燥。

(2)血液病所引起的鼻出血,双侧鼻黏膜呈弥漫性出血。

(3)由动脉压增高而致的鼻出血,血色呈鲜红色,有时可见搏动性出血;因静脉压增高而致的鼻出血,鼻腔静脉呈怒张或渗血状。

(4)鼻出血亦常为鼻腔、鼻窦或鼻咽部恶性肿瘤的早期症状之一,临床应予警惕,病情早、中期一般出血量不多,晚期则可有致命性的大出血。

(5)鼻涕中带有少量血液,呈红色或紫红色,特别是发生于40岁以上者,应警惕是鼻咽癌。

(6)鼻出血还常由外伤或手术损伤、鼻部炎症、维生素C缺乏、风湿热等引起,上述病因除见有鼻出血外,还伴见其他症状。

(7)邪热犯肺,多由外感风热或燥热之邪犯肺。邪热循经上壅波及鼻部脉络,有较为明显的外感症状和外感病史,血色往往鲜红。

(8)肝火上扰,出血量一般较多,血色深红,还常伴见头晕头痛、口干口苦、烦躁易怒等症状。

(9)胃热炽盛,多与过食辛燥、暴饮烈酒等有关,以致胃热炽盛,循经上炎而损伤脉络,造成血随热涌,血色鲜红或暗红。

(10)脾不统血,出血量可多可少,血色淡红,常伴面色苍白、神疲乏力、饮食减少、大便清稀等症状。

(11)肝肾阴虚,出血时作时止,血量不多,色红,可伴见头晕目眩、耳鸣耳聋、心悸不安、腰膝酸软以及五心烦热或潮热盗汗等症状。

2.呕血　俗称吐血,是指血液由胃、食管经口腔呕出。多为上消化道炎症、充血、溃疡、肿瘤造成血管破裂出血或肝门静脉高压引起食管和胃底静脉曲张破裂所致，表现为呕血和黑粪。呕血，一般色鲜红或棕褐色（因胃酸影响使停留在胃内的血液变色），并常夹有食物残渣。大量出血可导致患者迅速出现全身系统功能紊乱，引起严重的并发症、休克甚至死亡。

中医认为呕血常因过劳、恼怒及伤于酒色所致；也可因暴怒伤肝，气火上逆所致。临床可分为肝火犯胃、胃中积热、气虚血溢及脉络瘀阻等证型。

（1）肝火犯胃型，症见吐血鲜红或暗紫色血块，胸胁疼痛，心烦不宁，少寐多梦，甚至可见惊狂骂詈，不辨亲疏。

（2）胃中积热型，症见吐血色红或紫暗，或成块如同猪肝，胃脘灼热，嘈杂闷胀，疼痛不适，唇红口臭，便结色黑等。

（3）气虚血溢型，症见吐血断断续续、绵绵不止，时轻时重，血色暗淡，气短声低，神疲乏力，面色苍白而无血色。

（4）脉络瘀阻型，症见血色紫暗，心烦易怒，口苦口干，脘胀胁痛，少寐多梦。

（5）过劳所伤，兼见遍身疼痛，时或发热。房劳过度伤及肝肾者，兼见面赤足冷，烦躁口渴。

3.咯血　是指血液由肺泡、支气管、气管经口腔吐出。可因支气管扩张、肺结核、肺脓肿、肺癌、各种心脏病等引起肺淤血及某些急性传染病（如流行性出血热、钩端螺旋体病）等病变损伤气管和肺内血管所致。咯出的血可为鲜红或呈暗紫，可及痰中带血，或无痰直接咯出血块。

中医将咯血分为风热犯肺、肝火犯肺、肺阴亏损、气虚瘀阻和血热妄行等证型。

（1）风热犯肺型，症见咳嗽气急，咳痰不爽，咯血鲜红，且伴见身热头痛，咽喉痒痛，恶风汗出，胸膈膨满等。

（2）肝火犯肺型，症见咳嗽阵作，痰中带血，伴胸胁牵痛，烦躁易怒，目赤口苦，便秘溲赤等。

（3）肺阴亏损型，症见干咳少痰，痰中带血，咯血较频，血色鲜红或暗紫,一咯即出,经久不愈,且伴见潮热盗汗,颧赤心烦,口干咽燥等。

(4)气虚瘀阻型,症见咳痰无力,咯血淡红或瘀血块,且伴见呼吸困难,面目虚浮,面唇与指甲青紫等。

(5)血热妄行型,症见咯血鲜红量多,烦渴饮凉,面红口干,口舌生疮,大便干燥,小便短赤,皮肤瘀斑等。

4.尿血 详见本章"十、尿液异常诊病"有关内容。

5.便血 详见本章"十一、大便异常诊病"有关内容。

6.月经血 妇女月经周期一般为 28～30 日,提前或错后 7 日均属正常范围之内。正常的月经一般持续 3～5 日,少数为 2～7 日,月经量约 50ml。如见月经出现异常,提示罹患疾病。

(1)月经呈咖啡色,提示寒邪侵袭。

(2)月经色淡,量多,质稀薄,提示气虚。

(3)月经色鲜红,量多,质稠或夹有血块,提示血热。

(4)月经色深红或淡红,量多或少,提示肝气郁结。

(5)月经呈鲜红或咖啡色,或质清淡而色黄或发黑,提示气虚、有寒或有热。

(6)月经量很少,呈点滴状,18 岁以上尚未行经,或过去月经正常,但连续 3 个月以上未行经,称为闭经,其病因常有:营养不良、内分泌功能失调、垂体功能不全(席汉综合征)、垂体肿瘤、子宫发育不良、卵巢早衰、全身性慢性疾病(如严重的贫血、糖尿病、肝病、钩虫病或血吸虫病等)、先天性卵巢发育不全、结核性子宫内膜炎,或大脑遭受强烈刺激、损伤(如淋雨受寒、劳累过度、突然到陌生的地方生活、精神过度紧张或哭闹)等。

(7)经量过多(每次行经超过 100ml,时间超过 7 日),常见的病因有功能性子宫出血、子宫肌瘤、子宫内膜不规则脱落或子宫增殖症、出血性疾病、肝功能障碍等;或是受了外界不利因素的影响(如受冷受热、不注意经期卫生)、精神过度紧张等。

(8)行经时出现四肢抽搐,经期过后即见缓解,提示血虚不能养筋。

（9）妊娠停经后，又见阴道出血，且伴头晕、腹痛，提示异位妊娠（宫外孕）。

（10）月经量少甚至闭经，低热、盗汗，伴盆腔肿块，提示生殖系结核。

（11）行经中期突然出现剧烈的下腹部疼痛，提示卵巢中成熟的卵泡发生了破裂。

（12）经血黏稠，或清利如水，或血块大而坚者，提示宫腔内有淤血。

（13）因处女膜、阴道或子宫颈管闭锁，致使月经不能外流，称为假性闭经。

（14）从未来过月经，且周期性下腹部疼痛者，见于先天性无阴道，或先天性处女膜无孔道。

（15）经常性月经不调，或在两次正常经期中又出现少量经血，提示雌激素分泌功能紊乱。

（16）生育期妇女出现月经周期短于 28 日，或月经周期正常而经期延长，经血淋漓不断，有的甚至延长至下月月经来潮，提示排卵型功能失调性子宫出血。

（17）月经不调，是指月经来潮时不通畅，提前或错后，有时经量过多，有时经量过少，或者月经颜色不正常等。多因外感风寒、房事不节、思虑劳累过度、行经期间不注意个人卫生等所致。

十三、妇女白带异常诊病

妇女从月经初期至绝经期间，都有一定量的白带排出。白带是阴道的正常分泌物。少量的白带对女性生殖器官能起到自净的作用，因它能经常保持阴道、子宫的湿润，还能抑制阴道内的各种致病细菌。但是，当白带量多、味臭、浓度及颜色发生异常改变时，则提示罹患某些疾病。

1. 大量白带　提示宫颈炎、化脓性阴道炎、阴道溃疡、阴道异物及生殖器官肿瘤等，其中尤多见于滴虫性阴道炎、真菌性阴道炎。

2. 中等量白带　提示正值排卵期间、过量雌激素刺激、情绪紧张等。

3. 白色黏液性白带　其性状与正常时相同,仅见量增多,见于应用雌激素之后或盆腔充血时。是由于宫颈腺体和阴道黏膜分泌增多所致。

4. 无色透明黏性白带　其质犹如蛋清或稍有浑浊,除白带增多外,很少有其他症状。提示慢性宫颈炎或应用雌激素后。

5. 黄色黏液性白带　提示宫颈糜烂、慢性宫颈炎等。阴道流出黄白色有臭味的污秽分泌物,提示罹患阴道炎。

6. 黄色水样白带　提示宫体癌、宫颈癌、子宫黏膜下肌瘤等,乃因病变组织变性坏死所致,通常白带量较多。阴道间歇性流出黄水或淡血水,且伴下腹部疼痛及腰痛,要警惕输卵管癌。该病多发生在 45～60 岁的妇女,约半数患有不孕症。

7. 泡沫样白带　多数是由滴虫性阴道炎所引起。除见白带增多外,多伴有外阴及阴道瘙痒,若合并有化脓性细菌感染,则白带呈黄脓样改变,且见有泡沫。

8. 豆渣样白带　是指白带中混杂有豆渣样白色块状物,有时这种白色物质黏附在阴道壁上,一般不易脱落,常伴奇痒,提示真菌性阴道炎,糖尿病患者多见。

9. 血性白带　是指白带内混杂有血液,应警惕罹患恶性肿瘤的可能,如宫颈癌、宫体癌等。部分良性病变也可出现,如宫颈息肉、黏膜下肌瘤,以及老年性阴道炎、重度慢性宫颈炎、宫内节育器的不良反应等。生育期妇女出现血性白带,伴性交疼痛,提示慢性宫颈炎。

10. 脓性白带　指白带色黄或黄绿色,多有臭味,乃因生殖器官继发感染所致。由于炎性渗出物、脓细胞、坏死的上皮细胞,再加上细菌的作用,致使白带形成上述改变。常见于子宫炎、慢性宫颈炎、宫腔积脓、滴虫性阴道炎、老年阴道炎等。

第四节 生理、心理异常变化诊病

一、呼吸异常诊病

1.叹息样呼吸　是指在急促的呼吸之中时而出现一次叹息样呼吸。一般常见于昏迷中的病人，提示呼吸中枢衰竭。

2.间断样呼吸　是指呼吸一段时间后突然停止，过了一会儿又开始呼吸，如此反复进行。常见于颅内病变严重的病人，预示呼吸运动即将完全停止。

3.点头样呼吸　头部随呼吸而上下移动，此时病人大多处于昏迷状态，是临终前所特有的一种表现。

4.潮式样呼吸　呼吸由浅慢而逐渐变为深快，再由深快逐渐变为浅慢，最后呼吸暂停一段时间，似潮水涨落，反复进行。提示脑炎、脑膜炎、糖尿病危重，为呼吸中枢衰竭之前兆。

5.鼾声样呼吸　在呼吸进行当中，时时发出一阵阵粗大的打鼾声，但这种声音与正常人睡时打鼾有所不同，提示病情危重，即将死亡。

6.下颌样呼吸　病人呼吸时只见下颌在运动，且多见口角牵动下唇在运动。提示病人已濒临死亡。

7.双吸气样呼吸　每次吸气时，常连续做抽吸两次的吸气，提示呼吸中枢衰竭，病情极其危重。

8.库斯毛耳呼吸　特点是呼吸深而慢，提示出现酸中毒，为尿毒症（肾衰竭）和糖尿病病情危急的征兆。

二、脉搏异常诊病

1.病理性脉搏增快，常见于贫血、疼痛、发热、甲状腺功能亢进、心功能不全、心肌炎、肺源性心脏病、风湿热等病症。在没有体温计测量体温的情况下，切脉还可起到替代体温计的作用。一般来说，热度每增高1℃，脉搏每分钟增加10～20次。

2.脉搏跳动呈一强一弱表现的,称为交替脉,提示高血压和动脉硬化性心脏病,患者心肌已受到一定程度的损害。

3.脉搏如同木浮于水,称为浮脉。多见于感冒或部分急性病的早期。常见于:①感冒,大叶性肺炎的初期或急性水肿期,急性支气管炎及其他传染病的初期;②急性病毒性感染的发热期;③急性胆囊炎、急性胃肠炎;④肺癌晚期。

4.脉搏如重物下坠,称为沉脉。常见于:①充血性心力衰竭;②慢性肺源性心脏病;③慢性肾炎;④再生障碍性贫血等。

5.脉搏往来迟缓,称为迟脉。常见于:①急性心肌梗死;②病毒性或风湿性心脏病;③各种虚寒证及实寒证。

6.脉搏往来急速,称为数脉。常见于:①急性感染性疾病;②出血性疾病;③各种热证;④病毒性心肌炎;⑤甲状腺功能亢进症。

7.脉搏往来流利,称为滑脉。常见于:①消化不良;②水液代谢性疾病;③某些高热性疾病,而患者身体抵抗力尚好;④已有身孕的妇女。

8.脉搏往来不流利的称为涩脉。常见于:①各种原因引起的贫血;②心功能不全;③各种血瘀、血滞证。

9.脉搏浮大,软而无力,称为虚脉。常见于:①各种原因引起的脱水、失血症;②心力衰竭,休克;③各种虚证,包括气虚证、血虚证。

10.脉搏往来俱盛、有力,称为实脉。常见于:①急性病的初期,如精神分裂症,急腹症等;②各种实热内结,痰瘀食积等。

11.脉搏往来波动幅度较长称为长脉。常见于:①各种实热内结证;②热盛风动证;③积聚、癫狂、虚寒证等。

12.脉搏往来波动幅度短的称为短脉。常见于:①主动脉瓣狭窄;②大汗后或致使液体严重丢失的病症;③各种气滞、气虚、气郁的病症。

13.脉搏往来如波涛汹涌,来盛去衰的,称为洪脉。常见于:①急性热病;②败血症以及某些传染性疾病的极期;③甲状腺功能亢进症;④主动脉瓣闭锁不全;⑤虚劳、失血、腹泻发展到特殊阶段时也出现洪脉,提示病情将更加严重。

14. 脉搏往来细小、软弱无力的称为微脉。常见于:①各种慢性虚弱性疾病;②冠状动脉硬化性心脏病(冠心病);③大出血性病症;④休克、虚脱等。

15. 脉搏往来紧张有力的,称为紧脉。常见于:①各种急性疼痛性症状,如腹痛、关节痛等;②寒战、发热时;③各种外寒重而兼有内邪的病证,如外寒兼内饮,寒邪伴宿食等;④伴有恶寒症状的大多数疾病也可见有紧脉出现。

16. 脉搏来速去缓的称为缓脉。常见于:①脉搏缓弱而少神,提示气血不足;②脉搏浮而宽缓不弱的,提示卫虚;③脉搏迟缓沉细的,提示营弱虚寒。

17. 脉体挺直而长的,称为弦脉。常见于:①肝胆疾病,高血压;②疟疾;③各种风证、痰饮等。

18. 脉搏往来软弱下沉的称为弱脉。常见于:①慢性消耗性疾病;②心力衰竭、心源性休克;③由气血不足所致的一切虚弱症。

19. 脉搏往来散而不聚的称为散脉。常见于:①心室颤动伴随心力衰竭;②房性期前收缩及心房纤颤伴随心力衰竭;③气血消亡,元气耗散所致的各种病症;④临终前脉象表现。

20. 脉搏往来细如丝线的称为细脉。常见于:①高血压,动脉硬化性疾病;②某些危重、难治性疾病;③心脏病处于虚弱状态;④失血性、脱水性疾病;⑤阴津亏损、血虚类疾病。

三、疾病与个人性格的关系

为了便于对每个人的性格进行分类和研究,医学家们将人的性格分成五种类型:

A型:大多进取心很强,但易急躁、发怒。这种人对周围环境适应性较差,人际关系不很融洽,其行动举止易引起人们的注意。

B型:这种性格的人常常是工作能力一般,但社交适应能力较好,遇事想得开,丢得下,不会耿耿于怀。

C 型:这种性格的人感情内向,好生闷气,反应较慢,较为孤僻,好幻想,情绪焦虑,小事情就可引起焦虑不安,心情总是处于紧张状态。

D 型:这种性格的人感情外向,情绪稳定,活跃开朗,善于交际,与周围人际关系较好,组织领导才能较强,故又称为管理者型。

E 型:这种性格的人大多具有消极悲观情绪,常常逃避现实。

在这五大类型性格中,A 型性格的人易得冠心病,且对预后也有很大的影响。另外,A 型性格的人与胆石症也有密切的关系。有关研究资料表明,大约有 80.5％的胆石症病人是属 A 型性格。属于 C 型和 E 型性格的人,有得癌症的倾向。

从上述性格与疾病的关系分析不难看出,具有 A 型、C 型和 E 型性格的人,容易得病,其平均寿命往往比 B 型、D 型性格的人短些。近年来,国内的一些研究部门曾对上海市的长寿老人(≥90岁及以上)做了一系列的性格调查,结果发现长寿老人 B 型性格倾向者占 83％,其中倾向显著的占 56％;A 型倾向为主的占 14％;而 C 型和 E 型性格的则与长寿无缘。

参 考 文 献

[1] 李莱田,田道正,焦春荣. 全息医学大全. 北京:中国医药科技出版社,2000

[2] 彭清华,朱文锋. 中国民间局部诊法. 长沙:湖南科学技术出版社,1995

[3] 王晨霞. 现代掌纹诊病图谱. 南宁:广西科学技术出版社,2000

[4] 赵理明. 实用掌纹诊病技术. 西安:陕西人民出版社,1999

[5] 李学诚. 指甲诊病彩色像谱. 太原:山西科学技术出版社,1998

[6] 赵建成. 奇法诊病. 郑州:中原农民出版社,2000

[7] 百病防治丛书编写组. 百病自测秘诀. 上海:上海科学技术文献出版社,1997

[8] 李莱田. 全息医学. 济南:山东科学技术出版社,1991

[9] 朱文锋,何清湖. 现代中医临床诊断学. 北京:人民卫生出版社,2003

[10] 杨力. 中医疾病预测学. 北京:北京科学技术出版社,1991

[11] 张树生,肖相如. 中华医学望诊大全. 太原:山西科学技术出版社,1994

[12] 刘剑锋. 手诊. 北京:华龄出版社,1992

[13] 王大有. 掌纹诊病实用图谱. 北京:北京科学技术出版社,1996

[14] 杨旭,程绍国,陈进生,等. 形色手诊. 天津:天津科学技术出版社,1994

[15] 冀振华,张道鹏,齐凤军,等. 形色足诊. 天津:天津科学技术出版社,1999

[16] 阎金海,郭辉,赵冀生,等. 形色面诊. 天津:天津科学技术出版社,1994

[17] 马慰国,郑怀林,郭教礼,等. 中国预测医学. 西安:陕西科学技术出版社,1995

[18] 邢玉瑞,张喜德,孙理军,等. 中医方法全书. 西安:陕西科学技术出版社,1997

[19] 肖相如,倪青,张静. 中华医学闻诊大全. 太原:山西科学技术出版社,1998

[20] 何新容. 观耳识病. 北京:北京体育学院出版社,1994

[21] 刘士佩,陈光裕,朱丹,等. 新编耳穴望诊彩色图谱. 上海:上海科学技术出版社,2002

[22] 费兆馥,顾亦棣. 望舌识病图谱. 北京:人民卫生出版社,2002

[23] 漆浩. 中华神奇手诊手疗. 北京:新华出版社,1997

597

［24］ 漆浩.中华神奇足诊足疗.北京:新华出版社,1997

［25］ 王文华,李捷珈,傅建萍.指甲测百病.上海:上海科技教育出版社,2001

［26］ 周鑫.中医手掌诊疗学.武汉:湖北科学技术出版社,1998

［27］ 秦伯未·中医临证备要.2 版.北京:人民卫生出版社,1981

［28］ 日·渡边正.体积手形识病法.魏中海编译.太原:山西科学教育出版社,1989

［29］ 周幸来,周举.身体的疾病信号——有病早知道、早治疗.沈阳:辽宁科学技术出版社,2007

［30］ 盖国才.现代中医穴位诊断学.北京:学苑出版社,2003

［31］ 周幸来,周幸秋,孙冰.望甲诊病图解.沈阳:辽宁科学技术出版社,2008

［32］ 周幸来,周幸秋,孙冰.舌诊快速入门.沈阳:辽宁科学技术出版社,2008

中
国
民
间
诊
病
奇
术